Lydia Benecke
Psychopathinnen

Weitere Titel der Autorin

Auf dünnem Eis
Sadisten

Titel auch als E-Books erhältlich

Lydia Benecke

Psychopathinnen
Die Psychologie des weiblichen Bösen

Lubbe

Dieser Titel ist auch als E-Book erschienen

 Die Bastei Lübbe AG verfolgt eine nachhaltige Buchproduktion. Wir verwenden Papiere aus nachhaltiger Forstwirtschaft und verzichten darauf, Bücher einzeln in Folie zu verpacken. Wir stellen unsere Bücher in Deutschland und Europa (EU) her und arbeiten mit den Druckereien kontinuierlich an einer positiven Ökobilanz.

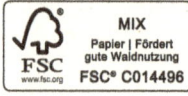

Originalausgabe

Copyright © 2018 by Bastei Lübbe AG,
Schanzenstraße 6 – 20, 51063 Köln

Vervielfältigungen dieses Werkes für das Text- und Data-Mining bleiben vorbehalten.

Textredaktion: Angela Kuepper, München; Valerie Thieme
Umschlaggestaltung: Christin Wilhelm, www.grafic4u.de
Einband-/Umschlagmotiv: © Manfred Esser, Bergisch Gladbach
Satz: Dörlemann Satz, Lemförde
Gesetzt aus der Minion Pro
Druck und Einband: GGP Media GmbH, Pößneck

Printed in Germany
ISBN 978-3-431-03996-2

12 11 10

Sie finden uns im Internet unter: luebbe.de
Bitte beachten Sie auch: lesejury.de

Für Sara Noxx und Little Noxx.

Inhalt

Geleitwort	9
Einleitung	11
Kapitel 1 | Die Liebe einer Mutter	15
Kapitel 2 | Drei Fälle weiblicher Psychopathie im Abstand eines Jahrhunderts	171
Kapitel 3 | Weibliche Psychopathie im Spiegel der Wissenschaft	213
Kapitel 4 | Liebe um jeden Preis	237
Kapitel 5 | Süchtig nach Zuwendung	299
Kapitel 6 | Extremfälle weiblicher Psychopathie	355
Nachwort	414
Danksagung	418
Literaturhinweise und Quellen	420

Geleitwort

Frauen sind anders als Männer – wahrlich keine neue Erkenntnis –, aber sind sie auch anders bei der Begehung von Straftaten?

Dieser spannenden Frage geht Lydia Benecke in ihrem aktuellen Buch nach. Sie setzt sich damit dankenswerterweise mit einem Themenfeld auseinander, welches in der Kriminologie bisher doch eher stiefmütterlich behandelt wurde. Möglicherweise nur deshalb, weil bei der Betrachtung der Gesamtkriminalität weibliche Straftäter in der Regel deutlich weniger Straftaten begehen als männliche.

Dies ist allerdings zu kurz gesprungen. Schließlich ist das Wissen um den Täter/die Täterin, sein/ihr Handeln, seine/ihre Motivation für die (kriminal)polizeiliche Arbeit elementar wichtig. Insofern ist den Tätern *und* Täterinnen in der kriminalpolizeilichen Praxis, aber auch in der kriminologischen Forschung ein hoher Stellenwert einzuräumen.

Zu wenige kriminalpolizeiliche Ermittler und starke Vorgangsbelastungen führen aber leider vermehrt dazu, dass sich die »Arbeit« mit den Tätern und Täterinnen, insbesondere bei Vernehmungen, oft auf das Notwendigste reduziert. Damit wird häufig bedauerlicherweise die wichtige Chance vertan, noch mehr über den Straftäter/die Straftäterin zu erfahren und bestenfalls von ihm/ihr »zu lernen«, was Arbeitsweise, Motivation usw. angeht.

Aber auch die kriminologische Forschung hat deutlichen Nachholbedarf. Viele Täter-/Straftatenstudien sind etliche Jahre alt.

Lydia Benecke gilt insofern mein besonderer Dank dafür, dass sie vorliegend ganz aktuell sehr genau hingesehen hat, was das Thema weibliche Straftäter angeht. Viele spannende Erkenntnisse sind das zwangsläufige Ergebnis ihrer intensiven Untersuchungen und Recherchen.

Rüdiger Thust
Langjähriger Vorsitzender
des Bundes Deutscher Kriminalbeamter (BDK), Bezirksverband Köln, und Erster Kriminalhauptkommissar a. D.

Einleitung

Ermittler bei der Befragung seiner rauchenden Tatverdächtigen:
»Das Rauchen ist in diesem Gebäude verboten, Fräulein Tramell.«
Catherine Tramell: »Was wollen Sie jetzt tun, mich wegen Rauchens einsperren?«

Aus: »Basic Instinct«

Psychopathie ist ein wirkungsvolles Wort, das Aufmerksamkeit erzeugt und für viele mit einer gewissen Faszination einhergeht. Es ist die Faszination für Menschen, die sich außerhalb der Normen bewegen, welche für die meisten anderen selbstverständlich sind. Dies fällt ihnen leicht, da sie weder Furcht noch Scham noch eine Gewissensinstanz davor zurückhalten, einfach das zu tun, wonach ihnen gerade ist. Aufsehenerregende Fälle psychopathischer Serienmörder, über die zunächst vor allem im US-amerikanischen Raum umfassend berichtet wurde, führten zum »Mythos Psychopathie«, der bis heute anhält. An Forschungsergebnissen zu dem Thema orientierten sich bald auch Romanautoren und Drehbuchschreiber.

Durch die Erfindung der Romanfigur Hannibal Lecter in der Romanserie von Thomas Harris wurden Psychopathen als interessante Protagonisten in fiktiven Werken populär. Bis heute ist Lecter einer der bekanntesten und beliebtesten fiktiven Bösewichte der Welt. Ende der Achtziger- und Anfang der Neunzigerjahre des letzten Jahrhunderts erfreute sich das Thema besonders großer Beliebtheit. 1988 erschien Harris' Bestseller »Das Schweigen der Lämmer«, der Nachfolgeroman des 1981 erschienenen Romans »Roter Drache«, in dem Lecter als Figur sein erfolgreiches Debüt hatte. 1991 folgte die enorm erfolgreiche Verfilmung von »Das Schweigen der Lämmer« mit Jodie Foster und Anthony Hopkins in den Hauptrollen. Im selben Jahr erschien der umstrittene Roman »American Psycho« von Bret Easton Ellis, in dem mit schockierendem Detailreichtum die Mordserie des psychopathischen und sexuell sadistischen New Yorker Bankers Patrick Bateman beschrieben wird. Ein Jahr später kam »Basic Instinct« in die Kinos. Die Protagonistin des Films, Catherine Tramell, ist das weibliche Gegenstück zur Figur des Hannibal Lecter: eine hochintelligente, wohlhabende Romanautorin, die in ihrer Freizeit gerne Katz und Maus mit ihren Mitmenschen spielt und Morde als eine unterhaltsame Freizeitbeschäftigung ansieht.

In den Figuren Hannibal Lecter und Catherine Tramell wurden tatsächlich zahlreiche typisch psychopathische Eigenschaften verarbeitet, auch wenn einige Elemente in ihrer Gesamtdarstellung hollywoodesk übersteigert wurden. Besonders der beiden innewohnende Tötungsdrang ist keineswegs ein typisches Merkmal psychopathischer Menschen. Viele von ihnen hätten zwar weniger Hemmungen als andere, einen Menschen zu töten, wenn es ihnen erforderlich erschiene, doch die allermeisten verspüren kein tief sitzendes Bedürfnis danach. Die weit verbreitete Fehlannahme, Psychopathen seien prinzipiell von einem Tötungsdrang getrieben, basiert teilweise auf der umfassenden Berichterstattung über psychopathische Serienmörder. Durch derlei Berichte wurde in der Wahrnehmung der Allgemeinbevölkerung ein direkter Zusammenhang hergestellt zwischen dem psychologischen Phänomen der Psychopathie und dem Verhalten, Serienmorde zu begehen, welcher in Wirklichkeit in dieser Form nicht besteht. Serienmörder haben zwar tatsächlich häufig deutlich mehr psychopathische Eigenschaften als der Durchschnittsbürger, doch nur die wenigsten psychopathischen Menschen sind Serienmörder.

Stellt man die Figuren Lecter und Tramell gegenüber, so fällt auf, dass sie zwar einige Gemeinsamkeiten haben, aber auch sehr deutliche Unterschiede aufweisen. Beide sind frei von Mitgefühl, Schuldgefühlen und Angst, beide sind besessen von Macht über ihre Mitmenschen und genießen es, diese gezielt und sehr effektiv zu manipulieren. Beide mögen keine Monotonie, pflegen einen sehr abwechslungsreichen Lebensstil und nutzen Morde zur Freizeitunterhaltung sowie Selbstaufwertung und Aggressionsabfuhr. Doch die Ausgestaltung der Manipulation und die Umsetzung des intensiven, abwechslungsreichen Lebensstils unterscheidet sich bei Lecter und Tramell deutlich. Catherine Tramell nutzt ebenso wie Lecter ihre überdurchschnittliche Intelligenz zur Erreichung ihrer Ziele, doch sie manipuliert auf der Handlungsebene hauptsächlich über sexuelle Verführung sowie über persönliche Beziehungen wie Freundschaften und Liebesbeziehungen. Hannibal Lecter manipuliert stärker auf der Ebene des Machtgefälles zwischen ihm als psychiatrischem Fachmann sowie hochintelligentem Analytiker und den ihm zumeist intellektuell unterlegenen Mitmenschen. Lecter lebt sein Bedürfnis nach Abwechslung und intensiven Erlebnissen unter anderem durch seine Vorliebe für Reisen, kulturelle Anregungen und hochkarätige Kochkünste aus, Tramell nutzt stärker wilde Partys, Drogenkonsum und abwechslungsreiche Sexualpraktiken mit möglichst vielen unterschiedlichen Partnern.

Natürlich darf man beide Figuren nicht als realistische Quintessenz weiblicher und männlicher Psychopathie ansehen. Dennoch sind sowohl ihre Gemeinsamkeiten als auch ihre Unterschiede angelehnt an den damaligen Forschungsstand. Besonders im Bereich der weiblichen Psychopathie waren seinerzeit noch recht wenig wissenschaftlich fundierte Informationen vorhanden. Zwei der Anfang der Neunzigerjahre wichtigsten Fallbeschreibungen weiblicher Psychopathie – »Roberta« und »Anna« des US-amerikanischen Psychiaters Hervey Cleckley – waren zum damaligen Zeitpunkt bereits ein halbes Jahrhundert alt. In beiden spielen promiskuitive Verhaltensweisen sowie die Manipulation über zwischenmenschliche Beziehungen eine wichtige Rolle. Sicherlich haben diese Fallbeispiele die Entwicklung der Figur Catherine Tramell maßgeblich beeinflusst. Wie die wissenschaftlichen Erkenntnisse inzwischen belegen, sind ebendiese Verhaltensauffälligkeiten durchaus typisch für weibliche Psychopathie. Ein aufsehenerregender Kriminalfall aus dem echten Leben, in dem genau diese Auffälligkeiten eine entscheidende Rolle spielten, ist der Fall von

Diane Downs. Bei der Erarbeitung dieser Falldarstellung habe ich die zeitlichen Abläufe der Tatnacht unter Einbeziehung der geografischen Informationen möglichst minutengenau rekonstruiert, um die psychologischen Vorgänge im Erleben der Täterin so exakt wie möglich darstellbar zu machen.

Die folgende Beschreibung der Ereignisse in diesem und allen anderen im Buch dargestellten Kriminalfällen basiert auf den umfassend im Rahmen der Gerichtsverhandlungen bekanntgewordenen sowie in unterschiedlichen Medien wiedergegebenen Informationen. Die in diesem Buch beschriebenen Hypothesen zur Gedanken- und Gefühlswelt der Täterinnen sowie den hiermit zusammenhängenden Verhaltensweisen basiert auf meinen langjährigen Erfahrungen durch die Arbeit mit und Befragung von Straftätern sowie nicht straffällig gewordenen Personen, die von Persönlichkeitsstörungen betroffen sind. Besonders die Beschreibungen der genauen Tatsituationen sind meine Interpretation der Ereignisse, welche aus meiner Sicht am wahrscheinlichsten auf diese Weise abgelaufen sein dürften. Im Fall von Diane Downs wurde die Tatwaffe niemals gefunden. Nach Beratung über den Fall mit befreundeten Polizeibeamten bin ich zu der Überzeugung gelangt, dass sie die Tatwaffe am wahrscheinlichsten an einer bestimmten Stelle im Fluss versenkt hat. Einen letztendlichen Beweis hierfür gibt es allerdings nicht.

Kapitel 1
DIE LIEBE EINER MUTTER

Denn der Mann ist des Weibes Haupt

Du gehst in dein Inneres.
Das ist dasselbe wie Ausblenden.
Du schreist – eingeschlossen im Inneren.

Elizabeth Diane Downs

An einem heißen Sommerabend im Jahr 1955 bringt Willadene Ruth Frederickson in Phoenix eine Tochter zur Welt. Willadene ist erst siebzehn und bereits verheiratet. Ihr acht Jahre älterer Mann Wes ist ein attraktiver, selbstsicherer Typ. Ebenso wie Willadene gehört er der South Baptist Church an. Beide sind im streng christlichen, selbst für die damalige Zeit erzkonservativen Glauben erzogen worden und haben früh gelernt, die an sie gestellten Erwartungen zu erfüllen. Wes wuchs als zweitältestes von sechs Kindern auf, Willadene als ältestes von fünf. Ihre Eltern verlangten von ihnen, sie im Haushalt und bei der Betreuung der jüngeren Geschwister zu unterstützen und die traditionellen, ihnen zugewiesenen Geschlechterrollen zu erfüllen.

So lernte Wes bereits als großer Bruder, eine dominante Rolle gegenüber den vier jüngeren Geschwistern einzunehmen. Willadene, als die älteste Schwester in ihrem Haushalt, lernte, fleißig zu sein und die kleinen Geschwister zu versorgen. Sie wuchs zu einer schüchternen, sich schnell unterordnenden jungen Frau heran. Diese Eigenschaften fand Wes anziehend. Als gerade er sie zu seiner Braut erwählt, fühlt sich Willadene geschmeichelt.

Dass Willadene noch so jung ist, stört Wes nicht. Im Gegenteil, so kann er seinen Vorsprung an Lebenserfahrung nutzen, um sie zu beeindrucken und zu dominieren. Außerdem kennt er eine solche Konstellation bereits aus dem eigenen Elternhaus: Seine Mutter heiratete selbst noch minderjährig ihren vierzehn Jahre älteren Partner und war mit achtzehn schon zweifache Mutter.

Willadene wechselt, selbst noch fast ein Kind, praktisch nahtlos von einem Haushalt in den nächsten. Viel ändert sich in ihrem

Alltag nicht. Nun ist es nicht mehr ihr Vater, sondern ihr Ehemann, dem sie gehorcht und den sie um jeden Preis zufriedenzustellen versucht. Nicht mehr die Geschwister sind zu versorgen, sondern ihre eigene kleine Tochter: Elizabeth Diane. Willadene weiß, wie sie sich um Kinder kümmern muss, doch eine mütterliche Bindung zu ihrer Tochter aufzubauen gelingt ihr nicht. Im Zentrum ihrer Aufmerksamkeit steht die Zufriedenheit ihres Mannes, in den sie auf eine jugendlich-naive Art verliebt ist. Das Haus muss sauber sein, und sie will Wes gefallen, für ihn attraktiv sein und ihn in jeder Hinsicht befriedigen. Nach wenigen Monaten ist sie wieder schwanger. Diane ist ein Jahr alt, als John zur Welt kommt. Gerade achtzehnjährig, wird die Erfüllung aller Pflichten zunehmend anstrengender für Willadene. Zwei Jahre nach John bekommt sie Kathy.

Wes regiert die kleine Familie mit der ausgeprägten Dominanz, die Willadene von Anfang an bewundert hat. Die Kinder sollen ruhig sein, wenn er von der Arbeit heimkommt. Mit Strenge und Disziplin werden sie zu dem gleichen Gehorsam erzogen, den Willadene in Perfektion von ihrer Herkunftsfamilie eingetrichtert bekommen hat. Obwohl sie mit den bereits vorhandenen drei kleinen Kindern überfordert ist, fügt sie sich Gottes Gebot: »Seid fruchtbar und mehret euch«, heißt es in der Bibel. Ein Jahr auf Kathy folgt James. Wes nimmt unterschiedliche Jobs an, doch keiner ist von Dauer. Wo sich ein Jobangebot auftut, dort zieht die Familie hin. Dies endet erst, als Wes eine Festanstellung bei der Post findet.

Diane nimmt als Älteste die Rolle ein, welche bereits ihre Mutter vor ihr seit ihrer Kindheit innegehabt hat. Es ist ihre Aufgabe, ihren Eltern selbst keine Arbeit zu machen, sondern bei der Versorgung der Geschwister tatkräftig mitzuhelfen. Diane hasst dies von Anfang an. Sie wünscht sich eine Mutter, doch die findet sie in Willadene nicht. Willadene ist eher wie eine große Schwester, die Diane sagt, was zu tun ist, und mit ihr um die Liebe des Vaters in der Familie konkurriert. Diane sieht Wes ähnlich, doch dies ist kein Vorteil, um seine Gunst zu erlangen. Wes empfindet die Kinder im Alltag eher als lästig. Er ist für das Aufstellen von Regeln und die Durchführung von Bestrafungen da, Willadene soll den Rest erledigen. Wes erwartet von den Kindern schon sehr früh, dass sie ihm nicht auf die Nerven gehen. Eine Verhaltensweise seiner Kinder, von der er sich besonders gestört fühlt und die er daher verbietet, ist ihr Weinen. Zur Bestrafung, wenn die Kinder weinen, schreit und schlägt er sie so lange, bis sie aufhören. Sie sollen keine Memmen sein. So lernt Diane früh zu lächeln, egal wie es ihr wirklich geht. Sie lernt, sich in ihr Inneres zurückzuziehen und eine Fassade nach außen aufzubauen, durch die niemand hindurchschauen kann.

Die einzige regelmäßige Familienaktivität ist der zweimal wöchentlich stattfindende Kirchenbesuch. Ansonsten lebt die Familie zwar zusammen, doch verbindende, gefühlvolle Momente gibt es keine. Diane wünscht sich so sehr, ihre Mutter möge Zeit nur für sie erübrigen und ihr manchmal zuhören, doch das geschieht nie. Die einzig »familiären« Momente mit ihrer Mutter sind seltene Kinobesuche gemeinsam mit den anderen Geschwistern, ein Familienspaziergang durch die Nachbarschaft an Halloween und der zu Hause abgehaltene »Unterricht« in Haushaltsfertigkeiten wie Nähen und Kochen.

Aus dem Wunsch, vielleicht irgendwann vom Vater Zuwendung zu bekommen, wird aufgrund seiner ständigen Wutausbrüche zunehmend Abneigung ihm gegenüber. Schreit er Diane nicht an, dann ignoriert er sie schlicht. Ihre kleinen Geschwister sind eine Bürde für Diane, die schon früh in die Rolle des Babysitters gedrängt wird. Paul kommt acht Jahre nach ihr als letztes Geschwisterkind zur Welt. Mit dem neuesten Säugling beschäftigt, zählt Willadene nun besonders auf die Entlastung durch ihre älteste Tochter. Wenn die Kleinen unter ihrer Aufsicht etwas Unerlaubtes tun, wird Diane dafür bestraft. Ihr selbst ist es verboten, Bestrafungen an den Geschwistern vorzunehmen. Beschwert sie sich beim Vater, dass die Geschwister sich ihren Anweisungen widersetzt hätten, so rügt er sie dafür, eine Petze zu sein.

Es scheint keine Möglichkeit für Diane zu geben, Strafen zu entgehen. Sie lernt nie, den Zusammenhang von erwünschtem und unerwünschtem Verhalten mit positiven oder negativen Konsequenzen zu verbinden. Dies wäre im Normalfall die Grundlage einer funktionierenden Erziehung. Sie lernt vielmehr, dass, egal wie sie sich verhält, zwangsläufig immer wieder für sie unkontrollierbar negative Konsequenzen in Form von Wut ihrer Eltern und Bestrafungen folgen. Die hiermit einhergehende Lernerfahrung »richtig« und »falsch« ist irrelevant, denn negative Konsequenzen folgen nach jeder Art von Verhalten willkürlich.

In der Schule ist Diane sehr schüchtern und zurückhaltend. Im Gegensatz zu ihren Mitschülern trägt sie altmodische Kleidung, lange Röcke, braune Schuhe, weiße Söckchen. Ihre Kleidung, die Unsicherheit und die buschigen Augenbrauen machen sie zur Zielscheibe für den Spott ihrer Mitschüler. So wie in ihrer Familie fühlt sie sich auch unter Gleichaltrigen: verletzt, ausgegrenzt und einsam. Pausen sind für sie ein Spießrutenlauf. Im Sportunterricht wird sie immer als Letzte gewählt. Zu Geburtstagsfeiern lädt sie nie jemand ein. Immerhin sind ihre Schulleistungen sehr gut, ihre intellektuelle Begabung zeigt sich schon früh. Bei den Lehrern ist sie beliebt. Für Wes und Willadene ist es selbstverständlich, dass Diane eine gute Schülerin ist. Besondere Zuwendung oder Stolz bringt es ihr nicht ein. Wes achtet streng darauf, dass die Kinder sich auch zu Hause für die Schule anstrengen. Haben sie keine oder nur wenige Hausaufgaben auf, so stellt er an sie die Aufgabe, das Wörterbuch aufmerksam zu lesen. Diane liest in ihrer Freizeit gerne Bücher. Sie entdeckt früh, dass Bücher einen Ausweg aus dem trostlosen Alltag aufzeigen. Während sie liest, träumt sie sich in andere Welten, in andere Leben. Das macht den Rückzug ins Innere leichter und lässt den Schmerz des Alltags wenigstens vorübergehend verschwinden. Damals entstehen ihre Träume von einer Zukunft, in der alles perfekt sein soll: Sie wird eine angesehene Ärztin werden, viel Geld haben und in einem prächtigen Haus wohnen. Alle, die sie jetzt verspotten, werden sie dann beneiden.

Siehe, ich habe gestern bei meinem Vater gelegen

Mein Dad sagte,
wenn ich es jemandem erzählen würde,
würde mich jeder hassen.

Elizabeth Diane Downs

Diane ist zwölf Jahre alt, als ihre Mutter wieder eine Berufstätigkeit annimmt. Das jüngste Kind, Paul, ist vier. Wes hat Willadene eine Stelle bei der Post besorgt. Um sich weiter um den Haushalt und die Kinder kümmern zu können, arbeitet sie häufiger in der Spätschicht, wodurch sie nachts nicht zu Hause ist. Dann übernimmt Wes allein die Aufsicht der Kinder. Wes beginnt in dieser Zeit, sich Diane gegenüber anders zu verhalten. Wenn Willadene nicht da ist, ist Wes freundlicher zu seiner Tochter, sucht ihre Nähe. Er scheint sich zum ersten Mal für sie zu interessieren, redet von sich aus mit ihr. Abends setzt er sich neben ihr Bett und beginnt, sie zu streicheln. Zunächst glaubt Diane, es sei die Zuwendung, welche sie sich all die Jahre über gewünscht hätte. Doch es bleibt nicht bei väterlicher Nähe. Wes beginnt, seine Tochter in seine Vorstellungen von Sexualität einzuführen. Sie versteht nicht, was er da tut. Wie aus einem angenehmen Gefühl ein unangenehmes wird. Angenehm und unangenehm, alles gleichzeitig. Einerseits hat sie schon vor dem Missbrauch Verachtung für ihn empfunden. Andererseits aber hat sie sich all die Jahre nach elterlicher Zuneigung gesehnt. Sie ekelt sich vor dem, was Wes mit ihr tut. Doch weil er ihr Vater ist, liebt sie ihn trotzdem. Später sagt sie darüber: »Er zwang mich zu früh, erwachsen zu werden. Ich begreife heute, dass es sehr viel ernster war, als ich es damals verstanden habe. Damals habe ich Sex nicht verstanden.«

Wenn Väter auch Täter sind

*Den Tagvater habe ich geliebt,
den Nachtvater gehasst.*

Aussage eines Missbrauchsopfers

Viele Eltern haben Angst davor, ihr Kind könne von einem fremden Mann sexuell missbraucht werden. Vorstellungen von einem Mann, der sich Kindern mit Süßigkeiten nähert und sie an abgelegene Orte lockt, sind bis heute weit verbreitet. Dabei verkennen die meisten Menschen, dass die überwiegende Mehrzahl sexueller Missbrauchshandlungen an Kindern nicht von Fremden begangen wird, sondern von Menschen, die den Opfern bekannt sind und häufig sogar nahestehen. Dies ist nicht die einzige Fehlannahme in der Bevölkerung bezüglich des Phänomens des sexuellen Kindesmissbrauchs. Unter sexuellem Kindesmissbrauch werden alle Arten sexueller Handlungen an oder mit einem Kind verstanden. Hierzu zählt nicht nur, wenn der Täter das Kind intim berührt oder sich selbst von dem Kind intim berühren lässt, sondern auch, wenn er das Kind auffordert, sexuelle Handlungen an sich selbst vorzunehmen. Sehr weit verbreitet ist die Annahme, dass alle Kindesmissbrauchstäter pädophil seien und alle pädophilen Menschen automatisch auch Kinder missbrauchen würden. Beide Teilaspekte dieser Annahme sind falsch.

Es gibt eine unbekannte Anzahl von Menschen, die sich sexuell zu Kindern hingezogen fühlen und niemals Missbrauchstaten begehen. Entsprechende Betroffene äußern, ihnen sei bewusst, dass die Umsetzung ihrer Fantasie ein Kind schädigen und eine strafbare Handlung darstellen würde. Da sie weder ein Kind schädigen noch eine Straftat begehen wollen, leben sie ihre entsprechende sexuelle Neigung nur in ihrer Vorstellung aus und kontrollieren sich im alltäglichen Verhalten. Um solche Menschen dabei zu unterstützen, trotz ihrer Neigung dauerhaft ein straffreies Leben führen zu können, gibt es in Deutschland seit 2005 das Projekt »Kein Täter werden«. Manche der Betroffenen sind in ihrem sexuellen Interesse ausschließlich auf Kinder ausgerichtet, andere fühlen sich sowohl zu Kindern als auch zu Erwachsenen sexuell hingezogen. Bei der Neigung der ersten Gruppe spricht man von »Kernpädophilie«, bei der zweiten von einer »pädophilen Nebenströmung«.

Im Unterschied zu diesen nicht missbrauchenden, pädophil empfindenden Menschen gibt es auch solche, die ihre entsprechenden sexuellen Fantasien als Handlungsgrundlage benutzen und Kinder tatsächlich sexuell missbrauchen. Die durch ihre pädophile Neigung motivierten Täter machen weniger als die Hälfte aller Missbrauchstäter aus. Hierbei sind sowohl die Kernpädophilen als auch die Täter mit einer pädophilen Nebenströmung eingerechnet. Es sind also bei Weitem nicht die meisten Missbrauchstäter von einem grundsätzlichen sexuellen Interesse an Kindern angetrieben, und nicht alle Menschen mit entsprechender Neigung werden jemals zu Tätern.

Mehr als die Hälfte aller Kindesmissbrauchstaten wird von Menschen begangen, deren sexuelles Interesse eigentlich Erwachsenen gilt. Häufig erleben diese Täter Frustrationen in Beziehungen mit Erwachsenen, können Konflikte nicht angemessen thematisieren und konstruktiv lösen. Einige scheitern auch daran, überhaupt einen erwachsenen Partner für eine romantische und sexuelle Beziehung zu finden. Diese Täter missbrauchen Kinder im Sinne einer sogenannten Ersatzhandlung. Eigentlich würden sie gerne Nähe und sexuelle Befriedigung mit einem erwachsenen Partner erleben. Doch der Mangel an einem geeigneten Partner oder ständig schwelende Konflikte und Stresssituationen erzeugen bei solchen Tätern latente Unzufriedenheit. In dieser Situation beginnen sie – typischerweise für sie selbst überraschend – ein sexuelles Interesse an einem in ihrer Nähe befindlichen Kind oder Jugendlichen zu entwickeln.

Häufig, aber nicht immer, ist der Täter in derartigen Konstellationen der Stiefvater oder biologische Vater des Opfers. Ersatzhandlungstäter neigen dazu, in ihrer Wahrnehmung das

Opfer auf ihre Entwicklungsstufe zu heben. Sie sagen zu sich selbst beispielsweise, das Opfer sei »schon eine kleine Frau« und »weiter als andere in diesem Alter«. Hiermit versuchen sie sich selbst unbewusst darüber hinwegzutäuschen, was sie eigentlich tun, wenn sie das Kind missbrauchen. Häufig berichten solche Täter, dass ihr minderjähriges Opfer ihnen die bedingungslose Liebe und Zuneigung geschenkt habe, welche sie sich eigentlich von einer erwachsenen Partnerin gewünscht hätten, aber mit einer solchen nicht herzustellen in der Lage waren. Manche dieser Täter nehmen entsprechend auch eine aus ihrer Perspektive vermeintlich bestehende, romantische Liebesbeziehung mit ihrem Opfer wahr. Sie verkennen dabei das völlig asymmetrische Machtgefälle in der Situation und auch den Schaden, den sie in der Psyche ihres Opfers anrichten.

Diese Täter verwechseln die Liebe eines Kindes zu seiner Bezugsperson mit ihrer eigenen, erwachsenen Vorstellung von romantischer Liebe und/oder sexuellem Interesse. Sie drängen ihre Bedürfnisse dem minderjährigen Opfer auf, das natürlich seine Bezugsperson nicht enttäuschen oder verlieren will und daher tut, was diese verlangt. Das wiederum interpretiert der Täter in seinem Sinne als Zustimmung des Opfers und sogar als Eigeninteresse. Dass der Täter die emotionale Bindung des Kindes instrumentalisiert, um durchzusetzen, was er für seine Bedürfnisbefriedigung will, leugnet er häufig lange vor sich selbst. Die Opfer in solchen Konstellationen schweigen oft über den Missbrauch, weil sie Angst davor haben, ihre missbrauchende Bezugsperson zu verlieren und ihre Familie durch die Thematisierung des Missbrauchs zu zerstören. Denn trotz allem lieben sie ihre missbrauchende Bezugsperson und ihre Familie.

Diane Downs wurde offenbar Opfer genau solch einer Missbrauchskonstellation. Ihre Schilderungen der Missbrauchserlebnisse und ihrer Reaktionen darauf wirken sehr authentisch. Auch der Beginn des Missbrauchs kurz nach Einsetzen ihrer Pubertät macht in diesem Kontext Sinn. Viele Ersatzhandlungstäter, die gleichzeitig Väter ihrer Opfer sind, beginnen mit dem Missbrauch, kurz nachdem sie bei ihrer Tochter durch die Pubertät bewirkte, erste körperliche Veränderungen feststellen. Da sie eigentlich unbewusst nach einem Ersatz für eine erwachsene Frau suchen, können sie sich durch die wahrgenommenen Körperveränderungen eher einreden, das Mädchen sei ja bereits »fast« eine Frau. Dianes Vater ist zur Zeit des Missbrauchs ein herrschsüchtiger, sexuell sehr aktiver Mann. Seine Ehefrau, die er jung heiratete, hat durch die zahlreichen Geburten und den allgemeinen Familienstress in seinen Augen kontinuierlich an Attraktivität verloren. Parallel hierzu wird ihm die körperliche Veränderung seiner Tochter bewusst, die er als erregend wahrzunehmen beginnt.

Die abendliche Berufstätigkeit seiner Frau bietet ihm schließlich die optimale Gelegenheit zur Umsetzung seiner sexuellen Bedürfnisse an seiner Tochter. Er bringt ihr vorübergehend mehr Aufmerksamkeit, Zuwendung und Freundlichkeit als je zuvor entgegen, doch nur, um an sein Ziel der sexuellen Befriedigung zu gelangen. Hierdurch prägt er Diane auf eine extrem negative Weise, die den Rest ihres Lebens beeinflussen wird. Er bringt ihr bei, sich nur liebenswert zu fühlen, wenn sie einem Mann sexuelle Befriedigung verschafft. Er bringt ihr bei, dass geliebt zu werden gleichbedeutend ist mit verletzt zu werden und dass die konservativen, christlichen Werte, die er zu leben vorgibt, nichts als eine Fassade sind. Während sie den Missbrauch erlebt, kann sie noch nicht ansatzweise begreifen, was ihr Vater mit ihr tut. Auch wie sehr sich ihre Persönlichkeit durch diese Erfahrung für den Rest ihres Lebens verändern wird, kann sie zu diesem Zeitpunkt nicht ahnen.

Diane kann dem, was Wes ihr antut, nicht entgehen. Er ist die unantastbare Autorität im Haus. Ihre Mutter würde ihr nicht glauben. Selbst wenn doch, so hat Willadene ihren Mann immer über ihre Kinder und alles andere gestellt. Sie würde Diane niemals vor ihm beschützen. Die einzige andere erwachsene Bezugsperson ist ihre Großmutter. Vielleicht hätte Diane sich ihr anvertrauen können, wenn sie nicht die Mutter von Wes gewesen wäre. Es hätte ihr das Herz gebrochen, zu erfahren, was ihr Sohn da tut. Diane fühlt sich wie eine Gefangene in dieser ausweglosen Situation.

Immer, wenn der Vater nach Hause kommt und die Mutter sich für ihre Spätschicht fertig macht, fühlt sich Diane besonders traurig und ängstlich. Sie weiß, was nun folgen wird. Im verzweifelten Versuch, es zu verhindern, zieht sie beim Zubettgehen eine Jeanshose und ein Shirt an. Dann liegt sie angespannt im Dunkeln da, wartet und lauscht. Sie will nicht durch seine Berührungen im Schlaf überrascht werden. Die Anspannung hält sie lange wach, bei dem kleinsten Geräusch schreckt sie auf. Wes ignoriert, dass seine Tochter sich angewöhnt hat, in diesen Nächten voll bekleidet zu Bett zu gehen. Er setzt seinen Willen durch, wie er es bisher immer in allen Dingen getan hat. Diane schweigt und lässt alles über sich ergehen. Sie wehrt sich nicht, sie weint nicht. Sie ist das »brave Mädchen«, das er haben will. »Ich habe es einfach ausgeblendet. Es existierte nicht. Ich existierte nicht. Es ist wie ein Albtraum – nicht real«, berichtet sie viele Jahre später davon.

Diane versteht die Reaktionen ihrer Psyche auf den kontinuierlichen Missbrauch nicht. Sie entwickelt zunehmend depressive Symptome, ist ständig traurig, antriebsarm, kann kaum schlafen, ist den ganzen Tag in der Schule müde. In einem Jahr rennt sie fünfmal von zu Hause weg. Doch wenn sie Hunger hat und nicht weiß, wohin, kehrt sie zurück. Mit dreizehn beginnt sie, sich an ihrem linken Arm zu ritzen. Dies versteckt sie vor ihren Mitmenschen. Ihr Vater sieht es oder fühlt es manchmal, wenn er sie wieder auszieht, um sie zu missbrauchen. Er ignoriert es. Diane glaubt, dass ihre Mutter ahnt, was vor sich geht. Doch Willadene ist wie immer einzig darum bemüht, ihren Mann zufriedenzustellen und bei Laune zu halten. Dianes Veränderungen sind überdeutlich. Aber niemand in der Familie reagiert darauf, alle spielen das Theaterstück der Normalität.

Das Leben wird zunehmend unerträglich. Diane denkt über Suizid nach: »Es gab keinen Platz für mich in diesem Leben. Ich hatte niemanden, mit dem ich hätte sprechen können, auf den ich mich hätte verlassen können oder der sich um mich kümmerte. Es gab keinen Grund, um hier zu sein.«

Durch den andauernden Schlafentzug wird Diane auch körperlich krank. Weil die Lehrer in der Schule ihre Besorgnis ausdrücken, fährt Wes mit ihr schließlich zum Familienarzt. Dort sagt sie – wie es von ihr erwartet wird – lediglich, sie habe Schlafschwierigkeiten. Der Arzt geht dem nicht weiter nach. Nach dem Arztbesuch fährt Wes mit ihr in die nahe gelegene Wüste. Während sie die Schnellstraße entlangfahren, fordert er Diane auf, ihr Shirt auszuziehen. Als sie zögert, fügt er hinzu, ihr BH sei doch wie ein Bikinioberteil und es sei ja ein sehr heißer Tag. Diane will nicht, doch Wes besteht mit Nachdruck darauf, bis sie es tut. Vom Fahrersitz aus schaut er zufrieden zu ihr hinüber. Dann fordert er, sie solle auch den BH ausziehen. Diane sieht sein Grinsen. Die beiden sind nicht in ihrem dunklen Zimmer, wo sie sich automatisch ausklinkt, wenn er sich an ihr Bett setzt. Sie sieht sein Grinsen im strahlenden Sonnenschein. Es macht sie unglaublich wütend. »Du bringst mich um!«, schreit sie ihn an und beginnt zu weinen. Sie verliert jegliche Beherrschung. Er ignoriert es. Sie schreit weiter, während er einfach die abgelegene Straße entlangfährt, als sei alles in bester Ordnung. Als Diane plötzlich die Beifahrertür des fahrenden Wagens öffnet, um herauszuspringen, reagiert Wes doch. Mit seinem riesigen Arm ergreift er sie, stößt sie zurück auf ihren Sitz, knallt die Tür zu und blockiert diese. Dabei gerät der Wagen deutlich ins Schleudern.

Das fällt einem Autobahnpolizisten auf, der an diesem Tag für die Überwachung der Strecke zuständig ist. Er überholt den Wagen und fordert Wes zu einer Verkehrskontrolle auf. Diane zieht schnell ihr Shirt wieder an. Der Polizist – ein freundlicher, schon etwas älterer Mann – fragt sie, was passiert sei. Ihrem Gesicht ist deutlich anzusehen, wie heftig sie geweint hat, und sie kann auch jetzt die Tränen nicht zurückhalten. Doch so sympathisch der Polizist auch auf sie wirkt, Diane hat sehr deutlich die Folgen im Kopf, welche ihr Vater ihr immer wieder eingetrichtert hat, würde sie es wagen, ihn jemals zu verraten: »Ich konnte es ihm nicht sagen. Ich musste mich und meine Mom und meine Brüder und Schwestern beschützen. Wenn mein Vater ins Gefängnis ging, würden wir kein Essen und kein Haus mehr haben. Ich sagte dem Polizisten, dass ich beim Arzt gewesen sei und eine Spritze bekommen hätte. Deshalb würde ich weinen.« Dies ist aus Dianes Sicht eine erforderliche Notlüge. Doch den Rest ihrer Lüge schmückt sie mit Teilen der Wahrheit über den elterlichen Haushalt aus. So begründet sie die Autofahrt durch die Wüste damit, dass es zu Hause verboten sei zu weinen, besonders in Anwesenheit von Besuch. Nun sei genau an diesem Tag Besuch da, und so habe ihr Vater beschlossen, mit ihr nach dem Arztbesuch so lange durch die Gegend zu fahren, bis sie sich beruhigt hätte. Diese Erklärung ist für sie so spontan möglich, da sie auf Alltagswissen zurückgreift; dadurch versucht sie gleichzeitig von dem, was eigentlich in dieser Situation relevant ist, abzulenken. Der erfahrene Polizist merkt dennoch, dass sie nicht die Wahrheit sagt. Er hakt nach, ob sie wirklich sicher sei, dass es so gewesen sei. Sie könne ihm sagen, wenn etwas nicht in Ordnung sei. Doch sie bleibt dabei. Um jeden Preis will sie ihre Familie schützen. Trotz allem.

Der Polizist ist offenbar ein lebenserfahrener Menschenkenner. Er nimmt Wes zur Seite, um unter vier Augen mit ihm zu sprechen. Diane kann nicht hören, was er sagt, doch ihr Vater wirkt zum ersten Mal nicht dominant und selbstsicher. Er schaut beinahe beschämt und wird kleinlaut. Schließlich kehrt Wes mit gesenktem Blick zum Wagen zurück. Sie fahren direkt nach Hause, ohne ein Wort zu verlieren. Wes missbraucht seine Tochter von diesem Tag an nie wieder. Fünfzehn Jahre später versucht ein Gericht, den Polizisten ausfindig zu machen. Es stellt sich heraus, dass ein Mann, auf den die Beschreibung passt, tatsächlich damals Autobahnpolizist auf dieser Strecke war. Doch er ist längst verstorben, und es gibt keinen Aktenvermerk über den Vorfall.

Kurz- und langfristige Folgen sexuellen Kindesmissbrauchs
Sie kann sich nicht verstecken, egal wie sehr sie es versucht.
verkleidet ihr Geheimnis hinter Lügen.
Und nachts weint sie ihren Stolz heraus.
Mit fest geschlossenen Augen
in ihr Inneres hineinstarrend.

Aus: »Carousel« von Linkin Park

Missbrauchserfahrungen haben sehr unterschiedliche Auswirkungen auf die Opfer. Hierbei spielen viele Faktoren eine Rolle, wie der Zeitpunkt des Beginns des Missbrauchs, die Dauer, die Art der Missbrauchshandlungen und die Beziehung zwischen Täter und Opfer. Auch genetische Faktoren und andere Umwelteinflüsse sind bei der Ausbildung unterschiedlicher Missbrauchsfolgen von Einfluss. Es gibt einige Merkmale im Rahmen sexueller Missbrauchshandlungen, welche die Wahrscheinlichkeit erhöhen, dass der Missbrauch besonders schwerwiegende Folgen für die Psyche des Opfers haben wird: Je jünger das Kind am Anfang der Missbrauchshandlungen ist, je länger der Missbrauchszeitraum andauert, je stärker es unter Druck steht, den Missbrauch geheim zu halten, und wenn es keine stabilen, engen Bezugspersonen abgesehen vom Täter hat, desto potenziell gravierender können die Folgen sein. Als weitere erschwerende Merkmale gelten die Androhung oder Anwendung von körperlicher Gewalt während des Missbrauchs durch den Täter, ein besonders großer Altersunterschied und eine enge verwandtschaftliche Nähe zwischen Täter und Opfer. In Dianes Fall treffen viele dieser die Folgesymptomatik tendenziell erschwerender Faktoren zu.

Ihr Vater wendet allerdings – wie es die meisten Missbrauchstäter tun – stärker psychische als körperliche Gewalt an. Er manipuliert Diane durch Aufmerksamkeit, Zuwendung und ihre kindliche Liebe zu ihm, um sie zu den Handlungen zu bewegen, die er umsetzen will. Meist ist diese Form des emotionalen

Drucks und der Manipulation das Mittel, welches Missbrauchstäter einsetzen. Dies bewirkt, dass die Opfer sich häufig im späteren Verlauf ihres Lebens schuldig fühlen, weil sie glauben, sie hätten sich vehement wehren müssen, anstatt zu tun, was der Täter von ihnen verlangte. Dabei ist ein Kind oder Jugendlicher in Wirklichkeit natürlich nicht in der Lage, sich der Manipulationen eines nahestehenden Täters zu erwehren und sich dem derartig gezielt ausgeübten emotionalen Druck durch den ihm wichtigen Menschen zu entziehen. Der emotionale Druck ist auf den ersten Blick zwar weniger offensichtlich als körperliche Gewalt, doch er ist nicht minder effektiv und schädlich.

Häufige Folgen von sexuellem Missbrauch sind Selbstwertprobleme, Schuldgefühle, Selbsthass und Ekel. Später kommen vermehrt Auffälligkeiten im Bereich der Gestaltung von Sexualität und Liebesbeziehungen hinzu. Manche Betroffenen können als Folge des Missbrauchs körperliche Nähe nicht gut zulassen, andere verhalten sich sexuell distanzlos und offensiv, weil sie glauben, sich mit sexuellem Verhalten Zuwendung »verdienen« zu müssen. Viele Betroffene entwickeln als Erwachsene unterschiedliche Schwierigkeiten bei der Gestaltung intimer Beziehungen und spüren auch nahestehenden Menschen gegenüber ein grundsätzliches Misstrauen. Manche Betroffenen vermeiden daher allzu enge Bindungen, während andere sich diese extrem wünschen und immer wieder daran scheitern, eine perfekte, möglichst enge Beziehung aufzubauen. Bei einigen Betroffenen entwickeln sich auch unterschiedliche andere psychische Probleme wie depressive Episoden, Panikattacken, Schlaf- und Essstörungen oder Suchtprobleme. Auch Stimmungsschwankungen, Wutanfälle, allgemein impulsives Verhalten, Selbstverletzung und Suizidalität können Auswirkungen sexueller Missbrauchserfahrungen sein.

Zusammenfassend gibt es eine Vielzahl möglicher negativer Folgen, welche sexueller Missbrauch nach sich ziehen kann, doch keine dieser Auffälligkeiten muss zwangsläufig auf sexuellen Missbrauch zurückgehen. All die genannten Symptome können auch aus anderen Gründen entstehen, sodass es nicht möglich ist, aus einem oder mehreren dieser Anzeichen sicher darauf zu schließen, dass die betroffene Person in ihrer Kindheit oder Jugend sexuell missbraucht wurde. Dennoch haben Missbrauchsopfer häufiger als andere Menschen in ihrem späteren Leben mit psychischen Problemen zu kämpfen. Eine qualifizierte psychotherapeutische Behandlung, die auf das jeweilige Symptombild ausgerichtet ist, kann eine deutliche Verbesserung der Lebensqualität bringen und dabei helfen, die Erlebnisse zu verarbeiten.*

Die Liebe deckt der Sünden Menge zu

Für mich ist Sex der ultimative Weg,
einem geliebten Menschen zu zeigen,
dass man ihn liebt.

Elizabeth Diane Downs

Gleichzeitig mit dem Missbrauch endet auch jegliche Art von positiver Zuwendung, die Wes kurzzeitig gezeigt hat, um Diane zu manipulieren – so abrupt, wie sie begonnen hat. Emotionale

---

* Die typischen Folgen sexueller Missbrauchshandlungen lassen sich sachlich untersuchen und beschreiben. Doch die tatsächlichen Auswirkungen auf den Menschen sind individuell, komplex und häufig für Außenstehende kaum in ihrer Gesamtheit nachvollziehbar, geschweige denn nachfühlbar. Eine Frau, die über viele Jahre sexuellen Missbrauch durch ihren älteren Bruder erlitt, hat für dieses Buchprojekt in ihren eigenen, niedergeschriebenen Worten einen detaillierten Einblick in ihre Geschichte und ihr Erleben gewährt. Die starken Auswirkungen, welche der langjährige Missbrauch auf ihr Fühlen, Denken und Handeln hatte, werden in ihrer Schilderung deutlich. Der von ihr geschriebene Text ist im Internet auf meiner Homepage www.benecke-psychology.com als Sonderkapitel mit dem Titel »Unsere gewohnte, (schein)heil(ig)e Welt – Mit den Worten eines Missbrauchsopfers« herunterladbar. Um die PDF-Datei mit diesem Sonderkapitel herunterzuladen, geben Sie bitte das folgende Passwort ein: dum_spiro_spero

Nähe sucht sie – wie schon seit früher Kindheit – bei Haustieren. In unterschiedlichen Phasen hat sie Hunde, Katzen, Schildkröten, Schmetterlinge und mit fünfzehn sogar ein Pferd. Die Tiere ersetzen menschliche Bezugspersonen, geben ihr Nähe und können gleichzeitig keine Bedrohung für sie werden. Später sagt sie über ihr Pferd: »Mein Hengst bedeutete für mich Freiheit, Kraft, ein Freund, mit dem ich sprechen konnte, der nicht seinerseits sprach. Er mochte auch keine Menschen. Ich war die Einzige, auf die er hörte. Er gab mir Kraft.«

Diane fühlt sich hässlich aufgrund der unzeitgemäßen Kleidung, der buschigen Augenbrauen und einer eher für Männer typischen Frisur, die ihr Vater ihr aufzwingt. In der Junior-Highschool himmelt sie heimlich Mitschüler an, schwelgt in romantischen Träumen, traut sich jedoch nie, einen der Jungen anzusprechen. Schließlich erlauben ihr die Eltern einen Kurs, in dem ihr beigebracht wird, sich geschmackvoll herzurichten und selbstsicher zu geben. Nach diesem Kurs verändert sich Dianes Verhalten drastisch. Sie kippt von einem Extrem ins andere.

Durch die zu ihrem Typ passende Kleidung, gezupfte Augenbrauen und das selbstsichere Auftreten ändern sich auch merklich die Reaktionen ihrer Umwelt auf sie. Plötzlich beginnen Jungen, sich für sie zu interessieren. Einer von ihnen ist ihr gleichaltriger Mitschüler und Nachbarsjunge Steve Downs. Er ist attraktiv, tritt selbstsicher auf, trägt die Haare lang. Für die fünfzehnjährige Diane ist er ein »Rebell«. Es ist schmeichelhaft für sie, wie er um sie wirbt. Außerdem befriedigt Steve in dieser Zeit eines von Dianes stärksten Bedürfnissen: das Bedürfnis, einem anderen Menschen wirklich wichtig zu sein. Doch auch der Wunsch, endlich dem verhassten Elternhaus zu entkommen, treibt sie in der Beziehung zu Steve an. Rückblickend sagt sie: »Er war alles, was meine Eltern nicht mochten. Wenn ihr Leben das falsche für mich war, dann sollte das, was sie hassten, besser für mich sein. Daher wählte ich Steve.« Wie erwartet lehnen Willadene und Wes Steve als potenziellen Schwiegersohn ab, was Diane nur noch mehr in ihrem Plan bestärkt, ihn heiraten zu wollen.

Sie vertraut Steve an, dass Wes sie missbraucht hat. Dieser ist mit dem Thema völlig überfordert und geht nicht weiter darauf ein. Dennoch hat er diese Information bei Treffen mit ihren Eltern im Hinterkopf und findet solche Situationen daher besonders befremdlich. Die beiden bleiben während der Schulzeit zusammen. Diane genießt es, nun einen Mann an ihrer Seite zu haben, dem sie merklich wichtig ist und der für sie auch gegenüber anderen eintritt. Die Beziehung zu ihm ist ihr eine Stütze, als sie mit siebzehn ihre Großeltern bei einem tragischen Autounfall verliert: Das Auto wird frontal von einem betrunkenen LKW-Fahrer gerammt. In der Folgezeit erlebt Diane mehrmals, wie ihr Vater Haustiere, die ihr viel bedeuten, erschießt: ihren Hund, weil dieser angefahren wird und verletzt ist; die von ihr besonders geliebte Ziege mit deren Jungen und schließlich ihre Katze, weil sie von Würmern befallen ist. Für Wes sind Tiere Objekte, die er dann beseitigt, wenn sie ihm lästig sind oder es aus seiner Sicht einen anderen guten Grund dafür gibt. Die Empfindungen anderer Menschen spielen in seiner Wahrnehmung keine Rolle, weshalb er Dianes emotionale Reaktionen wegen des von ihm verursachten Todes ihrer geliebten Tiere nicht nachvollziehen kann.

Beim letzten Ereignis dieser Reihe von Verlusterlebnissen – der Tötung ihrer Katze – verfällt Diane in einen einstündigen, stark dissoziativen Zustand. Die vielen schmerzhaften Verlusterlebnisse in kurzer Abfolge, gepaart mit absoluter Hilflosigkeit, erzeugen eine emotionale Belastung, die zu viel für sie ist. Ihre Wahrnehmung und ihr Bewusstsein sind völlig verändert. Es ist, als würde sie neben sich stehen und ein Film würde wie automatisch ablaufen. Sie wandert ziellos durch die Straßen. Was genau sie in dieser Zeit tut, daran kann sie sich später nicht mehr erinnern. Ihre Erinnerung beginnt erst, als sie wieder in ihrem Zimmer steht und sich eine saubere Bluse anzieht. Sie bemerkt, dass ihr Fuß schmerzt und blutet. Die Fußverletzung sieht aus, als sei sie beim heftigen Tritt gegen einen Gegenstand entstanden. Diane erinnert sich nicht. Es ist der erste Zustand dieser Art, der ihr aufgrund seiner Länge auffällt.

Ausgerechnet in dieser für Diane enorm belastenden Zeit

geht Steve zur Navy. Nun fühlt sie sich wieder völlig allein und beginnt, ihr Gesicht nervös aufzukratzen und ihren Vater anzuschreien, wenn er sie unter Druck setzt. Ihr ist klar, dass sie das Leben zu Hause, ohne Steve in der Nähe, nicht aushält. Immerhin hat sie einen Highschool-Abschluss mit Auszeichnung. Als sie ein Studienangebot von einer baptistischen Universität erhält, das eine Missionarstätigkeit zum Ziel hat, ergreift sie die Gelegenheit beim Schopf. Sie hofft, über dieses Studium später in eine medizinische Richtung wechseln zu können, da ihr weiterhin eine Karriere als Ärztin vorschwebt. Das College ist fünf Autostunden entfernt – weit weg von den Regeln ihres strengen, verhassten Vaters.

Das erste Jahr am College empfindet Diane als Befreiung in vielerlei Hinsicht. Der Neustart an einem Ort voller konservativer Regeln und unterdrückter Sexualität bietet ihr eine große Anzahl an Verehrern. Ihr attraktives Äußeres und das einnehmende Wesen bescheren ihr sehr viel Zuwendung und Aufmerksamkeit – ebenjene Dinge, nach denen sie sich ihr ganzes Leben lang so verzweifelt gesehnt hat. Diane wendet an, was sie durch den sexuellen Missbrauch gelernt hat: Zuwendung mit sexuellen Handlungen zu »bezahlen«. Sie verführt mehrere der häufig sexuell unerfahrenen Mitstudenten. Diese sind von ihren »Fähigkeiten« überrascht und begeistert. Diane steht im Mittelpunkt und genießt die Zuwendung wie eine Blume, die das erste Mal Sonnenlicht abbekommt. Für sie ist das sexuelle Interesse der jungen Männer gleichbedeutend mit Liebe, und Liebe ist es doch, wonach sie sich ihr Leben lang gesehnt hat. Sie erklärt später: »Wenn Jungs dich liebkosen und berühren, bedeutet das, dass sie dich lieben.« Schließlich prangert eine Kommilitonin sie bei der Schulleitung an, was ihren Rauswurf wegen »Promiskuität« zur Folge hat. Diesen nimmt Diane mit einem gewissen Stolz entgegen und kehrt zu ihren Eltern zurück.

Mit Aushilfsjobs verdient sie sich Geld dazu und wartet auf Steves Rückkehr von der Navy. Sie sieht in ihm die nächste Gelegenheit, dem Elternhaus zu entkommen. Nur drei Monate nach ihrem achtzehnten Geburtstag setzt sie ihr Vorhaben um – ohne

Steve oder ihre Eltern vorher darüber zu informieren. Sie bleibt nach einem Date einfach über Nacht bei ihm und geht am nächsten Tag nicht mehr nach Hause zurück. Steve nimmt dies einfach zur Kenntnis. Bald darauf taucht Wes wutentbrannt mit einer Waffe auf und geht aggressiv auf Steve los. Entweder solle er Diane unverzüglich heimbringen oder sie heiraten – so sein Ultimatum. Steve weiß, wie unglücklich Diane zu Hause ist, und verspürt Abscheu gegen ihren Vater wegen des Missbrauchs, von dem er weiß. Daher willigt er sofort in eine Heirat ein. Diane erscheint ihm als künftige Ehefrau eine gute Wahl. Es läuft also alles genau so, wie Diane es geplant hat. Nur eine Woche später findet die Hochzeit ohne große Feierlichkeiten statt. Ihre Mutter schenkt ihr für den Start in die Ehe eine Packung Antibabypillen.

Diane hofft auf einen glücklichen neuen Lebensabschnitt, in dem sie endlich so geliebt und umsorgt werden möchte, wie sie es sich immer erträumt hat. Die jugendliche Verliebtheit zwischen ihr und Steve wünscht sie sich als Dauerzustand halten zu können. Die Realität holt sie umso schneller mit voller Wucht ein. Durch die Hochzeit ist Diane für Steve keine Romanze mehr, die er umwerben muss, sondern schlicht die Ehefrau, die ihm gehört. Wie auch er es aus seiner Familie kennt, erwartet er von ihr, den Haushalt zu machen und auf ihn mit dem Essen zu warten. Er selbst nimmt sich die Freiheit, ohne sie feiern zu gehen und mit seinen Freunden an Autos herumzubasteln. Der erhoffte Traum einer glücklichen Ehe wird zum Albtraum, in dem Diane sich wieder nur als kostenlose Arbeitskraft einer egozentrischen Bezugsperson wahrnimmt – nichts hat sich zum Besseren gewendet.

Nach nur zwei Ehewochen bittet Steve Diane, seine Kleidung für eine abendliche Verabredung zu bügeln. Schließlich erklärt er, es handele sich um ein ausstehendes Date, welches er zwei Wochen vor der spontanen Hochzeit vereinbart habe. Er wolle nicht so unhöflich sein, es abzusagen. Diane brauche sich aber keine Sorgen zu machen, er werde von der überraschenden Ehe berichten. Als er mitten in der Nacht heimkommt und etwas von einer Autopanne faselt, ist Diane klar, dass die romantische Zeit mit ihm vorbei ist.

Obwohl sie selbst ihm während ihres Collegeaufenthaltes untreu war, erachtet sie seine Untreue nun als Bestätigung all ihrer negativen Annahmen über das männliche Geschlecht. Männer sind in ihren Augen sexbesessene, egoistische, unterdrückende, brutale Aggressoren. Ihr Vater, ihr Mann, ihre Liebhaber: Sie alle scheinen bei genauerer Betrachtung in dieses Bild zu passen.

Lasset die Kinder zu mir kommen

Wegen der Unzufriedenheit, die uns zunehmend beschlich,
musste ich mich wehren.
Also tat ich das Einzige, das ich jemals in meinem Leben gekannt habe,
um Glück zu erzeugen.
Ich wurde schwanger.

Elizabeth Diane Downs

Wieder fühlt sich Diane wie ein hilfloses kleines Mädchen, einem herrschsüchtigen Mann ausgeliefert, dem ihre Gefühle egal zu sein scheinen. Natürlich erkennt sie nicht ihren eigenen Anteil an dieser Entwicklung: Viel zu früh und viel zu jung hat sie Steve in diese Ehe gedrängt. Auf keiner Ebene ist er der Rolle als Ehemann gewachsen. Immerhin ist ihm selbst zu diesem Zeitpunkt eines klar: Zum Vaterwerden fühlt er sich definitiv zu jung. Er versucht Diane zu überzeugen, dass sie die Familienplanung langsam angehen sollten. Erst möchte er eine gute Arbeit finden, etwas Geld sparen und – was er ihr allerdings nicht offen sagt – noch seine Jugend genießen.

In Diane jedoch reift ein Gedanke heran, der sie für den Rest ihres Lebens nie wieder loslassen wird. Sie spürt so viel Schmerz, Einsamkeit und Leere in sich. Wenn sie all dies nur mit der einen, vollkommenen Liebe »heilen« könnte. Einer bedingungslosen Liebe, die ihr niemals Schmerzen verursachen würde. Welche Liebe könnte bedingungsloser und reiner sein als die Liebe eines Kindes? Diane glaubt, dass ein Kind als Quelle der Liebe und Zuneigung noch besser funktionieren würde als all ihre ehemaligen Haustiere. Ein Kind würde – ebenso wie früher ihre Haustiere – auf ihre Versorgung und ihre Nähe angewiesen sein und ihr dafür mit grenzenloser Liebe danken. Es würde ein Teil ihrer selbst sein, der sie wirklich lieben würde. Diane merkt nicht, dass sie diese verzerrte Fantasie von »vollkommener Liebe« entwickelt, weil sie nicht in der Lage dazu ist, sich selbst zu lieben oder auch nur zu mögen. Auf Rückkopplung von außen angewiesen, will sie ein Lebewesen erschaffen, das ihr beweist, wie liebenswert und wichtig sie ist. Diane ist fest entschlossen, mit diesem »Heilmittel« all ihre negativen Gefühle für immer zu besiegen. Die »vollkommene Liebe«, welche kein männliches Wesen ihr jemals schenken könnte.

Ihre ursprünglichen Pläne, zu studieren und eine erfolgreiche Ärztin zu werden, sind längst gegenüber ihrem aktuellen Plan, die perfekte Liebe zu »erschaffen«, in den Hintergrund getreten. Ebenso wie bei ihrem Entschluss, durch die Hochzeit mit Steve ihrem Elternhaus zu entkommen, sieht sie auch hier keinen Bedarf, ihr Vorhaben erst mit ihrem Mann zu besprechen. Sie stellt ihn nach zwei Ehemonaten schlicht vor vollendete Tatsachen. Er ist erst wütend und enttäuscht, doch nach kurzer Zeit setzen sich bei der Vorstellung, Vater zu werden, positive Gefühle in ihm durch. Während Dianes Schwangerschaft bekommt er die Aussicht auf einen lukrativen Job, die sich jedoch durch einen Arbeitsunfall zerschlägt.

Dieser befördert Steve schwer verletzt ins Krankenhaus, wo Diane ihn umsorgt, als habe es nie Konflikte zwischen ihnen gegeben. Steve versteht ihre plötzlich wieder aufflammende, liebevolle Zuwendung nicht. Er kommt nicht darauf, dass trotz der finanziell nun ungewissen Zukunft Diane in dieser Situation kurzfristig alles hat, was sie sich wünscht: das Baby, welches in ihr heranwächst, und Steve, der bewegungsunfähig im Krankenhaus nur ihr allein Aufmerksamkeit und Dankbarkeit schenkt. In dieser Situation hat sie Steve völlig unter Kontrolle, auf diese Weise kann er ihr nicht wehtun. Deshalb kann sie ihrerseits romantische Gefühle ihm ge-

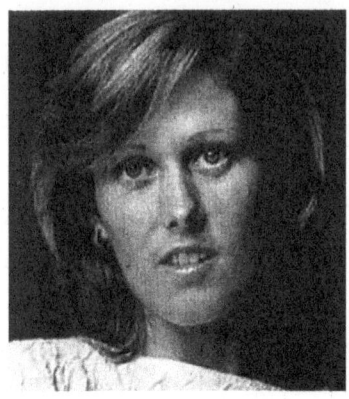

genüber wieder zulassen, und es scheint, als habe sie die bereits weitgehend verlorene Liebe zu ihm wiedergefunden.

Dieser Zustand ist nur von kurzer Dauer. Als Steve endlich aus dem Krankenhaus entlassen wird und sich aufrafft, um neue Verdienstmöglichkeiten zu finden, fühlt sich Diane wieder hilflos und von ihm alleingelassen. Doch das Kind in ihr scheint diesmal die Rettung vor erneutem Kummer zu sein. Diane sagt später über diese Zeit: »Das Glück, welches ich spürte, wenn mein Kind sich in mir bewegte, war berauschend. Es hörte niemals auf. Und nachdem mein Kind geboren wurde, war ich sogar noch glücklicher. Denn nun war ich nicht die einzige verliebte Person. Christie liebte mich auch.« Diane bemerkt nicht, dass es sehr ungewöhnlich ist, den Ausdruck »verliebt« in diesem Zusammenhang zu gebrauchen. In ihrer Wahrnehmung ist »Liebe« ebenso wie »Verliebtheit« gleichbedeutend mit der uneingeschränkten Aufmerksamkeit und Zuwendung irgendeines anderen Lebewesens. Da Männer sich ihrer Erfahrung und Wahrnehmung nach als sehr unzuverlässige Spender von Aufmerksamkeit und Zuwendung erwiesen und Haustiere stets spätestens mit ihrem Tod ein schmerzhaftes Verlusterlebnis für sie erzeugt haben, hat sie nun endlich die scheinbar perfekte, zu ihr gehörende, voll und ganz von ihr allein abhängige Quelle von Aufmerksamkeit und Zuwendung in ihrem Arm: Christie Ann.

Christie ist ein süßes, sehr fröhliches und unkompliziertes Baby, sie schläft und isst gut. Diane ist überglücklich. Es scheint, als sei ihr Plan aufgegangen. Von dem Moment an, als sie Christie im Arm hält, fühlt sie, wie alle Überbleibsel von Zuneigung gegenüber Steve erlöschen. Doch sie ist auf sein Einkommen in der kleinen Familienkonstellation angewiesen. Die alltäglichen Aufgaben, die er an sie stellt, empfindet sie als Last. Er will, dass sie ihre Hausfrauenpflichten perfekt erfüllt, das Baby versorgt und sich gleichzeitig für ihn verführerisch herrichtet. Er mag es, mit seiner attraktiven jungen Frau vor seinen Kumpeln anzugeben, doch gleichzeitig bricht er immer wieder in Eifersuchtsattacken aus, wenn ein anderer Mann nett zu Diane ist oder sie auch nur etwas länger ansieht. Die ehelichen Auseinandersetzungen wegen des für beide immer wieder frustrierenden Alltags werden nicht nur verbal ausgetragen. Wenn Steve die Beherrschung verliert, schubst, schüttelt und würgt er Diane. Die heftigen Streitereien wechseln sich wiederholt mit Versöhnungsszenen und leidenschaftlichem Versöhnungssex ab.

Diane hat zwar nun das ersehnte Kind, doch ihr ist klar, dass sie nicht auf Dauer in dieser Ehe und finanziell völlig abhängig von Steve bleiben will. Sie bewirbt sich für eine Ausbildung an der Lackland Air Force Base in San Antonio, Texas, und wird umgehend angenommen. Erneut stellt sie Steve vor vollendete Tatsachen und erklärt ihm, er müsse sich während ihrer Grundausbildung vorerst allein um die gerade sechs Monate alte Christie kümmern. Ihm gegenüber begründet sie die spontane Bewerbung mit dem Wunsch, die wirtschaftliche Situation der Familie zu verbessern. In Wirklichkeit hat sie die Absicht, sich einen guten Job zu verschaffen, um Steve verlassen und Christie allein aufziehen zu können.

Steve lässt sich überreden, und Diane ruft täglich über den Telefonanschluss von Steves Nachbarn an – die Familie hat zu diesem Zeitpunkt kein eigenes Telefon –, um sich nach seinem und Christies Befinden zu erkundigen. Christie verkraftet die plötzliche Trennung von ihrer Mutter nur schlecht, hinzu kommt Steves Überforderung mit ihrer Versorgung. Diane ihrerseits ist von den strengen Anforderungen der militärischen Grundausbildung überfordert. Gehorsam und Disziplin sind nicht gerade ihre Stärken. Außerdem ist die Quelle von Liebe und Zuwendung, die sie für sich erschaffen hat, nicht mehr in ihrer Nähe. Diane bekommt einen nervösen Hautausschlag und kündigt telefonisch an, notfalls auch ohne Erlaubnis nach Hause zu kommen. Steve bittet daraufhin ihren Vorgesetzten, seine Frau vorzeitig aus der Ausbildung zu entlassen, da sie zu Hause dringend gebraucht werde. Nach nur drei Wochen ist sie wieder daheim.

Dort gehen die Ehestreitigkeiten verbal und körperlich aggressiv wie zuvor weiter. Einmal landet Diane mit einer Gehirnerschütterung im Krankenhaus, doch sie sagt den Ärzten, es sei nur ein Unfall gewesen. Ihre Gedächtnisaussetzer – die sie vor allem bei starker Anspannung hat – häufen sich. Als sie dies dem Hausarzt berichtet, rät er ihr, die Antibabypille abzusetzen. Ein aus heutiger Sicht eher fragwürdiger Ratschlag, da er völlig verkennt, dass Diane unter anderem an einer chronifizierten Traumafolgestörung leidet. Ein Hausarzt Mitte der Siebzigerjahre hat allerdings auch kaum eine Möglichkeit, sich entsprechendes Wissen anzueignen. Somit sieht sich Diane den merkwürdigen Zuständen, die sie erlebt – zwischen heftigen Gefühlen und völliger Emotionslosigkeit mit immer wiederkehrenden Gedächtnisaussetzern –, hilflos ausgeliefert. Immer, wenn sie es mit Steve nicht mehr aushält, packt sie kurzerhand Christie und nimmt den nächsten Überlandbus zu ihren Eltern. Doch naturgemäß eskaliert die Lage dort nach kürzester Zeit durch die Konflikte zwischen ihr und ihrem Vater. Wes meint, dass Steve als ihr Ehemann nun die Verantwortung für sie trage. So reist Diane mit der kleinen Christie ständig zwischen den Konflikten in ihrer Ehe und den Konflikten im Elternhaus hin und her.

Finanziell weiterhin von Steve abhängig, sieht sie keine Möglichkeit, diesem Teufelskreis zu entkommen. Ihre Verzweiflung und Anspannung werden immer größer. Christie als Quelle harmloser und scheinbar unendlicher Liebe und Zuwendung reicht nicht mehr aus, um Diane ein gutes Gefühl zu vermitteln. Wenn die »Dosis« der Liebe eines Kindes nicht genug ist, dann muss eben die Dosis dieser Liebe erhöht werden – so der in Diane aufkommende Gedanke. Sie schildert später: »Die Air Force war meine letzte Chance gewesen, von Steve wegzukommen. Also würde ich einfach eine ›doppelte Liebe‹ erhalten und zwei Kinder haben. Vielleicht erscheint das unreif und verantwortungslos, doch es war – und ist es immer noch – die einzige Möglichkeit, die ich kenne, um glücklich zu sein und mich geliebt zu fühlen. Ich schätze, ich habe einfach versucht, eine Wand aus Liebe zu bauen, die Steve nicht zerbrechen konnte.«

Wieder konfrontiert sie Steve überraschend mit der Nachricht, schwanger zu sein. Angesichts der angespannten Lage wird Steve wütend. Doch wie auch in all den Situationen zuvor, in denen Diane ihn mit vollendeten Tatsachen überrumpelt hat, fügt er sich wohl oder übel ihrer Entscheidung. Er hofft auf einen Sohn, denn er möchte, dass es das letzte Kind bleibt. Zwei Tage vor seinem einundzwanzigsten Geburtstag, im Januar 1976, bringt Diane eine Tochter zur Welt. Steve nimmt dies mit sichtlicher Enttäuschung zur Kenntnis. Die Kleine hat nicht nur das in dieser Situation unerwünschte Geschlecht, sie ist auch noch im Gegensatz zu ihrer großen Schwester kein besonders hübsches Baby. So erweist sich die neugeborene Tochter für Diane auf den ersten Blick nicht als das niedliche, perfekte Kind, welches die zweite Quelle vollkommener Liebe für sie werden sollte. Diane gibt ihrer zweiten Tochter den Namen Cheryl Lynn.

Denn von innen, aus dem Herzen der Menschen, kommen heraus die bösen Gedanken

Ich hätte eine weitere Cheryl bekommen können.
Das Baby wäre nicht geliebt worden.

Elizabeth Diane Downs

Nicht nur die Ankunft von Cheryl wird von ihren Eltern als Enttäuschung erlebt. Sie scheint in allen Eigenschaften das genaue Gegenteil ihrer Schwester zu sein. Cheryl schreit viel, hat von Anfang an Probleme mit der Nahrungsaufnahme und Verdauung, schläft nur sehr unregelmäßig. Statt der von Diane so ersehnten Stabilisierung durch zwei perfekte, sie anhimmelnde Kinder sieht sie sich nun einer deutlich größeren Belastung ausgesetzt als zuvor. Steve ist zusätzlich gereizt, da er einen Job als Aufseher einer Feldbewässerungsanlage hat, wodurch er nachts in regelmäßigen Abständen aufstehen und die Anlage kontrollieren muss. Sein arbeitsbedingter Schlafmangel stellt zusammen mit Dianes Erschöpfung durch die Versorgung zweier kleiner Kinder eine äußerst ungünstige Kombination dar. Zu den Schreien der ehelichen Streitigkeiten kommen nun die Schreie zweier kleiner Mädchen hinzu, welche in diesen chaotischen Haushalt hineingeboren wurden.

Immerhin einigen sich Diane und Steve darauf, dass Steve nun eine Vasektomie durchführen lässt. Beide sind der Meinung, dass weitere Kinder nun nicht mehr infrage kommen. Kurz nach der Vasektomie stellt Diane fest, dass sie wieder schwanger ist. Sie ist entsetzt und erklärt Steve, er müsse mit der für die Vasektomie zuständigen Klinik reden. Dort wird bei einer Nachuntersuchung festgestellt, dass der Eingriff nicht wie erwartet gelungen und Steve weiterhin zeugungsfähig ist. Der Eingriff wird wiederholt, diesmal erfolgreich. Steve erklärt sich bereit, auch für das weitere Kind zu sorgen, doch diesmal ist es Diane, die vom Gedanken eines dritten Babys abgeschreckt ist. Sie bereut, Cheryl geboren zu haben, und kann sich nicht vorstellen, ein weiteres so anstrengendes Kind zu versorgen. Daher entscheidet sie sich für eine Abtreibung.

Die nächsten beiden Jahre sind von diversen Umzügen, Trennungen und Wiederversöhnungen geprägt. Steve geht hauptsächlich Saisonarbeit nach, feiert abends mit Freunden und betrügt Diane. Diese versucht mehrfach einen Neuanfang ohne ihn, zieht bei unterschiedlichen Verwandten ein und probiert Jobs aus, mit denen sie für sich und die Kinder sorgen möchte. Doch ihre Hoffnungen bei all den vermeintlichen Neuanfängen erfüllen sich nie. Einer der neuen Arbeitgeber vergewaltigt sie. Sie zeigt ihn nicht an, sondern geht zu Steve zurück. Dieser ist zunehmend entspannt, wenn Diane mit oder ohne die Kinder mal wieder verschwindet, weiß er doch, dass sie nach einigen Tagen oder Wochen sowieso wieder vor seiner Tür stehen wird.

Etwa zwei Jahre nach der Abtreibung kommt Diane zufällig an einem Stand von Abtreibungsgegnern vorbei. Dort werden Föten in unterschiedlichen Entwicklungsstufen gezeigt. Besonders tief beeindruckt Diane an diesem Tag die Darstellung eines vermeintlich sechs Wochen alten Fötus. Zu ihrer Überraschung sieht sie, dass dieser bereits Arme, Beine, Finger und Zehen hat – wie ein »fertiges« Baby aussieht. Das schockiert sie sehr. Später wird sie über diesen Anblick sagen: »Es war ein menschliches Wesen, und ich habe es getötet! Ich fühlte mich so grauenvoll deswegen – dass ich so jemanden getötet hatte. Oh, ich habe es nicht selbst getan, doch ich habe einen Arzt angeheuert, der es für mich tat.«

Sehr wahrscheinlich sitzt Diane einer Masche auf, die immer wieder von Abtreibungsgegnern genutzt wurde und dies teilweise bis heute wird: Darstellungen von Föten in späteren Entwicklungsstadien werden jünger deklariert, um einen emotionaleren Eindruck zu hinterlassen. Diese stark emotional Wirkung, die Abtreibungsgegner mit ihren grafischen Darstellungen erzielen wollen, erreichen sie im Fall von Diane. Solche Darstellungen transportieren allerdings nicht die nüchterne Sachinformation, dass ein Fötus vor dem sechsten Monat über keine funktionsfähige Großhirnrinde verfügt, keine regelmäßigen Hirnströme aufweist und somit über kein Bewusstsein im Sinne von bewusster Wahrnehmung oder Reaktionsfähigkeit verfügt.

Diane lassen die Bilder und damit verbundenen Gedanken nicht mehr los. Ihr Leben ist seit Jahren eine Aneinanderreihung von Enttäuschungen und negativen Gefühlen. Nun hat sie einen aktuellen Anlass, dem sie ihre schlimmer werdenden negativen Empfindungen zuschreiben kann. Sie steigert sich in die Vorstellung hinein, der abgetriebene Fötus sei ein Mädchen gewesen, dem sie die Möglichkeit genommen habe, als Seele in einem geborenen Körper zu leben. So beschließt sie, dem Mädchen den Namen Carrie zu geben und ihr eine zweite Chance zu ermöglichen, zur Welt zu kommen. Als sie all das Steve erklärt und fordert, er solle die

Vasektomie rückgängig machen, ist er alles andere als begeistert. Er weiß durch all die Jahre an ihrer Seite, dass Diane zu spontanen Ideen neigt, in die sie sich wider alle Vernunft hineinsteigert und die sie dann unbedingt und schnellstmöglich umsetzen will. Daher hofft er, sie werde früher oder später eine andere fixe Idee entwickeln und ihre erneuten Mutterschaftspläne darüber vergessen.

Nachdem Steve ein Jahr lang ihre wiederholte Forderung ablehnt, lässt Diane ihn schließlich wissen, sie werde sich einen passenden Spender suchen, der ihr ermöglichen werde, Carrie einen Körper zu geben. Steve hofft, dass es eine leere Drohung bleiben wird. Da beide ihre Ehe zu diesem Zeitpunkt als inhaltlich gescheitert ansehen, fühlt er sich aber auch nicht übermäßig dafür zuständig. Diane arbeitet in dieser Zeit wie so oft in einem neuen Job und beschließt, einen Arbeitskollegen als Spender für ihr »Projekt« auszuwählen. Wie auch in den Arbeitsstellen zuvor schenken ihr vor allem die männlichen Kollegen sehr viel Aufmerksamkeit. Sie weiß inzwischen, wie sie Männer verführen kann, sodass sie freie Auswahl unter den potenziellen Spendern zu haben meint. Hierbei geht sie bemerkenswert sachlich und zielorientiert vor, wie sie später beschreibt: »Ich beobachtete die Leute, mit denen ich arbeitete. Ich wählte jemanden, der gut aussah ... der gesund war ... der nicht abhängig von Drogen oder Alkohol war, eine starke Knochenstruktur hatte, wissen Sie, das ganze Paket. Ein guter Typ. Es war wirklich emotionslos.«

Ihre Wahl fällt auf den gerade neunzehnjährigen Arbeitskollegen Russ. Dass die vier Jahre ältere, von vielen Männern im Betrieb begehrte Diane gerade ihn umwirbt, überrascht und erfreut den jungen Mann sehr. Diane kennt ihre fruchtbaren Tage und verführt Russ genau zum idealen Zeitpunkt einer Zeugung. Russ weiß nichts von ihrem Vorhaben und glaubt, Diane sei tatsächlich in ihn verliebt. Er wünscht sich eine richtige Beziehung mit ihr und versucht sie so oft wie möglich zu treffen. Obwohl Steve im Grunde weiß, dass die Beziehung mit Diane niemals für beide zufriedenstellend verlaufen wird, ist er doch nicht bereit, sie völlig aufzugeben. Als ihm bewusst wird, dass Diane zu auffälligen Zeiten unter einem Vorwand fortgeht, folgt er ihr schließlich heimlich und findet seine Befürchtung bestätigt, dass sie eine Affäre hat. Auch wenn es wider alle Vernunft ist, kann er es doch nicht ertragen, Diane mit einem anderen Mann zu sehen. Er attackiert sie und Russ in dessen Wohnung verbal wie körperlich. Russ lässt sich davon nicht abschrecken und will Steve vermitteln, dass seine Ehe nun endgültig vorbei ist. Doch Diane ist angetan von Steves emotionalem Ausbruch wegen ihrer Untreue – ist dies in ihren Augen doch nichts anderes als endlich wieder ein deutliches Zeichen seiner Liebe und ihrer Bedeutung für ihn. Somit entscheidet sie sich dazu, mit Steve nach Hause zu gehen. Wie schon so oft zuvor stellen Diane und Steve fest, dass sie weder mit noch ohne einander leben und der ewigen Spirale gegenseitiger Verletzungen und Versöhnungen nicht entkommen können.

Wenige Tage nach diesem Vorfall wird ihre Beziehung vor die nächste harte Probe gestellt: Diane eröffnet Steve, dass sie schwanger ist. Steve ist außer sich. Er drängt sie abzutreiben. Auch Russ ist über die Nachricht schockiert und fühlt sich zu jung für eine Vaterschaft. Ebenso wie Steve bittet er Diane um eine Abtreibung. Doch Diane lässt sich mit keinem vernünftigen Argument der Welt von ihrem Plan abbringen. Schließlich akzeptiert Russ Dianes Entscheidung und bietet ihr an, sie zu heiraten. Er liebe sie und möchte ihre Entscheidung als Grundlage sehen, um mit ihr eine Familie zu gründen. Diane lehnt ab, war sie an Russ doch lediglich wegen seiner unfreiwilligen »Samenspende« interessiert. Sie hofft stattdessen, mit einem weiteren »perfekten« Kind, wie Christie es für sie ist, sowie mit einer guten Anstellung irgendwann unabhängig von jedem Mann zu sein. Diane ist der Meinung, dass mit zwei perfekten Kindern auch die Enttäuschung über die anstrengenden Eigenschaften von Cheryl für sie zu verkraften sein wird. Diese drei Kinder sollen zusammen endgültig die Leere und den Hunger nach Liebe füllen, welche Diane ihr Leben lang empfunden hat. Allein schon schwanger zu sein löst in ihr Glücksgefühle aus. In dieser Zeit empfindet sie keine Leere mehr in sich, sondern ein Leben, das nur dazu da ist, sie für immer zu lieben. Trotz aller mit dieser Schwangerschaft verbundenen Widrigkeiten ist sie wieder bei bester Laune. Genau in dieser Zeit wird ihr eine Arbeit als Postzustellerin angeboten. Der neue Job trägt zusätzlich zu ihrer guten Stimmung bei: Sie ist gerne unterwegs, kann während der Arbeit mit den Leuten aus der Nachbarschaft kurze, freundliche Gespräche führen, wird meist nett begrüßt. Die männlichen Arbeitskollegen im Postamt reagieren, wie Diane es gewohnt ist: mit viel positiver Aufmerksamkeit, welche Diane durch flirtendes Verhalten und am Anfang ihrer Schwangerschaft noch durch betont freizügige Kleidung gezielt steuert.

Steve hadert derweil damit, bald für das Kind eines anderen Mannes verantwortlich zu sein. Da er sich selbst so sehr einen Sohn gewünscht hat, kann er vor allem den Gedanken, Diane könnte den Sohn eines anderen zur Welt bringen, nicht ertragen. Daher droht er ihr: »Wenn du ein Mädchen bekommst, lasse ich euch eventuell bei mir bleiben. Doch wenn du einen Jungen kriegst, werde ich euch beide rausschmeißen, und du wirst diese zwei auch mit dir nehmen, denn wie soll ich wissen, ob sie überhaupt meine sind?« Diane hat nun zwei Gründe, auf die Geburt eines Mädchens zu hoffen: Sie will der in ihrer Vorstellung darauf wartenden Carrie einen neuen Körper geben, und sie hofft, dass Steve sie trotz allem nicht verlassen wird. Die stabile Instabilität zwischen ihnen ist schließlich das einzige Beziehungsmodell, das sie jemals kennengelernt hat. Zwar stellt sie sich nicht vor, ihr restliches Leben mit ihm zu verbringen, aber sie will selbst die Kontrolle über die Entscheidung haben, wann diese Ehe endgültig vorbei sein wird.

Lasst die Sonne nicht über eurem Zorn untergehen und gebt nicht Raum dem Teufel

Dann, wenn dieses verletzte Kind zum Erwachsenen wird, selbst eigene Kinder bekommt, werden die Kinder häufig auf die ein oder andere Art von ihren Eltern misshandelt ... Ich wünschte, wir könnten diesen grausamen Kreislauf aufhalten.

Elizabeth Diane Downs

Ähnlich enttäuschend wie Cheryls Geburt erlebt Diane zunächst die Geburt ihres Sohnes Stephen Daniel Ende Dezember 1979. Sie ist entsetzt, dass die in ihrer Vorstellung lebende Carrie nun doch keinen neuen Körper erhalten hat, und zugleich fürchtet sie, dass Steve seine Drohung wahrmachen könnte, sie mit allen drei Kindern rauszuwerfen. Zwar steht das Angebot von Russ noch im Raum, doch er ist viel zu jung und lebensunerfahren, um von Diane als möglicher Partner ernst genommen zu werden. Steve ist bei der Geburt dabei und bekommt den kleinen Jungen direkt vom Arzt – der glaubt, es handele sich um den leiblichen Vater – in den Arm gelegt. Der neugeborene Junge löst in Steve unwillkürliche Vatergefühle aus, und er entschließt sich in diesem Moment, ihn als seinen Sohn anzunehmen. Immerhin mindert dies Dianes Enttäuschung über die Geburt eines Sohnes. Der erste Vorname des Jungen ist ein Symbol dafür, dass Steve die Vaterrolle übernehmen soll. Da dieser selbst die Abkürzungsform seines eigentlichen Namens Stephen im Alltag gebraucht, wird der kleine Junge bei der Kurzform seines zweiten Vornamens gerufen: Danny.

Danny erweist sich trotz seines zunächst unerwünschten Geschlechts als das fröhliche und unkomplizierte Kind, welches Diane sich gewünscht hat. Bald muss sie jedoch schwer enttäuscht feststellen, dass auch das neue Baby nicht das erhoffte Heilmittel gegen ihre schlechten Gefühle ist. Sie muss erkennen, dass sie sehr viel lieber das Gefühl hat, schwanger zu sein, als eine für nunmehr drei kleine Kinder verantwortliche Mutter zu sein. Obwohl die fünfjährige Christie für ihr Alter viel zu erwachsene Verhaltensweisen an den Tag legt und versucht, ihre Mutter zufriedenzustellen, stellt die Versorgung der stets aufgedrehten Cheryl und des noch so kleinen Danny für Diane eine nicht enden wollende Bürde dar.

Natürlich setzen sich auch die schon immer da gewesenen Streitereien mit Steve fort, und so kommen zum regelmäßigen Geschrei der beiden Erwachsenen nun drei kleine, weinende Kinder hinzu. Diane erkennt, dass ihre Strategie, weitere Kinder zu bekommen, nicht die erträumte »Wand aus Liebe« erschaffen hat, von der sie sich dauerhaften Seelenfrieden versprach. In dieser Situation nutzt sie erneut den lebensunerfahrenen Russ aus und bietet ihm scheinbar großzügig an, er könne Kontakt zu seinem Sohn haben. Diesen Kontakt gewährt Diane ihm allerdings nur, wenn sie auf ihn als Babysitter angewiesen ist. Auch andere Freunde, Bekannte und Nachbarn werden häufig als Babysitter eingespannt. Trotz der zeitlichen und gelegentlich finanziellen Unterstützung durch Russ und andere Menschen fühlt Diane sich mit der Gesamtsituation noch überforderter als zuvor.

Zunächst verfällt sie in eine depressive Phase, sie weint viel, fühlt sich hoffnungslos und antriebsschwach. Als dieser Zustand abklingt, setzt das Empfinden innerer Leere ein, es fühlt sich an, wie tot zu sein. Sie hat auch wieder häufigere Erinnerungslücken. Die Anspannung wird immer größer, und auch die scheinbare Ausweglosigkeit ihrer Lebenssituation wächst. Schließlich verfällt sie immer häufiger in Wutanfälle, die sie nun neben Steve hauptsächlich an den Kindern auslässt. Während Christie sich übermäßig anpasst und versucht, alles zu tun, um nicht die Wut ihrer Mutter auf sich zu ziehen, wird Cheryl durch ihr lebhaftes Temperament zum hauptsächlichen Ziel von Dianes Aggressionen. Sie kann kaum still sitzen, tobt gerne herum und macht dabei auch immer wieder versehentlich Dinge kaputt.

Diane beschreibt die häufigen Wutausbrüche gegenüber ihren Kindern und ganz besonders Cheryl so: »Ich griff sie häufig bei den Schultern, schrie sie an und brachte sie dazu, sich hinzusetzen. Sie waren still, weil sie nicht wussten, was Mom tun würde. Ich zog an Cheryls Haaren. Ich war sowieso wütend. Cher riss Vorhänge im Schlafzimmer von der Wand. Sie sah meinen Gesichtsausdruck. Sie versuchte, davonzurennen, und ich griff nach ihrer Schulter, erwischte stattdessen ihr Haar, und sie fiel auf ihren kleinen Po. Es tat mir später leid.« Die Wutausbrüche ihrer Mutter zeigen besonders auf Cheryl eine starke Wirkung, die auch anderen Menschen nicht verborgen bleibt. Als eine Babysitterin die dreijährige Cheryl wegen verbotenen Verhaltens damit bestraft, sich für einige Minuten still in eine Ecke zu setzen, fragt diese nach einer Weile, ob die Babysitterin eine Waffe habe. Als die Frau erstaunt wissen möchte, warum Cheryl solch eine seltsame Frage stellt, erwidert diese: »Ich will mich erschießen. Meine Mama sagt, ich bin böse.«

Diane sucht verzweifelt nach einem Ausweg aus der nicht enden wollenden Unzufriedenheit. Vier Monate nach Dannys Geburt sieht sie eine Fernsehsendung, die eine neue Wendung in ihr Leben bringt. In der Sendung wird ein Ehepaar vorgestellt, das keine Kinder bekommen kann und sich seinen sehnlichen Kinderwunsch mit einer Leihmutter erfüllen möchte. Während sie die Sendung sieht, reift in ihr die Idee, das gute Gefühl, schwanger zu sein, wiederholen zu können, ohne die Bürde der Versorgung eines weiteren Kindes auf sich nehmen zu müssen. Dies scheint die ideale Option für Diane zu sein: Eine Leihmutterschaft verspricht schnelles Geld, große Dankbarkeit seitens der zukünftigen Eltern und das so sehr vermisste Gefühl, schwanger zu sein.

Noch im selben Monat bewirbt sie sich bei der in der Sendung angegebenen Agentur und stellt sich im ihr zugesandten Fragebogen deutlich positiver dar, als es den Tatsachen entspricht. So behauptet sie, ihre Ehe sei glücklich, sie habe drei Kinder mit ihrem Mann, habe nie Drogen genommen, lehne auch Alkohol kategorisch ab und sei tiefgläubige Baptistin. Tatsächlich trinkt sie ab und zu Alkohol, vor allem, wenn sie Sex mit Steve oder einem anderen Mann haben will. Der Alkohol hilft ihr, sich zu enthemmen. Außerdem raucht sie gelegentlich Marihuana, um ihre negativen Empfindungen vorübergehend abzuschalten. Zwar ist sie formal strenggläubig erzogen worden, doch in ihrer Lebensführung finden die Regeln der Religion, welche sie streng zu befolgen vorgibt, keine tatsächliche Umsetzung. In jeder Hinsicht stellt sie sich als die absolut ideale Leihmutter dar – die sie in Wirklichkeit nicht ist. Attraktive Fotos von sich und ihr Highschool-Abgangszeugnis mit Auszeichnung tun ein Übriges für den rundum positiven Eindruck. Als Grund für ihre Bewerbung gibt sie an, dass ihre eigenen Kinder sie überglücklich machen und sie dieses Glück auch Paaren, die auf konventionellem Wege keine Eltern werden können, ermöglichen wolle. Sie wolle anderen das Familienglück schenken, welches sie vermeintlich mit ihrem Mann und ihren Kindern lebt. Nichts könnte weiter entfernt von der Realität sein. Diane hat nach wie vor ihre kleinen und größeren Dramen mit Steve, sucht daraufhin Trost bei Russ und zieht kurzzeitig sogar bei diesem ein, entscheidet sich dann aber doch wieder für Steve. Er behält seinerseits seine Affären bei. Steve kann mit der Idee der Leihmutterschaft – die in seinen Augen vor allem einen willkommenen Geldsegen verspricht – deutlich besser leben als mit weiteren Kindern anderer Männer, für die letztendlich wieder er sorgen müsste. Wieder einmal raufen er und Diane sich zusammen und beschließen, einen weiteren Neuanfang in einem neuen Haus zu wagen. Steve unterstützt Diane bei ihren Bemühungen, als Leihmutter ausgewählt zu werden, und geht sogar mit ihr zu erforderlichen Gesprächen, wo er ebenso wie sie die Realität des gemeinsamen Familienlebens beschönigt.

Trotz der Bemühungen um eine möglichst positive Selbstdarstellung treten bei im Rahmen des Auswahlverfahrens genutzten Testungen auffällige Aspekte von Dianes Persönlichkeit zutage. In der ersten Einschätzung durch einen Psychiater wird »ein beträchtliches neurotisches Zusammenspiel sowohl in dieser Ehe als auch in der Einstellung dieser Frau gegenüber dem Leben« festgestellt. Der Psychiater empfiehlt weitere Testungen durch einen klinischen Psychologen. Dort erzielt Diane ihren positivsten Wert bei der Testung mittels der »Wechsler Adult Intelligence Scale«, einem anerkannten Intelligenztest. Das Ergebnis ist ein IQ von 125, was inhaltlich eine überdurchschnittliche Intelligenz beschreibt.

Was sagt eigentlich ein IQ-Test aus?

Intelligenz ist, was ein Intelligenztest misst.

Edwin Boring, US-amerikanischer Psychologe, im Jahr 1923

Die Abkürzung »IQ« steht für »Intelligenzquotient«. Damit ist ein Messwert gemeint, der die Ausprägung bestimmter Fähigkeiten einer Person in Relation zur Ausprägung ebendieser Fähigkeiten bei anderen Personen (in aller Regel mindestens aus derselben Alters- und Geschlechtsgruppe) setzt. In Intelligenztests werden mittels Untertests verschiedene Fähigkeiten gemessen, die in ihrer Gesamtheit Auskunft über die intellektuelle Befähigung eines Menschen geben sollen. Manche dieser Untertests sind eher auf die Bildung der getesteten Person bezogen, wie Worterkennungstests oder Fragen zum Allgemeinwissen, andere prüfen Fähigkeiten wie eine schnelle Wahrnehmung, abstraktes und logisches Denken, räumliche Vorstellungskraft und einiges mehr.

Intelligenztests gehen von einer sogenannten Normalverteilung der Intelligenz aus. Das bedeutet vereinfacht gesagt, dass die meisten Menschen einen IQ-Wert in einem insgesamt klar umrissenen Mittelbereich aufweisen. Eine kleinere Anzahl von Menschen liegt – in der Ausprägung der durch den IQ-Test getesteten Fähigkeiten – deutlich unter diesem Mittelbereich, und ebenso eine kleine Anzahl von Menschen liegt deutlich über diesem Mittelbereich. In Deutschland weisen rund 68 Prozent der Menschen einen IQ-Wert zwischen 85 und 115 auf. Der sogenannte Mittelwert, also der am häufigsten vorkommende IQ-Wert, ist dabei 100. Personen mit einem IQ-Wert über 115 haben demzufolge eine überdurchschnittliche Intelligenz, sind also in einigen intellektuellen Fähigkeiten besser als die meisten Menschen ihrer Vergleichsgruppe. Ab einem IQ-Wert von über 130 spricht man in Deutschland von Hochbegabung; diesen oder einen höheren Wert erreichen nicht mehr als 2,2 Prozent der Menschen.

Ihre schlechtesten Ergebnisse erzielt Diane bei den Fähigkeiten zur »Konzeptbildung«, zum »Verstehen von sozialen Ursachen und Wirkungszusammenhängen« sowie bei der »Aufmerksamkeitsspanne«. Hierzu vermerkt der klinische Psychologe: »Diese Ergebnisse waren im Einklang mit, aber nicht ganz aussagekräftig für eine mögliche erhebliche psychische Störung.« Im persönlichen Gespräch mit dem Psychologen weicht Diane von ihrem Vorhaben, sich möglichst perfekt präsentieren zu wollen, spontan ab. Sie schildert ihm die schwierige Beziehung zu ihren Eltern und berichtet vom sexuellen Missbrauch durch ihren Vater. In diesem Zusammenhang erwähnt sie auch, dass sie keine Freude an Sexualität verspüre und diese lediglich bewusst einsetze, um Ziele zu erreichen – ein für eine Teilgruppe von sexuellen Missbrauchsopfern typisches Erleben und Verhalten. So gibt sie in diesem Zusammenhang sogar zu, über bewusste Verführung einen biologischen Vater für ihr jüngstes Kind gefunden zu haben, der nicht ihr sterilisierter Ehemann ist. Dianes Leiden unter ihrer unglücklichen Gesamtsituation und dem bisherigen Verlauf ihres Lebens ist so groß, dass sie zumindest diese sie bedrückenden Aspekte dem Psychologen gegenüber offenbart.

Der Psychologe bewertet ihre Art der Gesprächsführung mit ihm als »überschwänglich, unreif und häufig selbstabwertend«. Dianes Ergebnisse im »Minnesota Multiphasic Personality Inventory«, einem umfassenden Persönlichkeitstest, fallen ebenfalls sehr auffällig aus. In der Gesamtwertung kommt der Psychologe zu der Schlussfolgerung: »Ein eindeutiges neurotisches Bild ist nicht vorhanden. Ähnliche Individuen zeigen häufige Selbstabwertung und erscheinen als sehr unbedacht und ohne normale soziale Abwehrhaltung (gewöhnlich nehmen sie normales soziales Feedback nicht wahr). Dieses Individuum hat eine schlechte Fähigkeit, Wut kontrolliert auszudrücken, und tendiert dazu, eine schlechte Verhaltenskontrolle zu haben. Trotz einer irgendwie auffälligen Fassade tendiert diese Frau dazu, schüchtern, ängstlich und zurückhaltend zu sein.« Der Psychologe vermerkt, Diane wirke depressiv und habe aufgrund ihrer als unglücklich empfundenen Lebenssituation eine ganz besondere Motivation für den Wunsch, Leihmutter zu werden. Sie glaube, durch eine Leihmutterschaft »die Aufmerksamkeit von einer hochgradig instabilen Ehe ablenken« zu können, deren Probleme sie stark auf ihre eigene Unfähigkeit zurückführt. Sie nehme »auf eine charakteristisch histrionische Art und Weise an, dann von ihren sexuellen und sozialen Verpflichtungen befreit zu werden«, und stelle sich dabei »Erholung von vielen Bereichen ihrer persönlichen und sozialen Verpflichtungen« vor, wegen derer sie sich »unzulänglich, unzureichend, ängstlich und ineffektiv fühlt«.

Das Leben als Bühne: Die histrionische Persönlichkeitsstörung
Ich gebe keine Konzerte, ich mache eine Show.

Władziu Valentino Liberace, Pianist und Entertainer

Die histrionische Persönlichkeitsstörung ist eine der unbekanntesten Persönlichkeitsstörungen, was beinahe ironisch anmutet, wenn man bedenkt, dass das zentrale Bedürfnis dieser Persönlichkeitsstruktur der Wunsch nach Aufmerksamkeit durch andere Menschen ist. Sie ist eine der sogenannten Cluster-B-Persönlichkeitsstörungen und damit benachbart beziehungsweise artverwandt mit der narzisstischen, der emotional-instabilen und der antisozialen, auch dissozial genannten Persönlichkeitsstörung. Zusammenfassend gehen diese Persönlichkeitsstörungen mit einem dramatischen, emotionalen und launenhaften Verhalten einher. Nicht selten treten die Cluster-B-Persönlichkeitsstörungen in unterschiedlichen Kombinationen miteinander in einer Person auf, was auch im Fall von Diane Downs eine entscheidende Rolle spielt, die Aspekte aller vier Cluster-B-Persönlichkeitsstörungen in ihrer Person vereint.

Die histrionische Persönlichkeitsstörung hat einen ähnlichen Ausgangspunkt wie die narzisstische: In beiden Fällen erlebten sich die Betroffenen in ihrer Kindheit und/oder Jugend als nicht liebenswert und unwichtig. Dies überkompensieren sie im Erwachsenenalter mit ihnen selbst meist unbewussten, automatisierten, ganz speziellen Gefühls-, Gedanken- und Verhaltensmustern. Die Persönlichkeit scheint dann bei längerer Betrachtung gewissermaßen verkrustet, da Reaktionen und Verhaltensweisen immer wieder stereotyp wirken.

Während narzisstische Menschen durch Leistung und Erfolg nach Anerkennung durch andere Menschen streben und sich hierdurch gleichzeitig als ihren Mitmenschen überlegen empfinden, sehnen sich histrionische Menschen hauptsächlich nach Aufmerksamkeit und Wichtigkeit, die andere Menschen ihnen überdeutlich vermitteln sollen. Hierfür setzen sie eine ganz spezifische Art ein, sich zu präsentieren: Häufig sind sie übermäßig damit beschäftigt, körperlich attraktiv zu wirken, treten unangemessen aufreizend und verführerisch auf, haben einen übertrieben plakativen, wenig detaillierten Sprachstil und zeigen übertriebene Emotionsausdrücke. Ihre Art, Gefühle im Alltag wie auf einer Theaterbühne zu inszenieren, steht im Kontrast dazu, dass ihre Stimmungen häufig nicht lange andauern und schnell wechseln können, insgesamt also eher oberflächlich sind.

Ebenso wie Narzissten sind auch Histrioniker übermäßig mit sich selbst, ihren Bedürfnissen, ihren Wünschen und Wahrnehmungen beschäftigt. Die Bedürfnisse anderer Menschen sind für sie – wie auch für Narzissten – eher irrelevant, außer wenn es darum geht, diese zu Manipulationszwecken für die eigene Zielerreichung einzusetzen. Während der Narzisst sich aber stets beweisen muss, dass er klüger, erfolgreicher und mächtiger als seine Mitmenschen ist, geht es dem Histrioniker hauptsächlich darum, stets im Mittelpunkt der Aufmerksamkeit zu stehen – und das in jeder Situation und um jeden Preis.

Das Leben des Histrionikers ist tatsächlich eine metaphorische Bühne: Er braucht als Hauptdarsteller im von ihm selbst inszenierten Stück die absolute, ungeteilte Aufmerksamkeit sowie den tobenden Applaus des Publikums, und das rund um die Uhr. Um dieses Ziel möglichst annähernd erreichen zu können – was offensichtlich eine anstrengende Vollzeitaufgabe ist –, verwenden Histrioniker unterschiedlichste Strategien. Eher »erfolgreiche« Histrioniker holen sich durch ihre körperliche Attraktivität sowie ihre unterhaltsame und charmante Art die Zuwendung, die sie brauchen. Ist dieses Verhalten nicht im erwünschten Ausmaß zielführend, oder nehmen die Erfolge des Histrionikers beispielsweise durch sein zunehmendes Alter ab – die Konkurrenz zu jüngeren Histrionikern kann älter werdende Histrioniker bezogen auf ihre Attraktivität, der sie übermäßige Bedeutung beimessen, stark frustrieren –, so können andere Strategien eingesetzt werden.

Die Strategien eher »erfolgloser« Histrioniker sind darauf konzentriert, Mitgefühl und Zuwendung von anderen Menschen zu erlangen. Zur Erreichung dieses Ziels können körperliche Leiden oder ungünstige Lebensereignisse übertrieben, manchmal sogar komplett frei erfunden werden. Hier gibt es deutliche Überschneidungen zum Münchhausen-Syndrom sowie zum Münchhausen-by-Proxy-Syndrom, auch Münchhausen-Stellvertreter-Syndrom genannt. Zum Glück würden nur die wenigsten Histrioniker so weit gehen, ein Verhalten, wie es beim Münchhausen-Stellvertreter-Syndrom der Fall ist, an den Tag zu legen, bei dem beispielsweise die eigenen Kinder systematisch bewusst geschädigt werden. Weitere Informationen hierzu folgen im Kapitel 5.

Aufgrund des uneindeutigen Gesamtbildes wird Diane zwei Monate später nochmals von einem anderen Psychiater untersucht. Dieser stellt fest, sie sei »sehr attraktiv«, »sehr intelligent«, »übermäßig gesprächig«, ihr Gefühlsleben sei insgesamt »deutlich oberflächlich« und sie habe – mitbedingt durch den sexuellen Missbrauch – »Abwehrmechanismen von Verdrängung und Rationalisierung« entwickelt. So äußert sie, ihrem Vater vergeben zu haben, obwohl es nie zu einer Aussprache mit ihm gekommen sei, da sie beide niemals über »ihr Geheimnis« miteinander geredet hätten. Sehr interessant in diesem Zusammenhang ist die Feststellung des Psychiaters: »Gelegentlich macht sie den Eindruck, als sei sie in der Lage dazu, ihre Gefühle komplett abzuschotten.«

Bittet, so wird euch gegeben; suchet, so werdet ihr finden; klopfet an, so wird euch aufgetan

Die Leute haben sich gewundert, warum ich das nicht bereue, mein Baby aufgegeben zu haben. Das ist sehr leicht zu beantworten. Wenn du ein Kind tötest, wenn du eine Abtreibung machst, hast du etwas beendet. Du hast jemanden getötet. Es ist grausam, es ist entsetzlich.
Doch wenn du etwas aus Liebe tust, wenn du ein Kind für jemand anderen austrägst und dieses Leben demjenigen übergibst, hast du nichts Böses getan, und es ist nichts, worauf du zurückschaust und es bereust.
Es ist gut.

Elizabeth Diane Downs

Trotz aller entdeckten Auffälligkeiten können die Experten keine ganz eindeutig fassbare psychische Störung bei Diane feststellen. Daher und weil alle anderen Aspekte in ihren Bewerbungsunterlagen sehr gut sind, wird sie schließlich als Leihmutter zugelassen und kommt auf eine Warteliste. In der Zwischenzeit führt sie die Affäre mit Russ fort. Sie manipuliert ihn sowohl über den Kontakt zu Danny als auch mit der Aussicht, sich doch vielleicht für ihn zu entscheiden. Beides knüpft sie an die Bedingung, dass Russ ihr treu sein solle – auch wenn sie weiterhin mit Steve als Ehepaar zusammenlebt. Die sechsjährige Christie ist inzwischen daran gewöhnt, auf ihre kleinen Geschwister aufzupassen. Sie ist in die Rolle einer stellvertretenden Erwachsenen hineingewachsen und übernimmt häufig Aufgaben, die ihre Mutter nicht auszufüllen bereit oder in der Lage ist.

Christie kümmert sich um allerlei Haushaltstätigkeiten und

bereitet für sich und die Geschwister selbstständig Essen zu. Sie übernimmt auch die Mutterrolle gegenüber den Geschwistern. Da sie merkt, dass ihre Mutter besonders Cheryl häufig emotional und körperlich misshandelt, versucht sie immer wieder, diese zu trösten. Cheryl geht in den Kindergarten, der aber früher endet als Christies Schule und Dianes Arbeit. Diane sieht kein Problem darin, die Fünfjährige nach dem Kindergarten täglich zweieinhalb Stunden vor der Haustür sitzen zu lassen. Danny ist in dieser Zeit im Hort oder bei seinem leiblichen Vater. Nachbarn nehmen wahr, dass die Kinder häufig sich selbst überlassen werden, manchmal für das Wetter unangemessene Kleidung tragen und vor allem Cheryl beim Warten vor der Haustür hungrig ist und keine Toilette zur Verfügung hat. Manchmal bettelt sie dann in der Nachbarschaft um Essen oder die Nutzung der Toilette. Vor allem eine Nachbarin lässt Cheryl aus Mitleid bei sich Zeit verbringen, essen und mit ihren Kindern spielen, bis Diane nach Hause kommt.

Diane ist so sehr auf sich selbst fixiert, dass sie nicht in der Lage ist, die Vernachlässigung ihrer Kinder und vor allem Cheryls als solche zu erkennen. Im Gegenteil, sie erzählt manchmal stolz, wie »selbstständig« die Kinder schon seien. Auch dass sie alle Menschen in ihrer Umgebung zur Erfüllung ihrer unterschiedlichen Bedürfnisse ausnutzt, erscheint ihr nicht ungewöhnlich. Diane ist nicht bewusst, wie stark ihr Fühlen, Denken und daher auch Handeln sich von dem vieler Menschen unterscheiden. Die Gefühle und Bedürfnisse anderer sind für sie lediglich zu Manipulationszwecken von Interesse. Mitgefühl kann sie nicht empfinden – nicht einmal ihren eigenen Kindern gegenüber. So, wie sie in ihrer Kindheit behandelt wurde, behandelt sie nun ihre eigenen Kinder: als Objekte, die Aufgaben zur Bedürfnisbefriedigung ihrer Eltern zu erfüllen haben. Wenn sie Nähe und Zuwendung braucht, kuschelt sie mit den Kindern wie mit Stofftieren. Wenn sie ihre Ruhe haben will, schreit sie diese an und stößt sie von sich.

Diane begreift, dass die Kinder ihr starkes Bedürfnis nach Aufmerksamkeit und Zuwendung nicht befriedigen können. Sie sind keine perfekt dressierten, schweigenden Haustiere, sondern

Menschen mit einem ihrer individuellen Persönlichkeit entsprechenden, eigenen Willen. Enttäuscht wendet sie sich der nächsten potenziellen Liebesquelle zu: den männlichen Arbeitskollegen im Postamt. Da Diane Liebe mit Aufmerksamkeit und Zuwendung gleichsetzt, können Affären ihr starkes Bedürfnis genau danach zumindest kurzzeitig stillen. Ihre Haltung drückt sie später mit der Aussage aus: »Ich liebte sie alle. Ich gehe nicht einfach nur ins Bett mit Leuten, ich liebe sie.« Besonders verheiratete Männer sind für Diane interessant: Diese zu verführen ist eine besondere Herausforderung, außerdem ist eine Affäre mit ihnen durch ihre bereits bestehende Beziehung ein Balanceakt zwischen intensiver Nähe während der gemeinsamen Leidenschaft und Distanz – sobald sie zu ihren Frauen nach Hause gehen. Genau die richtige Mischung für Diane, auch wenn sie sich der Ursachen hierfür nicht bewusst ist. Gleichzeitig ist Diane weiterhin leidenschaftlich eifersüchtig, wenn sie bei Steve Anzeichen seiner Affären bemerkt – genau so, wie er es bei ihren ist. Jeder von ihnen hasst am anderen ironischerweise ebendie negativen Eigenschaften, die sie beide gleichermaßen aufweisen.

Dianes sehr widersprüchliche Persönlichkeitseigenschaften fallen auch ihren Arbeitskollegen auf. Einerseits kleidet sie sich betont sexy, flirtet und schläft gezielt mit verheirateten Männern, andererseits weigert sie sich, auf ihrer Route Erotikmagazine wie den Playboy auszuliefern. Da Diane schon immer viele miteinander eigentlich nicht logisch zu vereinbarende Gefühle und Gedanken hatte, sind solche Widersprüche für sie ein ganz normaler Teil ihrer selbst. Sie fallen ihr nicht mal besonders auf. Ein Teil ihrer Persönlichkeit hat streng konservative Wertvorstellungen und überaus romantische Beziehungsideale, der andere Teil hält sich hingegen an keine Normen und Regeln und tut stets das, wonach ihm gerade ist und was der unmittelbaren Bedürfnisbefriedigung dient. In ihrer Selbstwahrnehmung ist Diane zutiefst davon überzeugt, dass Treue und Sexualität ausschließlich im Rahmen einer Ehe extrem bedeutende Werte sind. Gleichzeitig empfindet und glaubt sie, sehr gute Gründe dafür zu haben, sich persönlich nicht an die Regeln, welche sie prinzipiell vertritt, halten zu müssen. Sie fühlt, dass Treue wichtig ist, und fühlt ebenso deutlich, dass es für sie wichtig ist, sich über Regeln der Treue bei sich und ihren Sexualpartnern hinwegzusetzen.

Die Affäre mit einem acht Jahre älteren, verheirateten Arbeitskollegen wird besonders intensiv. Er ist seinerseits sehr unzufrieden mit seiner Ehe, und Diane wittert ihre Chance, Steve gegen diesen Mann auszutauschen. Sie wählt nicht Russ, da er sich aufgrund seines besonders gutmütigen Charakters perfekt als im Hintergrund mitlaufende »Zweitlösung« eignet. Außerdem ist er eben wegen genau dieser Charakterstruktur für sie gewissermaßen zu »langweilig« als Hauptpartner. Auf der Suche nach dem passenden Anlass für eine dramatische Trennung, die sie allein Steve anlasten möchte, kommt ihr ein in seiner Hosentasche gefundener Zettel sehr entgegen. Darauf sind Name, Adresse und Telefonnummer einer anderen Frau vermerkt. Sie konfrontiert ihn vorwurfsvoll und fordert die Scheidung. Er ist nicht überrascht und stimmt ohne große Emotionen zu. Steve ist sogar bereit, Diane und den Kindern das Haus zu überlassen, wenn Diane ihn mit 5000 Dollar auszahlt. Das Geld leiht sie sich von ihrem Liebhaber, der fast unmittelbar Steves Nachfolge im Haus antritt. Dieser zieht mit seinen beiden Töchtern ein und ist nach kürzester Zeit entsetzt über Dianes Art, mit ihren Kindern umzugehen. Er beobachtet, wie sie ihre Kinder anschreit, beleidigt und vor allem Cheryl schüttelt, schubst und schlägt. Einige Monate bleibt er mit ihr zusammen, denn abgesehen von den Wutausbrüchen gegenüber ihren Kindern ist sie ihm gegenüber liebevoll und verführerisch. Dianes Angewohnheit, abends aus der Bibel vorzulesen, bevor sie zu wildem Sex übergeht, findet er zwar etwas befremdlich, doch kann er sich damit gut arrangieren. Als Diane allerdings beginnt, auch seine Töchter anzuschreien und zu beleidigen, zieht er für sich die Konsequenz, schnellstmöglich auszuziehen.

Diane verkraftet diese Trennung recht gut, denn sie hat ja noch Russ, ihre anderen jederzeit bereiten Liebhaber bei der Poststelle und außerdem inzwischen den Termin für die künstliche Befruchtung, auf die sie sich sehr freut. Im September 1981 findet die künstliche Befruchtung in einem anderen Bundesstaat statt. Diane lässt die Kinder währenddessen bei Steve, der inzwischen ein Haus in ihrer Straße bewohnt. Gut gelaunt kehrt sie nach Hause zurück, wo der alltägliche Stress der Kinderversorgung sie allerdings schnell wieder in eine gereizte Stimmung versetzt. Obwohl Steve in derselben Straße wohnt, kann er sich wegen seiner eigenen Berufstätigkeit nicht um Cheryl kümmern, wenn diese aus dem Kindergarten kommt. Die besorgte Nachbarin, die seit Monaten Cheryl Einlass in ihr Haus gewährt und ihr zu essen gibt, schreibt Diane schließlich einen Brief, in dem sie ihrer Sorge um Cheryl Ausdruck verleiht. Es sei nicht in Ordnung, Cheryl täglich so lange sich selbst zu überlassen. Diane wird sehr wütend. Cheryl hat ihr verschwiegen, wie häufig sie die Wartezeit bei der Nachbarin verbracht hat, und die beiden Frauen haben noch nie miteinander gesprochen. Außer sich klingelt sie am Haus der Nachbarin und erklärt ihr, dass es Cheryl sehr gut gehe und sie sich solche Einmischungen verbitte. Diane weiß, dass die Nachbarin eigentlich recht hat, und ist ebendeshalb ganz besonders wütend. Die Wut darüber, nicht nur als Mutter zu versagen, sondern dabei auch noch von einer Nachbarin ertappt zu werden, projiziert sie in dieser Situation auf Cheryl. Hätte ihre Tochter nicht den Kontakt zur Nachbarin gesucht und bei dieser auch noch täglich nach Essen gefragt, wäre Dianes Fehlverhalten eventuell nicht aufgefallen. Diane fühlt sich von Cheryl verraten und schreit sie vor der Nachbarin mit den Worten an: »Du bist so ein böses kleines Mädchen! Wenn du Mami nicht gehorchst, verdienst du es, getötet zu werden!«

Die Nachbarin ist entsetzt und versucht, Diane zu beruhigen. Sie kann diese schließlich überzeugen, als offizieller Babysitter für die Kinder zu fungieren. Obwohl dies besonders Cheryl guttut, ist das kleine Mädchen häufig traurig. Eines Tages rennt sie vor den Augen ihrer Babysitterin absichtlich vor ein Auto, das sie nur knapp verfehlt. Auf die Frage, warum sie das getan hat, antwortet sie: »Es ist egal. Es kümmert niemanden.« Besonders Cheryls vielfältige Verhaltensauffälligkeiten sind eine Folge der Misshandlungen, denen sie von den Geschwistern am stärksten ausgesetzt ist. Sie ist der Sündenbock für ihre Mutter, das auch äußerlich ihrem Vater ähnelnde, ungeliebte Kind, und es ist ihr bewusst. Diane verliert zunehmend die Kontrolle über sich und erzählt sogar ihrem Vorgesetzten in einem vertraulichen Gespräch, dass sie die Kinder immer heftiger schlägt. Seinem Rat, sich in einer Beratungsstelle Hilfe zu holen, geht sie nicht nach. All die Auffälligkeiten und Beobachtungen des sozialen Umfelds der Familie führen nicht dazu, dass irgendjemand das Jugendamt verständigt. Diane ist schließlich, was das Verhalten den Kindern gegenüber angeht, so uneindeutig, wie es auch die Ergebnisse ihrer psychologischen und psychiatrischen Untersuchungen sind. Einerseits misshandelt und vernachlässigt sie die Kinder, andererseits hat sie Phasen überschwänglich guter Laune, in denen sie mit den Kindern kuschelt, spielt und Pizza essen geht. Diane fühlt sich in diesen Phasen selbst wie ein Kind, das mit seinesgleichen spielt. Sie nennt sich und die Kinder dann gerne »die vier Musketiere«. Die guten und die schlechten Momente wechseln sich rasant ab, völlig unvorhersehbar für die Kinder. Diane ist manchmal ihre Freundin und manchmal ihre brutale Aufseherin, doch sie ist niemals tatsächlich das, was eine Mutter sein sollte.

Euer Herz soll sich freuen, und eure Freude soll niemand von euch nehmen

Ich liebte es, beim letzten Mal schwanger zu sein.
Ich war so glücklich. Es war die stabilste Zeit meines Lebens.
Ich hatte einen Grund, um hier zu sein.
Das hat mich beschäftigt, seit ich ein kleines Kind war:
Warum bin ich hier?
Nur damit mein Dad mich anschreien kann?
Nur damit mein Ehemann mich kritisieren kann?
Nur, um auf meine Kinder aufzupassen?

Aber diese Leute brauchten mich.
Es machte aus mir jemanden.
Ich sagte den Eltern, dass dieses Baby mehr für mich getan hat, als ich jemals für sie getan habe.

Elizabeth Diane Downs

Statt ihren drei Kindern eine gute Mutter zu sein, konzentriert sich Diane darauf, die perfekte Leihmutter zu werden und sich auch entsprechend zu vermarkten. Längst ist ihr klar, dass Leihmutterschaft ein rentables Geschäftsmodell sein kann, mit dem sie ihre beinahe schon vergessenen Zukunftsideen von einem Leben im Traumhaus mit ansehnlichem Wohlstand finanzieren will. Der erste Schritt in Richtung ihrer dahingehenden Pläne ist ein Interview für die »Washington Post«. Darin wird sie ebenso wie zwei weitere Leihmütter in einem längeren Bericht zum Thema Leihmutterschaft porträtiert. Diane lässt sich zu diesem Anlass bei ihrem ersten Vornamen, Elizabeth, nennen. Im am 9. März 1983 erschienenen Interview beschreibt sie die Geburt ihrer Tochter im Mai 1982: »Ich sah das Baby dort zwischen meinen Knien an, und mein erster Gedanke galt der Mutter. Ihr liefen Tränen über das Gesicht, und sie hörte nicht auf, meine Hand zu halten. Alles, was sie sagen konnte, war: ›Danke.‹ … Sie taten das Baby in eine kleine, durchsichtige Wiege, und ich schaute hinüber zu ihm und dachte: Was, wenn ich das bereue?, und dann sagte ich mir: ›Nein. Das ist einfach nicht meins. Ich werde mich nicht in die Vorstellung hineinsteigern, dass ich ein Kind aufgabe.‹ Die Krankenschwester sah zu dem Baby und fragte: ›Wollen Sie Ihre Tochter halten?‹ Da war ein halber Herzschlag Stille. Ich blickte zu der Frau hinüber, und sie wusste, was zu tun war: ›Ja, das möchte ich‹, sagte die Frau.«

Diane verbringt nach der Geburt fünf Tage im Kontakt mit den künftigen Eltern des Babys, in dieser Zeit könnte sie noch Einspruch gegen die Aufgabe aller Rechte bezüglich des Kindes einlegen. Der leibliche Vater ist nicht der Typ Mann, von dem sie sich angezogen fühlt. Die gemeinsame Tochter sieht ihm sehr ähnlich, sodass Diane die emotionale Distanzierung von dieser besonders leichtfällt. Sie hält sich an den wesentlichen Teil der Vereinbarung, gibt ihr Elternrecht an dem Kind nach der fünftägigen Entscheidungsfrist auf und kassiert 10000 Dollar. Entgegen der Vereinbarung versucht sie zwar, postalisch Kontakt mit den Eltern zu halten, doch die brechen diesen nach kurzer Zeit ab und geben ihre Adresse als »unbekannt verzogen« an. Derweil beschließt Diane, ihrem Leben eine komplett neue Richtung zu geben. Sie macht einen kurzen Urlaub mit ihren Kindern, verkauft das Haus an Steve zurück, gibt ihrem Ex-Geliebten das geliehene Geld wieder, kauft für sich und die Kinder einen Wohnwagen und schreibt sich für Kurse an einer Abendschule ein. Dies soll ihre Vorbereitung auf ein Medizinstudium sein. Sie stürzt sich in die Arbeit, versucht Kinder, Hauptberuf und Abendschule zu vereinbaren. Obwohl sie getrennt sind, wird sie von Steve unterstützt, der häufig auf die Kinder aufpasst. Im Interview mit der »Washington Post« berichtet sie, dass sie so schnell wie möglich wieder Leihmutter werden wolle. Von dem nächsten Geld werde sie sich ihr Traumhaus bauen. Doch Dianes Pläne gehen deutlich darüber hinaus. Sie möchte nicht nur immer wieder Leihmutter werden, sie möchte ihre eigene Leihmutteragentur eröffnen. So glaubt sie, in kürzester Zeit zu großem Wohlstand kommen zu können, der ihr das Leben ermöglicht, welches sie schon als junges Mädchen erträumt hat. Da die fixe Idee, mit Kindern eine »Mauer aus Liebe« zu erschaffen, gescheitert ist, konzentriert sich ihre Vorstellung nun auf den anderen großen Traum in ihrem Leben: Erfolg und Wohlstand.

An der Abendschule belegt Diane Kurse in Englisch und Mathe, wobei sie sich als Aufsatzthemen unter anderem eine Auseinandersetzung mit ihrer »Aversion gegenüber Regeln« und »Kindesmissbrauch« aussucht. Ihr Aufsatz zum Thema Kindesmissbrauch spiegelt ihre eigenen Erfahrungen mit diesem Thema wider. Er zeigt auf, dass Diane sich durchaus darüber im Klaren ist, dass sie sich in ihrer Persönlichkeit von anderen Menschen deutlich unterscheidet. Ebenso ist ihr bewusst, dass sie ihre Kinder misshandelt. Ihr

Aufsatz gibt einen Einblick in Dianes Abgründe und ihren analytischen Blick auf diese:

»Das grausame Verbrechen des Kindesmissbrauchs zerstört nicht nur die Leben unserer Kinder, sondern es bringt meist auch Schrecken in die Leben unserer Enkelkinder ... Missbrauchte Kinder entwickeln andere Persönlichkeiten, abhängig von der Art und dem Ausmaß der Misshandlung, welcher sie ausgesetzt waren. Die Persönlichkeiten, die misshandelte Kinder entwickeln, begleiten sie ein Leben lang. Sie mögen Therapie erhalten oder eine andere Art von Hilfe, die das Kind aus der Krise führt, doch niemand kann die Narben und den Schmerz fortnehmen, die einem unschuldigen Kind zugefügt wurden, das gezwungen wurde, sich Misshandlungen zu fügen ... es wird letztendlich das Leben dieses Kindes als Erwachsener beeinflussen. Dann, wenn dieses verletzte Kind zum Erwachsenen wird, selbst eigene Kinder bekommt, werden die Kinder ... häufig auf die ein oder andere Art von ihren Eltern misshandelt ... Ich wünschte, wir könnten diesen grausamen Kreislauf aufhalten. Wenn wir nur eine ganze Generation nehmen und Kindesmisshandlung aufhalten könnten, dann könnten wir die Plage ausrotten ... Generation für Generation setzt sich die Misshandlung fort. Wenn du deine Kinder missbrauchst, so wird dein Kind zweifellos deine Enkelkinder misshandeln.«

Der Aufsatz zeigt sehr deutlich: Eigentlich lehnt Diane das, was sie ihren Kindern antut, selbst ab. Doch sie arbeitet nicht ernsthaft daran, an sich etwas zu verändern, um ihren Kindern ein besseres Leben zu ermöglichen. Ihre rationale Einsicht in die Problematik ist zwar grob vorhanden, doch gefühlsmäßig empfindet sie nicht genug Fürsorge oder Schuldgefühl, um ihren Kindern zuliebe etwas zu verbessern. In ihrem Gefühlsleben ist sich Diane stets selbst die Nächste, und alle rationale Einsicht ändert nichts daran. Ihr Gefühl ist handlungsführend, und sein Ziel ist stets die Befriedigung der Bedürfnisse, die gerade besonders drängend erscheinen. Hierzu gehört auch, dass Diane kurzfristig immer wieder neue Männer – hauptsächlich Arbeitskollegen – verführt, in kürzere und längere Affären verwickelt. Hierbei geht sie offensiv vor, flirtet aggressiv und spricht auch deutlich aus, dass sie Sex will. Viele der Männer sind vom scheinbar unkomplizierten und hemmungslosen Sex mit ihr fasziniert. Als Diane allerdings beim Sex ihren Rücken zerkratzt – ein Machtspielchen im Sinne einer Markierung –, sind vor allem die in festen Partnerschaften befindlichen Geliebten recht schnell abgeschreckt. Diane amüsiert sich hierüber, findet sie doch immer wieder neue Männer, durch die sie sich Aufwertung und Zuwendung für den Augenblick verschafft.

In diesem Zeitraum fällt ihr Interesse auf Robert Knickerbocker, den sie »Nick« nennt. Dieser ist seit drei Jahren in zweiter Ehe verheiratet und mit seiner Frau ihr zuliebe in die Gegend gezogen. Die Ehe kriselt schon seit geraumer Zeit. Als Nick einen Arbeitsunfall erleidet, wird er vorerst auf eine Stelle im Inneren des Postamts versetzt. Dort arbeitet er im Zweierteam zusammen mit Diane, die sich von ihm angezogen fühlt und dies auch bald offensiv zum Ausdruck bringt. Nick war schon in seiner vorherigen Ehe nicht treu, seine Lust auf Abenteuer und die ohnehin kriselnde Ehe machen ihm die Entscheidung für eine Affäre mit Diane leicht. Wie so viele Männer vor ihm verfällt er ihrer Offenheit und Leidenschaft. Er macht sich keine großen Sorgen deshalb, weiß er doch von seinen Kollegen, dass Diane stets sexuelle Beziehungen mit mehreren Männern gleichzeitig unterhält. Außerdem ist im Postamt allgemein bekannt, dass ihr Interesse an einem Mann so schnell verfliegen kann, wie es begonnen hat. Aber in diesem Fall verhält sich Diane anders als zuvor. Sie erzählt jedem im Postamt, dass sie eine Affäre mit Nick hat. Dessen Ehefrau vermutet derweil stark, dass ihr Mann sie betrügt, weshalb sie sich notiert, zu welchen Zeitpunkten sie ihn bei seiner Geliebten wähnt. Nick findet Dianes übermäßig offenen Umgang mit der Affäre ungünstig. Doch andererseits sind die sexuellen Erlebnisse mit ihr so intensiv, dass er nicht darauf verzichten möchte. Er geht – zu Recht – davon aus, dass seine Arbeitskollegen ihn nicht bei seiner Frau verraten werden.

Nick hat irgendetwas an sich, das Diane extrem anziehend

erscheint. Er schafft es, ihr das Gefühl zu vermitteln, etwas ganz Besonderes zu sein. Das Gefühl, dem sie schon ihr ganzes Leben lang hinterhergejagt ist. Auch der Zeitpunkt spielt eine nicht unerhebliche Rolle. Diane ist inzwischen klar, dass sie weder mit Steve noch mit Russ das ersehnte Glück finden wird. Einige der Arbeitskollegen haben ihr klargemacht, dass sie zwar als Affäre heiß begehrt, jedoch als Dauerpartnerin keine bevorzugte Wahl sei. Eine kränkende Einsicht für Diane. Nick hingegen vermittelt ihr den Eindruck, wirklich an ihr als Mensch interessiert zu sein. Sie haben einen übereinstimmenden Humor, er hört ihr zu, menschlich wie sexuell scheint er mit ihr perfekt kompatibel. Nick merkt eine ganze Weile nicht, dass Diane ihn zunehmend als einen ernsthaften Partner ansieht. Ihr Bedürfnis nach der ganz besonderen, sie für immer glücklich machenden Liebe, das sie weder durch ihre Kinder noch durch ihre Geliebten hat befriedigen können, glaubt sie nun, durch Nick befriedigt zu finden. All ihre romantischen Träume und Sehnsüchte projiziert sie in ihn hinein. Er soll der Prinz sein, der ihr endgültig die Erlösung aus ihren schlechten Gefühlen bringt. Gleichzeitig will Diane möglichst schnell möglichst wohlhabend und erfolgreich werden. Auf allen Ebenen soll ein perfektes Leben mit einem perfekten Mann, Haus und Beruf sie so glücklich machen, dass nie wieder ein schlechtes Gefühl in ihren Alltag eindringen kann. Eine völlig unrealistische Vorstellung, merkt Diane doch nicht, dass es nicht an äußeren Umständen liegt, wie chaotisch und negativ ihre Gefühle und Stimmungen sich immer wieder entwickeln. Die Ursache ihrer Probleme liegt in der Funktionsweise ihres Gehirns sowie ihren nicht aufgearbeiteten psychischen Problemen. Obwohl es Diane teilweise – wie in ihrem Aufsatz ausgedrückt – bewusst ist, so kann sie sich doch nicht dazu durchringen, ihre Probleme mit professioneller Hilfe zu bearbeiten. Sie glaubt, mit genug Perfektion in ihrem Leben all die Schwierigkeiten in ihrem Selbst übertünchen zu können. Nick spielt hierbei eine entscheidende Rolle, denn er soll die Quelle der perfekten Liebe werden, die ein entscheidender Teil in Dianes Vorstellung von einem perfekten Leben ist. Sie wolle Ärztin werden und Nick heiraten, berichtet sie verwunderten Bekannten von ihren Zukunftsplänen.

Ihre Kinder empfindet sie in dieser Phase ihres Lebens ganz besonders als Last. Da Nick sich weigert, mit ihr in ihrem Wohnwagen Sex zu haben, während ihre Kinder zu Hause sind, bringt Diane diese nun vermehrt zu allen Babysittern, die sie finden kann. Nick nimmt Dianes Absichten nicht allzu ernst. Er und auch andere gemeinsame Bekannte sagen ihr, dass es nie sein Wunsch war, eine Vaterrolle zu übernehmen, weshalb er auch schon früh eine Vasektomie durchführen ließ. Nick glaubt, es sei aus vielen Gründen offensichtlich, dass die Affäre zwischen ihm und Diane nichts Ernstes werden könne. Es ist auch für alle gemeinsamen Freunde und Bekannten offensichtlich – nur Diane beharrt auf einer völlig anderen Wahrnehmung. Sie glaubt, Nicks Ehe sei längst inhaltlich beendet, und es sei nur eine Frage der Zeit, bis sie Nick davon überzeugen könne, mit ihr und den Kindern zusammenzuziehen. Diese Zukunftsvorstellung versucht sie ihm mit dem Argument schmackhaft zu machen, er werde von der Anwesenheit der Kinder so gut wie nichts mitbekommen. Sie werde ja bald durch ihre Leihmutterschaftspläne genug Geld haben, um ein großes Haus zu kaufen und Kindermädchen für die Kinder einzustellen. In der Skizze ihres Traumhauses zeichnet sie die Kinderzimmer so weit wie nur möglich weg von ihrem und Nicks erträumten Schlafzimmer ein. Es wird für alle Menschen in ihrem Umfeld immer offensichtlicher, dass sie die Kinder nur wie uninteressant gewordene Haustiere behalten will, ohne dass ihr ernsthaft an ihrem Wohlergehen gelegen wäre.

Nick hält all dies für nichts als verträumte Spinnereien, die spätestens dann enden werden, wenn Diane sich einem neuen Mann zuwenden wird. Als Steve im August versucht, Diane zu überzeugen, es noch mal mit ihm zu versuchen, unterstützt Nick diese Idee. Er glaubt, somit wieder etwas Abstand zwischen sich und Diane herstellen zu können. Der erneute Versöhnungsversuch dauert keine Woche. Anschließend hängt Diane nicht minder stark an Nick. Sie will sich und ihm beweisen, wie schnell sie ihre angekündigte Karriere vorantreiben kann, und schreibt sich in Hochschulabendkurse ein. Diese besucht sie regelmäßig nach der Arbeit. Sie stockt die Stunden sehr bald auf, da sie besonders schnell den ersehnten Abschluss in Medizin machen will. Derweil passt Steve auf die Kinder auf. Er weiß von deren Verwahrlosung. Er weiß auch, dass er Diane nicht ändern und auch nicht allein für die Kinder sorgen kann. Daher nimmt er die Kinder zwischendurch so oft wie nötig zu sich. Diane nutzt zwar gerne und häufig Steve als Babysitter, doch sie will nicht, dass die Kinder ihn ihr gegenüber bevorzugen. Obgleich ihr die Kinder besonders in dieser Phase fast nur lästig sind, kann sie in ihrem Empfinden nicht zulassen, dass Steve die Nummer eins im Leben der Kinder wird. Anstatt sich inhaltlich mit den Bedürfnissen ihrer Kinder ernsthaft zu beschäftigen, löchert sie diese immer wieder mit der Frage, ob sie ihre Mutter mehr als ihren Vater lieben. Dies tut sie sogar in der Öffentlichkeit während einer Betriebsfeier, was einigen der Anwesenden negativ auffällt.

Nicks Frau trifft auf ebendieser Betriebsfeier zum ersten Mal auf Diane, die ihre Kinder bei sich hat und selbst sehr sexy – in Shorts und T-Shirt ohne BH darunter – gekleidet ist. In diesem Moment ist sie sich sicher, dass diese Nicks Geschmack sehr entgegenkommende Frau jene Geliebte ist, deren Anwesenheit in ihrer Ehe sie schon lange spürt. Doch Nick streitet ihren Verdacht beharrlich ab. Obwohl er seine Ehe nicht zerstören will, kann er sich trotz Dianes Anhänglichkeit und ihres Getratsches über die Affäre nicht endgültig von ihr trennen. Dianes Terminkalender ist derweil zwar völlig überfüllt, es gelingt ihr aber dennoch immer irgendwie, zwischen Arbeit und Abendschule Stunden für die Zeit mit Nick frei zu halten. Die Affäre zieht sich den Sommer über hin, Diane versucht immer weiter, Nick zu einer Trennung von seiner Frau zu überreden. Nick bleibt beharrlich dabei, ihr zurückzumelden, dass er die Zeit mit ihr zwar liebe, aber eine Trennung von seiner Frau für ihn nicht infrage komme. Die Ehe sei zwar belastet, doch er liebe seine Frau nach wie vor, und außerdem habe er keinesfalls die Absicht, ein Daddy zu werden. Für wessen Kinder auch immer. Dianes Versprechungen, sich bald ein riesiges Haus und Kindermädchen leisten zu können, sodass die Kinder praktisch unsichtbar in ihrem Leben werden würden, schenkt er keinen Glauben.

Diane versucht daraufhin, dem Ende von Nicks Ehe etwas nachzuhelfen. Wie so oft nutzt sie ihren Körper dazu, zu manipulieren und Macht auszuüben. Sie hat Sex mit einigen Männern, von denen einer eine – allerdings eher harmlose – Geschlechtserkrankung hat. Diane steckt sich an und gibt die Infektion an Nick weiter. Diesem wirft sie vor, er habe sie angesteckt. Nick hat nur mit Diane und seiner Frau Sex, daher ist er sich sicher, die Infektion müsse von Diane stammen. Sie ist ihm allerdings auch durchaus nicht zur Treue verpflichtet, sodass es für ihn schwerlich möglich ist, ihr einen Vorwurf zu machen. Er sagt Diane zwar, dass er so nicht mehr weitermachen wolle und die Affäre mit ihr beende, aber Diane nimmt dies nicht ernst. Natürlich hegt sie die Hoffnung, die Offenbarung einer Geschlechtskrankheit werde der Sargnagel in Nicks Ehe sein. Nick merkt, dass er die Kontrolle über die Affäre längst verloren hat – wenn er sie denn jemals gehabt haben sollte. Diane ist aus für ihn selbst rätselhaften Gründen auf ihn fixiert. Die Geschlechtskrankheit zwingt ihn, ein klärendes Gespräch mit seiner Frau zu führen – mit ungewissem Ausgang. Es kommt Nick gerade recht, dass Diane zur nächsten Befruchtung fliegen muss und somit einige Tage nicht in der Gegend sein wird. Ihre Reise fällt genau auf den Zeitraum seines Geburtstags.

Nick beschließt schweren Herzens, seiner Frau an seinem Geburtstag die Wahrheit zu sagen. Er habe doch die ganze Zeit eine Affäre mit seiner Arbeitskollegin Diane gehabt und hierdurch sich selbst und wahrscheinlich auch sie mit einer Geschlechtskrankheit angesteckt. Zu seiner Überraschung nimmt seine Frau die Nachricht gefasster auf, als er erwartet hätte. Die beiden sprechen sich aus – über die schon lange belastete Ehe und seine sexuelle Faszination für Diane, die aber nichts an seiner Überzeugung geändert hat, dass er seine Frau nicht verlassen will. Die beiden beschließen, einen Neustart zu wagen. Sie lassen sich medizinisch behandeln und vereinbaren, dass Nicks Affäre mit Diane nun für immer beendet sein müsse.

Die Liebe erträgt alles, glaubt alles, hofft alles, hält allem stand

*Ich will jemanden,
der mich liebt und sich um mich kümmert.*

Elizabeth Diane Downs

Diane verschweigt der Klinik ihre Geschlechtserkrankung. Diese wird offenbar nicht erkannt, und der Versuch zur künstlichen Befruchtung geht ohnehin schief. Dieses Mal muss Diane ohne erfolgreiche Schwangerschaft wieder nach Hause fliegen. Als sie einen Tag nach Nicks Geburtstag am heimischen Flughafen ankommt, wird sie zu ihrer großen Enttäuschung nicht von Nick, sondern von Steve abgeholt. So hat sie sich das nicht vorgestellt, ist sie sich doch sicher gewesen, Nicks Ehe sei zu diesem Zeitpunkt endgültig zerstört. Steve – der seit geraumer Zeit losen Kontakt mit Nick hat und vom Verlauf der Geschichte keineswegs überrascht ist – erklärt Diane, dass Nick und seine Frau sich ausgesprochen haben und beide einen Neuanfang starten. Steve hofft seinerseits, dass Diane angesichts dieser Entwicklung zu einem weiteren Versuch mit ihm bereit ist. Doch Diane dreht zu Steves Überraschung völlig durch. Ihr scheinbar perfekter Traum bricht vor ihren Augen zusammen. Die gescheiterte Befruchtung bedeutet für sie: kein Geld, kein gutes Körpergefühl durch ein wachsendes Leben in ihr und keine umfassende Anerkennung. Sollte die Klinik doch noch entdecken, dass Diane an einer Geschlechtskrankheit leidet und dies verschwiegen hat, könnte sie aus dem Leihmutterprogramm sogar ausgeschlossen werden. Parallel hierzu ist der Traum von der perfekten Liebe mit Nick in ernster Gefahr – wenn nicht bereits völlig gescheitert. Diane kann nicht fassen, dass er sich für seine Frau entschieden hat. Obwohl er ihr immer erzählt hat, was ihm alles längst nicht mehr an seiner Ehe gefalle, und obwohl er ihr das Gefühl gegeben hat, sie sei die absolute Traumfrau für ihn. All ihre Hoffnungen und Träume scheinen gleichzeitig zu zerbrechen.

Steves Versuche, mit Diane in dieser Situation über eine mögliche Wiederversöhnung zwischen ihnen beiden zu sprechen, scheitern kläglich. Diane verhält sich – selbst im Verhältnis zu allem merkwürdigen Verhalten, das Steve bereits von ihr kennt – besonders extrem. Sie ist tieftraurig und sehr wütend zugleich. Völlig verzweifelt spricht sie von der Absicht, sich das Leben zu nehmen. Auch wenn Steve entsprechende Äußerungen von ihr bereits das ein oder andere Mal während ihrer Ehe gehört hat, so ist Diane in dieser Situation auf eine solch ungewöhnliche Art und Weise emotional aufgelöst, dass Steve ihre Äußerung ernst nimmt. Diane zerkratzt während der Fahrt ihr Gesicht mit ihren Fingernägeln. Sie fühlt sich, als würde sie unter unermesslichen Seelenqualen sterben.

Steve hat vor, Diane in ihren Wohnwagen zu begleiten und sie zu beruhigen. Sobald das Auto vor dem Wohnwagen hält, rast Diane auch schon zur Haustür hinein. Steve folgt ihr, da er fürchtet, sie könnte sich etwas antun. Diane schließt sich im Badezimmer ein. Als Steve ruft, sie solle die Tür aufmachen, erwidert sie, er müsse sich nicht mehr darum kümmern, sie werde sich töten. Dann hört Steve einen Schuss im Badezimmer und rammt die Tür ein. Er findet Diane unverletzt auf dem Klodeckel sitzend – den Schuss hat sie durch den dünnen Wohnwagenboden in den sandigen Erduntergrund gefeuert. Bevor Steve noch darüber nachdenken kann, was sie da eigentlich tut, richtet Diane die Waffe auf ihn. Ihre Worte, die Steve noch Jahre später in Erinnerung bleiben, spiegeln eine entscheidende Einsicht Dianes wider, die ihr restliches Leben verändern wird: »Ich kann mich nicht selbst umbringen, Steve. Aber ich kann dich umbringen.« Steve versucht, Diane durch ruhige Worte abzulenken, und schlägt ihr im richtigen Moment die Waffe aus der Hand. Er nimmt die Waffe an sich, schickt

Diane ins Bett und kehrt mit der Waffe in seinem Besitz schließlich in sein Haus zurück, wo die Kinder schon schlafen.

Diane erkennt in dieser Nacht, dass sie sich trotz aller emotionalen Schmerzen einfach nicht selbst töten kann. Umso mehr ist sie motiviert, den unerträglichen Zustand, in dem sie sich befindet, zu beenden. Die einzige Quelle zur Erfüllung ihres Wunsches, auf die ersehnte Art geliebt zu werden, glaubt sie in Nick zu sehen. Daher ist sie nicht bereit, ihren Traum vom gemeinsamen Glück und ihrer Erlösung von allen emotionalen Leiden aufzugeben. Sie ist sicher, dass sie Nick so viel mehr zu bieten hat als seine Frau. Schon am nächsten gemeinsamen Arbeitstag setzt sich Diane massiv ins Zeug, um Nick wiederzugewinnen. Zu seiner Überraschung macht sie ihm keine Vorhaltungen, sondern ist besonders freundlich, flirtend und aufreizend. Sie weiß, was ihn sexuell anmacht und dass seine Frau sich niemals trauen würde, sich ihm gegenüber so offensiv zu verhalten. Nick versucht zu widerstehen, doch es gelingt ihm nicht besonders lange. Da er Dianes Anwesenheit bei der Arbeit nicht entgehen kann, ist die Erinnerung an den fantastischen Sex mit ihr allzu lebendig.

Er bleibt dabei, dass er seine Ehe nicht für Diane beenden will, doch sie ignoriert seine diesbezüglichen Aussagen und wertet sich dadurch auf, ihn schnell wieder um den Finger wickeln zu können. Nick hat bald wie zuvor täglich während oder nach der Arbeit Sex mit Diane, was seine Frau sehr bald bemerkt. Sie hat Angst, Nick bei einer erneuten Aussprache doch an Diane zu verlieren, und duldet die Affäre zunächst schweigend. Diane ist noch leidenschaftlicher und besitzergreifender als zuvor. In ihrem Tagebuch schreibt sie fast ausschließlich von Nick, ihrem intensiven Sex, den als von ihr romantisch empfundenen Momenten, ihren Zukunftsplänen mit ihm. Um Nick zu verdeutlichen, dass sie für immer nur ihm gehören will, lässt sie sich eine Rose auf die rechte Schulter tätowieren, unter der in seiner Handschrift sein Name steht. Nick findet diese Überraschung verrückt und unangenehm. Doch er führt die Affäre fort und versucht, nicht darüber nachzudenken, wie es weitergehen soll. Diane fordert, er solle sich ebenfalls eine

Rose mit ihrem Namen darunter tätowieren lassen, was Nick aber ablehnt. Sie ist sich trotzdem sicher, ihn mittelfristig dazu bewegen zu können, seine Frau zu verlassen und sie zu heiraten.

Parallel dazu hat sie weiterhin Kontakt zu Steve, der sich zwischendurch so gut er kann um die Kinder kümmert. Da Steve von Nick persönlich weiß, dass dieser keineswegs beabsichtigt, aus der Affäre mit Diane eine feste Beziehung werden zu lassen, macht sich Steve weiterhin Hoffnungen auf eine Wiederversöhnung. Er hat mit Diane seit der gemeinsamen Jugend schon so viele Höhen und Tiefen erlebt, sie haben gemeinsame Kinder, die er liebt, und trotz allem ist seine Faszination und Liebe ihr gegenüber nie völlig erloschen. Obwohl er der sehr viel Bodenständigere von beiden ist, hat er doch einige Persönlichkeitseigenschaften mit Diane gemeinsam: Er ist impulsiv, zuweilen aggressiv, bedürfnisorientiert und hat auch kein großes Problem damit, allgemeine Regeln und Konventionen zu missachten.

So, wie er bei Dianes Theaterspiel im Vorfeld ihrer Leihmutterschaft mitspielte, so lässt er sich von ihr dazu überreden, bei einem Versicherungsbetrug mitzumachen. Diane wird Anfang Oktober zum nächsten Befruchtungsversuch nach Louisville ausgeflogen. Auch dieser bleibt ergebnislos. Die Kinder sind währenddessen wieder bei Steve. Noch in derselben Nacht, die Diane in Louisville verbringt, legt Steve im Schlafzimmer von Dianes Wohnwagen Feuer und achtet darauf, dass es nach einer natürlichen Brandursache aussieht. Er vergisst allerdings, alle Türen innerhalb des Wohnwagens zu öffnen, sodass nur ein Teil abbrennt. Diane kommentiert dies später Nick gegenüber, dem sie die Geschichte grinsend erzählt, mit den Worten: »Steve hat es versaut, wie üblich.« Immerhin kassiert sie nach Ende der Ermittlungsarbeiten, welche die Versicherung in Auftrag gegeben hat, siebentausend Dollar für den Brand. Das Geld ist allerdings nicht ihr einziges Motiv für diese gemeinsame Brandstiftung. Den Wohnwagen verbindet sie mit einem schiefgelaufenen Neustart und vielen hiermit einhergehenden schlechten Gefühlen. Diese Wohnumgebung löst in ihr immer wieder eine negative Stimmung aus, sodass sie diese im wahrsten Sinne des Wortes auslöschen will. Nach dem Brand zieht sie fürs Erste mit den Kindern wieder bei Steve ein. Sie macht allerdings deutlich, dass es sich um keinen Versöhnungsversuch mit ihm handelt, sondern lediglich um Pragmatismus ihrerseits.

Trigger – Schlüsselreize für das traumatisierte Gehirn
Die Vergangenheit ruht nicht!

Anonym

Dianes Stimmung wird durch unterschiedliche Auslösereize (auf Englisch »trigger«), die ihr selbst nur teilweise bewusst sind, beeinflusst. Der Wohnwagen ist in ihrem Gehirn mit vielen unangenehmen Erinnerungen verknüpft, die über die hiermit verbundenen Gefühle immer wieder in ihre Gegenwart drängen, wenn sie dort ist. Entsprechende Verbindungen zwischen bestimmten Auslösereizen, früheren Erlebnissen und Gefühlen kennen alle Menschen in gewissem Ausmaß. So kann der Geruch einer Speise, welche die geliebte Oma Jahre zuvor gekocht hat, ein angenehmes Gefühl erzeugen, das mit den früheren, als positiv empfundenen Situationen verknüpft ist. Leider können aber ebenso im Gehirn verknüpfte Inhalte aus negativen Situationen durch bestimmte Schlüsselreize ausgelöst werden. Dies betrifft besonders stark und unangenehm einige traumatisierte Menschen, die sich von entsprechend ausgelösten Emotionen und manchmal auch Erinnerungen regelrecht überflutet fühlen.

Dies gehört zu möglichen Traumafolgesymptomen und erschwert den Betroffenen sehr ihr Leben. Denn ob eine plötzliche Geruchswahrnehmung, ein Bild, ein bestimmter Ort oder eine Situation – alles Mögliche kann ein unwillkürlicher Auslösereiz sein, der immer wieder schlagartig sehr negative Empfindungen aus der Vergangenheit in eine hiermit nicht mehr zusammenhängende Gegenwart holt. In Therapien wird traumatisierten Menschen beigebracht, was sogenannte Trigger sein, wie sie sich auf sie auswirken und wie sie lernen können, diese zu kontrollieren. Beispielsweise können die schlagartig ausgelösten, sehr negativen Empfindungen durch die Anwendung bestimmter Hilfsmittel, die Skills genannt werden, gezielt von Betroffenen selbst beendet werden.

Hierbei wird im Rahmen der Therapie vermittelt, welche Skills gut und welche nicht gut sind. So nutzen viele traumatisierte Menschen beispielsweise im Sinne des Versuchs der Selbstmedikation Alkohol und Drogen, um immer wieder aufkommende negative Gefühle und Stimmungen hiermit herunterzudrücken. Dies ist zwar kurzfristig effektiv, langfristig führt es aber in eine Abhängigkeit, die wiederum neue Probleme erzeugt. Daher werden in entsprechenden Therapien für den Betroffenen individuell gut wirksame und gleichzeitig nicht schädliche Skills erarbeitet, die er lernt, schnell und gezielt zur Emotionsregulation einzusetzen.

Derweil vermerkt Diane die schnelle Abfolge von Trennungen und in Versöhnungssex mündenden Wiederaufnahmen der Affäre mit Nick in ihrem Kalender und Tagebuch. Er betont ihr gegenüber, die Affäre beenden zu wollen, tut jedoch das Gegenteil. Dass er ihr immer wieder verfällt, bestärkt Diane in ihrer Meinung, die erträumte Zukunft mit ihm sei ihr sicher und sie beide seien füreinander bestimmt. Selbst an Sex mit anderen Männern hat sie in dieser Zeit kein Interesse. Hierdurch verstärkt sich ihre Fixierung auf Nick noch weiter. Diane hinterlässt sogar – wie sie es gerne vor allem bei verheirateten Männern tut – Kratzspuren vom Sex auf Nicks Rücken. Er widersetzt sich nicht ernsthaft, und seine Frau schweigt weiterhin, aus Angst, ihn endgültig zu verlieren.

Nick hat zunehmend den Eindruck, nicht mehr klar denken zu können. Diane kennt ihn zu gut und weiß genau, was sie tun muss, um ihn immer wieder schwach werden zu lassen. Er zweifelt zunehmend am Sinn seiner Ehe, merkt er doch, dass er die sexuelle Erfüllung und Leidenschaft, die er sucht, einfach nicht in seiner Ehe befriedigt findet. Diane ist so wild, aufregend und intensiv in jeder Hinsicht – sowohl in ihren guten wie ihren schlechten Eigenschaften. Nicks Frau ist das genaue Gegenteil: bodenständig und zurückhaltend. Während sie stets alle Konsequenzen abwiegt und versucht, die Dinge sachlich und vernünftig anzugehen, tut Diane in ihrer kindlichen Art meist das, wozu sie gerade Lust hat. So lässt sie ihre Kinder wie eh und je einfach allein zu Hause, während sie sich mit Nick zum gemeinsamen Sex trifft. Dieser bemerkt die Vernachlässigung der Kinder, obgleich er möglichst wenig mit ihnen zu tun haben will, und fordert Diane auf, sie nicht mehr unbeaufsichtigt zu lassen – woran sich Diane aber kaum hält. Sie schlägt ihm vor, nur probehalber mit ihr zusammen in ein kleines Apartment zu ziehen. Sie wolle ihm beweisen, dass die Kinder in ihrer Beziehung kein Problem darstellen würden, selbst wenn sie zusammenlebten. Immerhin könnten die Kinder erst mal weiter bei Steve leben, und er würde – wie auch immer sich die Dinge entwickeln würden – künftig ebenfalls auf diese aufpassen. Diane versucht Nick mit diesem Angebot den Übergang von seiner Frau zu ihr so einfach wie möglich zu machen.

Nick steckt tief in einem Dilemma, aus dem er keinen Ausweg sieht. Er glaubt, in dieser überaus angespannten Situation das traditionelle Familienfest Thanksgiving nicht mit seiner Frau überstehen zu können. Ihr gegenüber hat er ein sehr schlechtes Gewissen. Er weiß, dass sie aus vernünftiger Perspektive die bessere Partnerin für ihn ist, doch seine Gefühle kommen einfach nicht von Diane los. Sie ist wie eine Droge: Er weiß, dass sie ihm nicht guttut, aber er kann nicht aufhören, sich immer wieder einen neuen Kick durch sie zu holen. Da er sich weder endgültig von Diane trennen kann noch seiner Frau immer weiter derartig wehtun will, lässt er sich zur Anschaffung eines kleinen Apartments mit ihr überreden. Er informiert seine Frau über diese Entscheidung. Diane versucht ihm den möglichen Weg zurück weiter zu erschweren, indem sie ihr einen Brief schickt, der Nicks bevorstehende Scheidung ankündigt. Der Versuch zusammenzuwohnen scheitert innerhalb einer Woche. Nick zieht zwar wieder zu seiner Frau, beendet die Affäre aber weiterhin nicht. Er trifft Diane regelmäßig zum Sex in ihrem neuen Apartment. Diese ruft mehrfach am Tag seine Frau an und hängt immer wieder auf, ohne ein Wort zu sagen. Außerdem schreibt sie einen zweiten Brief, in dem sie behauptet, Nicks Ehe zu akzeptieren, ihn aber dennoch zu lieben. Hiermit signalisiert sie ganz deutlich, dass sie nicht bereit ist, Nick aufzugeben, und dass sie sich im Zweifelsfall auch längerfristig mit einer »Beziehung zu dritt« arrangieren kann. Sie hofft, dass Nicks Frau mit dieser Aussicht nicht leben kann. Um ihre Haltung dazu noch zu unterstreichen, schickt sie sogar ein Weihnachtsgeschenk für Nick und eines für seine Frau.

Diane versucht, Nick auch mittels ihrer Kinder emotional unter Druck zu setzen. Sie übergibt ihm immer wieder Notizzettel und Bilder von ihnen, um zu unterstreichen, wie gern sie ihn bereits haben – obwohl sie ihn so gut wie gar nicht kennen. Diane glaubt, da Nick sich wegen der Vernachlässigung der Kinder sorge, werde er sich – ob er wolle oder nicht – durch die Zuwendungsbekundungen der Kinder zunehmend auch ihnen gegenüber verantwortlich fühlen. Immerhin hat sie schon Steve dazu gebracht, für ein Kind väterliche Gefühle zu entwickeln, das nicht sein eigenes ist. Diane weiß, dass Nick Kinder mag, auch wenn er keine eigenen will. Genau hier versucht sie, strategisch anzusetzen. Strategisch zu denken – gerade wenn es um zwischenmenschliche Beziehungen geht – ist eine ihrer grundlegendsten Eigenschaften. So gut wie jede ihrer Handlungen – abgesehen von impulsiven Gefühlsdurchbrüchen – ist davon geprägt. Auch ihre sexuellen Verhaltensweisen sind keineswegs spontan, sondern akribisch eingeübt. Dadurch, dass sie über die Jahre gelernt hat, was vielen Männern gefällt, ist sie auch in der sexuellen Manipulation besonders erfolgreich geworden.

Nick betont immer wieder, wenn sie ihm erzählt, dass die Kinder nach ihm fragen, dass er kein Daddy sein wolle. Diane versucht ihn zu beruhigen, indem sie sagt, die Kinder seien doch »selbstständig«, und außerdem sei auch Steve da, sie würden ihm keinerlei Mühe machen. Er brauche nicht ihr Daddy zu werden. Immer, wenn Nick intensiver an der Situation mit Diane zu zweifeln beginnt, arrangiert sie den nächsten leidenschaftlichen Moment – gerne auch unter Zuhilfenahme von Whiskey, den Nick gerne trinkt und der ihn sexuell besonders enthemmt. Derweil ist die Situation zu Hause mit seiner Frau für beide zunehmend zermürbend. Sie versuchen, »freundschaftlich« miteinander umzugehen, er schläft auf der Couch. Die ständigen Anrufe, Karten und Briefe von Diane erinnern alle Beteiligten jeden Tag daran, dass Diane nicht bereit ist aufzugeben. Um diesen für alle unerträglichen Zustand zu beenden, schlägt Nick seiner Frau die Scheidung vor. Hierzu ist sie nicht bereit. Er weiß, dass eine Scheidung gegen ihren Willen ihn sehr viel Geld kosten würde. Deutlich mehr Geld, als er sich leisten kann. Jede der Frauen übt den Druck auf ihn aus, den sie ausüben kann. Nick fühlt sich ausweglos gefangen in dieser Situation und nimmt sich ein eigenes kleines Apartment, um wenigstens dorthin vor dem auf ihn ausgeübten Druck zu fliehen.

Über alles aber zieht an die Liebe, die da ist das Band der Vollkommenheit

*Du wirst diese Kette tragen,
du bist Nicks Frau.*

Nick Knickerbocker

Weihnachten verbringen die Kinder mit Steve, bei dem sie ohnehin seit Monaten wohnen. Diane ist mit Nick zusammen und schickt ihnen lediglich Geschenke. Sie will zwar um jeden Preis Nick für immer an sich binden, aber andererseits will sie die Kinder auch nicht Steve überlassen. Dies könnte schließlich bedeuten, dass die Kinder ihn irgendwann mehr lieben würden als ihre Mutter – eine für Diane unerträgliche Vorstellung. Sie hat die Kinder erschaffen, damit sie ihre Quellen der Liebe sind, nicht Steves. Auch wenn sie ihr eigentlich nur noch lästig sind, so gehören sie in Dianes Vorstellung nur ihr allein. Deshalb besucht sie die Kinder kurz nach

Weihnachten und fragt sie, ob sie lieber bei Steve oder bei ihr leben wollen. Die Kinder wissen, was ihre Mutter hören will, und möchten sie nicht enttäuschen. Deshalb sagen sie, was Diane hören will, auch wenn es ihnen bei Steve viel besser geht als bei ihrer Mutter. Diane fühlt sich in diesem Moment als Siegerin über Steve. Macht über andere zu haben ist eines der besten Gefühle, das sie kennt.

Doch das Problem, Nick endgültig an sich zu binden, wird durch die Verantwortung für die Kinder nicht kleiner. Diane verspricht ihm erneut das große Haus, in dem die Kinder weit weg vom Schlafzimmer wohnen und die Kindermädchen all die damit zusammenhängende Arbeit erledigen werden. Nick hält dies für völlig absurde Träumereien – obwohl Diane durch Leihmutterschaft und Versicherungsbetrug bereits siebzehntausend Dollar innerhalb eines Jahres zusammenbekommen hat. Sie glaubt, nur möglichst schneller Wohlstand könne das ersehnte Happy End mit Nick und den Kindern ermöglichen. Daher beginnt sie, den bereits länger gehegten Plan, eine eigene Agentur für Leihmütter zu eröffnen, in die Tat umzusetzen. Hierfür mietet sie Büroräume, macht sich auf die Suche nach Ärzten und einem Anwalt, die bereit sind, mit ihr zusammenzuarbeiten. Als Ausgangsmaterial nimmt sie den Leihmutterschaftsvertrag von der Klinik in Louisville, Kentucky, den sie selbst unterschrieben hat, und ändert ihn im Hinblick auf ihre Bedürfnisse. Sie möchte potenzielle Eltern aus dem ganzen Bundesstaat Arizona mit ihrer Agentur ansprechen. Daher nennt sie diese »Arizona Leihelternschaft« und gibt der Zeitung »Arizona Republic« ein Interview. Sie glaubt, dass die Klink in Louisville nichts davon erfahren wird – liegt diese schließlich dreieinhalb Flugstunden von Chandler entfernt.

In dem Interview stellt Diane die Wahrheit ganz bewusst falsch dar. Sie behauptet, das Geschäft seit einigen Monaten zu betreiben, bereits Verträge mit mehreren potenziellen Eltern abgeschlossen sowie fünf geeignete, medizinisch und psychologisch geprüfte Leihmütter zur Verfügung zu haben. In Wirklichkeit sind es nur sie selbst und ihre jüngere Schwester Kathy, die sich von Diane zu dieser Aktion hat überreden lassen. Die Eltern der beiden sind von der Geschäftsidee alles andere als begeistert, doch Diane lässt sich schon lange nichts mehr von ihnen sagen. In der von ihr erstellten Werbebroschüre interviewt sie sich selbst unter dem Pseudonym »Cindy«, ebenso wie ihre Schwester, der sie zu diesem Zweck auch einen anderen Namen gibt. Dianes Rechnung ist sehr einfach: Sie will die Preise vergleichbarer Institutionen drastisch unterbieten und dennoch den Leihmüttern die übliche Entlohnung von zehntausend Dollar bezahlen. Der Gewinn »der Firma« würde eben kleiner als bei vergleichbaren Institutionen ausfallen. Dass sie selbst sooft sie kann sowohl »die Firma« als auch die Leihmutter in diesem Szenario sein will, erwähnt sie natürlich nicht. Diane betont in dem Interview, dass ein deutlicher finanzieller Anreiz garantiere, dass die biologische Mutter zur Aufgabe des Kindes bereit sei. Würde es hierbei trotzdem überraschend Zweifel geben, so würde sie, Diane, jedes juristische Mittel nutzen, um die Kunden zufriedenzustellen, und auch der biologischen Mutter »ins Gewissen reden«. Hiermit meint sie, so viel emotionalen Druck auszuüben wie möglich, bis sie ihren Willen durchgesetzt hätte. Eine Strategie, die Diane nur allzu gut bekannt ist.

Der auf mehreren Ebenen betrügerische Plan hätte erfolgreich sein können, hätte es da nicht Nicks von Diane unterschätzte Frau gegeben. Diese liest das Interview mit Diane sowie die Werbeanzeigen in der Lokalzeitung und sieht ihre Chance gekommen, sich endlich an der verhassten Rivalin zu rächen. Ein Anruf bei der Leihmutterklinik in Louisville reicht, um Dianes bevorstehenden dritten Befruchtungstermin für immer platzen zu lassen. Sowohl Dianes Geschäftsmodell als auch die von ihr verschwiegene Geschlechtskrankheit stellen ausreichende Gründe dar, um jede weitere Zusammenarbeit mit ihr mit sofortiger Wirkung einzustellen. Der kurzfristige Plan, an schnelles Geld zu kommen, für das Traumhaus und ein Leben, in dem Nick und die Kinder miteinander vereinbar wären, scheitert. Auch der Plan mit der eigenen Leihmutteragentur geht nicht so auf, wie Diane es sich erhofft hat. Interessenten bleiben trotz ihrer Werbebemühungen aus. Je mehr von ihren Vorhaben scheitern, desto stärker klammert sie sich an

Nick. In dieser Zeit kauft sie sich das neue Duran-Duran-Album »Rio«, welches sie häufig mit Nick hört. Einige der Texte drücken ihre intensiven Gefühle für Nick besonders gut aus. Das Album wird für Diane zum Soundtrack ihrer Liebe.

Ihre vielen Bemühungen, romantische und leidenschaftliche Erlebnisse mit Nick zu erschaffen, zeigen durchaus eine positive Wirkung auf ihn. Nick genießt diese emotional und sexuell intensive Zeit und ist bemüht, die Zukunft möglichst auszublenden. Diane hingegen versucht immer wieder, ihn dazu zu bewegen, sich endlich auf den Aufbau eines gemeinsamen Lebens festzulegen. So überredet sie ihn bei einer Gelegenheit, als sie wieder einmal gemeinsam betrunken sind, mit ihr und den Kindern in ein Haus zu ziehen. Der völlig betrunkene Nick sagt, er könne sich vorstellen, dies zu tun und sie sogar zu heiraten. Allerdings kommen ihm diese Gedanken völlig absurd vor, als er am nächsten Morgen wieder nüchtern ist. Diane deutet derweil zunehmend Aussagen und Handlungen in die Richtung, die sie sich so sehnlich erträumt, und blendet möglichst alles aus, was gegen ihren Traum spricht. Mit der steigenden Unsicherheit und Zukunftsangst, die ihr Verstand so verzweifelt auszublenden versucht, steigt auch ihr Bedürfnis nach Bestätigung durch Nick. So fragt sie ihn eines Tages, ob er sie oder seine Frau mehr liebe. Eigentlich will Diane ihre panische Angst davor, Nick könne seine Frau doch mehr als sie lieben, hiermit wenigstens kurzzeitig beruhigen. Doch Nick ist in diesem Moment so frustriert von Dianes Klammern und der Aussichtslosigkeit einer Beziehung mit ihr, dass er ihr antwortet, er liebe seine Frau mehr. Diese Bestätigung ihrer schlimmsten Befürchtungen lässt Diane völlig ausrasten. Nick beschreibt später, sie sei »förmlich explodiert« und er »habe niemanden zuvor jemals so sehr toben gesehen«.

Ohne es zu verstehen, drückt Nick in dieser Situation den psychologischen Knopf, welcher Dianes schlimmste Schwachstelle offenbart: das tief sitzende und nie enden wollende Gefühl, völlig wertlos und unwürdig zu sein, von irgendjemandem geliebt zu werden. Der emotionale Schmerz, den Nick mit seiner Rückmeldung in Diane auslöst, ist für sie unerträglich. Seine Worte fühlen sich für sie so an, als habe er ihr ein Schwert in den Bauch gerammt. Dieser tief sitzende Schmerz löst in ihr extreme Wut gegenüber dem für sie einzig greifbaren Verursacher des Schmerzes aus. Deswegen wird Nick zum Ziel ihres heftigen Wutanfalls.

Der Zusammenhang zwischen emotionalen und körperlichen Schmerzen

*Denn genau das, was ich liebe,
bringt mich um, und ich kann es nicht beherrschen.*

Aus: »The Monster« von Eminem

Bereits unsere Alltagssprache weist auf Zusammenhänge zwischen gefühlsmäßigen und körperlichen Schmerzen hin. »Er hat mich verletzt« kann sowohl auf eine körperliche als auch auf eine gefühlsmäßige Verletzung hinweisen, eventuell auch auf beides gleichzeitig. Körperliche Schmerzen werden dennoch sehr viel ernster genommen als gefühlsmäßige. Hat jemand über lange Zeit körperliche Schmerzen wie Migräne, bekommt er häufig von seinen Mitmenschen Verständnis. Hat er über lange Zeit starke emotionale Schmerzen, beispielsweise aus Liebeskummer, gehen die Mitmenschen bald dazu über, ihn zu ermutigen, »sich nicht so anzustellen« und »drüber hinwegzukommen«. Natürlich gehört es zum menschlichen Dasein, sowohl mit körperlichen als auch mit gefühlsmäßigen Schmerzen in einem gewissen Ausmaß umgehen zu lernen. Doch in den Gehirnen mancher Menschen werden gefühlsmäßige Schmerzen schneller, intensiver und langanhaltender ausgelöst als in den Gehirnen anderer. Dies ist natürlich von außen nicht zu erkennen und daher auch schwer für andere nachvollziehbar.

Auf der Gehirnebene jedenfalls sind die Zusammenhänge zwischen körperlichem und gefühlsmäßigem Schmerz klar ersichtlich. Untersucht man Menschen im Magnetresonanztomografen, der Aktivitäten im Gehirn in unterschiedlichen Situationen sichtbar macht, so leuchten dieselben Gehirnbereiche bei beiden Arten des Schmerzes auf. Schmerz ist also im Kern tatsächlich gleich Schmerz, egal ob durch körperliche oder gefühlsmäßige Prozesse ausgelöst. Dies ist besonders relevant, wenn man die Verhaltensweisen von Menschen verstehen will, die in einem überbordenden Ausmaß negative Gefühle erleben. Entsprechende Gefühle können eines von unterschiedlichen Symptomen einer Traumafolgestörung sein, was bei Diane Downs aus meiner Sicht der Fall ist. Von einem Menschen, den sie – auf ihre ganz spezifische Art – liebt, abgelehnt zu werden löst in ihr ein Schmerzempfinden aus, welches stärker und langanhaltender ist, als es bei im statistischen Sinne normalen Menschen in dieser Situation der Fall wäre.

Viele Menschen können sich vorstellen, dass es sie wütend machen würde, wenn ein anderer ihnen im Streit mit der geballten Faust einen kräftigen Schlag in den Bauch versetzen würde. Auf den Schmerz würde möglicherweise eine besonders heftige Wutreaktion folgen. Ähnliches läuft in Dianes Gehirn ab, als Nick – auf den sie sich aktuell übermäßig fixiert und den sie unrealistisch idealisiert hat – ihr das sagt, wovor sie sich am meisten fürchtet und was ihre schlimmsten Ängste zu bestätigen scheint: dass er sie nicht mehr liebt als seine Frau. Für Diane gibt es nur die absolute, perfekte, symbiotische Liebe oder die absolute, extreme, sie völlig entwertende Ablehnung. Sie ist nicht in der Lage, die tatsächliche Komplexität von Nicks Gefühlen in dieser Situation richtig zu erfassen, da es für sie nur schwarz oder weiß gibt. Nicks Reaktion lässt sie empfinden, was sie unzählige Male in ihrer Kindheit und Jugend empfunden hat: völlig ungeliebt, wertlos, missbraucht und weggeworfen worden zu sein. Das Ausmaß an Schmerz, welches sie in dieser Situation empfindet, lässt sie toben wie einen Menschen, der von einem Gegner tödlich getroffen wurde und nur mehr mit all der ihm noch verbleibenden Kraft versucht, auf diesen Gegner einzuschlagen.

Nick kehrt in dieser Nacht zu seiner Frau zurück. Diane folgt ihm zunächst und hämmert wütend gegen seine Tür. Als ihr nicht geöffnet wird, geht sie schließlich heim und versucht die ganze Nacht, Nick anzurufen. Er und seine Frau ignorieren dies. Da Diane am nächsten Tag auf ihrer Postroute an Nicks Haus vorbeikommt und einen Streit mit dessen Frau beginnt, beschließt er, erst mal zwei Wochen Urlaub zu nehmen und mit seiner Frau Freunde in Texas, seiner alten Heimat, zu besuchen. Er ist schockiert, als Diane dort anruft – die Nummer muss sie bei einem früheren Treffen heimlich von einem Notizzettel aus seinem Portemonnaie abgeschrieben haben, während Nick schlief. Nick wird zunehmend klarer, wie kontrollversessen Diane bezogen auf ihn ist.

Diane glaubt, Nick habe vor, dauerhaft mit seiner Frau zurück in seine alte Heimat zu ziehen und dies während seines spontanen Kurzurlaubs vorzubereiten. Der scheinbar völlige Kontrollverlust über die Situation lässt sie schier verzweifeln. Sie will unter diesen Umständen keinesfalls in der Gegend bleiben, wo sie alles ständig an Nick erinnert. Erinnerungen erlebt Diane anders als andere Menschen; besonders die negativen sind für sie intensiver, überkommen sie plötzlich und mit schmerzhaften Empfindungen zusammen, die sie kaum unterdrücken kann. Deshalb beschließt sie, ihrerseits den Bundesstaat zu wechseln und zu ihren Eltern nach Eugene, Oregon, zu ziehen, zweieinhalb Flugstunden von Chandler entfernt. Sie hofft, ohne Erinnerungen an Nick nochmals neu anfangen zu können. Nach Eugene zu ziehen hat mehrere Vorteile: Ihr Vater ist dort Postmeister und kann ihr leicht eine Stelle bei der Post besorgen. Außerdem kann ihre Mutter auf die Kinder aufpassen, wenn Diane dazu nicht in der Lage oder nicht willens ist. Sie informiert ihre Eltern, die bereit sind, sie bei dem Vorhaben zu unterstützen, und stellt bei ihrem Arbeitgeber einen Antrag auf Versetzung nach Oregon. Dann kehrt Nick aus seinem Urlaub zurück und beginnt wieder, im Team mit Diane zusammenzuarbeiten. Anfangs versucht er, sie so gut es geht zu ignorieren. Doch es gelingt ihm – wie auch früher schon – nicht lange. Als Diane ihm offenbart, dass sie um eine Versetzung ersucht hat und in den nächsten Wochen mit ihren Kindern nach Oregon ziehen wird, ist er erleichtert und traurig zugleich. Er weiß, dass er diese für alle zerstörerische Affäre nicht beenden können wird, solange Diane in seiner Nähe ist. Gleichzeitig will ein Teil von ihm sie nicht verlieren.

Die bevorstehende Trennung bringt Nick und Diane wieder näher zusammen. Nick zieht zurück in sein Apartment, das er in all der Zeit als Refugium für sich behalten hat. Dort trifft er Diane und erlebt mit ihr leidenschaftliche Stunden wie eh und je. Er schenkt ihr Regenkleidung für ihre baldige Postroute in Oregon, sie schenkt ihm ein schönes Foto von sich für sein Apartment. Zweieinhalb Wochen vor Dianes Umzug schlägt er ihr vor, »zum Abschied« in sein Apartment zu ziehen. Eigentlich tut er dies nur, weil seine eigenen Verlustängste deutlich stärker werden und er daher intensivere Nähe zu ihr sucht. Diane zögert keinen Augenblick und überlässt die Kinder – wie sie es schon seit Längerem immer wieder tut – in dieser Zeit Steve. Während der folgenden zwei Wochen erleben Diane und Nick eine extreme Hochphase ihrer Beziehung. Als Diane eines Abends in dem Apartment für beide kocht, wird Nick von seinen Gefühlen überwältigt. Er hat Tränen in den Augen, als er zu ihr sagt, es mache ihn so traurig, daran zu denken, dass sie bald fortgehen werde. Er möchte, dass sie den Postmeister bittet, sie doch nicht zu versetzen. Dann fordert er sie auf, ihre Kette abzunehmen. Als sie dies tut, nimmt er die Goldkette von seinem Hals, die er immer trägt, und sagt, sie solle diese nun immer tragen, denn sie sei seine Frau. In diesem Augenblick hat Diane alles, was sie sich je gewünscht hat. Sie möchte diesen Augenblick, dieses Gefühl, für immer festhalten. Egal was es kostet.

Und wenn ich auch wanderte durchs Tal der Todesschatten, so fürchte ich kein Unglück, denn du bist bei mir

Zweifle nicht an mir, Babe.
Da gibt es niemanden außer dir.

Elizabeth Diane Downs

Diane klammert sich an den Gedanken, dass nun alles gut werden wird. Doch ihr Vorgesetzter hat genug von dem allgemein bekannten Liebesdrama zwischen ihr und Nick, daher erlaubt er ihr nicht zu bleiben. Diane hofft, Nick dazu bringen zu können, mit ihr und den Kindern nach Oregon zu ziehen – weit weg von seiner Frau. Ein erster Schritt, um ihn endgültig von seiner Frau wegzubringen und ein unwiderrufliches Zeichen zu setzen, dass er ihr gehört, wäre eine Partner-Tätowierung. Diane fordert erneut von Nick, sich die gleiche Rose wie sie tätowieren zu lassen – mit ihrem Namen darunter. Nick lehnt dies zunächst vehement ab. Doch Diane weiß, dass er meist dann zu irrational-romantischen Entscheidungen zu bewegen ist, wenn er Alkohol getrunken hat. Wie so oft trinken die beiden zusammen, um sich auf hemmungslosen Sex einzustimmen. Als Nick bereits deutlich angetrunken ist, setzt Diane wieder an, um ihn von dem Tattoo zu überzeugen. Ihr Plan geht auf, und Nick geht mit ihr in angetrunkenem Zustand zum Tätowierer, der ihm die gleiche Rose wie Dianes auf den linken Arm tätowiert. Immerhin ist Nick noch geistesgegenwärtig genug, um die Verewigung ihres Namens unter der Rose abzulehnen. Diane ist zwar nicht völlig zufrieden, sieht es aber als annehmbaren Kompromiss – weiß sie doch, dass Nicks Frau klar sein wird, für wen diese Rose steht.

Der Umzug ist für das Osterwochenende Anfang April geplant. Dianes Eltern reisen eine Woche zuvor mit dem Auto an, um schon einige Gegenstände sowie die Kinder nach Oregon zu bringen. Diane soll mit ihrem Auto und allen weiteren Dingen nachkommen. Ihr Vater weiß, dass seine Tochter sich eine Ehe mit

Nick wünscht. Er würde es begrüßen, einem weiteren Mann die »Verantwortung« für Diane zu übergeben, da er die anstrengenden Seiten seiner Tochter nur zu gut kennt. Somit versucht auch er, Nick zu überreden, dass er mit nach Oregon kommt. Wes bietet ihm an, er könne sich in seinem Postamt eine von drei Positionen frei aussuchen. Nick kann währenddessen nicht aufhören, daran zu denken, dass Wes Diane als Kind missbrauchte. Er findet Wes nicht zuletzt deshalb sehr unsympathisch und will keinen näheren Kontakt mit ihm. Eine Entscheidung wird von ihm erwartet, das weiß er. Doch er kann seine Gefühle und Gedanken einfach nicht ordnen und daher keine Entscheidung treffen. Nick hilft Diane bei den Umzugsvorbereitungen und seiner Frau bei der Gartenarbeit im ehemals gemeinsamen Haus. Er ist hin- und hergerissen wie eh und je. Diane gegenüber sagt er auf ihre immerwährende Frage, ob er sie begleiten werde: »Wenn es so sein soll, dann wird es so sein.«

Sie deutet die Aussage natürlich ihren Bedürfnissen entsprechend und klammert sich daran, es sei eine Zusage. Die Kette um ihren Hals, die Nicks Nähe für sie repräsentiert, ist für Diane so bindend wie für andere Menschen ein Ehering. Sie leiht Nick fünfhundert Dollar, mit denen er noch anstehende Rechnungen sowie seinen Umzug bezahlen soll. Nick nimmt das Geld an und sagt, sie habe ja seine Goldkette als Sicherheit für seine nun bestehenden Schulden bei ihr. Ein unromantischer Gedanke, den Diane zu ignorieren versucht. Am Tag ihrer Abreise verabschieden sich Diane und Nick liebevoll. Diane macht sich mit einem guten Gefühl auf den zweitägigen Weg in ihr neues Leben. Während der Autofahrt denkt sie an die wunderbare Zukunft mit Nick, die vor ihr liegt. Ein neuer, unbelasteter Ort. Endlich soll der Rest ihres Lebens beginnen, in dem sie sich geliebt und wirklich angekommen fühlt. Sie wünscht sich den inneren und äußeren Frieden, den sie bisher noch nie erreichen konnte. Nick soll ihr diesen Frieden und diese vollkommene Liebe ermöglichen.

Derweil geht Nick in sein Apartment, um seine Gedanken und Gefühle zu ordnen. Er versucht herauszufinden, was die richtige Entscheidung sein könnte. Während er auf seine Empfindungen achtet, wird ihm klar, dass er sich erleichtert fühlt. Diane redet nicht mehr auf ihn ein, es ist still, und er ist allein. Der Druck von Dianes Seite scheint endlich nachzulassen. Nick merkt, dass er sich befreit fühlt. Befreit von einem unsichtbaren und irrationalen Band. Er denkt an seine Frau, die ihm zwar keine Kicks verschafft wie Diane, dafür aber Ruhe und Sicherheit schenkt. Ruhe ist etwas, wonach sich Nick schon sehr lange sehnt.

Nick liebt Diane auf eine andere Art als seine Frau. Ihm wird klar, dass ihm die stabile, kontinuierliche Liebe zu seiner Frau mehr bedeutet als die wilde, leidenschaftliche Liebe zu Diane. Er ist nicht bereit, seine Frau und sein Leben aufzugeben für den abenteuerlichen Neuanfang mit Diane und ihren unrealistischen Versprechungen. Diane ruft Nick mit dem Tag ihrer Ankunft in Oregon täglich auf der Arbeit an und schickt ihm zahlreiche Liebeskarten. In ihrem Tagebuch schreibt sie von ihrer Liebe zu ihm und ihren Träumen von der gemeinsamen Zukunft. Bei ihrer neuen Arbeitsstelle erzählt sie allen von ihrem festen Freund, der bald auch hierher ziehen und in der Post arbeiten werde. Derweil packt sie in ihrem Zuhause nur das Nötigste aus. Auf ihren Fernseher stellt sie Fotos von sich und Nick. Die Kinder werden hauptsächlich von Dianes Mutter versorgt. Obgleich Diane sie Steve nicht überlassen wollte, gibt es in ihren Gedanken und Gefühlen kaum Platz für die Kinder.

Nick ist während der Telefonate zunehmend distanziert. Diese Art der Kommunikation mit Diane hat nicht ansatzweise dieselbe Wirkung auf ihn, wie es ihre persönliche Anwesenheit hatte. Er sucht einen Weg, Diane endgültig aus seinem Leben zu verbannen und gleichzeitig für sich einen Neuanfang mit seiner Frau möglich zu machen. Diane hat ein sehr feines Gespür für Stimmungswechsel ihrer Mitmenschen. Sie nimmt während der Telefonate deutlich wahr, dass Nick sich von ihr distanziert und sie somit die Kontrolle über ihn verliert. Gleichzeitig will sie dies auf keinen Fall wahrhaben. Die völlig miteinander unvereinbaren Gefühle und Gedanken in ihr drücken sich in scheinbar widersprüchlichem Verhalten aus. Einerseits überhäuft sie Nick am Telefon, durch Karten und Briefe mit Liebesschwüren und versichert ihm, dass kein anderer Mann sie je wieder anfassen werde. Andererseits zeigt sie dasselbe Verhalten wie früher: Sie beginnt, mit ihren männlichen Arbeitskollegen zu flirten. Besonders bei einem dieser Kollegen gibt sie sich sehr viel Mühe, um ihn zu verführen. Er passt in ihr bisheriges »Beuteschema«, ist ein großer, maskuliner Typ mit Bart und verheiratet.

Ihr neuer Arbeitskollege ist wie so viele verheiratete Männer vor ihm von Dianes offensiv sexueller und scheinbar unkomplizierter Art hingerissen. Die beiden beginnen eine Affäre nach dem für Diane typischen Muster: Sie gehen zusammen in Bars, trinken und haben wilden Sex. Da Diane ihrem neuen Geliebten gegenüber ständig von Nick erzählt, macht dieser sich keine Sorgen, dass die Affäre jemals seine Ehe gefährden könnte. Immerhin soll Nick laut Diane in wenigen Wochen zu ihr ziehen. Diesem teilt sie lediglich mit, dass sie bei der Arbeit sehr begehrt sei, um ihn eifersüchtig zu machen und seine Entscheidung für einen Umzug nach Oregon zu beschleunigen. So schreibt sie ihm: »Siehst du, Nick – ich bin schön, und jeder liebt mich.« Dianes unlogisch erscheinende Einstellung gegenüber Treue und Untreue macht in der internen Logik ihrer Psyche sehr viel Sinn. Sie wünscht sich nichts sehnlicher als die »vollkommene Liebe«, die absolute Verschmelzung mit einem idealen Liebespartner auf allen Ebenen. Ständig ist sie von der Idee angetrieben, ihr Wohlbefinden hänge einzig und allein von der Existenz und Zuwendung eines anderen Menschen ab. Ein Wohlbefinden nur mit sich selbst war ihr schließlich in ihrem ganzen Leben noch nie möglich und ist daher für sie unvorstellbar.

In Dianes idealer Vorstellung des Lebens, wie es sein sollte, ist Treue extrem wichtig. Treue bedeutet, sich auf allen Ebenen völlig auf nur einen Menschen einzulassen. Doch genau diese absolute Hingabe, nach der sie sich sehnt, ist auch die größtmögliche Bedrohung für sie. Denn sich nur auf einen Menschen völlig einzulassen bedeutet für sie, dass ihre Existenz ganz und gar von diesem Menschen abhängt. Ohne die Verbindung zu diesem Menschen hat sie das Gefühl, nicht existieren zu können. Kränkt er sie, so bereitet es ihr schier unerträgliche Schmerzen. Die absolute Nähe, die sie will, ist also gleichzeitig eine völlig unerträgliche Bedrohung für sie. Den für sie ständig konflikthaften Balanceakt zwischen Nähe und Distanz versucht sie, durch Affären zu modulieren. Jede Affäre ist wie ein Rettungsseil, das sie vor dem völligen Absturz in den Abgrund retten soll, wenn der Mensch, der ihr gerade am wichtigsten ist, ihr wehtut oder auch nur theoretisch wehtun könnte. Durch die örtliche Trennung von Nick und sein merklich distanziertes Verhalten spürt Diane die existenzielle Bedrohung, die sie auch mit aller Macht ihrer Fantasie vom perfekten Leben mit ihm nicht ausreichend unterdrücken kann. Unwillkürlich sucht sie also nach dem nächsten Rettungsseil, was folgerichtig der nächste verheiratete Mann ist: jemand, mit dem sie kurzzeitig Nähe, Aufwertung und Zuwendung erleben kann, ohne dass er ihr emotional nah genug kommt, um seinerseits zur Bedrohung zu werden.

Nach etwa drei Wochen ist Nick sich seiner Entscheidung einer endgültigen Trennung von ihr sicher genug, um diese Diane telefonisch mitzuteilen. Er sagt ihr am 21. April 1983, dass er nicht nach Oregon kommen wird und die Beziehung zwischen ihnen beendet sei. Diane weigert sich, zu glauben, was er sagt. An diesem Tag schreibt sie in ihr Tagebuch: »Das soll wohl ein Scherz sein!« Sie kann nicht zulassen, es zu glauben, weil sie sonst einsehen müsste, dass ihre schlimmste Angst nun tatsächlich zur unwiderruflichen Realität wird. Diane beharrt darauf, dass Nick die Trennung von ihr nicht durchziehen werde. Sie sagt, sie werde ihm erst glauben, wenn er ihr die fünfhundert Dollar wiedergeben und dafür seine Goldkette fordern würde. Da Nick ihr seine Goldkette in solch einem emotionalen Moment gab, hofft sie, er werde sich an diesen erinnern und seinen Wunsch, sie möge die Kette niemals abnehmen, wieder empfinden.

Doch Nick ist inzwischen distanziert genug von ihr, um bei seiner Entscheidung zu bleiben. Noch am selben Tag füllt er einen Scheck über fünfhundert Dollar aus und schickt ihn Diane. Bei einem letzten Telefonat sagt er ihr, er wolle nun seine Kette zurück, sie solle ihm diese per Post schicken. Diane erwidert, das könne sie nicht tun. Sie werde sich an ihr Versprechen halten, die Kette niemals abzunehmen. Er müsse diese schon selbst von ihrem Hals nehmen, wenn er sie wiederhaben wolle. Nick findet sich damit ab, die Kette nicht wiederzubekommen. Er sagt seinen Arbeitskollegen, er wolle nicht mehr mit Diane reden und sie mögen ihr bei ihren täglichen Anrufen sagen, er sei nicht zu sprechen. Einerseits versucht Nick, es sich selbst leichter zu machen, indem er sich systematisch vor jeglichem Kontakt mit ihr abschottet. Er möchte keinesfalls riskieren, wieder schwach zu werden. Gleichzeitig versucht er ihr so zu verdeutlichen, dass er die Trennung nun endgültig ernst meint.

Diane ist entsetzt, dass Nick sich weigert, mit ihr zu telefonieren. Sie ruft alte Kolleginnen aus Chandler an und fragt sie über seine aktuelle Situation aus. Dabei erfährt sie, dass Nick wieder mit seiner Frau zusammenlebt und versucht, seine Ehe zu retten. Ihre Stimmung verdüstert sich merklich. Sowohl ihre neuen Arbeitskollegen als auch ihr aktueller Geliebter bemerken dies deutlich. Diane ist nicht mehr das charmante, sprühende Leben, sondern traurig, ängstlich und gereizt. In diesem Zustand ist sie für den aktuellen Geliebten nur anstrengend. Er lässt die Affäre recht kurzfristig ausklingen. Derweil versucht Diane, sich Nick mit aller Macht in Erinnerung zu rufen. Sie schickt ihm ein Paket mit Fotos von sich und Rosen, die ihn an ihr Partner-Tattoo erinnern sollen. Nick lehnt die Annahme des Pakets ab, es wird an Diane zurückgesendet. Der Anblick der verwelkten Rosen in dem an sie zurückgesendeten Paket lässt sie nur noch mehr verzweifeln. Diane weigert sich umso standhafter, die Trennung zu akzeptieren. Sie ist sich sicher, dass Nick nicht bei seiner Meinung bleiben kann, wenn sie nur leibhaftig vor ihm steht. Diese Erfahrung hat sie immerhin schon häufiger gemacht.

Daher nimmt sie kurzfristig Urlaub und fliegt knapp eine Woche nach dem Trennungstelefonat, am 27. April 1983, nach Arizona. Noch am Tag vor dem Flug schreibt sie gut gelaunt und optimistisch in ihr Tagebuch. Steve, der Diane weiterhin mag und ihre ungewöhnlichen Aktionen gewohnt ist, holt sie am Flughafen ab. Er lässt sie – durchaus eigennützig – bei sich übernachten. An diesem

Abend konsumieren die beiden Marihuana und Kokain zusammen, da Diane sehr aufgewühlt ist und Steve einfach einen möglichst positiv verlaufenden Abend mit ihr will. In diesem Zustand haben sie Sex miteinander, bei dem Diane Steve Nick nennt. Steve macht das nicht viel aus, da er sich keine Hoffnungen auf eine Versöhnung mit ihr macht, weiß er doch, dass Diane nur wegen Nick den langen Weg auf sich genommen hat. Am nächsten Morgen leiht ihr einer ihrer Ex-Geliebten seinen Truck, mit dem sie Nick auf seiner Postroute abfängt. Dieser ist schockiert, als er an diesem Donnerstag plötzlich gegen zehn Uhr morgens Diane vor sich stehen sieht. Sie ist wie so oft verführerisch leicht gekleidet: In engen Jeans und einem Bikini-Oberteil steht sie barfuß vor ihm und hält das Paket in der Hand, welches er nicht angenommen hat. Sie zeigt ihm die Fotos und die inzwischen vertrockneten Rosen. Nick bleibt so distanziert wie möglich. Er findet es beunruhigend, wie hartnäckig Diane in ihrem Verhalten ihm gegenüber ist.

Diane fragt freundlich lächelnd, wie es ihm gehe. Nick erwidert, es gehe ihm gut. »Was machst du hier?«, will er von ihr wissen. Sie erklärt ihm, dass die Kette um ihren Hals nicht ihre sei. Es sei ihr egal, wie viel sie wert sei, für sie bedeute die Kette »Liebe«, die Nick ihr symbolisch um den Hals gelegt habe. Dramatisch erklärt sie ihm: »Wenn du mich nicht willst, wenn du nicht mehr willst, dass ich Nicks Frau bin, dann sollte ich sie nicht tragen.« Diane sagt, sie könne die Kette einfach nicht selbst abnehmen, er müsse es schon eigenhändig tun. Nick zögert nicht, ihr die Kette abzunehmen. Da nimmt Diane sie ihm aus der Hand, legt sie ihm um den Hals und sagt dabei, sie werde dasselbe für ihn tun, was er für sie getan habe: »Du trägst sie, weil ich dich liebe.« Diane will, dass Nick beim Tragen der von ihm so geschätzten Kette immer an sie denken muss. Um jeden Preis will sie verhindern, dass er sie aus seinen Gedanken verbannen kann.

Nick erscheint die ganze Situation sehr unangenehm und befremdlich. Er spricht kaum, gibt sich in seinen wenigen Worten und seinem Verhalten betont distanziert. Während Diane – wie auch früher schon so oft – auf ihn einredet und ihn zu überzeugen versucht, bleibt er in kurzen Sätzen immer wieder beharrlich dabei, dass er keinesfalls nach Oregon ziehen werde und dass er einfach kein Daddy sein wolle. Als Diane merkt, dass er anders als früher nicht auf ihren Wortschwall eingeht und in jeder Hinsicht distanziert bleibt, starren die beiden einander schließlich schweigend an. Dann steigt Nick wortlos in seinen Wagen und fährt davon. Diane kann nicht fassen, dass er dieses Mal tatsächlich so unnachgiebig bei seiner Trennungsabsicht bleibt. Sie ist schockiert und weigert sich einzusehen, was er eben noch mehrfach betont hat: Er wolle einfach kein Daddy sein und werde daher niemals sein Leben mit ihr teilen.

Verzweifelt klammert sie sich an den Gedanken, dass er es nicht so gemeint habe und seine Meinung sicherlich bald wieder ändern werde – wie bei den vielen Trennungen zuvor auch. Da der Ablauf des Gesprächs, wie er tatsächlich verlief, Dianes schlimmste Gefühle aktiviert, fantasiert sie sich den Gesprächsverlauf so zurecht, wie sie ihn sich gewünscht hat. Während Nick seine Route weiter abfährt, besucht Diane die Poststation. Ihr alter Arbeitgeber und die ehemaligen Kollegen sind angesichts des Überraschungsbesuches verwundert. Diane sagt, sie habe Nick vermisst und ihn daher spontan besucht. Er habe sich gefreut, sie zu sehen, und sie hätten ein gutes Gespräch miteinander gehabt. Dies ist, was Diane so verzweifelt glauben will. Da die tatsächliche Realität für sie unerträglich ist, erschafft sie in ihrer Vorstellung einen alternativen Realitätsverlauf, der für sie besser zu ertragen ist. Sie weiß, dass es nicht so ist, wie sie es sich wünscht und den anderen gegenüber darstellt, doch sie versucht, dieses Wissen zu vergessen.

Der ehemalige Chef hat gehofft, die merkwürdige Liebesgeschichte sei beendet, und ist keineswegs erfreut, Diane so schnell und überraschend wiederzusehen. Er erklärt ihr, mit ihrer heute ganz besonders knappen Bekleidung dürfe sie nicht im Postgebäude auf Nick warten. Ein anderer ehemaliger Geliebter, der ihr dort begegnet, verabschiedet sie noch mit einigen netten Worten und einem Kuss. Diane hinterlässt für Nick eine Rose in seinem Fach – ein letzter Versuch, gute Erinnerungen an die Verbundenheit mit ihr in ihm wachzurufen – und macht sich gegen 13 Uhr auf den Weg zum Flughafen. Während des Flugs fühlt sich Diane taub und so, als sei sie eigentlich gar nicht vorhanden. Es ist, als sehe sie einen Film, der nicht von ihr handelt. Da ist die Realität, in der sie enttäuscht im Flieger sitzt und nicht mehr weiterweiß. Dann ist da aber auch noch die andere Realität, in der Nick sie glücklich begrüßt hat, sie umarmt hat und ihr gesagt hat, er werde bald mit ihr zusammen das neue Leben beginnen, in dem alles gut werden wird. Die in ihrer Kindheit erlernte Fähigkeit, eine alternative Realität als Fluchtmöglichkeit zu betreten, greift auch in dieser für sie völlig überfordernden Lebenssituation.

Nun aber bleiben Glaube, Hoffnung, Liebe, diese drei; aber die Liebe ist die größte unter ihnen

> *Er hat versprochen, wir würden Partner sein*
> *und wir würden die Kinder gemeinsam aufziehen*
> *und alles würde einfach gut sein.*
> *Ich konnte einfach nicht verstehen,*
> *warum alles so anders war …*
>
> Elizabeth Diane Downs

Wieder in Oregon angekommen, legt Diane das Paket mit den verwelkten Rosen in ihren Kofferraum. Sie will es weder in ihrer Wohnung haben noch es wegwerfen. In ebendiesem Kofferraum bewahrt sie auch zwei Waffen auf, die eigentlich Steve gehören: eine .38-Kaliber-Pistole und eine .22-Kaliber-Pistole. Ein Gewehr, das sie in ihrem Schlafzimmerschrank aufbewahrt, und die erste Pistole waren ursprünglich Weihnachtsgeschenke von ihr an Steve. Die zweite Pistole hat Steve als Entlohnung für eine Aushilfsarbeit bekommen. Letztendlich hat Diane sich die Waffen von Steve geliehen, für den Fall, sie müsse sich selbst verteidigen. Allerdings berichtet sie zuweilen auch anderen gegenüber, sie seien in ihrer Obhut, weil sie früher mehrmals durch Steve Gewalt erfahren habe.

Diane ist nun völlig allein mit ihren Kindern: Ihr neuer Geliebter, dem sie sich ohnehin nicht besonders emotional verbunden fühlte, da diese Position weiterhin von Nick besetzt ist, hat keine Lust mehr auf sie. Steve, der bisher immer in Notfällen für sie da war, ist weit weg. Ihre Eltern sind zwar oberflächlich unterstützend, doch die wiederhergestellte Nähe zu ihrem alten Familiensystem aktiviert zunehmend alte Muster, die auf die emotionalen und sexuellen Misshandlungen zurückgehen. Der Mechanismus, sich aus dieser unerträglichen Realität wegzubeamen, wird immer stärker. Diane verschwindet weitgehend in ihrer Traumwelt. Sie schreibt in ihr Tagebuch nach ihrer Rückkehr in einem der vielen symbolischen Briefe an Nick, wie froh sie darüber sei, dass sie einander wiedergesehen hätten. Er habe ihr gezeigt, dass er sie liebe, und das sei alles, was sie wissen müsse. Diane schreibt weiter, es mache sie nur etwas traurig, dass Nicks Frau ihn davon überzeugt habe, ihre Kinder wären »eine Bürde«. Dies entspreche nicht den Tatsachen, da diese ja »schrecklich unabhängig« seien und »nur sehr wenig Fürsorge« bedürften. Diane merkt nicht, dass sie die Symptome ihrer dauernden Vernachlässigung der Kinder als etwas Gutes darstellt, und vergisst ebenso, dass selbst Nick dies schon kritisiert hat. Auch ignoriert sie völlig, dass Nick bereits vor seiner jetzigen Ehe eine Vasektomie durchführen ließ, nachdem er früh für sich entschieden hatte, keine Kinder in die Welt setzen und auch für keine Kinder verantwortlich sein zu wollen.

Diane durchläuft in den nächsten Wochen mehrere auffällige Phasen, in denen sich ihre Gefühle und Gedanken stark verändern und unterschiedliche Teilaspekte ihrer ungewöhnlichen Persönlichkeitsstruktur abwechselnd in den Vordergrund treten. Zwischendurch greift sie auch wieder zu Alkohol und Marihuana, um ihre emotionalen Schmerzen zu betäuben. In der ersten Woche nach dem Wiedersehen mit Nick steigert sie sich so gut sie nur kann in die Verleugnung der endgültigen Trennung. Sie schreibt in ihr Tagebuch, wie sehr sie sich nach ihm sehne und wie sehr es ihr helfe zu wissen, dass er sie liebe. Sie versucht nicht mehr, ihn telefonisch oder schriftlich zu erreichen. Dies würde sie mit der tatsächlichen Realität konfrontieren, und die will sie keinesfalls in die sie derzeit stabilisierende Verleugnung eindringen lassen. Doch die Realität zu verdrängen fällt ihr zunehmend schwerer.

Genau eine Woche nach ihrem Gespräch mit Nick steigert sie sich in eine andere sie kurzzeitig stabilisierende Vorstellung hinein. Sie schreibt in ihr Brief-Tagebuch, das weiterhin an Nick gerichtet ist: »Ich schätze, heute war mein erster Tag der totalen Erkenntnis, dass ich wirklich jemand sein will.« Sie schreibt von der Fantasie, »größer« und einflussreicher zu werden als ihre bisherigen Vorgesetzten. Dabei werde ihr die Stellung ihres Vaters helfen, ebenso wie ihre Intelligenz, ihr gutes Aussehen und ihre manipulativen Fähigkeiten, besonders Männern gegenüber. Diane konzentriert sich nun darauf, mächtig sein und auf andere herabsehen zu wollen. Da der Versuch, sich durch die scheinbar vollkommene Liebe von außen zu stabilisieren, gescheitert ist, greift sie nun auf den anderen in ihrer Persönlichkeitsstruktur vorhandenen Stabilisierungsmechanismus zurück: das narzisstische Bedürfnis, über anderen zu stehen und Macht über sie auszuüben. Diese Reaktion ihrer Psyche folgt durchaus einer internen Logik: Da der Kontrollverlust bezüglich der Beziehung zu Nick für sie unerträglich ist, versucht ihr Gehirn, auf einer anderen Ebene das Gefühl, Kontrolle erlangen zu können, überzukompensieren. Während sie sich in ihrem Fühlen und Denken in diesem sich als stark und überlegen wahrnehmenden Modus befindet, kann sie Wut auf Nick zulassen. So wirft sie ihm in ihrem Tagebuch vor, dass es sein Fehler war, sich nicht entscheiden zu können, und dass er ihr falsche Hoffnungen gemacht habe. Doch weil sie insgesamt schon stark emotional destabilisiert ist und ein beruflicher Aufstieg sich keinesfalls auch nur annähernd so schnell realisieren lässt, wie es ihren Bedürfnissen nach notwendig wäre, kippt sie recht bald wieder aus diesem Modus in den nächsten.

Dieser wird ausgelöst durch den Muttertag am 8. Mai. Zufällig ist es auch der erste Geburtstag der Tochter, die sie als Leihmutter zur Welt brachte. Diane setzt sich an diesem Tag mit der weggegebenen Tochter auseinander und schreibt einen Brief an sie in ihr Tagebuch. Darin wünscht sie dem Mädchen, ein guter Mensch zu werden und ein glückliches Leben zu führen – ein Wunsch, den sie eigentlich an sich selbst richtet. Sie hätte sich gewünscht, ein solches Leben haben zu können. In den nächsten beiden Tagen brechen alle zuvor durchlaufenen Verdrängungsstrategien in ihr zusammen. Bei der Arbeit wissen die Kollegen nicht, wie sie mit ihr umgehen sollen. Ihr dortiger Ex-Geliebter wimmelt sie ab. Sie kann sich nicht mehr einreden, dass mit Nick alles gut ist, sie kann sich aber auch nicht einreden, schon bald so mächtig zu sein, dass sie Nick und auch sonst niemanden mehr braucht.

Diane kann nicht aufhören, an Nick zu denken und daran, was sie tun muss, um ihn doch noch für immer für sich zu gewinnen. Seine Frau ist nicht verführerischer als sie, auch nicht klüger, unterhaltsamer oder attraktiver. Diane ist sich sicher, dass Nick sich ohne zu zögern für sie entscheiden würde, wenn da nicht ihre Kinder wären. Nick will Diane, aber er will auf keinen Fall ein Daddy sein. Sie hört den Satz aus ihrer letzten Begegnung – und so vielen Gesprächen mit ihm zuvor – immer wieder in Gedanken. Würde er sich für sie entscheiden, wenn sie die Kinder Steve überließe? Auch dann wäre sie doch die Mutter, auch dann würden die Kinder immer wieder bei ihr vorbeikommen, und Nick würde sich nach wie vor in der Position wähnen, ein Daddy sein zu müssen – sei es auch nur während der Ferien. Abgesehen davon: Es sind ihre Kinder. Sie wurden geboren, um eine »Wand aus Liebe« zu erschaffen, gegen all die Enttäuschungen durch Steve. Diane würde es nicht ertragen, wenn Steve von den Kindern mehr geliebt würde als sie selbst. Wenn sie die Kinder Steve überlassen und diese ihn bald mehr als Diane lieben würden, dann würde sie sich ein weiteres Mal in ihrem Leben abgewertet und verlassen fühlen. Emotionen, die sie am allermeisten hasst, da sie alle anderen unerträglichen Gefühle mit sich bringen.

Wenn die Kinder doch nur dort wären, wo auch ihre Carrie ist. An einem guten, sicheren Ort, wo sie niemals zu psychisch beschädigten, unglücklichen Erwachsenen heranwachsen müssten. Diane ist sich sicher, dass Carrie im Himmel auf sie wartet. Vielleicht ist sie traurig darüber, nicht geboren worden zu sein, doch vielleicht ist sie ihrer Mutter auch dankbar dafür, ihr ein irdisches Leben voller Schmerz erspart zu haben. Diane erinnert sich daran, wie sie sich schon als kleines Mädchen immer wieder fragte: Warum bin ich hier? Ist dieser ganze, nie enden wollende Schmerz es wert, hier zu sein?

Da sie gerade in einer depressiven Phase steckt, kann sie kaum mehr in eine andere Richtung denken. Sie erinnert sich so intensiv an all den Schmerz in ihrem Leben, all die zerstörten Träume. Diane ist sich in diesem Moment sicher, dass auch ihre Kinder ein so verkorkstes Leben haben werden wie sie selbst und ihre Vorfahren.

Wenn es Carrie besser geht, wo sie jetzt ist, wäre es nicht auch besser dort für Christie, Cheryl und Danny? Ihre Schwester Carrie würde auf sie aufpassen. Sie würden niemals zu traurigen Erwachsenen werden, deren Beziehungen ständig mit Enttäuschungen und Schmerz einhergingen. Je länger sie darüber nachdenkt, desto klarer erscheint ihr dieser Gedanke als das einzig Richtige. Diane weiß, dass sie keine gute Mutter ist. Manchmal gelingt es ihr zwar, sehr häufig aber auch nicht. Rational weiß sie, was eine gute Mutter tun müsste, doch ihre instabilen Gefühle standen ihr dabei schon immer im Weg, sodass ihr die Umsetzung nie für einen längeren Zeitraum gelang. So wie es ihr jetzt geht, kann sie auf gar keinen Fall eine gute Mutter sein. Völlig ohne Hoffnung darauf, dass jemals alles gut werden wird. Wie sollte es auch? Die einzige Möglichkeit für sie, doch noch alles gut werden zu lassen, ist die, ihre Kinder an den einzig wirklich sicheren Ort zu bringen, von dem sie weiß: in den Himmel. Es scheint die beste Lösung für alle zu sein. Den Kindern würde es gut gehen, sie würden die Entscheidung ihrer Mutter, wenn sie erst dort angekommen wären, verstehen und sich darauf freuen, sie später wiederzusehen. Nick müsste sich nie wieder Sorgen machen, für die Kinder verantwortlich zu sein. Er könnte einfach mit Diane glücklich werden und sie mit ihm. So, wie es immer sein sollte. So, wie es vorherbestimmt zu sein scheint. Wie er selbst sagte: »Wenn es so sein soll, dann wird es so sein.«

Diane denkt zwei Tage lang darüber nach, bis sie davon überzeugt ist, dies sei die bestmögliche Entscheidung. Die Lösung, durch die alles gut werden wird. Sie weiß, dass sie klug ist, und ist sich sicher, dass sie einen Weg finden wird, diese Entscheidung zu einem Happy End werden zu lassen. Was sie vorhat, muss wie ein furchtbares Unglück aussehen. Welcher Tag könnte passender für ein tragisches Unglück sein als der in zwei Tagen bevorstehende Freitag, der Dreizehnte? Zuvor muss sie allerdings noch nachprüfbar unter Beweis stellen, wie sehr sie ihre Kinder liebt. Daher beginnt sie am Mittwoch, dem 11. Mai, zum ersten Mal ausführlich über die Kinder zu schreiben. Sie berichtet von Ausflügen mit ihnen in den Park, zum Fluss und an den Strand. Die Zeit mit ihnen sei einfach wundervoll, schreibt sie dem fiktiven Nick in ihr Brief-Tagebuch. Sie seien so liebevoll und anhänglich und würden sich immer etwas einfallen lassen, um Diane glücklich zu machen. Ihr sei klar geworden, dass sie die Kinder inzwischen mehr liebe als ihn, behauptet sie. Denn die Kinder würden immer zu ihr stehen und für sie da sein. In ihren Ausführungen presst sie die Kinder erneut in die Rolle der Quelle von Liebe, Zuwendung und Wichtigkeit ihr gegenüber – die Funktion, zu deren Zweck Diane sie erschaffen hat, als ihr noch nicht klar war, dass die Kinder hierfür nicht ausreichen würden. Es wirkt fast so, als wolle sie Nick in ihren Gedanken durch ihre Ausführungen eifersüchtig machen, da die Kinder nun angeblich seine Position ausfüllen.

Diane nimmt in dieser insgesamt psychisch sehr angespannten Phase selektiv Dinge wahr und bringt sie in Zusammenhänge, die eigentlich irrational sind. Da ist gerade jetzt der bevorstehende Freitag, der Dreizehnte, welcher mit Unglück assoziiert ist. Auch fällt ihr seit einigen Tagen die Figur eines Messingeinhorns in einem Schaufenster auf. Diane liebt Pferde, sie sind für sie ein Symbol von Freiheit und Unbekümmertheit. Ein Einhorn ist mehr als nur ein Pferd. Es ist »magisch«. Erst vor einem halben Jahr war der Kinofilm »Das letzte Einhorn« in die Kinos gekommen und stark beworben worden. Ein Zeichentrickfilm für die ganze Familie, der vom vermeintlich letzten Einhorn handelt, welches in eine Frau verwandelt wird. Ein Mensch, der gar keiner ist, dessen Fühlen und Denken sich von dem anderer Menschen deutlich unterscheidet. Mit diesem Motiv kann sich Diane sehr gut identifizieren. Am Ende des Films wird aus der Frau wieder das Einhorn, das an einen fantastischen, wunderschönen Ort geht, wo es mit seinesgleichen zusammen für immer glücklich sein kann. Diane stellt sich vor, dass auch ihre Kinder im Himmel wild und frei wie Einhörner glücklich werden können. Einen Tag nach der ersten, überschwänglichen Thematisierung ihrer Liebe den Kindern gegenüber kauft sie das Messingeinhorn. Sie gibt beim Kauf an, es unbedingt bis zum nächsten Tag – Freitag, dem Dreizehnten – graviert haben zu wollen. Die Inschrift auf dem Sockel des Einhorns soll lauten:

Christie, Cheryl und Danny
Ich liebe euch!
Mom
13. Mai 1983

Auch mächtige Wasser können die Liebe nicht löschen; auch Ströme schwemmen sie nicht weg

Wir lieben es, herumzufahren und uns die Gegend anzusehen.

Elizabeth Diane Downs

Am Freitag, dem Dreizehnten, hat Diane ihren freien Tag. Dennoch fährt sie morgens mit ihren Kindern und am Tag zuvor gebackenem Kuchen in die Poststelle und verbringt einige Zeit mit ihren Kollegen. Diese sollen sie als glückliche Mutter und überaus freundliche Mitarbeiterin erleben. Von dort aus fährt sie mit den Kindern an den Strand. Sie weiß, dass diese sich darüber freuen, weil sie bereits vor einigen Wochen dort waren. Den ganzen Tag spielt sie mit den Kindern am Strand, wie sie später in ihrem Tagebuch beschreibt. Der Tag verläuft idyllisch, wie in einer perfekten Familie. Als alle hungrig werden, macht Diane sich auf den Rückweg. Dabei fährt sie allerdings lange in der Gegend umher und schaut sich mit den Kindern die eindrucksvoll schöne Landschaft an. Obwohl die Kinder immer hungriger und müder werden, macht sie mit ihnen noch einen Abstecher zum Fluss. Danach fährt sie zu ihrer Schwester Kathy, um deren noch sehr kleinen Sohn abzuholen, auf den sie an diesem Abend aufpassen soll. Obwohl die Sonne ab halb neun untergeht, fährt sie mit allen vier Kindern erst in den großen Stadtpark und dann nochmals zum Fluss. Bereits in völliger Dunkelheit macht sie sich auf den Weg nach Hause – während die Kinder völlig erschöpft direkt im Auto einschlafen.

Eigentlich wollte Diane den Kindern einen schönen Tag bereiten, um sich so von ihnen zu verabschieden. Sie wollte den richtigen Moment finden, um ihr Vorhaben umzusetzen, doch dieser Moment kam einfach nicht. Sie war sich nicht sicher, wo der richtige Ort hätte sein können. Am Park, am Fluss oder an einer der ländlichen Straßen? Die Verantwortung für ihren Neffen an diesem Abend erschwert ihr Vorhaben zusätzlich. Diane ist sich nicht mehr sicher, ob dies wirklich die richtige Entscheidung war. Ihre Gefühle und Gedanken waren den ganzen Tag über nicht mehr so eindeutig wie kurz zuvor, als sie noch völlig überzeugt von ihrem Vorhaben gewesen war. Freitag, der Dreizehnte, geht vorüber, ohne dass ein »Unglück« geschieht.

In den nächsten Tagen versucht Diane, sich nochmals auf ihre Mutterrolle zu konzentrieren. Vielleicht gelingt es ihr ja doch, die Mutter zu sein, die sie in ihrem Tagebuch seit wenigen Tagen beschreibt. Sie kümmert sich um den Haushalt, versucht, nicht an Nick zu denken, und fährt abends mit ihren Kindern immer wieder zum Fluss. Die Landschaft ist wunderschön, und die Kinder sind vergnügt. Es könnte alles gut sein, so wie es ist. Doch Diane fühlt sich nicht gut. Sie kann nicht aufhören, zu empfinden und immer wieder daran zu denken, dass etwas Wichtiges fehlt: Ohne Nick ist diese scheinbare Familienidylle nicht mehr als eine hübsche Fassade. Diane fühlt sich ohne ihn weiterhin unvollständig. Die Sehnsucht, der Schmerz, sie hören einfach nicht auf. Vier Tage nach Verstreichen des Datums ist Nick wieder so stark im Fokus ihrer Gefühle und Gedanken, dass sie erneut intensiver an ihn in ihrem Brief-Tagebuch schreibt. Ihr Text schwankt zwischen Wut auf ihn und tiefer Sehnsucht. Dianes zunehmende emotionale Instabilität wird noch dadurch verstärkt, dass sie kurz vor ihrer Periode steht.

Der Versuch, sich doch auf das Dasein als Mutter zu konzentrieren, scheitert immer deutlicher für sie spürbar. Obwohl die Kinder ihr zeigen, dass sie sie lieben, ihr kleine Geschenke machen und andere Zeichen der Zuwendung geben, empfindet Diane nur mehr Sehnsucht nach der einen Liebe, die sie endlich für immer von allem Schmerz heilen soll. Die Kinder reichen einfach nicht aus. Einen Tag nach ihrem erneut auf Nick fixierten Tagebucheintrag macht sie mit den Kindern einen weiteren Ausflug in den großen Stadtpark. Es ist schon dunkel, als sie mit ihnen zwischen den Bäumen umherspaziert. Vielleicht ist dies ja der bestmögliche Ort, um es zu tun. Diane hat ihre Waffe dabei, sie wartet auf den richtigen Moment. Als sie überraschend hinter einem Baum hervorspringt und vor Cheryl zum Stehen kommt, starrt diese ihre Mutter verängstigt an. Diane merkt, dass sie es nicht fertigbringt. Vielleicht gibt es ja doch noch einen anderen Ausweg. Cheryl kennt indessen ihre Mutter. Wegen der Gewalt, die sie immer wieder durch sie erfährt, weiß sie deren Gesichtsausdrücke intuitiv zu deuten. Sie spürt in diesem Moment, dass von ihr eine Gefahr ausgeht. Dass ihre Mutter ihr Angst gemacht habe, erzählt sie einen Tag später der Nachbarin ihrer Großmutter. Diese glaubt, das kleine Mädchen habe nur ein Spiel missverstanden.

Diane kann kaum mehr an etwas anderes als an die Schmerzen denken, mit denen sie abends ins Bett geht und morgens aufwacht. Sie werden nicht besser, sie werden nur immer schlimmer. Es erscheint alles so sinnlos ohne Nick. Es tut genauso weh wie damals, als sie erst die Hoffnung hatte, ihr Vater würde sich ihr endlich zuwenden, weil er sie als seine Tochter lieb habe, sie dann aber erkennen musste, dass sie für seine Liebe teuer zu bezahlen hatte, und er sich schließlich trotzdem von ihr abwandte. Wieder fühlt sie sich benutzt und weggeworfen von einem Mann, der sie eigentlich lieben und beschützen müsste. Der Schmerz hört einfach nicht auf. Er raubt ihr den Schlaf und nimmt ihr die Möglichkeit, an irgendetwas anderes zu denken. Sie will einfach nur Geborgenheit, endlich Frieden und die Abwesenheit von Schmerz.

Am Donnerstag, dem neunzehnten Mai, wacht sie wieder in den Albtraum auf, in dem sie seit Wochen zunehmend gefangen ist. Sie steht kurz nach fünf Uhr auf, bringt die Kinder eine Stunde später zur Oma und geht von dort aus zur Arbeit. Wieder hat sie für sich und ihre Kollegen Kuchen dabei, den sie gemeinsam in der Mittagspause essen. Wie so oft nach Feierabend redet sie noch ein wenig mit ihren Kollegen, bevor sie sich auf den Weg zu ihrer Mutter macht, um die Kinder abzuholen. Cheryl hat für Diane an diesem Tag Rosen gepflückt und hofft, sie überzeugen zu können, wie lieb sie ihre Mutter doch hat. Die Angst vom Vortag ist ihr noch gegenwärtig. Eine Rose schenkt Cheryl auch ihrer großen Schwester, die immer für sie da ist und sie tröstet, wenn ihre Mutter wieder wütend geworden ist. Da die Großeltern noch Termine haben, bringt Diane die Kinder früher als sonst nach Hause. Cheryl erzählt Diane, dass die Nachbarn Kätzchen zu verschenken haben. Sie fragt, ob sie eines der Kätzchen als Haustier haben dürfe. Diane erlaubt es ihr. Cheryl holt überglücklich das Kätzchen und etwas Zubehör von den Nachbarn, anschließend spielen die Kinder mit ihrem neuen Haustier. Zum Abendessen macht Diane Tortellini aus der Dose. Kochen war noch nie ihre große Leidenschaft, und momentan hat sie ganz besonders wenig Antrieb dazu.

Immer wieder sieht sie an diesem Tag zu den Fotos von Nick auf ihrem Fernseher im Wohnzimmer. Es ist genau einen Monat her, dass er telefonisch mit ihr Schluss gemacht hat. Vor drei Wochen stand sie persönlich vor ihm. Er war so unfassbar kalt und

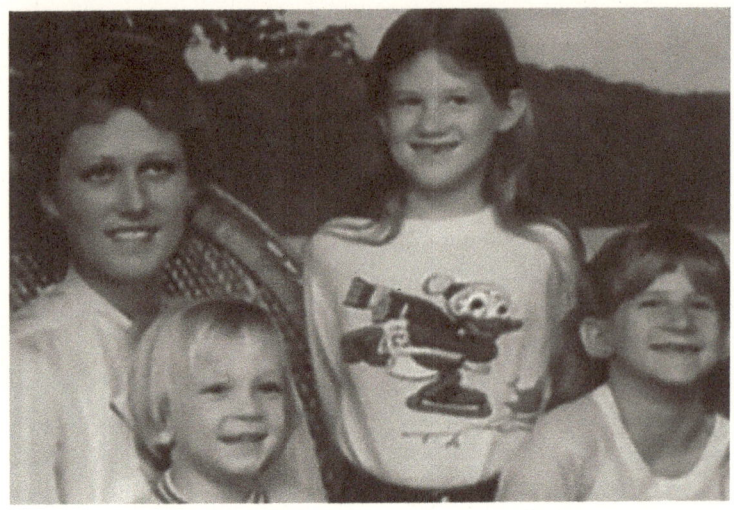

Diane Downs mit ihren Kindern Danny, Christie und Cheryl.

abweisend zu ihr. Nicht ein Mal hat er seither versucht, sich bei ihr zu melden. Sie selbst hat es vermieden, ihn zu kontaktieren. Ihr Grund war, weitere Abweisung durch ihn zu vermeiden. Diane fragt sich, was wohl sein Grund für diese völlige Abwesenheit auf allen Ebenen ist. Es kann doch nicht sein, dass er sie vergessen hat. Die Rose auf seinem Arm, die Kette um seinen Hals, sein Arbeitsplatz: Das alles muss ihn doch ständig an sie erinnern. Er muss sie doch vermissen, wenn er mit seiner Frau zu Hause sitzt, die ihm nicht annähernd das bieten kann, was sie ihm gab.

Dianes Gefühle und Gedanken kreisen immer heftiger um Nick und all den Schmerz, den sie scheinbar nur seinetwegen fühlt.

Während des Abwasches nach dem Abendessen hat Diane ganz besonders viel Zeit zum Nachdenken. Wie kann Nick ihr das nur antun? Keine Frau kann ihn so sehr lieben wie sie, ihn so glücklich machen wie sie! Er fehlt ihr so sehr. Diane denkt verzweifelt an die Nähe, die sie beim Sex mit ihm empfand. Was würde sie jetzt dafür geben, diese Nähe endlich wieder zu spüren! Es kann doch nicht sein, dass Nick sie nicht ebenso vermisst wie sie ihn. Sie möchte in Erfahrung bringen, ob sie Nick vielleicht doch fehlt und der Versöhnungsversuch mit seiner Frau gescheitert ist. Außerdem möchte sie, dass er weiß, wie sehr sie sich immer noch nach ihm sehnt. Nur nach ihm. Das wird einem Mann wie ihm sicher schmeicheln.

Zu diesem Zweck ruft Diane eine ehemalige Arbeitskollegin an. Obwohl diese eher eine Bekannte als eine Freundin für sie ist, konfrontiert Diane sie in ihrem Redeschwall mit intimsten Details aus ihrem früheren Sexleben mit Nick. Solchen Sex, solche Nähe könne ihr kein anderer Mann geben. Sie vermisse die Intimität mit ihm so sehr, erzählt sie der peinlich berührten Bekannten. Diane vermisst die Intimität mit Nick tatsächlich extrem, denn umso länger sie sich einsam fühlt, desto schmerzhafter überwältigen sie alle negativen Gefühle. Gleichzeitig dient das über einstündige Telefonat, währenddessen sie zeitweise weint, aber auch ihren für sie ganz natürlichen Manipulationszwecken: Wenn Nick von Dianes leidenschaftlichen Ausführungen erfährt, wird er sowohl an die intensiven Stunden mit ihr erinnert als auch davon überzeugt sein, dass sie ihm weiterhin treu sei und auf ihn warte. Alles kleine Manipulationsbausteine, welche die Wahrscheinlichkeit erhöhen sollen, dass Nick sich doch dafür entscheidet, wieder in Kontakt mit ihr zu treten.

Während des Telefonats hat Diane sich stark in ihre Erinnerungen und Gefühle hineingesteigert. Sie ist so einsam, traurig, hilflos und wütend. Dieser Zustand muss einfach enden. Ein Monat voller Qualen liegt hinter ihr. Noch so einen Monat verkraftet sie nicht. Hat sie nicht alles probiert, um von Nick loszukommen? Sie hat sogar versucht, eine gute Mutter zu sein. Aber ihr geht die Kraft dafür aus, sich entsprechend zu verstellen. Die schönen Familienausflüge in den fantastischen Landschaften der Gegend haben ihr keine wirkliche Freude eingebracht. Sie sieht ihre Kinder, aber sie fühlt nichts mehr für sie. Innerlich ist alles leer und taub vor Schmerz. Es ist nicht gut für die Kinder, wie es ist. Vor allem ist es nicht gut für sie selbst.

Du hast mir deinen einzigen Sohn nicht vorenthalten

*Ich schwor mir, dass ich niemals wieder
von irgendjemandem beherrscht werden würde!*

Elizabeth Diane Downs

Der emotionale Schmerz und die Hilflosigkeit lösen heftige Erinnerungen an entsprechende Situationen in ihrer Kindheit aus. Die früheren Gefühle und die gegenwärtigen verschwimmen. Ihr Leben läuft wie ein Film vor ihr ab, in dem es nur eine Aneinanderreihung schmerzhafter Szenen gibt. Die Zurückweisung durch ihre Eltern, der Missbrauch, die Ausgrenzung durch ihre Mitschüler, die Enttäuschung ihrer Ehe, alle gescheiterten Hoffnungen und Träume. Es ist wie ein Berg aus Bildern und Schmerz, unter dem sie sich begraben fühlt. Da ist so viel Hilflosigkeit.

Um sich nicht mehr hilflos zu fühlen, hat sie doch gelernt, Menschen zu manipulieren. Oft genug hat es funktioniert. Doch Nick ist ihrer Kontrolle entglitten. All ihre Manipulationsversuche, selbst als sie vor ihm stand, sind gescheitert. Sie fühlt sich wieder wie ein kleines Mädchen, das dem Mann, der sie lieben und beschützen sollte, hilflos ausgeliefert ist. *Er ist größer als sie, er ist stärker als sie. Er hat die Kontrolle und nicht sie. Da ist nichts, was sie noch tun kann.*

Diese vollkommene Hilflosigkeit aktiviert wieder ihren aggressiven Modus. *Moment mal! Sie ist der Situation nicht hilflos ausgeliefert! Es ist ihr egal, wie groß und mächtig er sich fühlt! Wenn sie einfach aufgibt und ihn ziehen lässt, überlebt sie das wahrscheinlich nicht. Zumindest fühlt es sich deutlich so an. Diane will nicht zulassen, dass ihr Leben deswegen endet. Sie vermag etwas zu tun, damit Nick und sie zusammen sein können. Wie er zu ihr sagte:* »*Wenn es so sein soll, dann wird es so sein.*«

Damals, als sie und Steve der Meinung waren, ein weiteres Kind würde ihre Ehe endgültig ruinieren, hat sie Carrie durch einen Arzt töten lassen. Steve war es nicht wert, das für ihn zu tun. Doch Nick ist anders. Er ist der Schlüssel für das Glück, welchem sie ihr Leben lang hinterhergejagt ist. Das kann sie deutlich fühlen. Sie hat schon einmal ein Kind für eine Beziehung geopfert. Warum sollte sie es nicht wieder tun? Carrie ist im Himmel. Christie, Cheryl und Danny hatten bisher alles andere als ein schönes Leben. Was sie bereits erlebt haben, wird letztendlich ihr Leben als Erwachsene beeinflussen. Die Folgen werden sie und ihre Nachkommen ein Leben lang begleiten. Wenn sie doch nur diesen grausamen Kreislauf aufhalten könnte. Christie, Cheryl und Danny sind wie Einhörner: wild und frei. Sie sollten an einem schöneren Ort sein. Diesen Ort kann Diane ihnen einfach nicht bieten. Zumindest nicht in dieser Welt. Die Kinder werden Dianes Entscheidung verstehen, wenn alles vorüber ist, so wie auch Carrie ihre Entscheidung versteht.

Dianes überbordende Gefühle, Erinnerungsfetzen und Fantasien verschwimmen zu einem großen Chaos, das für sie immer mehr Sinn ergibt. *Da ist ein Weg heraus aus der Hilflosigkeit, sie muss ihn nur betreten. Den Kindern wird es besser gehen. Nick wird sie trösten, und auch wenn er es nicht zugeben wird, so wird er erleichtert sein. Alles wird gut werden. Endlich. Diesmal für immer.*

Es ist kurz vor 21 Uhr, und die Sonne geht langsam unter, als Diane den Kindern sagt, dass sie noch einen kleinen Ausflug machen werden. Ihre Arbeitskollegin Heather, die kein Telefon hat und mit ihrer Familie in der Nachbargemeinde Marcola wohnt, wünscht sich schon länger ein Pferd. Diane ist eine Zeitungsannonce aufgefallen, in der Pferde zur »Adoption« angeboten werden. Sie hat sie für Heather ausgeschnitten und möchte sie ihr persönlich vorbeibringen, da sie sich wegen unterschiedlicher Schichten nicht am nächsten Tag bei der Arbeit sehen werden. Mit den Kindern fährt sie über die große Landstraße Marcola Road aus der Stadt hinaus. Wie immer, wenn sie Auto fahren, hört sie dabei Musik aus dem Kassettenrekorder. Seit einigen Monaten ist ihre Lieblingskassette das im Mai 1982 erschienene Duran-Duran-Album »Rio«. Dieses verbindet sie mit all den intensiven, schönen Momenten, die sie mit Nick verbrachte. Die Kinder sind schon etwas müde, doch sie schauen sich brav die in warme Farben gehüllte, an ihnen vorbeiziehende Landschaft an und lauschen der Musik.

Diane wird innerlich zunehmend ruhiger. Sie sieht einen Ausweg, die Hilflosigkeit ist vorüber, sie ist keine Gefangene einer ausweglosen Situation mehr. Zwar fühlt sie sich weiterhin irgendwie »dumpf«, doch die merkliche Abwesenheit emotionalen Schmerzes ist eine Erleichterung.

Heather ist überrascht, als Diane kurz vor halb zehn mit ihren Kindern im Wagen vorfährt. Diane gibt ihr die ausgeschnittene Zeitungsannonce, doch Heather hat sich gerade ein Pferd gekauft. Dieses zeigt sie Diane und den Kindern. Diane wirkt auf Heather entspannt, weder übermäßig positiv noch negativ gestimmt. Die Frauen unterhalten sich über Belanglosigkeiten, während Dianes Kinder vergnügt das Pferd füttern und streicheln. Heather fragt Diane, ob Nick nun bald zu ihr ziehen werde, was diese verneint. Stattdessen fragt Diane Heather, ob sie bald eine Schicht von ihr übernehmen könnte, da sie nochmals nach Arizona fliegen müsse. Heather ist prinzipiell einverstanden, erfährt aber nicht, was der Anlass der geplanten Reise ist.

Der Besuch dauert etwa zwanzig Minuten. Die Dunkelheit hat die Landschaft bereits vollkommen eingehüllt, während sich die Familie positiv gestimmt von Heather verabschiedet. Als Diane den Motor startet, läuft gerade das Lied »My Own Way« im Kassettenrekorder. Wie viele Lieder von Duran Duran lässt es sich vielfältig individuell interpretieren. Der Refrain lautet »'cause I've got my own way. I can find my own way. 'cause I've got my own way«, also »Denn ich habe meine eigene Art. Ich kann meinen eigenen Weg finden. Denn ich habe meine eigene Art.« Diane lässt sich von Musik und deren Texten leicht mitreißen. Wenn ihr Musik gefällt, kann sie nicht still sitzen, sondern bewegt sich rhythmisch und singt auch mit. Das Lied stimmt sie optimistisch und scheint sie in ihrem Vorhaben zu bestärken.

Die Kinder sind müde, Christie und Danny auf dem Rücksitz schlafen fast sofort ein. Cheryl redet von der Schule, sie möchte das Einhorn ihren Freunden zeigen. Diane ist freundlich zu ihr, regt aber an, sie solle sich lieber hinlegen, es sei ja schon spät, und sie hätten noch einen längeren Weg vor sich. Wie auch früher schon einige Male schiebt sie den Vordersitz ein Stück nach hinten. Cheryl legt sich eingerollt auf den Boden vor den Sitz und deckt sich mit dem Arbeitspullover ihrer Mutter zu. Es dauert nicht lange, bis auch sie eingeschlafen ist. Diane fährt nicht den direkten Weg nach Hause. Die Kinder sollen möglichst tief einschlafen. Gestern ist sie von ihrem Vorhaben abgekommen, als sie im Stadtpark in Cheryls angsterfülltes Gesicht gesehen hat. Das soll ihr heute nicht wieder passieren.

Statt der gut ausgebauten, direkt nach Springfield führenden Marcola Road nimmt sie zunächst einen Umweg über die Sunderman Road. Diese Landstraße führt in weiten Teilen durch bewaldetes Gebiet. Es ist dunkel, ruhig, Diane lauscht der Musik und wartet, bis ihre Kinder tief schlafen. Das Lied nach »My Own Way« auf der Kassette ist »Lonely in Your Nightmare«, also »Einsam in deinem Albtraum«. Welch passende Beschreibung für den Zustand, in dem sie seit Wochen lebt. Gefangen in einem Lebensmodell, das sie langsam umbringt. Der Text und die Stimmung des Liedes lassen in Diane wieder den Schmerz und die traurigen Erinnerungen aufkommen, ebenso wie die sie verzehrende Sehnsucht nach Nick:

Auch in der dunkelsten Nacht ...
wenn die Lichter der Hoffnung schnell verblassen,
dann schau herüber zu mir,
ich werde dein heimkehrender Engel sein,
ich werde in deinem Kopf sein.
Denn du bist einsam in deinem Albtraum, lass mich hinein.
Und da ist eine Hitze unter deinem Winter, lass mich hinein.

Ja, Nick soll ihr heimkehrender Engel sein, ihren Albtraum betreten und ihn zum Guten wenden. Heute Nacht wird sie den Grundstein für das Ende ihres Albtraums legen. Sie ist nicht gefangen in dieser Situation. Während sie noch nachdenkt, beginnt das nächste Lied auf der Kassette: »Hungry Like the Wolf«. Es hat einen lebhaften Beat und vermittelt eine ganz andere Stimmung als »Lonely in Your Nightmare«. Wie oft hat sie dieses Lied während leidenschaftlicher Momente mit Nick gehört? Es beschreibt so gut die wahnsinnige Liebe zwischen ihnen, diese magnetische Anziehung, wegen der sie, egal wie gefährlich es für beide ist, nicht voneinander lassen können. Es beschreibt den Hunger, den Diane so intensiv nach Nicks Nähe verspürt ...

> Dunkel in der Stadt, die Nacht ist ein Draht,
> Dampf in der U-Bahn, Erde ist ein Feuer.
> (Do dododo dododo dododo dododo doo doo)
> Frau, du willst mich, gib mir ein Zeichen
> und spür meinen Atem, noch näher hinter dir.
> (Do dododo dododo dododo dododo doo doo)
>
> In Berührung mit dem Boden,
> ich bin auf der Jagd, ich bin hinter dir her,
> rieche wie ich klinge,
> bin verloren in einer Menge,
> und ich bin hungrig wie ein Wolf!
> Überbrücke die Linie,
> in Dissonanz und Reim,
> ich bin auf der Jagd, ich bin hinter dir her,
> der Mund ist gefüllt mit Säften wie Wein
> und ich bin hungrig wie ein Wolf ...

Dieses Lied versetzt Diane wieder in eine energievolle, kämpferische Stimmung. Sie verzehrt sich nach Nick, sie ist auf der Jagd nach ihm, und sie ist bereit, wie ein Raubtier dafür zu kämpfen, an ihr Ziel zu kommen. In diesem Modus fixiert sie die Erreichung ihres Ziels. Nichts anderes zählt, als die Befriedigung ihrer überbordenden Sehnsucht. Sie fühlt sich stark, überlegen, unverwundbar.

> Verfolgt im Wald, zu nah zum Verstecken,
> ich werde über dich kommen, auf der Mondscheinseite.
> (Do dododo dododo dododo dododo doo doo)
> Erregtes Blut trommelt gegen deine Haut, sie ist so straff,

du fühlst meine Hitze, ich bin nur einen Augenblick hinter dir.
(Do dododo dododo dododo dododo doo doo)

In Berührung mit dem Boden,
ich bin auf der Jagd, ich bin hinter dir her,
Geruch und ein Geräusch,
bin verloren und gefunden,
und ich bin hungrig wie ein Wolf!
Stolzieren auf einer Linie,
es ist Dissonanz und Reim,
ich heule und ich jaule, ich bin hinter dir her,
der Mund ist gefüllt, alles läuft ins Innere
und ich bin hungrig wie ein Wolf!
Hungrig wie ein Wolf!
Hungrig wie ein Wolf!
Hungrig wie ein Wolf!

Das Einzige, was zwischen ihr und Nick steht, sind die Kinder. Sie denkt an die vielen anstrengenden Situationen mit ihnen: wenn sie weinen, schreien, unartig sind, Dinge kaputtmachen. Warum ist sie hier? Nur, um auf ihre Kinder aufzupassen? *Wie oft hat sie Cheryl gesagt, was für ein böses Mädchen sie ist, doch Cheryls Verhalten hat sich nicht gebessert. Danny, er ist niedlich, aber auch anstrengend. Sieht Russ von Tag zu Tag ähnlicher und eifert schon jetzt dem typisch männlichen Verhalten von Steve nach. Christie, so brav, aber im Zweifelsfall immer auf der Seite ihrer Schwester. Dieses schreckliche Gefühl, gefangen zu sein in der Mutterrolle. Das erwartet die Gesellschaft so. Nein, Diane lässt sich nicht von der Gesellschaft in die Ecke drängen!*

… Verbrenne den Boden, ich breche aus der Menge aus,
ich bin auf der Jagd, ich bin hinter dir her,
ich rieche, wie ich klinge,
bin verloren und gefunden,
und ich bin hungrig wie ein Wolf!

Stolzieren auf einer Linie,
es ist Dissonanz und Reim,
ich bin auf der Jagd, ich bin hinter dir her,
der Mund ist gefüllt mit Säften wie Wein,
und ich bin hungrig wie ein Wolf!
Verbrenne den Boden, ich breche aus der Menge aus,
ich bin auf der Jagd, ich bin hinter dir her,
Geruch und ein Geräusch,
bin verloren und gefunden
und ich bin hungrig wie ein Wolf ...

Am Ende der Sunderman Road fährt Diane auf die Marcola Road auf. Dieser folgt sie für eineinhalb Kilometer und biegt dann auf die parallel zur großen Marcola Road verlaufende, schlechter ausgebaute Old Mohawk Road ab. Beide Straßen führen in Richtung ihres Zuhauses, vorbei an Feldern und bewaldeten Abschnitten, in der Ferne umringt von bergigem Gebiet. Die Old Mohawk Road bildet allerdings einen kleinen Umweg. Kaum jemand nutzt um diese Uhrzeit diese Parallelroute zur deutlich besser befahrbaren Marcola Road.

Während »Hungry Like the Wolf« noch läuft, fährt Diane nach nur zweihundert Metern auf der Old Mohawk Road an den Straßenrand, direkt neben dem Verlauf des Mohawk River. Die Stelle ist wie größere Teile der Landstraße von Büschen umringt. Es ist sehr dunkel, Danny und Cheryl schlafen, doch Christie wacht durch den Halt und das Aufleuchten des schwachen Innenlichts auf. Sie sagt nichts und bleibt einfach sitzen, während weiter »Hungry Like the Wolf« auf der Kassette spielt, ihre Mutter aussteigt und zum Kofferraum geht. Diane weiß, was sie zu tun hat. Sie fühlt absolut nichts, sie funktioniert. So wie die unzähligen Male damals, als sie für ihren Vater das »brave, funktionierende Mädchen« war. Sie öffnet den Kofferraum. Ihr Blick fällt auf das hübsch verpackte Paket mit den vertrockneten Rosen, das Nick nicht angenommen hat. *So etwas würde er ihr nie wieder antun.* Dann blickt sie zu den beiden Pistolen. Die .38-Kaliber-Pistole ist alt und kaum zu gebrauchen. Die .22-Kaliber-Pistole ist noch in gutem Zustand. Sie nimmt die .22-Kaliber-Pistole heraus und schließt den Kofferraum. *All die schrecklichen Dinge, die sie erlebt hat, liegen in ihrem Kopf wie auf einem Tisch ausgebreitet vor ihr. Der Schmerz ist so viel Hass gewichen. Sie fühlt sich wie ein Raubtier auf der Jagd, sie spürt die aggressive Anspannung in ihrem Körper bis in die Fingerspitzen.*

Diane geht zielstrebig zurück zum Fahrersitz, kniet sich auf diesen und bemerkt nicht, dass Christie sie – noch im Halbschlaf – ansieht. Cheryl liegt weiter schlafend, unter Dianes Pullover zusammengerollt, auf dem Boden vor dem Beifahrersitz. Diane zielt mit der Pistole auf Cheryls Rücken, unterhalb der linken Schulter. Sie setzt den Lauf der Pistole recht nah an, bevor sie abdrückt. In dem Augenblick, als die Kugel eine von Cheryls Rippen, ihren linken Lungenflügel, ihre Hauptschlagader und ihre Luftröhre durchschlägt, macht Cheryls Körper eine reflexhafte Bewegung nach vorn, schleudert einen Arm gegen den Türgriff und fällt durch die sich öffnende Beifahrertür halb heraus. Diane zögert keine Sekunde, drückt die Pistole gegen Cheryls rechte Schulter und feuert noch mal. Cheryl sackt bewegungslos in sich zusammen. Diane zieht den leblosen Körper zurück auf den Boden vor dem Beifahrersitz.

Sie steht vom Fahrersitz auf, klappt die Rückenlehne um, wendet sich Danny zu. Er schläft noch, eingekuschelt in die Ecke des Sitzes, sodass sein Rücken zu sehen ist. Diane setzt wieder recht nah an und zielt auf seine Wirbelsäule, als sie abdrückt. Danny wacht von einem heftigen Schmerz auf, sackt zusammen und beginnt leise zu weinen. Da sieht Diane Christie an. Christie starrt wortlos, panisch in das Gesicht ihrer Mutter. Doch Diane fühlt nichts außer Wut. Sie zielt auf Christies Brustkorb und drückt ab. Christie springt getroffen in ihrem Sitz auf und hält – da sie Linkshänderin ist – ihre linke Hand abwehrend vor sich. Diane drückt sofort nochmals ab. Christie sackt auf den Sitz nach hinten. Sie würgt und hustet. Aus ihrem Mund beginnt Blut zu fließen. *Strategisch ist es klüger, wenn Chris und Dan unterwegs sterben. Sie sind schwer getroffen und können mit diesen Verletzungen unmög-*

lich lange überleben. Diane sieht das Blut und fühlt sich erleichtert. *Bald ist alles vorbei, und ein neues Leben fängt an.*

Der Modus, in dem sie gerade ist, lässt sie eiskalt wie eine Maschine denken. Sie muss sich selbst verletzen, damit ihre Geschichte glaubwürdiger wirkt. Sie spürt nichts mehr – weder emotional noch körperlich – und hat daher auch keine Angst vor dem Schmerz, den sie sich nun zufügen muss. *Das Wichtigste ist die Zukunft in Freiheit zusammen mit Nick. Alles andere ist egal.* Diane erinnert sich, dass im Kofferraum noch ein Handtuch vom letzten Strandausflug liegt. Sie wird sich wenigstens notdürftig verbinden müssen, wenn sie sich selbst eine Schusswunde zufügt. Daher geht sie zum Kofferraum, öffnet ihn, holt das Handtuch heraus und beginnt, es ordentlich zu falten. Als es in der richtigen Größe und Form für den Verband ist, legt sie es sich über den rechten Arm. Die Waffe noch in der Hand, stellt sie sich neben die Fahrertür des Autos. Sie will, dass die Patronenhülsen an der Stelle liegen, an der sie liegen müssen, damit ihre Geschichte plausibel bleibt. Diane setzt die Waffe an ihrem linken Unterarm an und zielt von ihrem Körper weg. *Das wird eine Schweinerei geben. Die Narben werden sicher nicht hübsch aussehen. Aber an dem Arm hat sie ja ohnehin schon Narben von früher, wenngleich sie inzwischen nicht mehr als helle Konturen auf ihrer sonnengebräunten Haut bilden. Danke auch dafür, Dad.* Der Hass steigt wieder in ihr hoch. Hass ist Energie. Er macht das Abdrücken auch diesmal leichter. Es brennt kurz und heftig, doch Diane nimmt es kaum wahr. *Verdammt, der Arm lässt sich so kaum mehr bewegen. Die Ärzte werden das schon wieder hinkriegen. Immerhin wirkt es bestimmt sehr überzeugend. Wer hätte schon den Mut, sich selbst durch seinen Unterarmknochen zu schießen?* Diane schmunzelt in sich hinein.

Ruhig und ordentlich legt sie das vorbereitete Handtuch über ihrem Arm zusammen und verbindet die Wunde. Dann setzt sie sich wieder auf den Fahrersitz und lässt ihren verwundeten Arm in ihren Schoß sinken. Sie atmet nochmals tief die Nachtluft ein, bevor sie die Tür schließt. Die Pistole legt sie unter ihren Sitz. Immer noch ist das leise Weinen von Danny sowie das Husten und

Röcheln von Christie zu hören. Es sind keine zehn Minuten vergangen, seit sie den Wagen an dieser Stelle angehalten hat. Wenn sie sichergehen will, dass die Kinder sterben, muss sie noch etwas Zeit verstreichen lassen. Die Ärzte dürfen sie auf keinen Fall retten. Diane lässt den Wagen an. Sie fährt mit knapp zehn Stundenkilometern über die dunkle Landstraße, lauscht dabei weiter der Musik. Gerade läuft das Lied »New Religion«, sie lässt den Sound und Text auf sich wirken: »Weiß nicht, warum dieses Böse mir folgt … Werde bezahlen müssen für die Heiligen und Sünder.«

Diane hofft, dass der Todeskampf der Kinder bald zu Ende sein wird. *Gott, tu, was das Beste ist. Lass sie sterben.* Es riecht nach Blut. Der Geruch ist angenehm. Dass Danny während seiner leisen Schluchzer immer wieder »Mommy, Mommy« flüstert, berührt sie nicht. *Weinen ist was für Schwächlinge. Immerhin hat sie ihren Kindern nie verboten zu weinen, so wie es ihr verboten wurde. Danny darf ruhig weinen, bis es vorüber ist. Als die kleine Diane weinte und Angst hatte, war auch niemand für sie da. So ist das halt in unserer Familie.* »Denn was der Mensch sät, wird er auch ernten«, *nicht wahr, Mom und Dad?*

Sie denkt darüber nach, was sie den Ärzten und den Polizisten sagen wird. Geht genau durch, wie sie die Ereignisse des heutigen Abends beschreiben wird. Während sie in Gedanken versunken ist, bemerkt sie das Auto nicht, das hinter ihr immer näher kommt. Es ist ein Familienvater mit seiner Frau und zwei Kindern. Er hat an diesem Abend noch eine wichtige Verabredung, zu der die Old Mohawk Road der kürzeste Weg ist. Der Fahrer wundert sich, wie langsam der rote Nissan vor ihm fährt. Das Nummernschild ist aus Arizona und rot, ebenso wie der Wagen. Da es sich um eine ortsunkundige Person zu handeln scheint, liegt die Vermutung nahe, der Fahrer habe sich verfahren und suche nun auf der dunklen Landstraße den richtigen Weg. Es sieht nicht so aus, als hätte der Fahrer ein ernsthaftes Problem, da der Wagen abgesehen von der langsamen Fahrweise gerade und geordnet fährt. Der Familienvater ärgert sich etwas, da er es eilig hat und wegen der hier sehr kurvigen, engen Straße nicht überholen möchte. Daher fährt er zwei bis drei

Minuten hinter dem Wagen her, bis eine längere gerade Teilstrecke beginnt und er überholen kann.

    Diane hat den Wagen hinter sich immer noch nicht bemerkt. Sie denkt an die Geschichte, die sie gleich möglichst überzeugend darlegen muss. Ab und zu sieht sie nach hinten, Christie und Danny sind noch am Leben. Wenn sie lebend im Krankenhaus ankommen, wird ihre Geschichte noch überzeugender sein. Doch sie müssen schwach genug sein, um trotz ärztlicher Behandlung zu sterben. Das perfekte Timing zu finden ist nicht einfach. Diane fährt weiter langsam die Old Mohawk Road entlang. Irgendwann auf dem Weg kurbelt sie das Fenster der Beifahrertür herunter. Schließlich erreicht sie die Kreuzung zur Marcola Road, biegt rechts ab und fährt über die Hayden Bridge. Unter ihr ist der Fluss etwa vierzehn Meter tief, voller Felsblöcke, und die starke Strömung fließt in beide Richtungen. *Sie werden die Waffe in der Nähe des Tatorts suchen, in dem dortigen Flussabschnitt. Sollten sie überhaupt auf die Idee kommen, auch unter dieser Brücke zu suchen, so werden sie hier wohl kaum erfolgreich sein.* Diane wirft die Waffe aus dem Beifahrerfenster. Sie fliegt mit Schwung in Richtung des dunklen, tiefen Wassers.

    Diane fühlt sich erleichtert. In diesem Augenblick fällt ihr auf, dass Christie nicht mehr röchelt. Dannys Weinen ist auch nur noch schwach. Das Timing scheint perfekt zu sein. Noch sieben Minuten fährt sie weiter – nun, da sie in der Stadt ist, in normaler Geschwindigkeit –, bis sie auf das McKenzie-Willamette Medical Center zukommt. Sie hat sich alles genau überlegt, nun muss sie nur besonders emotional eine verzweifelte Mutter spielen. Das sollte kein Problem sein, Diane ist selbstsicher. Sie fährt in die Notfalleinfahrt und beginnt, hektisch zu hupen. Sie ruft durch das geöffnete Beifahrerfenster immer wieder möglichst panisch um Hilfe. Nach wenigen Augenblicken kommen zwei Krankenschwestern auf sie zugerannt. Eine von ihnen fragt, was los sei. »Jemand hat gerade auf meine Kinder geschossen«, ruft Diane, scheinbar verzweifelt.

Weh denen, die das Unrecht herbeiziehen mit Stricken der Lüge und die Sünde mit Wagenseilen

Mein Gott, es war grauenvoll, und mein kleines Mädchen sprang auf dem Rücksitz auf und hatte solch einen Ausdruck des Grauens in ihren Augen ... oder Verwirrung oder so etwas. Das ist ein Gesichtsausdruck, den ich nie vergessen werde, aber nicht beschreiben kann.

Elizabeth Diane Downs

Diane weint nicht. Weinen ist nicht ihre Stärke. Stattdessen wirkt sie gefasst, aber verzweifelt, als sie immer wieder fleht, sie müssten ihren Kindern helfen. Innerhalb weniger Minuten sind alle verfügbaren Kräfte in der Notaufnahme versammelt und kämpfen um das Leben der Kinder. Cheryl ist bereits tot, als sie im Krankenhaus eintrifft. Christie und Danny sind dem Tod näher als dem Leben. Diane sagt, jemand müsse die Polizei rufen, ein fremder Mann habe ihren Kindern das angetan. Sie selbst ruft ihre Eltern an und sagt, auf sie und die Kinder sei geschossen worden. Während sie auf ihre Eltern und die Polizei wartet, erzählt sie, wie sie noch mit den Kindern geredet und gelacht habe, als plötzlich ein Mann auf der Straße gestanden und sie aufgehalten habe. Der Unbekannte habe plötzlich zu schießen begonnen. Er sei noch da draußen. Die Polizei müsse ihn finden. Dann fragt sie, wie es den Kindern gehe. Eine Krankenschwester sagt, dass die Ärzte alles tun, um das Leben der Kinder zu retten. Diane lacht kurz auf und sagt: »Nur das Beste für meine Kinder! Immerhin habe ich eine gute Versicherung.« Die Krankenschwester ist die erste in einer langen Reihe von Personen, denen Dianes Verhalten angesichts der Situation auffällig und sehr unangemessen vorkommt. Nach wenigen Minuten treffen sowohl Dianes Eltern als auch die Polizei ein. Ihrer Mutter sagt sie, sie könne nicht ohne ihre Kinder leben. Willadene versucht ihr Hoffnung zu machen, dass es den Kindern bald wieder gut gehen werde.

Der Polizei erzählt Diane, nach dem Besuch bei Heather sei

sie mit den Kindern noch – wie so oft – in der Gegend umhergefahren. So habe sie nicht den kürzesten Weg genommen, sondern hätte sich spontan entschieden, über die Old Mohawk Road zu fahren. Die Kinder seien zu diesem Zeitpunkt bereits eingeschlafen. Dort habe überraschend ein Mann gestanden und hektisch mit den Armen gewunken. Sie habe angenommen, er hätte einen Unfall gehabt und wäre in einer Notlage. Daher habe sie angehalten, sei ausgestiegen und habe gefragt, wo sein Problem liege. Er habe geantwortet, er wolle ihr Auto, worauf sie – völlig ungläubig – erwidert habe: »Das soll wohl ein Scherz sein!« Sie habe ihm das erst kürzlich gekaufte Auto nicht überlassen wollen. Da habe er sie einfach zur Seite gestoßen, seine Hand in ihr Auto geschoben und begonnen, erst auf Christie, dann auf Danny und schließlich auf Cheryl zu schießen. Es sei so schnell gegangen. Erst habe sie völlig ungläubig und schockiert dagestanden. Dann habe sie, um ihn abzulenken, so getan, als werfe sie ihre Autoschlüssel ins Gebüsch. Darauf habe er sich hektisch umgedreht und auf sie geschossen, wobei er glücklicherweise nur ihren Arm getroffen habe. Sie habe ihn dann weggestoßen, sei ins Auto gesprungen, habe den Motor angelassen und sei so schnell sie konnte davongefahren. Dabei habe sich die Autotür selbst geschlossen.

Es sei ein Mann in den späten Zwanzigern gewesen, etwa eins achtzig groß, 70 bis 80 Kilogramm schwer. Er habe dunkle, wild gelockte Haare und einen ein bis zwei Tage alten Bartwuchs gehabt, Levi's Jeans, eine Levi's Jacke und ein schmutziges T-Shirt getragen.

Die Polizisten sind beunruhigt von der Vorstellung, ein unberechenbarer Mörder bewege sich weiterhin mit einer Pistole bewaffnet in der Gegend. Sie wollen mit Diane zum Tatort fahren und möglichst schnell nach Spuren des Täters suchen. Da Diane meint, sie könne im Krankenhaus gerade ohnehin nichts für ihre Kinder tun, fährt sie mit den Polizisten den Weg zu der Stelle, wo die Schüsse abgefeuert wurden. Den Polizisten fällt auf, dass die Frau angesichts der dramatischen Situation auffällig gefasst wirkt. Sie sagt unter anderem, sie hoffe, ihr Auto sei in Ordnung und es seien keine Einschusslöcher darin. Unterwegs zum Tatort sagt sie irgendwann in Gedanken versunken, sie hätte niemals das Einhorn kaufen sollen. Die Beamten messen dieser Äußerung erst viel später eine tiefere Bedeutung bei. Am Tatort angekommen, äußert Diane, da sei ein »eklig gelbes Auto« abgestellt gewesen, welches wahrscheinlich dem Täter gehört habe. Nach der Tatortbesichtigung fahren sie zurück ins Krankenhaus. Als Diane dort erfährt, dass Cheryl bereits bei der Ankunft tot gewesen sei, reagiert sie erstarrt. Sie weint nicht. Den anwesenden Krankenhausmitarbeitern und Polizisten fällt auf, dass sie insgesamt emotional flach wirkt. Sie deuten es als eine – vielleicht etwas ungewöhnliche – Form von emotionalem Schock. Dahingehend werden zunächst auch ihre teils seltsamen Kommentare gedeutet. Diane redet wie ein Wasserfall auf die Polizisten ein. Ein Verhalten, das sie auch in den nächsten Tagen beibehalten wird.

Ihr linker Arm wird versorgt. Er ist gebrochen, doch es wurde kein Nerv beschädigt. Die Polizei bittet sie, ein Formular zu unterschreiben, das ihnen erlaubt, ihr Auto und ihre Wohnung zu durchsuchen. Diane willigt ein, sie habe nichts zu verbergen. Die Ermittler halten es von Anfang an für wahrscheinlich, dass irgendeine Vorbeziehung zum Täter bestanden haben müsse. Dass ein wildfremder Mann einfach so auf drei Kinder schießt, kommt ihnen insgesamt wenig wahrscheinlich vor. Entgegen ärztlichem Rat will Diane nicht im Krankenhaus bleiben, sondern heimgehen. Sie sagt auch, so schnell wie möglich wieder arbeiten zu wollen. Spätestens übermorgen. Außerdem ist ihr wichtig, dass die Ärzte ihrem Vater gegenüber nichts von ihrer Tätowierung auf der Schulter erwähnen. Wie sie sich in dieser Situation über derlei Dinge Gedanken machen kann, verstehen die Krankenhausmitarbeiter, die mit ihr zu tun haben, einfach nicht. Schließlich bleibt Diane doch bis zum 23. Mai im Krankenhaus. Den Ärzten gelingt es derweil, den Zustand von Christie und Danny zu stabilisieren. Allerdings ist Dannys Wirbelsäule verletzt, was ihn dauerhaft von der Hüfte abwärts gelähmt bleiben lässt. Christie ist nur sehr knapp mit dem Leben davongekommen. Sie hat durch den schweren Blutverlust einen Schlaganfall erlitten. Die Ärzte können zu diesem Zeitpunkt nicht abschätzen, welche bleibenden Schäden sie zurückbehalten wird. Sowohl vor Dianes Zimmer als auch vor die Zimmer der Kinder werden Wachen postiert.

Nicht Diane, sondern ihr Vater ruft noch in derselben Nacht Steve an. Anschließend telefoniert ein Polizist etwa zwei Stunden lang mit ihm. Steve kann sich nicht vorstellen, dass Diane Feinde in der Gegend habe, die ihr so etwas antun könnten. Auf Nachfrage sagt er, er könne sich aber auch nicht vorstellen, dass sie selbst die Täterin sei. Er zweifele nicht daran, dass sie die Kinder liebe. Steve ist erschüttert, voller Trauer wegen Cheryl und in großer Sorge wegen Christie und Danny. Er lässt sich von seiner neuen Freundin am nächsten Morgen zum Flughafen fahren, um so schnell wie möglich bei den Kindern zu sein. Diane ruft gegen sieben Uhr – zu Beginn der Frühschicht – in ihrer alten Poststation an. Ihrer besten Freundin dort berichtet sie, was passiert sei. Diese ist bestürzt und beginnt zu weinen. Diane sagt, sie wolle Nick sprechen, was ihre Freundin angesichts der tragischen Ereignisse nachvollziehbar findet. Sie sagt Nick, sie wisse, dass er eigentlich nicht mit Diane sprechen wolle, doch es sei etwas Schreckliches passiert. Nick geht ans Telefon und erlebt ein seltsames Gespräch mit Diane. Diese fragt, wie es ihm gehe, wie es in Chandler laufe und ob er glücklich sei. Nick wundert sich, wie diese Fragen zu einer vermeintlichen Notsituation passen könnten, daher fragt er Diane, was geschehen sei. Diane zögert mit ihrer Antwort, bis sie schließlich sagt, sie wisse es nicht genau. Ein Mann habe auf sie und die Kinder geschossen, sie habe keine Ahnung, warum. Nick bleibt distanziert, sagt aber, sie könne ihm ihre Nummer im Krankenhaus hinterlassen. Doch sie solle ihn keinesfalls wieder überraschend in Chandler besuchen. Diane ist über seine Reaktion enttäuscht, doch wenigstens ist er bereit, am Telefon mit ihr zu reden. Sie hofft, dass er nach einigen Tagen des Nachdenkens und der Telefonate mit ihr doch wieder offener werden wird.

Zugleich macht sie sich Sorgen, dass Christie sie verraten könnte. Danny ist zu klein, um sich ernsthaft zu erinnern, geschweige denn, sich plausibel zu dieser Nacht äußern zu können.

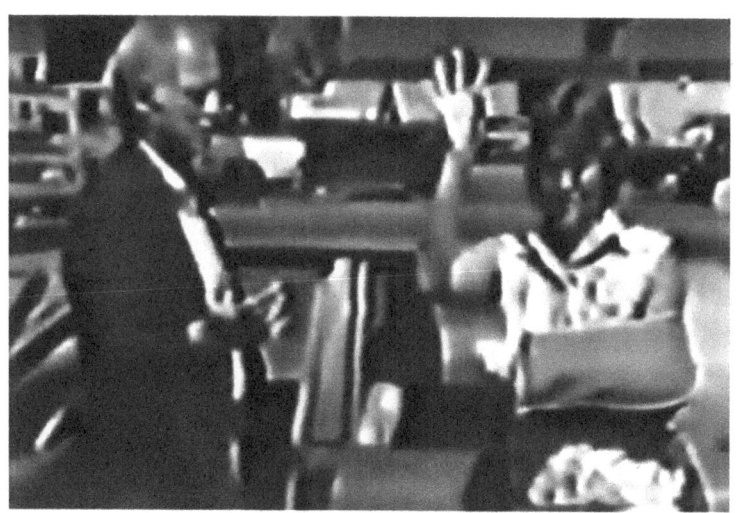

Doch Christie könnte sich erinnern. Diane denkt an ihren ungläubig-verängstigten Gesichtsausdruck in jener Nacht. Die Tatsache, dass Christie einen Schlaganfall erlitt, lässt Diane hoffen. Selbst wenn sie wieder gesund wird, wie glaubwürdig ist die Aussage eines Kindes mit einer Hirnschädigung, das eine traumatische Situation im Halbschlaf miterlebte? Diane geht während ihres Krankenhausaufenthaltes immer wieder in die Zimmer der Kinder, setzt sich neben ihre Betten, während sie schlafen. Dem Krankenhauspersonal und den Wachleuten fällt auf, dass sie bei den Besuchen unsicher oder völlig emotionslos wirkt. Als sie das erste Mal am Bett der noch bewusstlosen Christie sitzt, nimmt sie ihre Hand und sagt immer wieder, dass sie sie liebt. Doch in ihrem Gesicht ist kein Ausdruck irgendeines Gefühls sichtbar. Die Anwesenden bekommen zunehmend das Gefühl, dass irgendetwas mit dieser Frau nicht stimmt.

Am Tag ihrer Entlassung, knapp vier Tage nach der Tat, soll sie für ein Polizeivideo den Vorfall in seinem Ablauf nachstellen. Sie erscheint den Anwesenden dabei in ihrem Verhalten extrem ungewöhnlich. Ihr Auto, in dem Cheryl starb und Christie und Danny so schwer verletzt wurden, wird für das Video genutzt. Diane ist gut gelaunt, spielt die Szene mehrmals, in der ein Statist den Täter darstellt. Sie lacht zwischendurch, winkt fröhlich in die Kamera. Als sie sich bei einer Gelegenheit den verletzten Arm stößt, beginnt sie zu lachen und ruft: »Verdammt, ich hab mir den Arm angehauen!« Zwischendurch sitzt sie auf dem Fahrersitz und frischt ihr Make-up auf. Die Anwesenden, die alle die Tragik dessen, was in diesem Auto vor wenigen Tagen geschehen ist, vor Augen haben, können Dianes Verhalten nicht fassen.

Gewöhne dich nicht an die Lüge; denn diese Gewohnheit bringt nichts Gutes

Jeder sagt: »Du hast wirklich Glück gehabt!«
Nun, ich fühle mich nicht sehr glücklich.
Ich konnte meine verdammten Schuhe für etwa
zwei Monate nicht binden!

Elizabeth Diane Downs

Cheryls Beerdigung findet am 25. Mai statt. Die Kirche füllt sich mit trauernden Menschen, die tief bewegt vom gewaltsamen Tod der Siebenjährigen sind. Dianes Mutter hat ein Kleid gekauft, um Cheryl bei der Aufbahrung besonders schön aussehen zu lassen. Erst hat Diane gewünscht, es solle in Cheryls Lieblingsfarbe Rot sein. Kurz darauf hat sie sich jedoch wieder umentschieden: Cheryl sei nun ein Engel, und die trügen schließlich Weiß. Diane zeigt bei Befragungen durch Polizisten nur selten spontan aufkommende Tränen. Dies geschieht unter anderem, als sie von Cheryl spricht. Jetzt, wo sich ihr kämpferischer Modus wieder etwas gelegt hat, spürt sie manchmal einen Anflug von Traurigkeit. Dann kommen gute Erinnerungen an Cheryl hoch: wie sie ihr Blumen pflückte, sich an sie drückte und ihr sagte, wie lieb sie ihre Mutter habe. In diesen Momenten spürt Diane, dass ihr doch etwas fehlt.

Echtes Mitgefühl, geschweige denn Schuldgefühle schwingen dabei nicht mit. Ihr Gefühlsleben ist eingeschränkt auf Gefühle sie selbst betreffend.

Solch aufkommende Traurigkeit versucht sie durch Gedanken daran zu unterdrücken, dass Cheryl jetzt an dem wunderbaren Ort ist, an den sie auch schon Carrie geschickt hat. Dort ist alles leicht und schön, es gibt keine Probleme. Ihre Vorstellungen in dieser Hinsicht äußert sie auch einem Polizisten gegenüber, dem sie sagt: »Cheryl hat es besser, wissen Sie. Ich fühle mich beinahe schuldig, weil ich mich für Cheryl freue, weil sie wahrscheinlich im Himmel ist.«

Während der Beerdigung wirkt Diane gefasst, aber doch emotionaler als in den meisten anderen Situationen. Als sie am Sarg über ihrer toten Tochter steht, die so hübsch und friedlich aussieht, wird ihr kurz schwindelig. Alle möglichen widersprüchlichen Gefühle, Erinnerungen und Persönlichkeitsfacetten werden gleichzeitig aktiviert. Sie legt Cheryl eine Rose in den Sarg und geht von ihrer Mutter gestützt in die Menge der Trauernden zurück.

Diane fühlt sich allein in ihrer Wohnung nicht wohl und zieht daher – erst vorübergehend, später längerfristig – zu ihren Eltern. Die Polizei hat derweil zunehmend den Eindruck, dass Diane mehr über die Hintergründe der Tat weiß, als sie zugibt, oder dass sie sogar selbst die Täterin ist. Es fällt bei genauerer Prüfung auf, dass von ihr gemachte Aussagen fragwürdig sind: Im Krankenhaus erzählte sie zuerst, die Kinder seien während des Überfalls wach gewesen, den Polizisten gegenüber behauptet sie, diese hätten geschlafen. Mal sagt sie, der Täter habe mitten auf der Straße gestanden, ein andermal, er sei vom Straßenrand auf sie zugerannt. Sie gibt an, zwei Waffen zu besitzen: das .22-Kaliber-Gewehr und die .38-Kaliber-Pistole. Die .22-Kaliber-Pistole verschweigt sie, und diese findet sich auch nicht mehr in ihrem Besitz. Allerdings sagen Steve und Nick bei Befragungen völlig unabhängig voneinander aus, dass Diane auch eine .22-Kaliber-Pistole bei ihrem Umzug nach Oregon mitgenommen habe. Nick hat diese am Tag ihres Umzugs in ihrem Kofferraum gesehen. Von dem unbekannten

Mann oder dem gelben Auto, die Diane beschrieben hat, fehlt jede Spur. Niemand hat irgendetwas in diesem Zusammenhang in der Gegend beobachtet. Ganz im Gegenteil sah auch der Familienvater, der nur kurz nach der Tat am Tatort vorbeifuhr, weder einen Mann noch ein gelbes Auto. Stattdessen beschrieb er sehr plausibel sein Erlebnis mit dem roten Auto aus Arizona, das mit großer Wahrscheinlichkeit Dianes Auto war und das – im Gegensatz zu ihren Angaben – keineswegs auf der entsprechenden Strecke in Richtung des Krankenhauses raste. Ganz das Gegenteil war der Fall.

Besonders beunruhigend erscheinen den Polizisten Dianes Tagebuchaufzeichnungen. Sie geben Einblick in die Gefühls- und Gedankenwelt einer sehr ungewöhnlichen Frau, deren Lebensinhalt offenbar seit geraumer Zeit aus der unglücklichen Liebe zu einem Mann bestand, der immer wieder betonte, mit ihr wegen ihrer Kinder keine feste Beziehung zu wollen. Auch die seltsamen Veränderungen in den Tagebuchbeschreibungen in den Wochen vor der Tat fallen auf. Am Tag der Tat ist zwar das Datum eingetragen, doch es gibt keinen weiteren Text. Diane selbst ist nicht in der Lage, richtig einzuschätzen, wie verstörend ihre Tagebucheinträge wirken. Sie ist so sehr in ihrer subjektiven Welt gefangen, dass sie gar nicht auf den Gedanken kommt, die Polizei könne den Inhalt verdächtig finden. Dies hat nichts mit ihrer eigentlich überdurchschnittlichen Intelligenz zu tun. Ihre eigenen Gedanken und Gefühle sind schon seit ihrer Kindheit derartig ungewöhnlich, dass ihr das Ausmaß nicht mal ansatzweise bewusst ist.

Bei der Durchsuchung ihrer Wohnung fällt der Polizei auf, dass alles noch sehr provisorisch eingerichtet ist, obwohl Diane bereits seit Wochen darin wohnt. Auf dem Fernseher stehen zwei Fotos von Nick und zwei von Diane in besonders hübschen Posen, doch es gibt nirgends auch nur ein Foto der Kinder. Essen ist so gut wie keines vorhanden. Die Wohnung sieht kaum aus wie die einer Familie, sondern eher wie die einer alleinstehenden Frau, die sich noch nicht in ihrem neuen Leben in Oregon eingefunden hat. Allerdings fällt die Messingfigur des Einhorns auf: Die Gravur erinnert an eine Grabinschrift. Das Datum, der 13. Mai, erscheint merkwürdig. Dianes Kommentar auf der Brücke bezüglich des Einhorns wirkt in diesem Kontext besonders auffällig. Befragungen ihres sozialen Umfelds in Arizona und Oregon verstärken den merkwürdigen Gesamteindruck, den Diane bereits auf die Polizisten gemacht hat. Alle Befragten sind sich einig, dass die Gestaltung ihres Lebens und ihrer Beziehung zu den Kindern noch nie auch nur ansatzweise stabil war und dass ihre Besessenheit mit Nick ein nicht mehr nachvollziehbares Ausmaß angenommen hatte. Warum allerdings gerade er von all den Männern in ihrem Leben diese außerordentliche Stellung in ihrer Wahrnehmung bekam, vermochte niemand – auch Nick selbst nicht – zu erklären.

Die Beamten bemerken bei der Gesamtschau des Falls auch, dass Dianes eigener Vater in der Nacht der Schießerei nebenbei sagte, dass es schon komisch aussehe: Seinen Enkeln sei allen in die Brust geschossen worden, und Diane selbst habe lediglich eine Verletzung am linken Unterarm. »Für mich sieht es so aus, als habe sie es getan«, merkte er an. Dies ging aber im allgemeinen Chaos der Nacht unter. Wes weiß sehr gut, dass Diane dazu in der Lage ist, ihren linken Unterarm selbst zu verletzen. Er hatte ihre Selbstverletzung an der entsprechenden Stelle bemerkt, als er sie missbrauchte. Später sagt auch ihre Schwester Kathy – zu der Diane eigentlich ein gutes Verhältnis hat – aus, dass sie bei der Nachricht über das Geschehen sofort daran dachte, Diane habe diese Situation selbst inszeniert. Kathy macht zu einem späteren Zeitpunkt die Aussage, ihre dahingehende Meinung habe sich nie geändert.

Das Krankenhauspersonal und die Polizisten, die mit Diane unter anderem durch ihre Bewachung im Krankenhaus zu tun haben, berichten einhellig davon, dass ihr Verhalten nicht dem entspricht, was man von einer um ihr totes Kind trauenden und um ihre lebenden Kinder bangenden Mutter erwarten würde. Sowohl Krankenhauspersonal als auch Polizei kennen verzweifelte Situationen, in denen Eltern mit dem Tod ihrer Kinder konfrontiert werden. Die Reaktionen sind individuell verschieden, doch trotz oder gerade wegen der Erfahrungen mit solchen Situationen erscheint Dianes Verhalten über Wochen den entsprechenden Anwesenden besonders ungewöhnlich. Unter anderem fällt auf, dass sie direkt dazu übergeht, auch mit einigen der Wache stehenden Polizisten zu flirten. Einen fragt sie, ob er verheiratet sei. Auf seine Frage, warum sie das wissen wolle, antwortet sie: »Oh, ich werde jemanden brauchen, der bei mir ist, wenn das alles vorüber ist.« Jedes einzelne Detail für sich genommen hat wenig Aussagekraft, doch das Gesamtbild erscheint der Polizei und dem eingeschalteten Staatsanwalt sehr verdächtig.

Abgesehen davon findet sich nicht ein Zeuge, der etwas über den »wild gelockten Fremden« oder sein gelbes Auto sagen könnte. Obwohl Dianes Beschreibung und ein von der Polizei gezeichnetes Phantombild erst regional und später überregional über diverse Medienkanäle verbreitet werden, folgen keine auch nur ansatzweise hilfreichen Hinweise. Es gibt kein erkennbares Motiv für sein Verhalten, es finden sich keine Spuren seines Autos. Dieser »wild gelockte Fremde« scheint innerhalb weniger Minuten aus dem Nichts gekommen und wieder ins Nichts verschwunden zu sein.

Nach weniger als zwei Wochen ist auch Diane klar, dass die Polizei sie als Tatverdächtige einstuft. Sie reagiert empört, nimmt sich einen Anwalt und verweigert fortan kooperatives Verhalten gegenüber der Polizei. So lässt sie ihren Anwalt einen Lügendetektortest, den die Polizei fordert, ablehnen. Außerdem droht sie, ihre Kinder so schnell wie möglich nach Hause zu holen und vor Befragungen durch wen auch immer zu schützen. Diese heftige Reaktion wiederum verstärkt den Eindruck seitens der Polizei und der Staatsanwaltschaft, dass Diane etwas zu verbergen hat. Anfang Juni erfährt sie, dass ihr mit der Begründung, sie boykottiere die Ermittlungsarbeit und eine von ihr ausgehende Gefahr für die Kinder sei nicht auszuschließen, vorübergehend das Sorgerecht entzogen wird. Sie darf die Kinder nur noch mit Voranmeldung und unter Aufsicht sehen. Von diesem Moment an beginnt ein Kampf zwischen Polizei und Staatsanwaltschaft einerseits sowie Diane, ihrem Anwalt und ihren Eltern andererseits. Wes fühlt sich – trotz seiner Zweifel an ihrer Unschuld – seiner Tochter gegenüber verpflichtet. Auch er ist in einer ambivalenten Bindung ihr gegenüber gefangen.

Diane entdeckt in dieser Zeit, dass sie zwar keine direkte Kontrolle über den Verlauf der Ermittlungen hat, jedoch durchaus Kontrolle ausüben kann, indem sie gezielt die Medien nutzt. Dass sie sich nicht vor den Medien scheut, bewies sie bereits im Kontext ihrer Leihmutterschaft, als sie es sogar in die »Washington Post« schaffte. Diane nutzt für sich den Umstand, dass die Journalisten Bilder für ihre sensationelle, tragische und mysteriöse Geschichte suchen. Nichts fällt ihr leichter, als ihnen diese Bilder zu liefern. Die Medienberichterstattung über ihren Fall zu kontrollieren bedeutet auch, das Bild der Allgemeinheit bezüglich ihrer Schuld oder Unschuld zu beeinflussen. So sagt sie während einer Pressekonferenz im Juni: »Wenn ich auf meine eigenen Kinder geschossen hätte, dann hätte ich ganze Arbeit geleistet. Ich hätte gewartet, bis sie gestorben wären, und hätte dann Krokodilstränen vergossen.«

Wenn die Allgemeinheit hinter ihr steht, werden Polizei und Staatsanwaltschaft es besonders schwer haben, sie als Täterin darzustellen. Immerhin fehlt die Tatwaffe weiterhin, obwohl Taucher den Fluss sowohl in der Nähe des Tatorts als auch unter der Hayden Bridge abgesucht haben. Solange keine Tatwaffe gefunden wird und niemand eindeutig beweisen kann, dass Diane im Besitz dieser war, gibt es keinen sicheren Beweis für ihre Schuld. Dies betont sie auch bei den von ihr einberufenen Pressekonferenzen, wo sie unter anderem sagt: »Ich werde nichts gestehen, was ich nicht getan habe. Da sind keine Beweise. Ich habe es nicht getan, und es kann keine Beweise geben, wenn du etwas nicht getan hast.«

Diane inszeniert sich vor den TV-Kameras als zarte Frau mit starkem Willen, als liebende Mutter, die alles für das Überleben ihrer Kinder getan hat und der nun von den Behörden weiteres Leid zugefügt wird. Stets ist sie hübsch gekleidet, frisch frisiert und mit perfektem Make-up. Sie spricht immer und immer wieder von der Tatnacht, aber auch von ihrem Leben und vom Leid, das sie während ihrer Lebensgeschichte erfahren hat. Zwar weint sie nicht vor der Kamera, doch sie sieht gut aus, kann sich artikulieren und verhält sich so extrovertiert, dass die Fernsehmacher hervorragendes

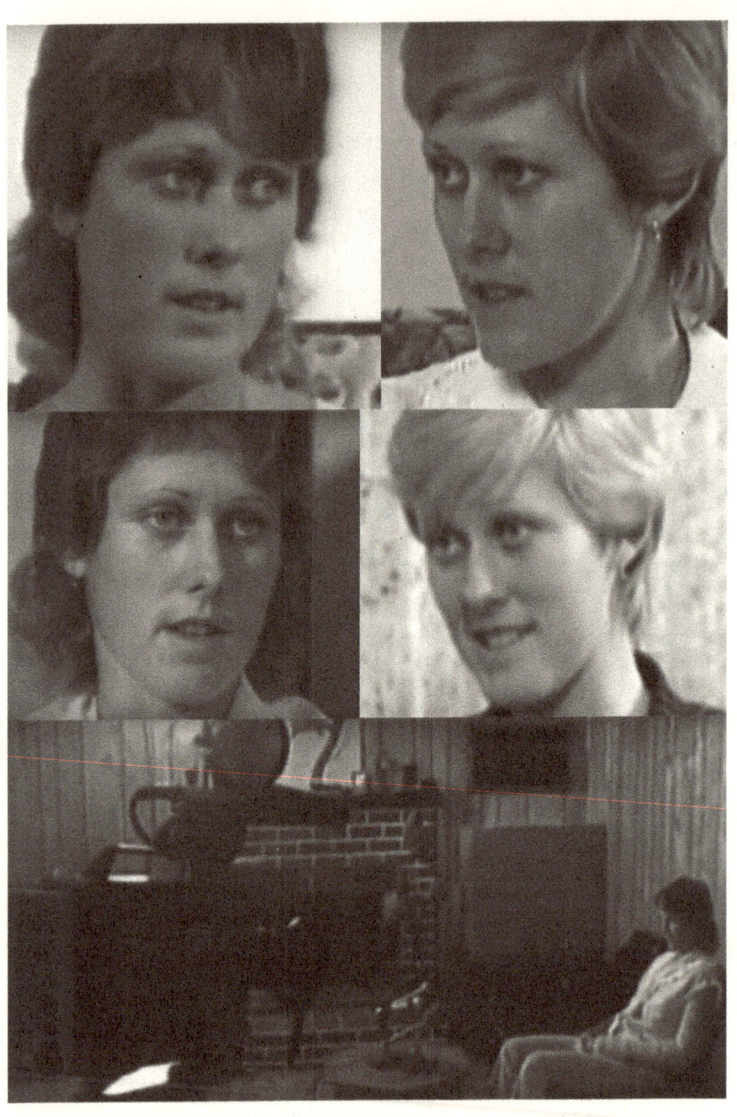

Diane Downs bei ihren zahlreichen Interviews.

Material für immer neue Berichte über ihre herzzerreißende Geschichte von ihr bekommen. Wegen einer gewissen Ähnlichkeit zu Prinzessin Diana bekommt sie den inoffiziellen Namen »Lady Di«.

Trotz ihres attraktiven Aussehens und ihrer freundlichen Art fallen einige ihrer Aussagen auch den Journalisten als ungewöhnlich auf. In ihren Äußerungen während eines sehr bekannt gewordenen, langen Interviews für die »KEZI 9 News« wird deutlich, wie weit entfernt sie von einem emotionalen Zugang zum Grauen des Geschehens ist:

»Als dieser Mann auf meine Tochter schoss, war meine erste Reaktion, in meine Kindheit zurückzuschalten, zu dem Schmerz, der mir zugestoßen ist, damals, meine Ehe, meine Gefangenschaft in der Gesellschaft. Dieser Mann war größer als ich, er war stärker als ich ... Die Waffe feuerte und feuerte und feuerte immer weiter und machte dieses monotone ... Es war bedrohlich, es ging immer weiter. Wie ein verlangsamt ablaufender Film. Als er sich herumdrehte, während er mich mit der Waffe bedrohte, als er sich da herumdrehte, schlug die Waffe gegen meine Fingerspitzen, und das schaltete etwas in mir um, und ich dachte: Moment mal! Ich bin keine Gefangene der Gesellschaft. Es ist mir egal, ob er größer ist. Wenn ich hier stehen bleibe und sage: ›Da, nimm die Schlüssel‹, ich meine, dann ist da nichts mehr, was ich tun kann. Du gewinnst, weil du die Waffe hast, meine Kinder werden sterben, doch ich werde meine Kinder nicht sterben lassen. Und so, anstatt ihm die Schlüssel zu geben, täuschte ich vor, meine Schlüssel wegzuwerfen ... Er nahm sich nicht die Zeit, mit der Waffe zu zielen und mich zu erschießen, ganz offensichtlich, denn er hätte sonst auf dieselbe Weise auf mich geschossen wie auf die Kinder. Als er beim Herumdrehen in Richtung der Schlüssel eine Drehung machte und dabei schoss, erwischte er meinen Arm. Jeder sagt: ›Du hast wirklich Glück gehabt!‹ Nun, ich fühle mich nicht sehr glücklich.« An dieser Stelle lacht Diane: »Ich konnte meine verdammten Schuhe für etwa zwei Monate nicht binden!«

Wie damals, als der Polizist sie im Auto ihres Vaters fragte, ob wirklich alles in Ordnung sei, mischt sie wahre Elemente des Geschehens mit unwahren. Sie fühlte sich als »Gefangene der Gesellschaft«, sie wollte keinesfalls aufgeben, sondern kämpfen, um sich gegen die scheinbar existenzielle Bedrohung zu wehren, die von Nicks Ablehnung ausging. Doch diese gefühlte Bedrohung war allein ein Produkt ihres Gehirns und spiegelte keine real lebensbedrohliche Situation für sie wider. Das Gefühl allerdings, von der Situation derartig bedroht zu werden, war so real, dass es alle weiteren gefühlsmäßigen und gedanklichen Effekte in ihrem hochgradig instabilen psychischen Zustand auslöste.

Alles ist mir erlaubt, aber nicht alles dient zum Guten

Es waren »Unwahrheiten«.
»Lüge« ist ein starkes Wort, so wie »Hass«.
Als würde man »Hass« für »Abneigung« sagen.

Elizabeth Diane Downs

Diane ist gestresst vom engen Zusammenleben mit ihrem Vater, dem Sorgerechtsentzug, der inzwischen in einer völligen Kontaktsperre zwischen ihr und den Kindern mündete, und der berechtigten Befürchtung, dass die Ermittler nach Möglichkeiten suchen, um sie vor Gericht zu stellen. Kontrollverlust ist ein Zustand, den sie schlechter als alles andere erträgt. Sosehr sie auch versucht, Kontrolle über die Medien auszuüben: Es reicht nicht. Sie hat das dringende Bedürfnis, auch bezüglich der Ermittlungen aktiv zu werden, egal wie aussichtslos dies ist. Irgendetwas zu tun fühlt sich für sie besser an, als passiv zu bleiben. Passiv war sie früher, als ihr Vater sie missbrauchte. Passivität gleicht Kontrollverlust, gleicht dem Gefühl, ein Opfer zu sein. Ihre kämpferischen Persönlichkeitsanteile lassen diesen Zustand nicht mehr zu, besonders nicht angesichts von Bedrohung. Diane agiert immer mehr, umso größer der Druck auf sie wird. Sie befragt – unterstützt von ihrem

Vater und ihrem Bruder Paul – Menschen in der Gegend, ob jemand vielleicht einen Mann kenne, auf den die Beschreibung des »wild gelockten Fremden« ansatzweise passen könnte. Ausgerechnet die Nachbarin der am Tatabend besuchten Heather meint, eine gewisse Ähnlichkeit mit einem Freund ihrer Tochter zu erkennen. Sie zeigt den drei Besuchern ein Foto des jungen Mannes. Noch am selben Tag zeichnet Wes eine hieran angelehnte »Korrektur« des Phantombildes und übergibt es nicht zuerst der Polizei, sondern der Presse.

Obwohl sie wütend auf die Polizei ist, ruft Diane immer wieder bei den Ermittlern an und erzählt ihnen, sie habe Träume oder neue Erinnerungsfetzen, die vielleicht dabei helfen würden, den Täter zu finden. So »korrigiert« sie auch die bisherige Täterbeschreibung entsprechend dem neuen Phantombild. Ihre Angaben lösen die bisherigen Widersprüche nicht auf, sondern verstärken diese nur. Diane meint sich nun zu erinnern, dass der Täter ihren Namen kannte, von ihrem Tattoo wusste und sie bedrohte; wenn sie der Polizei etwas sagen würde, dann würden »sie« Diane töten. Aus Angst habe sie dies der Polizei bislang nicht berichtet. Die Polizisten hören sich ihre neuesten Versionen an und merken, dass ihre Aussagen immer weniger Sinn machen. Wenn Diane spontan entschieden hat, die Old Mohawk Road zu befahren, wie konnte dann ein Täter dort auf sie warten? Warum hatte sie Angst, sich zu offenbaren, als sie noch unter vollem Polizeischutz stand? Warum änderte sich die Täterbeschreibung jetzt so plötzlich und so konkret? Der Polizeichef kommt zu dem Schluss, Dianes neueste Offenbarungen seien »bizarr«.

Derweil ist Nick davon überzeugt, dass Diane auf ihre Kinder geschossen hat. Er ist sich nach wie vor sicher, die .22-Kaliber-Pistole im Kofferraum am Tag ihrer Abreise gesehen zu haben, obwohl Diane dies gegenüber der Polizei vehement abstreitet. Nun macht er sich Sorgen, dass Diane planen könnte, auch seiner Frau etwas anzutun. Eine Frau, die bereit sei, ihre Kinder zu töten, um einen Mann wiederzugewinnen, sei sicherlich zu allem imstande. Nick sagt der Polizei gegenüber, er mache sich weniger Sorgen um sich. Er ist Vietnamveteran, und obwohl er seit dem Krieg mit Waffen nichts mehr zu tun haben will, ist er optimistisch, dass er Diane selbst angeschossen noch überwältigen könnte. Doch er fürchtet, dass sie – ob aus Rache oder von der unrealistischen Vorstellung getrieben, dann sei der Weg für ihre Liebe frei – eines Tages seiner Frau auflauern könnte. Ohne es der Polizei zunächst zu sagen, beschließt er, wieder telefonischen Kontakt mit Diane aufzunehmen und die Telefonate heimlich aufzuzeichnen. Seine Absicht ist es, sie zu einem Geständnis am Telefon zu bewegen.

Diane freut sich zunächst über seine Kontaktaufnahme, merkt aber bald, dass er distanziert bleibt. Sie versucht, sein Mitgefühl und seine Sympathie zu erlangen, und überrascht ihn bei einem Telefonat – gerade zwei Monate nach der Tat – mit einer völlig neuen Variante der Tatnacht: Der Täter sei kein wild gelockter Fremder gewesen, sondern es habe sich um zwei Männer mit Skimasken gehandelt. Sie hätten ihren Namen gekannt und auch Dinge über ihr Tattoo, Steve und Nick gesagt. In dieser Version der Ereignisse hatten beide Täter irgendetwas mit Steve zu tun. Sie hätten seltsame Dinge gesagt, die so klangen, als habe Steve sie engagiert, damit Diane und die Kinder endlich kein Teil seines Lebens mehr wären. Er müsse sich dann keine Gedanken mehr bezüglich der Kinder machen. In dieser Version klingt es so, als hätte einer der maskierten Männer die Kinder erschossen und Diane bewusst am Leben gelassen, um sie durch diese Situation in Schwierigkeiten zu bringen. Besonders bemerkenswert ist, dass Diane die Geschichte in sehr emotionalem Ton erzählt und dabei sogar schluchzt. Das Ziel ist, eine neue Tatversion in Umlauf zu bringen und gleichzeitig Nicks Sympathie, in diesem Fall durch Mitgefühl, wiederzuerlangen. Dies ist nur der Beginn einer sich in den nächsten Jahrzehnten kontinuierlich wandelnden Version der Tatnacht.

Dianes Darstellung ändert sich nicht nur bezüglich des Tatablaufs. Als sie bemerkt, dass die Polizei an ihrer Angabe zweifelt, zum Krankenhaus »gerast« zu sein, ändert sie auch diese Aussage. Sie könne sich nicht mehr erinnern, wie schnell oder langsam sie gefahren sei. Immerhin habe sie sich immer wieder umgedreht, um nach den Kindern zu sehen, und sie habe aufpassen müssen, nicht von der Straße abzukommen. Ihre Erinnerung an die Fahrt sei allgemein sehr verschwommen. Mithilfe dieser Aussage immunisiert sie sich gegenüber jedem Zweifel an ihrer ursprünglichen Darstellung. Alle Versionen sollen Schwachstellen älterer Versionen relativieren. Das, was Diane über den Ermittlungsstand oder die Annahmen der Polizei vermutet, versucht sie in immer neu angepasste Aussagen einzuweben. Eine Manipulationsstrategie, die unter anderem auch von selbst ernannten »Hellsehern« gerne genutzt wird. Je mehr sie unter Druck gerät, desto stärker wendet sie die ihr Leben lang bewährten Manipulationsstrategien an, um sich aus der Situation herauszuwinden.

An ihrem Geburtstag gratuliert Steve Diane telefonisch, Nick meldet sich nicht. Sechs Tage später ruft sie Nick an und fragt, ob er ihre Gespräche »weiter« aufzeichnen würde, was er verneint. Ihr Erwachsenen gegenüber grundsätzlich vorhandenes Misstrauen hat sie veranlasst, einen derartigen Verrat durch Nick anzunehmen. Warum sonst sollte er sie immer wieder anrufen, obwohl er betont distanziert bleibt und sich bemüht, ihr bloß nicht den Eindruck zu vermitteln, sie sei ihm noch wichtig. Während des Telefonats lässt Diane Nick wissen, dass sie durchaus Suizid als Option für sich erwägt. Es frustriert sie, dass all ihre Manipulationsversuche ihm gegenüber ins Leere laufen. Die Kontrolle über diesen Mann hat sie endgültig verloren, und es ist ihr bewusst. Umso mehr bemüht sie sich, die Kontrolle auf anderer Ebene wiederzugewinnen, und versucht gemeinsam mit ihrem Anwalt, Zeugen in Arizona zu finden, die etwas zu ihren Gunsten aussagen könnten.

Dianes für ihre Persönlichkeitsstruktur typische Art, Mitmenschen als Spielfiguren auf einem Schachbrett zu betrachten, kommt bei diesem Vorhaben besonders deutlich zum Vorschein. Selbst ihr eigener Anwalt ist überrascht, als sie ihm eine von ihr angefertigte Liste zu befragender Personen überreicht, in welcher sie deren »Schwachstellen« akribisch auflistet. Es ist ein Leitfaden der bestmöglichen Manipulation, die Diane auf das Wesentliche herunterbricht:

Lew wird kooperativer, wenn der Anwalt seine Arbeit oder ihn selbst bedroht. Der biologische Vater von Danny lässt sich mit der Liebe zu seinem Sohn unter Druck setzen. Es reicht, ihm damit zu drohen, dass Steve das Sorgerecht für seinen Sohn bekommen wird, sollte Diane ins Gefängnis kommen. Dann würde er Danny vielleicht nie wiedersehen. Dianes Schwester Kathy, die sie bereits für ihre Pläne einer dubiosen Leihmutteragentur auszubeuten versucht hat, ist mit ihren religiösen Überzeugungen zu manipulieren. Dianes Tante fühlt sich nahestehenden Menschen verpflichtet, wenn man an ihre Freundschaft appelliert. Eine ehemalige Arbeitskollegin, bei der Diane wohnen durfte, nachdem Steve den Wohnwagen angezündet hatte, lässt sich leicht Schuldgefühle einreden. Bei ihr hält Diane die Taktik der »paradoxen Intervention« für zielführend. Sie empfiehlt ihrem Anwalt, die Schuldgefühle der Frau zunächst vordergründig zu entlasten und ihr zu vermitteln, niemand nehme es ihr übel, sollte sie an Diane zweifeln und sich entsprechend der Polizei gegenüber äußern. Diese Worte von Dianes eigenem Anwalt könnten in ihr erst recht Schuldgefühle aufkommen lassen, eben weil sie wahrscheinlich tatsächlich an Diane zweifelt, während diese ihr über ihren Anwalt scheinbar großherzig mitteilen lässt, ihr das nicht übel zu nehmen. Dies zeigt, wie viele Schachzüge auf dem Brett der Emotionen und Motive eines Menschen Diane im Voraus zu denken versucht, um ihre Ziele zu erreichen. Besonders deutlich wird ihre völlige Rücksichtslosigkeit bei dem Punkt auf ihrer Liste, der eine Ex-Nachbarin betrifft. Sie empfiehlt ihrem Anwalt, diese emotional zu destabilisieren, indem er scheinbar nebensächlich den Erhängungstod ihres Mannes ins Spiel bringt. Ihren ehemaligen Arbeitgeber hält sie für sehr schlicht und daher auch besonders plump manipulierbar: Ihr Anwalt soll ihn mit subtilen Drohungen bezüglich der Steuerbehörde und seines Eigentums unter Druck setzen, ebenso wie mit der Beschuldigung, er hätte jemandem erlaubt, Dianes Post ohne ihre Einwilligung zu lesen. Andere ehemalige Arbeitskolleginnen hält Diane für sehr leicht mit ihren Gefühlen oder Geheimnissen beeinflussbar. So sei eine Kollegin, zu der sie stets sehr freundlich war, am besten über ihren Gerechtigkeitssinn zu ködern. Bei einer anderen hält Diane es für hilfreich, besonderes Mitgefühl für ihre tragische Situation zu wecken, indem ihr Anwalt ihre Unschuld besonders stark herausstellt. Von jedem Menschen in ihrem Umfeld hat Diane ein sehr konkretes Konzept, das auf seinen Eigenschaften, vor allem aber auf seinen für sie nutzbaren Schwächen gründet.

Diane hat mit dieser Liste ein hervorragendes und vor allem – im Gegensatz zu großen Teilen ihrer Tagebuchführung seit der Tat – realistisches Zeugnis ihrer Art zu fühlen und zu denken erschaffen. Sie ist offen, freundlich, gibt Menschen das Gefühl, an ihnen wirklich interessiert zu sein. Doch in Wirklichkeit läuft da immer diese gewisse »Kosten-Nutzen-Rechnung« in ihrem Kopf mit, in der sie überlegt, welche Menschen welche Behandlung brauchen, um sich in ihrem Sinne zu verhalten oder sich zu öffnen, wodurch sie noch verwundbarer für weitere Manipulationsstrategien werden. Doch in dieser Situation geht Dianes – von übermäßigem Selbstvertrauen geprägter – Plan nicht auf. Keine der Personen ist bereit, mit Dianes Anwalt zu sprechen. Er kehrt ohne Ergebnisse nach Oregon zurück.

Währenddessen sinkt Dianes Stimmung kontinuierlich. Sie wendet wieder altbewährte Strategien zur Bewältigung schlechter Gefühle an: Bei Tanzveranstaltungen und in Kneipen trinkt sie Alkohol und schleppt willkürlich Männer ab. Ihr Vater kritisiert sie, wenn sie nach Alkohol und Zigaretten stinkend mitten in der Nacht heimkommt. Diane fühlt sich einsam, ungeliebt, leer. Sie beschließt, das in ihrem Leben schon häufiger vorübergehend wirksame »Wundermittel« gegen solche Empfindungen einzusetzen: eine erneute Schwangerschaft. Später nennt sie diese Entscheidung einen »glücklichen, gesunden Weg«, mit der schwierigen Situation umzugehen. Ein erneuter Ausdruck ihrer sehr ungewöhnlichen Art, zu fühlen und zu denken, die sich maßgeblich auf ihre Bewertung von Entscheidungen auswirkt. Dass die Entscheidung in Wirklichkeit extrem egoistisch und alles andere als vernünftig ist, kann sie einfach nicht erkennen. Wieder macht sich Diane auf die Suche nach einem geeigneten »Samenspender« und wird bald während einer Mittagspause im Stadtpark fündig.

Ein Lokaljournalist in ihrem Alter verbringt dort ebenso wie sie seine Pause. Er ist groß, dunkelhaarig, trägt Bart und Schnurrbart – typische Eigenschaften, die Diane an Männern attraktiv findet. Die beiden kommen ins Gespräch. Er erkennt sie – nicht nur wegen ihrer Dienstkleidung – als die berühmt-berüchtigte Diane Downs. Doch die attraktive junge Frau wirkt keineswegs wie eine verrückte Kindermörderin, sondern schlicht wie eine sympathische, verletzliche Frau, die schlimme Dinge erlebt hat. Der emotionale Eindruck, den sie gezielt vermittelt, hat vollen Erfolg: Die beiden tauschen bald ihre Nummern aus und treffen sich – auf Dianes Initiative hin – erst sporadisch, dann über einige Wochen immer häufiger. Der junge Journalist fürchtet um sein Ansehen und ist an keiner Beziehung mit ihr interessiert, doch er will nett zu ihr sein und kann sich ihrer Attraktivität auch nicht gänzlich erwehren. Diane verführt ihn, wie sie es schon mit zahlreichen Männern vor ihm tat: mit Alkohol und sehr offensiven, sexualisierten Verhaltensweisen.

Obwohl Diane behauptet, nichts weiter als Freundschaft zu suchen, verhält sie sich anders. Sie fordert mehrfach mit deutlichen Worten körperliche Nähe und Sexualität, sie sucht immer häufigere Treffen, steckt ihm Zettel unter die Windschutzscheibe, taucht vor seinem Haus oder vor seinem Arbeitsplatz auf, wenn er Feierabend hat. Nach einigen Wochen ist er so gestresst, dass er sich eine neue Wohnung in einiger Entfernung sucht und ihr dies nicht mitteilt. Bis zu seinem Umzug versucht er sich zu distanzieren und Diane immer wieder abzusagen; sie wird in dieser Zeit immer depressiver, trinkt zunehmend Alkohol und raucht Marihuana. Nach einigen Wochen ohne Treffen überredet sie ihn erneut – unter dem Vorwand, es gehe ihr besonders schlecht und sie müsse dringend mit ihm reden – zu einem Treffen. Sie bringt Alkohol und Marihuana mit, zeigt ihm eine Packung Antibabypillen und sagt, er müsse sich wegen der Verhütung keine Sorgen machen. Da er in zwei Tagen die neue Wohnung beziehen kann, von der sie nichts weiß, lässt er sich auf ihre Verführung ein. Ihm ist nicht klar, dass Diane – wie sie es in ihrem Tagebuch triumphierend beschreibt – das Treffen an ihrem fruchtbarsten Tag durchgesetzt hat, um endlich wieder schwanger zu werden. Auch wenn er sich mit seinem anschließenden Umzug Diane weitgehend entzieht, so hat sie doch zumindest teilweise, was sie von ihm wollte: Sein Kind wächst in ihr heran. Diane fühlt sich nicht länger einsam und leer.

Mir aber ist's ein Geringes, dass ich von euch gerichtet werde oder von einem menschlichen Gericht

Ich schätze, viele Dinge sind in meinem Leben passiert,
die für einige Menschen außergewöhnlich sind,
aber ich stecke das alles recht gut weg.

Elizabeth Diane Downs

Diane darf ihre Kinder weiterhin nicht sehen und geht – zu Recht – davon aus, dass ein Prozess gegen sie vorbereitet wird. Der biologische Vater ihres neuesten Kindes ist entsetzt darüber, wie sie ihn für ihre Zwecke benutzt hat, und will keinen wie auch immer gearteten Kontakt mehr mit ihr. Dies hält sie nicht davon ab, ihm weiterhin Briefe zu schreiben, die vor nachweislichen Unwahrheiten nur so strotzen. Sie habe keinen Plan verfolgt, als sie mit ihm geschlafen habe. Nie habe sie vorgehabt, ihn auszunutzen oder zu hintergehen. Außerdem sei sie in Beziehungen stets ehrlich, treu, rücksichtsvoll und niemals besitzergreifend. Ihre Manipulationsversuche bleiben erfolglos, er will spätestens jetzt nie wieder irgendetwas mit ihr oder dem Kind zu tun haben. Diane wohnt weiter bei ihren Eltern, geht häufig zu kirchlichen Veranstaltungen, arbeitet als Postbotin und trifft abends unterschiedliche Männer in Bars. In dieser belasteten Situation empfindet sie es als großen Trost, das wachsende Leben in sich zu spüren. Sie ist sich sicher, dass es ein Mädchen wird. Wie auch schon bei den vorherigen Schwangerschaften überlegt sie sich frühzeitig einen Namen. Ihre Tochter soll Charity Lynn heißen. Charity ist das englische Wort für »Barmherzigkeit«. Auffällig ist, dass dieser Name sehr an den ihrer verstorbenen Tochter Cheryl Lynn erinnert. Schon früher hat sie das Kind, von dem sie der Meinung war, es durch eine Abtreibung getötet zu haben, durch ein neues »ersetzen« wollen. Auch diesmal wird sie offensichtlich von einer entsprechenden Absicht bewegt.

Die Lebenssituation mit ihren Eltern ist kontinuierlich von einer gereizten Stimmung geprägt. Diane macht andeutende Kommentare ihrem Vater gegenüber bezüglich des früher erlebten Missbrauchs. Ihre Mutter weiß diese Bemerkungen nicht einzuordnen, spürt aber, dass Wes und ihre Tochter immer wieder gereizt aufeinander reagieren. Mit ihrem Vater unter einem Dach zu wohnen löst ständige Erinnerungen an den Missbrauch aus, ebenso wie damit einhergehende Gefühle von Hilflosigkeit, Angst und Traurigkeit. Diese Gefühle werden schnell von Wut abgelöst. Wut gegen ihren Vater ist besser zu ertragen, als die Hilflosigkeit, Angst und Traurigkeit von früher erneut intensiv zu erleben. Wes schiebt, um sich nicht schuldig fühlen zu müssen, Dianes Verhalten auf ihren schwierigen Charakter. Den Zusammenhang zwischen ihrer Persönlichkeit und seinen Handlungen will er nicht sehen. Das Zusammenleben in dieser angespannten Grundstimmung wird nur dadurch aufrechterhalten, dass Diane und ihre Eltern als gemeinsamen Feind Polizei und Staatsanwaltschaft definieren. Solange sie gegen diesen empfundenen Feind zusammenstehen müssen, ist der innerfamiliäre Kampf zweitrangig.

Die Lage spitzt sich zu, als Diane und ihre Eltern für Aussagen im Rahmen des Ermittlungsverfahrens vor Gericht geladen werden. Hierbei sollen sie nicht nur zur Tatnacht, sondern auch zu Dianes Biografie Stellung nehmen. Wes fürchtet, dass Diane den Missbrauch in diesem Kontext erwähnen, dass die Presse davon erfahren und sein Ansehen hierdurch Schaden nehmen könnte. Ansehen ist ihm enorm wichtig, das weiß auch Diane. Wenn sie den

Missbrauch bei ihrer bevorstehenden Aussage erwähnt, ist es gut möglich, dass diese Geschichte durch die Medien geht. Mit nichts auf der Welt könnte sie ihrem Vater mehr wehtun als damit, seinen Ruf als unbescholtener Bürger und vorbildlicher, christlicher Familienvater zu zerstören. Das ist ihr bewusst. In dieser Situation hat sie zum ersten Mal in ihrem Leben Macht über ihn. Wenn sie ihr Geheimnis bei der Befragung offenbart, so wird auch ihr Vater anschließend von den Ermittlungsbehörden dazu befragt werden. Es wäre eine ähnliche Situation wie damals, bei der Autokontrolle. Nur dieses Mal würde sie ihn nicht in Schutz nehmen. Der Gedanke, ihn in eine solche Lage zu bringen, ist für Diane sehr reizvoll.

Die Spannung eskaliert am Tag vor der geladenen Aussage der Familienmitglieder. Schon morgens streiten sich Diane und Wes, bis der Konflikt schließlich beim Abendessen eskaliert. Als ihr Vater ihr mitteilt, er halte ihre ständigen Provokationen nicht mehr aus und sie müsse ausziehen, bekommt sie einen heftigen Wutanfall und schreit das düstere Familiengeheimnis heraus. Was ihr Vater ihr angetan hat, eröffnet sie in einem heftigen Redeschwall der ebenfalls am Tisch sitzenden Mutter. Willadene ist zutiefst schockiert und weigert sich, Diane zu glauben. Es kann einfach nicht sein, dass ihr strenger, aber doch gottesfürchtiger Mann so etwas getan haben soll. Willadene wehrt die für sie so bedrohliche Information ab und sagt, Diane müsse das geträumt, sich eingebildet haben. Es sei nicht möglich. Eine leider immer wieder vorkommende Reaktion, die einige Mütter in solchen Situationen zeigen. Wenn der Missbrauchstäter ihres Kindes gleichzeitig ein geliebtes Familienmitglied wie der Ehemann oder der eigene Sohn ist, dann ist der psychische Konflikt der Mutter besonders groß. Dies kann unwillkürliche Verleugnung zur Folge haben. Weil nicht sein kann, was nicht sein darf, was zu viel für das eigene Gefühlsleben wäre.

Am nächsten Tag werden Diane und ihre Eltern nacheinander zur Aussage gebeten. Diane ist die erste Befragte, und sie erzählt alles über den Missbrauch durch ihren Vater so offen, wie sie es am Vorabend ihrer Mutter gegenüber getan hat. Einerseits hofft sie, dass dies wenigstens ansatzweise plausibel macht, warum sie häufig auf eine Art reagiert, die andere Menschen irritiert. Darüber hinaus will sie, dass ihr Vater endlich für seine Handlungen büßen muss, und sei es allein dadurch, dass andere ihn als das sehen, was er ist: ein Heuchler, der konservative, christliche Werte hochhält und trotzdem seine kleine Tochter missbraucht hat. Als er bei seiner Befragung mit den Vorwürfen konfrontiert wird, streitet Wes alles ab. Sein Stolz und sein Ansehen sind ihm wichtiger, als dafür geradezustehen, was er seiner Tochter angetan hat. Er hat das Gefühl, dass seine Welt zerbrechen würde, wenn er eingestünde, was er getan hat. So wie Diane das Gefühl hatte, ihre Welt würde zerbrechen, wenn Nick sie tatsächlich für immer verlassen würde. Wes und Diane haben gemeinsam, dass sie ihr Leben und ihr Glück über das Wohl ihrer Kinder stellen.

Wes ist keineswegs bereit, die Verantwortung dafür zu übernehmen, dass er sich selbst in diese Lage gebracht hat. Als die Familie am Abend zusammenkommt, fordert er Diane – zu diesem Zeitpunkt schon sichtbar schwanger – auf, sofort ihre Sachen zu packen und sein Haus zu verlassen. Wie immer fügt sich Willadene dem Willen ihres Mannes, denn in ihrer Überzeugung ist und bleibt er das Oberhaupt der Familie. Ihren Eltern ist bewusst, dass Diane niemanden in der Stadt hat, zu dem sie gehen könnte, außer dem Vater des Kindes, der sie aber nicht mehr sehen will. Diane packt ihre Sachen und fährt mit ihrem Auto in eine Singlebar, die sie bereits gut kennt. Dort sitzt sie mehrere Stunden lang an einem Tisch bei lauter Musik und Zigarettenrauch. Zwischen flirtenden, tanzenden Menschen schreibt sie in ihr Tagebuch und trinkt neben Wasser auch Whiskey. Sich nicht schlecht zu fühlen ist in diesem Moment wichtiger als die Gesundheit des Kindes in ihr. Außerdem kann sie sich einreden, dass sie nur »ein wenig« Alkohol trinke und es »schon nicht so schlimm« für die Schwangerschaft sei.

Immer wieder fordern Männer Diane zum Tanzen auf, doch sie hat kein Interesse. Ihre seitenlangen Eintragungen, die als Brief an das Kind in ihr formuliert sind, schweifen durch viele Themenbereiche: die von ihr als ungerecht empfundene Behandlung durch die Ermittler und der damit einhergehende Verlust früherer Freunde, die vermeintliche Liebe zum Vater des in ihr heranwachsenden Kindes, idyllische Zukunftswünsche einer glücklichen Familie mit Christie, Danny, Charity Lynn und deren leiblichem Vater sowie romantische Erinnerungen an Nick. Da die Singlebar nicht die ganze Nacht geöffnet hat und sie am nächsten Morgen um sieben Uhr bei der Arbeit sein muss, beschließt Diane, sich zum Haus ihrer Eltern zu begeben und heimlich dort zu übernachten. Sie hofft, dass die Eltern – sollten sie es überhaupt mitbekommen – sich erbarmen und sie nicht schwanger auf der Straße schlafen lassen. Diese Einschätzung erweist sich als richtig.

Am nächsten Morgen, Dienstag, dem 28. Februar 1984, ist Diane trotz der kurzen Nacht pünktlich um 6:55 Uhr auf dem Parkplatz vor dem Postgebäude. Dort wird sie bereits von der Polizei erwartet, die genau für diesen Tag ihre Festnahme vorbereitet hat. Die Polizisten sind beinahe überrascht, weil Diane eher erleichtert als schockiert wirkt. Sie weiß, dass es so nicht mehr ewig hätte weitergehen können. Es gibt keinen Menschen und keinen Ort, zu dem sie derzeit noch gehen kann. Haft erscheint kurzfristig als das kleinere Übel. Während der Festnahme macht sie die Beamten noch darauf aufmerksam, ihre aktuellen Tagebücher mitzunehmen – von denen sie meint, dass diese sie in einem positiven Licht dastehen lassen.

Vom Tag der Pressekonferenz an, in der öffentlich verkündet wird, Diane sei als Tatverdächtige festgenommen worden und der Prozess gegen sie stehe bevor, beginnt ein landesweites Medienspektakel. Diane genießt dies, auch wenn die Umstände nicht eben positiv für sie sind. Vor neun Monaten, genau zwei Wochen vor der verhängnisvollen Tatnacht, hatte sie während ihrer kurzen Phase, in der sie sich mit Macht und Erfolg hatte stabilisieren wollen, in ihrem Tagebucheintrag an Nick geschrieben: »Mit der Zeit, Nick, werde ich jemand sein, den die Leute vom Namen und Aussehen her kennen.« Dies ist ihr nun gelungen, wenn auch auf eine andere Art, als sie es sich erträumt hat. Am Donnerstag, dem 10. Mai 1984, beginnt der Prozess. Jeder im Land hat bereits eine Meinung bezüglich der alles entscheidenden Frage, ob Diane schuldig ist oder nicht. Diane versucht von Anfang an, durch ihr Aussehen und Auftreten die Situation und die Medienberichterstattung zu kontrollieren. Sie trägt sehr hübsche Schwangerschaftskleidung, die sie kurz zuvor noch gekauft hat, macht sich so gut wie unter Haftbedingungen möglich zurecht. Tritt sie vor die Kameras, so lächelt sie freundlich wie eh und je. Ihre Auftritte werden ihrem Ruf als »Lady Di« gerecht.

Wes ist weiterhin wütend über Dianes Offenbarung bezüglich des Missbrauchs. Ebenso wie sie versucht auch er, seinen Ruf durch souveränes öffentliches Auftreten zu retten und dabei gleichzeitig auch andere Ziele zu verfolgen. Die Presse ist beeindruckt, als er öffentlich äußert, falls seine Tochter die Tat begangen habe, so müsse sie dafür bezahlen, doch nichts könne die Liebe erschüttern, die ein Vater für seine Kinder empfinde. Er lässt damit durchblicken, dass selbst er als der Vater der Tatverdächtigen und Großvater der Opfer Dianes Schuld für denkbar hält. Damit schadet er ihr, und das ist ihm bewusst. Sollte in der öffentlichen Wahrnehmung Diane zugetraut werden, eine Kindsmörderin zu sein, so wäre ihr auch ohne Weiteres zuzutrauen, dass sie ihren Vater zu Unrecht des Missbrauchs beschuldigt hat. Wer würde einer Kindsmörderin noch irgendetwas glauben? Gleichzeitig stellt er sich selbst als gutherzigen Vater dar, der seine Tochter selbst dann noch lieben würde, wenn sie eines seiner Enkelkinder getötet und die anderen beiden schwer verletzt hätte. Ein cleverer Schachzug, der belegt, dass Wes ebenso egozentrisch und manipulativ handeln kann wie Diane.

Der Prozess offenbart eine beeindruckende Lebensgeschichte, eine tragisch verlaufende Liebesgeschichte und eine seltsam wirkende Tatnacht. Viele Zeugen werden befragt, lange Auszüge aus Dianes Tagebüchern vorgelesen, selbst das zum Tatzeitpunkt laufende Lied »Hungry Like a Wolf« wird abgespielt. Dass Diane dabei ihren Körper im Takt bewegt und scheinbar gut gelaunt den Refrain leise mitsingt, irritiert alle Anwesenden zutiefst. Sie erklärt diese seltsame Reaktion damit, dass es das Lieblingslied ihrer verstorbenen Tochter gewesen sei und sie daher die schöne gemeinsame Zeit damit verbinde. Ein merkwürdig erscheinender Zufall. Unabhängig von allen subjektiven Meinungen, die von den zahlreichen Zeugen dargelegt und durch Dianes Tagebucheintragungen bei den Anwesenden im Gerichtssaal vermittelt werden, bringt die Staatsanwaltschaft auch sachliche Belege für Dianes Schuld. Besonders die zeitliche Diskrepanz zwischen ihren anfänglichen Schilderungen des Tatabends und den tatsächlichen Zeitabläufen wird betont. Dianes sich kontinuierlich verändernde Version der Geschwindigkeit, mit der sie ihre schwer verletzten Kinder zum Krankenhaus gefahren hat, die Aussage des Familienvaters, dem ebenso wie seiner im Auto sitzenden Familie das ungewöhnlich langsam fahrende rote Fahrzeug aus Arizona aufgefallen war, und ein nachträglich von ihr behaupteter Halt vor der Old Mohawk Road, auf dem sie angeblich spontan Zahlungen für Schulmahlzeiten ihrer Kinder am Straßenrand vorbereitet haben will, lassen Dianes Aussagen immer unglaubwürdiger erscheinen. Ebenso ist auch die sich so gravierend ändernde Tat- und Täterbeschreibung alles andere als überzeugend.

Aus Spurensicht besonders relevant, doch für die Jury und andere Zuschauer nicht so leicht nachvollziehbar wie Dianes widersprüchliche Aussagen, sind die Ergebnisse eines Ballistikexperten. Dieser hat die aufgefundenen Patronen und Patronenhülsen untersucht und mit den anderen in Dianes Besitz befindlichen Waffen und Patronen verglichen. Hierbei fanden sich übereinstimmende winzige Spuren sowohl an den .22-Kaliber-Patronenhülsen am Tatort als auch an Patronen, die sich im .22-Kaliber-Gewehr befanden, welches Diane in ihrem Besitz hatte. Diese spezifischen Spuren waren beim Repetieren durch den Auszieher derselben Waffe entstanden. Das heißt, die Patronen, mit denen am Tatort – offenbar aus einer .22-Kaliber-Pistole – geschossen wurde, müssen zu einem früheren Zeitpunkt beim Durchladen mittels des Ausziehers aus Dianes Gewehr geworfen worden sein. Die entsprechenden Spuren konnten nachweislich nur durch das als Beweismittel gesicherte Gewehr verursacht worden sein, welches allerdings nicht die Tatwaffe ist. Dies bedeutet, dass die aus der Tatwaffe abgefeuerten Patronen sich irgendwann zuvor in Dianes Gewehr befanden. Unterschiedliche Zeugen sagen hierzu relevant aus, Diane habe die Angewohnheit gehabt, ihre Waffe zu laden, die Patronen durch Repetieren ungenutzt wieder auszuwerfen und dabei die Patronen zwischen ihren Waffen hin und her zu tauschen, wenn sie angespannt oder gelangweilt war. Dies bietet sich offensichtlich als logische Erklärung für die gefundene Spurenbesonderheit an. Der Ballistikexperte erklärt, diese Spurenauffälligkeit sei so eindeutig wie ein Fingerabdruck.

Irrtum und Finsternis sind mit den Sündern erschaffen

Ich fühlte mich damals, als würde ich verrückt werden.
Ich wusste wirklich nicht, was real war und was nicht real war.

Elizabeth Diane Downs

Im Laufe der aufsehenerregenden Gerichtsverhandlung ist die Zeugenaussage der inzwischen neunjährigen Christie ein medialer Höhepunkt. Diese hat seit ihrer Entlassung aus dem Krankenhaus zusammen mit ihrem dauerhaft gelähmten Bruder Danny bei einer Pflegefamilie gelebt und wurde regelmäßig von einem Kinderpsychologen betreut. Da Christie einen durch ihre schweren Verletzungen ausgelösten Schlaganfall erlitt, war zunächst nicht klar, ob sie sich überhaupt an die Tat erinnern könnte, und falls ja, wie zuverlässig ihre Erinnerung dann sein würde. Diese Frage wurde und wird bis heute kontrovers diskutiert. Christie verlor zunächst aufgrund des Schlaganfalls die Fähigkeit zu sprechen. Diese Fähigkeit konnte sie über Monate mithilfe therapeutischer Maßnahmen kontinuierlich wieder aufbauen. Durch denselben Schlaganfall war ihre rechte Körperhälfte teilweise gelähmt. Auch dies besserte sich mit der Zeit.

Christie deutete während ihrer Therapie immer wieder an, dass niemand außer ihrer Familie auf der Old Mohawk Road gewesen sei. Im Verlauf eines für sie extrem emotional aufwühlenden Therapieprozesses gab sie zunehmend konkreter an, ihre Mutter sei zum Kofferraum gegangen, habe eine Waffe herausgeholt und erst auf Cheryl, dann auf Danny und schließlich auch auf sie geschossen. Dies überhaupt zu äußern fiel ihr sehr schwer, was für Kinder, die Gewalt durch Bezugspersonen erfahren haben, typisch ist. Kinder können selbst dann, wenn ihre Bezugspersonen ihnen schwere emotionale, körperliche oder sogar sexuelle Misshandlungen zufügen, in aller Regel nicht damit aufhören, für diese Bezugspersonen Liebe zu empfinden. Das ist der ganz besonders tragische und verheerende Teil der Auswirkungen von Traumatisierung durch enge Bezugspersonen. In all den Jahren der emotionalen und körperlichen Misshandlung, die Christie durch Diane bereits vor jener grauenvollen Nacht erlitt, liebte sie ihre Mutter trotz allem. Kinder neigen unwillkürlich dazu, das Fehlverhalten von Erziehungsberechtigten als Reaktion auf sich selbst wahrzunehmen. Wenn der Elternteil schreit, beleidigt und schlägt, so denkt das Kind, es müsse nur braver, lieber, in jeder Hinsicht besser sein, um diese Behandlung zu beenden. Das gelingt natürlich nicht, weil das Defizit und die Verantwortung für solches Verhalten beim Erwachsenen liegen.

Durch ihre übermäßig angepasste und unangemessen erwachsen wirkende Art versuchte Christie, es Diane zu ermöglichen, eine bessere Mutter für sie und ihre Geschwister zu sein. Natürlich war diese Bemühung zum Scheitern verurteilt. Dadurch, dass Diane sich manchmal selbst wie ein kleines Mädchen benimmt und sich sogar als solches bezeichnet, hat Christie sogar gelernt, sich für ihre eigene Mutter in extrem unangemessener Weise verantwortlich zu fühlen. Die Rollenverteilung ist in einigen Situationen derartig verdreht, dass Christie nicht nur ihren Geschwistern, sondern selbst Diane gegenüber in eine Mutterrolle wechseln musste. All diese für Christies Entwicklung negativen Erfahrungen und hieraus resultierenden Gefühls-, Gedanken- und Verhaltensmuster machen es ihr besonders in der Zeit nach der Tat schwer, die Gesamtsituation zu begreifen und hiermit umzugehen. Sie steckt in einem tiefen Loyalitätskonflikt, fühlt sich für ihre Mutter verantwortlich und vermisst sie manchmal auch – trotz allem. Gleichzeitig ist die Erinnerung an die Nacht für sie natürlich unerträglich. Die sichere Umgebung mit stabilen Bezugspersonen, die Christie nach ihrer Krankenhausentlassung erlebte, sorgte immer mehr dafür, dass es ihr ansatzweise gelang, sich in einem gesunden Ausmaß von ihrer Mutter zu distanzieren.

Genau diese Entwicklung nutzt der Diane verteidigende Anwalt als Kritik. Er ist der Meinung, Christie sei beeinflusst und zu ihrer Zeugenaussage kontinuierlich manipuliert worden. Ein nicht ganz abwegiger Kritikpunkt, sind doch in den USA gerade während der 1980er- und 1990er-Jahre zahlreiche Fälle von Falschaussagen durch fragwürdige Therapie- und Befragungsmethoden erzeugt worden, deren Aufarbeitung Juristen, Psychologen und Journalisten noch Jahrzehnte beschäftigen sollte.

False Memory – Erinnerungen an Traumata, die es nie gab

> *Wenn Sie heute mit Michelle reden, wird sie sagen: »Das ist es, was ich erinnere.« Wir lassen weiterhin die Frage offen. Für sie war es real. In jedem Fall, von dem ich höre, bin ich skeptisch. Sie müssen eine lange Therapie machen, bevor Sie zu Schlüssen kommen können. Wir sind alle begierig zu beweisen oder zu widerlegen, was geschehen ist. Aber am Ende macht es keinen Unterschied.*
>
> Dr. Lawrence Pazder über den vermeintlichen satanischen rituellen Missbrauch seiner Patientin und Ehefrau Michelle in einem Interview mit der »Mail on Sunday«

Viele Menschen glauben, dass ihre Erinnerung grundsätzlich wie eine Bibliothek funktioniert: Alles, was sie jemals erlebt haben, sei in unendlichen Bänden irgendwo in ihrem Gehirn dokumentiert, und leider sei der Zugriff auf all die Bände eben nicht immer verfügbar. Doch durch Methoden wie beispielsweise Hypnose sei es möglich, an längst verschüttete Erinnerungen zu gelangen, in einer Genauigkeit, als sei die Erinnerung niemals weg gewesen. Diese bis heute in der Allgemeinbevölkerung weit verbreitete Theorie geht also davon aus, dass Methoden wie Hypnose es ermöglichen, die sinnbildlichen Unterlagen über alles, was ein Mensch jemals erlebt hat, hervorzuholen und somit die Vergangenheit wieder präsent zu machen.

Leider ist diese verlockende Idee eine Fehlannahme mit tragischen Folgen. Denn sie stellt die Grundlage für fragwürdige Therapiemethoden dar, die zunächst in den USA und einige Jahre später auch in anderen Teilen der Welt Verbreitung fanden. Im deutschsprachigen Raum gibt es keinen offiziellen Fachausdruck für die Therapiemethoden, die im englischsprachigen Raum als »Recovered Memory Therapy« bekannt sind. Daher hat die deutsche False Memory Foundation den Ausdruck »Trauma-Erinnerungstherapie« als Übersetzung eingebracht, den ich für sehr treffend erachte. Die Grundidee entsprechender Methoden geht weit in die Wissenschaftsgeschichte, nämlich bis zu Sigmund Freud zurück. Dessen Thesen waren zwar sehr inspirierend für künftige Generationen, doch seine Arbeitsweise ist nicht mit modernen wissenschaftlichen Methoden der Erkenntnisgewinnung vergleichbar. Moderne psychologische Thesen müssen wiederholt geprüft werden, um anerkannt zu werden. Zu Freuds Zeiten reichten spektakuläre Einzelfälle aus, um umfassende Modelle aufzustellen, die in aller Regel nicht vernünftig prüfbar waren.

In dieser Zeit nutzte Freud – da er es nicht besser wissen konnte – genau jene Methoden, die heutzutage als schwerwiegende Fehlerquellen bei der Aufarbeitung einer Lebensgeschichte gelten: Hypnose, freie Assoziation, Traumdeutung, alles geleitet durch Suggestivfragen des Therapeuten. Aus moderner Sicht ist es nicht verwunderlich, dass Freud scheinbar überraschend stets neue Anekdoten bei Klienten fand, die zu seinen aktuellen Konzepten passten. Auch in den Jahrzehnten nach Freud wurde von seinen Nachfolgern kontinuierlich mit entsprechenden Methoden an Lebensgeschichten von psychisch belasteten Patienten gearbeitet. Diese psychotherapeutische Arbeitsweise traf schließlich auf das zunehmende Bewusstsein für die Thematik des sexuellen Kindesmissbrauchs, das ab den 1970er-Jahren vermehrt aufkam. Prinzipiell war die öffentliche Beachtung der Thematik des sexuellen Kindesmissbrauchs eine längst überfällige und sehr wichtige Entwicklung. Leider hatte diese insgesamt positive Entwicklung auch eine Schattenseite, nämlich die Vermischung des neu aufkommenden Bewusstseins um das wichtige Thema des sexuellen Missbrauchs mit den genannten, absolut kontraproduktiven Methoden, welche vermeintlich völlig verschüttete Erinnerungen wieder an die Oberfläche des Bewusstseins befördern sollten.

Bald erschienen viel beachtete Bücher über die Thematik »verschütteter Erinnerungen«, und spannend geschriebene Bestseller wie »Sybil« und »Michelle Remembers« machten entsprechende Vorstellungen in der Allgemeinbevölkerung populär. Inzwischen ist bekannt: Die Entstehungsgeschichten beider Bücher sind dubios und dienen aus moderner Wissenschaftssicht bestenfalls als Beispiele dafür, wie Therapien nicht verlaufen sollten.

Im 1973 erschienenen Buch »Sybil« stellt eine Frau während einer außerordentlich suggestiv durchgeführten, psychoanalytisch orientierten Therapie fest, dass sie sechzehn Persönlichkeiten hat, die durch verdrängte Traumatisierungen ausgelöst worden sein sollen. Dieses Buch bildete den Ausgangspunkt für die anschließende Popularität der Diagnose der »Multiplen Persönlichkeitsstörung«, welche inzwischen »Dissoziative Identitätsstörung« genannt wird. Die Umbenennung soll auch inhaltlich darauf hinweisen, dass es sich eher um eine Fehlintegration unterschiedlicher Persönlichkeitsanteile – die alle Menschen mehr oder weniger stark ausgeprägt aufweisen – als um wirklich komplett unterschiedliche Personen in einem Körper handelt. Wenn auch durchaus davon auszugehen ist, dass die Dissoziative Identitätsstörung ein zwar eher seltenes, aber dennoch tatsächlich existentes psychologisches Phänomen ist, so ist zumindest die von extrem suggestiven Methoden geprägte Entstehungsgeschichte des Bestsellers »Sybil« in vielen Aspekten fragwürdig.

Ein weiterer negativer Meilenstein für die Popularität der Trauma-Erinnerungstherapie war der 1980 erschienene Bestseller »Michelle Remembers«, also »Michelle erinnert sich«. Er basiert auf der Therapiegeschichte zwischen dem kanadischen Psychoanalytiker Dr. Lawrence Pazder und seiner dreizehn Jahre jüngeren Patientin Michelle Smith. Pazder, ein verheirateter Familienvater, war vor der Eröffnung seiner therapeutischen Praxis als katholischer Missionar in Afrika tätig, wovon diverse Erinnerungsstücke wie exotische Masken in seinen Praxisräumen zeugten. Michelle kam mit depressiven Symptomen zu ihm und wurde mittels freier Assoziation, Traumdeutung und Hypnose behandelt. Im Laufe der Therapie begann Michelle, von düsteren Ritualen mit maskierten Menschen zu berichten, die in ihren Gedanken immer konkreter wurden. Hierbei wurde sie offenbar sowohl durch die Raumgestaltung sowie Anekdoten von Ritualen, die Pazder in Afrika gesehen und von denen er ihr erzählt hatte, als auch durch zu dieser Zeit sehr bekannte Filme wie »Rosemaries Baby« (1968), »Der Exorzist« (1973) und »Omen« (1976) inspiriert.

Pazder reagierte mit besonderem Interesse auf derlei Schilderungen, wodurch er Michelle unbewusst im Sinne einer Belohnung darin bestärkte, entsprechende Vorstellungen vermehrt zu beschreiben. Das Ergebnis dieses sehr fragwürdigen Therapieprozesses war eine umfangreiche, mit extrem grauenvollen Details gefüllte Geschichte von einer großen, mächtigen Satanistensekte, in der Michelle aufgewachsen und deren Ritualen sie zum Opfer gefallen sein will. Spätere Untersuchungen zeigten, dass das, was Michelle beschrieb, nicht mit tatsächlich prüfbaren Fakten aus ihrem Leben zusammenpasste und dass einige Ereignisse bei sachlicher Prüfung unmöglich so wie von ihr beschrieben abgelaufen sein konnten. Leider erfolgten entsprechende sachliche Prüfungen der Geschichte erst lange nachdem das Buch zum Bestseller auf dem englischsprachigen Buchmarkt geworden war. Pazder verließ seine Frau, heiratete seine Patientin Michelle und wurde in den nächsten Jahren zum gefragten »Experten«, bezogen auf vermeintlich große kriminelle Satanistensekten.

Dieses Paradebeispiel einer auf vielen Ebenen fehlerhaft durchgeführten Therapie – von fragwürdigen Therapiemethoden bis hin zu einer Liebesbeziehung zwischen Therapeut und Patientin – wurde zum Ausgangspunkt einer Satanismus-Massenhysterie in den USA, die als »Satanic Panic« bekannt wurde. Im Zuge dieser wurden zahlreiche Gerichtsverfahren gegen unschuldige Menschen – häufig Kindergärtner und Grundschullehrer – eröffnet, allein auf der Grundlage von durch Medienberichte aufgeschreckten Eltern, die bei ihren Kindern Anzeichen für »satanischen, rituellen Missbrauch« wahrzunehmen meinten und hierin durch einige Sozialarbeiter und Therapeuten bestärkt wurden. Diese Massenhysterie wurde 1988 nochmals mit der Veröffentlichung des Bestsellers »Satans Underground«, also »Satans Untergrund«, befeuert, der starke Parallelen zu den Schilderungen in »Michelle Remembers« aufweist. Die Autorin dieses Werkes, Laurel Rose Willson alias Lauren Stratford alias Laura Grabowski, war – wie sich erst über ein Jahrzehnt später herausstellte – eine Betrügerin, die ihr Leben lang mit erfundenen dramatischen Lebensgeschichten Aufmerksamkeit und Zuwendung ihrer Mitmenschen zu ergattern versuchte. Nachdem das Interesse für ihre Geschichte als angebliches Opfer des satanischen, rituellen Missbrauchs nachgelassen hatte, erfand sie sich selbst als Überlebende eines deutschen Konzentrationslagers neu.

Auch unabhängig vom vermeintlich satanistischen Kontext wurden mit derlei fragwürdigen Trauma-Erinnerungstherapien – die innerhalb der USA aufgrund ihrer durch die Bestseller sprunghaft angestiegenen Popularität innerhalb kürzester Zeit flächendeckend angeboten wurden – tausendfach Erinnerungen an Traumata erschaffen, die in Wirklichkeit nie stattgefunden hatten. Teilweise wurden mit den entsprechenden Methoden sogar detaillierte Erinnerungen an sexuellen Missbrauch durch Außerirdische »hervorgeholt«. Diese weitläufige Verbreitung von durch fehlerhafte Therapiemethoden erzeugten Fehlerinnerungen hatte vielfältige verheerende Auswirkungen: Die unmittelbar hiervon Betroffenen litten unter fürchterlichen, durch lange suggestive Therapien »herausgearbeiteten« Scheinerinnerungen, die zu den ursprünglichen Problemen, aufgrund derer sie sich eigentlich in eine Behandlung begeben hatten, noch hinzukamen. Natürlich wurden auch Familienverbände durch solche Falschbeschuldigungen schwer belastet oder sogar zerstört. Die tatsächlichen Opfer sexuellen Missbrauchs hatten ebenfalls unter den Folgen zu leiden: In der durch die Massenhysterie ausgelösten Welle von Prozessen nach Trauma-Erinnerungstherapien gingen ihre Fälle, die tatsächlich einer seriösen therapeutischen Traumabehandlung und im Idealfall auch einer soliden juristischen Aufarbeitung bedurften, förmlich unter.

Langjährige Untersuchungen von Fehlerinnerungen der Forschergruppe um die US-amerikanische Psychologin Elizabeth Loftus, die in jüngster Zeit von der Psychologin Julia Shaw fortgeführt werden, haben maßgeblich das wissenschaftliche Verständnis über die Funktionsweise der menschlichen Erinnerung vorangetrieben. So ist inzwischen wissenschaftlich nachgewiesen, dass bei vielen Versuchspersonen unterschiedlichste Fehlerinnerungen erfolgreich und umfassend erzeugt werden können. Die ersten Untersuchungen in diese Richtung brachten Fehlerinnerungen an unangenehme Erlebnisse in der Kindheit wie das Verlorengehen in einem Einkaufszentrum oder einen Krankenhausaufenthalt hervor. Einen Schritt weiter ging Julia Shaw, als sie im Rahmen einer Untersuchung bei rund 70 Prozent ihrer Versuchspersonen erfolgreich detaillierte

Erinnerungen an Straftaten von Diebstahl bis hin zu Körperverletzungsdelikten erzeugte, die diese im Jugendalter selbst begangen haben sollen. All diese Untersuchungen verdeutlichen: Das menschliche Gedächtnis ist keine feststehende Datenbank, auf die immer wieder zugegriffen werden kann, sondern die Informationen verändern sich ständig geringfügig, wenn sie aufgerufen werden. Werden dabei bestimmte Methoden genutzt, so treten sogar gravierende Erinnerungsveränderungen ein, die von realen Erinnerungen nicht mehr zu unterscheiden sind.

Die in den Untersuchungen zum Thema Fehlerinnerungen angewandten Methoden sind weitgehend übereinstimmend mit jenen der fehlerhaft arbeitenden Therapeuten: Ein scheinbarer Experte erklärt, es sei normal, sich an besonders unangenehme Erlebnisse nicht zu erinnern, und bietet an, seinem Gegenüber dabei zu helfen, verschüttete Erinnerungen wieder ins Bewusstsein zu rufen. Das Gegenüber wird darin bestärkt, über die Möglichkeit bestimmter Ereignisse nachzudenken, die es verdrängt haben könnte. Die kontinuierliche, intensive Beschäftigung mit der Möglichkeit, ein wichtiges, sehr negatives Erlebnis verdrängt zu haben, kombiniert mit dem Vertrauen in den scheinbaren Experten, fördert die Entstehung zunehmend konkreter und sogar emotional aufwühlender Erinnerungen an Ereignisse, die nie stattgefunden haben.

Tausende von Fällen, die aufgrund von Trauma-Erinnerungstherapien und verstärkt durch die medial befeuerte Massenhysterie entstanden und aktenkundig wurden, mussten untersucht werden. Unzählige Gerichtsverfahren wurden eröffnet, einige mehr und einige weniger medial spektakulär. Immer wieder stellten sich die erzeugten Fehlerinnerungen im Abgleich mit prüfbaren Fakten als falsch heraus, gelegentlich wurden aber auch Menschen unschuldig verurteilt und erst Jahre oder Jahrzehnte später aufgrund neuer Prüfung ihrer Fälle rehabilitiert. Ein aktuelles Beispiel hierfür ist das Ehepaar Frances und Daniel Keller. Die beiden Erzieher wurden 1991 dafür verurteilt, satanischen, rituellen Missbrauch an ihren

Schutzbefohlenen in dem Kindergarten, in dem sie tätig gewesen waren, begangen zu haben. Die Kellers verloren infolge der Massenhysterie unschuldig einundzwanzig Lebensjahre, die sie in Haft verbrachten. Als sich über zwei Jahrzehnte später die entscheidenden Zeugenaussagen der Kinder als falsch herausstellten, wurde das Ehepaar 2013 aus der Haft entlassen. Anschließend lebten sie in Armut, da sie aufgrund ihres nun hohen Alters keine Möglichkeit mehr hatten, in ihren alten Beruf zurückzukehren. Sie verklagten den US-Bundesstaat Texas wegen des Justizirrtums auf Schadensersatz und bekamen im August 2017 3,4 Millionen Dollar zugesprochen. Ein schwacher Trost für die siebenundsechzigjährige Fran und ihren fünfundsiebzigjährigen Ehemann Dan.

In den USA fand das Massenphänomen der Fehlerinnerungen durch Trauma-Erinnerungstherapien ein relativ schnelles Ende: Die bereits während des Höhepunkts der Massenhysterie bekannten wissenschaftlichen Erkenntnisse führten ebenso wie die nüchterne, sachliche Prüfung der Sachverhalte dazu, dass viele der plötzlich auftretenden Behauptungen als nicht mit der Realität übereinstimmend entlarvt werden konnten. In der Folge wurden zahlreiche Therapeuten verklagt. Viele von ihnen mussten Schadensersatz zahlen, einige verloren sogar ihre Therapielizenz. Das sorgte für den relativ schnellen Niedergang dieser dubiosen Therapiemethode in den USA. Leider hatte diese wissenschaftliche und juristische Erfahrung aus den USA der späten 1980er- und frühen 1990er-Jahre kaum Auswirkungen auf den Umgang mit der Thematik in Deutschland. Aufgrund der hierzulande zeitverzögert aufgetretenen Buchveröffentlichungen und Medienberichte zu dem Themengebiet erfolgte die Verbreitung entsprechender Berichte und Therapiemethoden später als in den USA.

Leider ist das Problem im Gegensatz zu den USA in Deutschland noch lange nicht hinreichend fundiert wissenschaftlich aufgearbeitet worden. Eine relativ kleine Gruppe von in Deutschland therapeutisch tätigen Personen hält – entgegen aller international bekannten Erfahrungen, Ermittlungsergebnissen und wissenschaftlichen Erkenntnissen – daran fest, dass große, extrem einflussreiche und geheimer als alle Geheimdienste der Welt operierende Satanistengruppierungen Kinder systematisch rituell missbrauchen, in ihnen bewusst und gezielt dissoziative Identitätsstörungen erzeugen und sie durch sogenannte Programmierungen zu steuerbaren Marionetten machen würden. Ich habe von einer in Deutschland tätigen Psychotherapeutin die wörtliche Aussage gehört, sie habe nach vielen Therapiesitzungen die Erlebnisse von »satanischem, rituellem Missbrauch« bei ihrer Klientin »herausgearbeitet«. Dieselbe Therapeutin sagte mir gegenüber auch, sie habe seit einer Fortbildung, in der ihr entsprechendes Wissen über satanischen, rituellen Missbrauch und seine vermeintliche Aufdeckung vermittelt worden sei, bereits mehrere Klientinnen in Behandlung gehabt, die alle derselben angeblich seit Generationen aktiven satanistischen Verbrechervereinigung angehörten. Es gibt zwar weltweit weder Ermittlungsergebnisse noch seriöse, prüfbare wissenschaftliche Erkenntnisse, die entsprechende Annahmen auch nur im Entferntesten untermauern würden, doch genau diese Abwesenheit von Belegen wird als Pseudobeweis dafür herangezogen, wie gut der Sachverhalt vermeintlich vertuscht werde. Dies ist eine typische Verschwörungstheoretiker-Argumentationsstrategie: Die Abwesenheit von wirklich plausiblen, prüfbaren Belegen für eine große Verschwörung wird als Beweis für den Erfolg der vermeintlichen Verschwörung interpretiert. Das Ende der Geschichte von fahrlässig erzeugten Fehlerinnerungen und ihren teilweise grotesken Auswüchsen bis in die Gegenwart ist also noch lange nicht erreicht.

Anfang der 1980er-Jahre war die Problematik der Erzeugung von Fehlerinnerungen noch weitgehend unbekannt und wurde als Fehlerquelle im Rahmen von Therapien nicht beachtet. Bedenkt man die wissenschaftlichen Entwicklungen und Erfahrungswerte der folgenden Jahre, so wird mehr als verständlich, dass die Aussage von Christie Downs gegen ihre Mutter bis heute von vielen Experten mit Skepsis betrachtet wird. In meiner Bewertung des Falls spielt daher die Aussage von Christie keine so entscheidende Rolle, wie es während des Prozesses gegen Diane Downs der Fall war. Das Gesamtbild der Indizien gegen Diane fällt in meiner Beurteilung des Falls deutlich schwerer ins Gewicht als die für sich stehende Aussage von Christie, bei der es sich sowohl um eine korrekte Erinnerung als auch um eine Fehlerinnerung handeln kann.

Berücksichtigt man die eben geschilderten Erkenntnisse und Erfahrungen der Gedächtnisforschung, so wird verständlich, warum der renommierte Gedächtnisforscher Dr. Ira Hyman vierzehn Jahre nach Prozessende die Entstehungsgeschichte von Christies Aussagen, die ihre Mutter schwer belasteten, außerordentlich kritisch bewertet. Nach Sichtung der Akten legt er hierzu eine schriftliche Stellungnahme ab. Darin heißt es unter anderem, es gebe »Gründe, um bezüglich der Zuverlässigkeit von Christies Erinnerung besorgt zu sein, da sie über sechs Monate lang Suggestivfragen zum Geschehen unterzogen wurde«. Zu den Beeinträchtigungen durch die Folgen ihres Schlaganfalls führt Dr. Hyman aus: »Christies Kommunikationsschwierigkeiten werden durch Berichte ... verdeutlicht. Im Wesentlichen war sie beschränkt auf sehr kurze Äußerungen und unfähig, in ganzen Sätzen zu kommunizieren. Dies ist besorgniserregend, da es von ihren Interviewern erfordert, mehr Fragen zu stellen, um überhaupt Informationen zu erlangen – einschließlich vieler Ja- und Nein-Fragen, die sehr suggestiv sein können, speziell wenn sie wiederholt gestellt werden. Darüber hinaus bedeuten ihre eingeschränkten Antworten, dass die Interviewer mit größerer Wahrscheinlichkeit ihre Aussagen auf eine Art interpretieren, die mit ihren bereits bestehenden Annahmen übereinstimmen. Kurze, einfache Antworten auf komplexe Fragen sind wahrscheinlich nicht völlig eindeutig. In diesem Fall muss der Zuhörer eine Interpretation davon bilden, was er glaubt, was die Person meint.«

Bezüglich des Kinderpsychologen, der monatelang mit Christie arbeitete, schreibt Dr. Hyman: »Als er bezüglich des Erinnerungsvermögens befragt wurde, machte Dr. Peterson deutlich, dass er glaubt, die tiefer liegende Erinnerung sei immer da, und dass der Klient später zur tiefer liegenden Erinnerung zurückkehren könne. Dies steht im Gegensatz zur Mehrheit der Untersuchungen bezüglich des Gedächtnisses, die zeigen, dass Erinnerungen verändert werden können und dass, nachdem dies geschehen ist, es schwierig, wenn nicht unmöglich ist, echte Erinnerungen von falschen Erinnerungen zu unterscheiden.« Insgesamt schlussfolgert Hyman, dass die Annahme des Kinderpsychologen, die Mutter sei die Täterin, kombiniert mit seiner Annahme, dass Christie dies irgendwo in ihrem Gedächtnis noch abgespeichert haben müsse, zu einer unbeabsichtigten Beeinflussung von Christie in die von ihm erwartete Richtung geführt haben könnte.

Seine abschließenden Überlegungen zum Fall zeigen die Problematik bezüglich menschlicher Gedächtnisleistungen auf, welche bis heute unter anderem Psychologen, Ermittler und Juristen intensiv beschäftigt:

»Nach dem Studium des Informationsmaterials zum vorliegenden Fall ist meine Meinung, dass Christie beeinflussenden Fragen und Suggestionen ausgesetzt wurde. Christie wurde wiederholt gefragt, ob ihre Mutter auf sie und ihre Geschwister geschossen habe. Dies geschah während der Polizeibefragungen und während vieler der sechs Monate andauernden Therapiegespräche mit Dr. Peterson. Wiederholte Fragen zu Ereignissen bringen Kinder dazu, Ereignisse verfälscht zu erinnern. Außerdem ist die suggerierte Veränderung relativ klein. Es gibt keinen Anlass, eine Erinnerung bezüglich eines ganzen Ereignisses zu kreieren. Jeder weiß, dass die Schießerei stattgefunden hat. Die Suggestionen betreffen nur einen Aspekt des Ereignisses: die Person, die auf Christie und ihre Geschwister geschossen hat. Die wiederholten Fragen bezüglich der Schießerei fanden statt, während der persönliche Charakter von Ms. Downs besprochen wurde. Die Polizei und Dr. Peterson stellten Fragen bezüglich Ms. Downs und Waffen und Arten der

Bestrafung. Christie wurde offenbar gesagt, dass ihre Mutter eine Tatverdächtige sei, und sie sah diese Information wahrscheinlich in den Nachrichten. Solche Informationen könnten zu Gedächtnisfehlern führen, die vereinbar mit der beschriebenen persönlichen Charakterausprägung sind.«

Dr. Hyman weist auch darauf hin, dass Ereignisse, die unter hochgradiger emotionaler Anspannung erlebt wurden, zuweilen schlechter erinnert werden können. Da die Schießerei eine hochgradig emotionale Situation für Christie war, könnte allein dies eine schlechtere Erinnerungsleistung begünstigen. Außerdem sei die nächtliche Sicht eines Kindes, festgeschnallt auf dem Rücksitz eines Autos, ebenfalls ein möglicher Grund für nur eingeschränkte Wahrnehmungsmöglichkeiten der Vorgänge. Abschließend führt Dr. Hyman aus, was immer wieder im Kontext von Straftaten frustrierend ist und dennoch die Grenzen des wissenschaftlich Machbaren aufzeigt: »Leider kenne ich keinen Weg, um wahre von falschen Erinnerungen zu unterscheiden. Christie könnte das Ereignis so erinnern, wie es stattgefunden hat. Sie könnte aber auch eine Erinnerung basierend auf ihrer Erfahrung und als Reaktion auf sechs Monate wiederholter Fragen und Suggestionen erschaffen haben.«

Die Arbeit einer Glaubhaftigkeitsgutachterin

Bis heute ist die Aussage von Christie Downs im Gerichtsverfahren gegen ihre Mutter einer der kontroversesten Aspekte des Falls. Seit damals hat sich die Forschungslage bezogen auf die Funktionsweise menschlicher Erinnerungen und auf die Beurteilung von Aussagen vor Gericht deutlich weiterentwickelt. Doch selbst mit heutigen Mitteln würde sich die Beurteilung der Aussage von Christie Downs schwierig gestalten. Ein zentrales Problem hierbei ist die Entstehung der Aussage, wie sie bereits von Dr. Hyman kritisiert wurde. Heutzutage würden unter idealen Bedingungen sehr viel mehr Vorsichtsmaßnahmen eingehalten werden, um die Entstehung einer Erinnerungsverfälschung im Vorfeld einer relevanten Aussage zu minimieren. Bei der Beurteilung von Aussagen vor Gericht gibt es keine absolute Sicherheit, doch es gibt inzwischen wissenschaftlich begründete Methoden, mit denen die Beurteilung in vielen Fällen gut möglich ist. Diese Beurteilung obliegt hierfür fachlich qualifizierten, speziell ausgebildeten Glaubhaftigkeitsgutachtern. Was sie beruflich tun, ist die Anwendung wissenschaftlich fundierter Erkenntnisse. Ich habe die erfahrene Glaubhaftigkeitsgutachterin Dr. Susanne Cordes-Welzel gebeten, ihre Berufstätigkeit im Rahmen eines von mir geführten Interviews zu beschreiben. Denn was sie beruflich macht, ist keine Magie oder Hellseherei, sondern ein bemerkenswertes Beispiel für den Nutzen angewandter wissenschaftlicher Erkenntnisse. Das Interview kann in voller Länge als PDF-Datei mit dem Titel »Die Arbeit einer Glaubhaftigkeitsgutachterin« auf meiner Homepage www.benecke-psychology.com heruntergeladen werden. Das Passwort lautet dum_spiro_spero.

Kann auch eine Frau ihr Kindlein vergessen ...

Von allen Verbrechen in den Gesetzbüchern ist die Flucht aus dem Gefängnis das einzige, das eine gesunde Einstellung gegenüber der Gesellschaft erkennen lässt.

Aus einem Brief, den Diane Downs 2008 an die Bewährungskommission schrieb

Der aufsehenerregende Prozess endet genau vier Wochen nach dem ersten Verhandlungstag, am 7. Juni 1984. Diane wird in allen Anklagepunkten für schuldig befunden und zu lebenslanger Haft plus fünfzig Jahren verurteilt. Der Richter erwähnt bei der Urteilsverkündung seinen persönlichen Kampf zwischen dem Versuch, objektiv zu bleiben, und den während des Prozesses auch bei ihm aufgekommenen Emotionen. Der starke emotionale Stress, den Diane während und nach der Urteilsverkündung erlebt, aktiviert erneut ihre bemerkenswert ausgeprägte Fähigkeit, die Realität auszublenden und für sich alternative Realitäten zu erschaffen. Sie erklärt, sie werde sicher nur wenige Monate oder schlimmstenfalls Jahre in Haft bleiben, während dieser Zeit studieren und sich auf ihre Zukunft vorbereiten. Nach der Entlassung werde sie ihre Kinder zu sich holen, und alles werde gut werden. Den wirklichen Ernst ihrer Situation kann oder will sie nicht erkennen. Genau zehn Tage nach der Urteilsverkündung kommt ihre jüngste Tochter zur Welt. Diane, die den Ausführungen des Staatsanwalts, sie ersetze tote Kinder durch neue Kinder, durchaus aufmerksam gefolgt ist, entscheidet sich doch nicht für den ursprünglich gewählten Namen Charity Lynn. Stattdessen nennt sie ihr neuestes Kind Amy Elizabeth. Ihr ist bewusst, dass sie das Kind nicht behalten darf. Nur wenige Stunden mit ihrer Tochter sind ihr nach der Geburt erlaubt. Sie ist entzückt von dem kleinen Mädchen und bleibt dabei, eines Tages werde auch dieses Kind wieder bei ihr sein. Diane wünscht sich, dass Christie, Danny und Amy von ihren Eltern versorgt werden, vermeintlich bis sie wieder in Freiheit sein wird. Doch das Jugendamt entscheidet anders.

Christie und Danny bleiben vorerst in der Pflegefamilie, in die sie nach der Entlassung aus dem Krankenhaus gekommen sind. Der Staatsanwalt, der, seit er sie zum ersten Mal im Krankenhaus nach der Tat sah, ihre Entwicklung miterlebte, bleibt auch nach dem Prozess in Kontakt mit ihnen. Er und seine Frau verbringen zwei Jahre lang immer wieder Zeit mit Christie und Danny, bis sie die Kinder schließlich adoptieren. Die neugeborene Amy wird vom Krankenhaus aus in ein Hotel gebracht, wo bereits ausgewählte Adoptiveltern auf sie warten. Da Diane das Sorgerecht für Amy ebenfalls zwangsentzogen wurde, hat sie keinen Einfluss auf diese Entscheidung. Die neuen Eltern der kleinen Amy, der Chemiker Chris Babcock und seine Frau Jackie, können selbst keine Kinder bekommen. Sie haben bereits eine Adoptivtochter namens Jennie und sind über die Geschichte von Diane Downs bestens informiert,

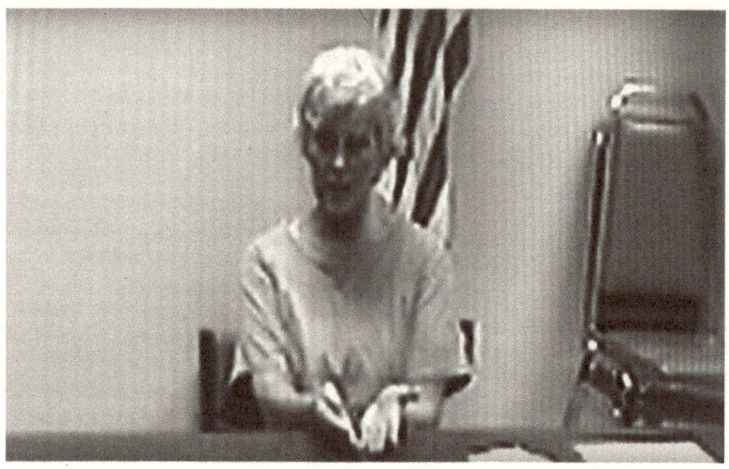

Diane Downs bei einer Anhörung vor der Bewährungskommission im Jahr 2010.

lassen sich hiervon aber nicht abschrecken. Nach zwei Jahren des Wartens auf eine weitere Adoptionsmöglichkeit wollen sie diesem kleinen Mädchen die Chance auf ein glückliches, normales Leben in ihrer Familie ermöglichen. Sie soll unbelastet von der tragischen Geschichte ihrer biologischen Familie aufwachsen.

Die Babcocks ändern ihren Namen in Rebecca und rufen sie »Becky«. Diane versucht, gegen die Adoption ihres jüngsten Kindes vorzugehen, indem sie den biologischen Vater in Briefen anfleht, das Sorgerecht für seine Tochter einzufordern. Dieser reagiert allerdings nie wieder auf ihre Manipulationsversuche. Becky wächst in Bend auf, hundertsechzig Kilometer von Springfield entfernt. Ihre Adoptiveltern gehen von Anfang an offen damit um, dass ihre beiden Töchter adoptiert sind, doch die Kinder erfahren keine Details über ihre Herkunftsfamilien. Die Babcocks versuchen darauf zu achten, dass niemand von Beckys Herkunft erfährt. Sie hoffen, dass Becky durch das Aufwachsen in einer glücklichen, fürsorglichen Familie keine Wesensmerkmale ihrer Mutter entwickeln wird. Dennoch ist eine gewisse Sorge da, und sie achten auf Besonderheiten, wie sie Jahre später zugeben. Becky erlebt eine sehr behütete Kindheit, die Familie unternimmt viele Ausflüge und Reisen, das Verhältnis zwischen den Familienmitgliedern ist gut.

Becky ist drei Jahre alt, als Diane die Flucht aus dem Frauengefängnis in Salem, Oregon, gelingt. Sie klettert am 11. Juli 1987 in mehreren Bekleidungsschichten über den zweieinhalb Meter hohen Zaun des Gefängnisgartens, streift die obere Kleidungsschicht auf der anderen Seite ab und flüchtet zu einer Landstraße. Dort läuft sie mit den Armen fuchtelnd vor ein herannahendes Auto und erklärt panisch, ihr Freund sei verletzt und sie müsse unbedingt in die Innenstadt. Interessanterweise beschafft sie sich so genau die Art Mitfahrgelegenheit, die sie dem »wild gelockten Fremden« in ihrer ersten Tatversion unterstellte. Im Stadtzentrum angekommen, geht sie zum Haus des Ehemannes einer ihrer Mitgefangenen, der ihr offenbar zuvor eine Unterkunft für genau diese Situation angeboten hat.

Währenddessen sind die Babcocks im rund zweihundert Kilometer entfernten Bend in großer Sorge. Zwar gibt es keine Anzeichen dafür, dass Diane wissen könnte, wer ihre jüngste Tochter adoptiert hat, doch ihre oft wiederholte Aussage, es sei ihr Ziel, alle ihre Kinder wiederzubekommen, schürt Befürchtungen. Immerhin hätte auch kaum jemand für möglich gehalten, mit welcher Leichtigkeit der landesweit bekannten Diane die Flucht aus dem

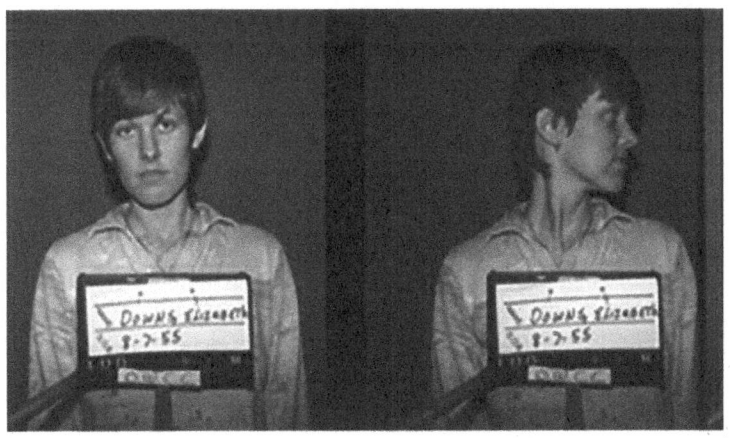

Gefängnis gelingen würde. Einer Frau, die eine solche Tat an ihren Kindern beging, trauen die Babcocks alles zu. Auch die Behörden, welche die Familie über die Situation informieren, raten an, zumindest in gewissem Umfang Sicherheitsmaßnahmen einzuleiten. In dieser Situation fällen Chris und Jackie Babcock die folgenschwere Entscheidung, zumindest einem ausgewählten Kreis von Personen zu erklären, wer Beckys leibliche Mutter ist. Sie teilen dem Kindergarten und Beckys Babysitterin die Hintergründe für die aktuelle Gefahrensituation mit und vermitteln gleichzeitig, es sei wichtig, dass Becky von alldem nichts erfahre.

Diane verbringt derweil zehn Tage mit dem Ehemann ihrer Mitgefangenen und zwei seiner männlichen Freunde in deren Wohnhaus in Salem, weniger als eineinhalb Kilometer vom Gefängnis entfernt. Hierbei wendet sie die altbekannte Taktik des verführerischen Auftretens an, um die Männer dazu zu bringen, ihr Schutz im Haus zu gewähren. Mit dem Ehemann ihrer Mitgefangenen hat sie während dieser Zeit eine Affäre. Diane hofft, vielleicht wieder schwanger zu werden, doch dieses Mal geht zumindest der Teil ihres Plans nicht auf. Als sie nach zehn Tagen im Haus festgenommen wird, ist sie in Boxershorts und T-Shirt ihres aktuellen Liebhabers gekleidet und wirkt recht gelassen. Der Polizei erklärt sie, sie sei geflohen, um den »wahren Täter« in Kalifornien zu finden. Tatsächlich hat Diane offenbar wieder die unerträgliche innere Leere, die im monotonen Gefängnisalltag besonders spürbar wurde, mit »Liebe« kompensieren wollen. Ihr altbewährtes Mittel gegen innere Leere – Sex und Schwangerschaft – war der eigentliche Grund für die Flucht, denn Anzeichen dafür, dass sie tatsächlich hätte weiter weg reisen wollen, fanden sich keine. Nach dem Ausbruch wird Diane in ein Frauen-Hochsicherheitsgefängnis in New Jersey verlegt.

Denkt nicht mehr an das, was früher war!

In gewisser Hinsicht habe ich das Gefühl, es sind meine Erbanlagen, die mich davon abhielten, mich wirklich um richtig und falsch zu sorgen.

Rebecca Babcock

Die Babcocks sind zunächst erleichtert, als sie hören, dass die Gefahr gebannt ist. Doch Beckys Geheimnis ist nun für das engere soziale Umfeld der Familie gelüftet, und die düstere Prominenz von Diane wird durch deren Medienpräsenz weiter aufrechterhalten. 1988, ein Jahr nach dem Ausbruch, gibt sie aus dem Gefängnis heraus über eine Kamera-Live-Schaltung ein Interview für die enorm bekannte Talkshow von Oprah Winfrey. Diane ist bekannt und will es auch bleiben. Was sie ihren Kindern damit antut, sich immer wieder medial zum Thema zu machen, interessiert sie nicht. Die Babcocks versuchen, Becky nichts von alldem spüren zu lassen. Doch Becky selbst ist als aufgewecktes und neugieriges Kind schon früh von der Frage fasziniert, wer ihre leibliche Mutter ist. Jackie sagt ihr nur, dass ihre Mutter im Gefängnis sei, weil sie etwas sehr Böses getan habe. Sie werde es ihr später erklären, wenn sie größer sei. Becky erfährt von ihr auch, dass ihre leibliche Mutter blonde Haare und grüne Augen hat, so wie sie selbst.

Die Neugierde ist durch diese Aussagen alles andere als gestillt. Becky trickst als Achtjährige ihre Babysitterin aus, indem sie ihr eines Abends durch Andeutungen vormacht, sie wisse, wer ihre Mutter sei. Die Babysitterin geht darauf ein und verrät dabei sowohl Dianes Namen als auch, dass sie berühmt sei und es ein Buch über sie gebe. Becky beschließt, auf eigene Faust zu recherchieren. Sie geht in eine große Buchhandlung und findet das Buch über Diane, in dem Fotos von Diane und ihren Geschwistern abgebildet sind. Dabei fällt Becky auf, dass Diane lange, dünne Finger hat, so wie sie selbst. Sie blättert in dem Buch herum, versteht einiges nicht, was sie darin liest, findet das Buch insgesamt gruselig und legt es wieder weg. Doch die Fragen, wie düster die Geheimnisse ihrer leiblichen Mutter sind und was diese mit ihr selbst zu tun haben, lassen Becky nicht mehr los.

Als Sechzehnjährige gerät sie in eine Identitätskrise. Sie möchte ihren Adoptiveltern nicht mit noch mehr Fragen über Diane wehtun, doch sie weiß nicht, wie sie ihre mysteriöse und beängstigende Herkunft einordnen soll. In dieser Zeit versucht sie, auf Partys Selbstbestätigung durch Zuwendung von Jungs zu finden, trinkt Alkohol, experimentiert mit Marihuana und Methamphetamin. Neben der Bestätigung sucht sie Abenteuer, wohl wissend, dass ihre Adoptiveltern sich eine andere Art zu leben für sie wünschen würden. Später sagt sie über diese Zeit: »Ich hatte jede Menge normaler Freunde, die normale Dinge getan haben. Ich entschied mich dafür, destruktiv zu sein. Tief in mir war das Blut von Diane ... Wie Diane lebte auch ich für die Aufmerksamkeit.«

Beckys jugendlich-rebellische Phase wird nochmals deutlich verstärkt, als einer ihrer Freunde ihr bei einem eigentlich romantisch geplanten Videoabend den Film über ihre Mutter vorführt. Der viel beachtete Fernsehfilm zeigt Farrah Fawcett – bekannt aus »Drei Engel für Charlie« – als Diane Downs. Becky ist schockiert von dem Inhalt des über zweieinhalbstündigen Films, an dessen Ende ihre Geburt dargestellt wird. Über dieses Erlebnis sagt sie später: »Jede Emotion, die eine Person fühlen kann, schwappte in einem Nebel über mich.«

Becky ist entsetzt, das Kind einer solchen Frau zu sein. Gleichzeitig sieht sie einige Parallelen zwischen Dianes im Film dargestellten Verhaltensweisen und denen, die sie selbst in ihrer aktuellen Lebensphase zeigt. Diese harte Konfrontation mit der Geschichte, wie sie zur Welt kam, erschüttert sie massiv in ihrem Selbstverständnis. Unter diesen Umständen fällt es ihr schwer zu glauben, dass ihre Adoptiveltern sie wirklich lieben können. Becky entgleist emotional, was ihre Risikoverhaltensweisen verschlimmert und im Sinne einer sich selbst erfüllenden Prophezeiung zu immer mehr Verhaltensweisen führt, die sie in ihrer Einschätzung bestärken, wie ihre leibliche Mutter zu sein.

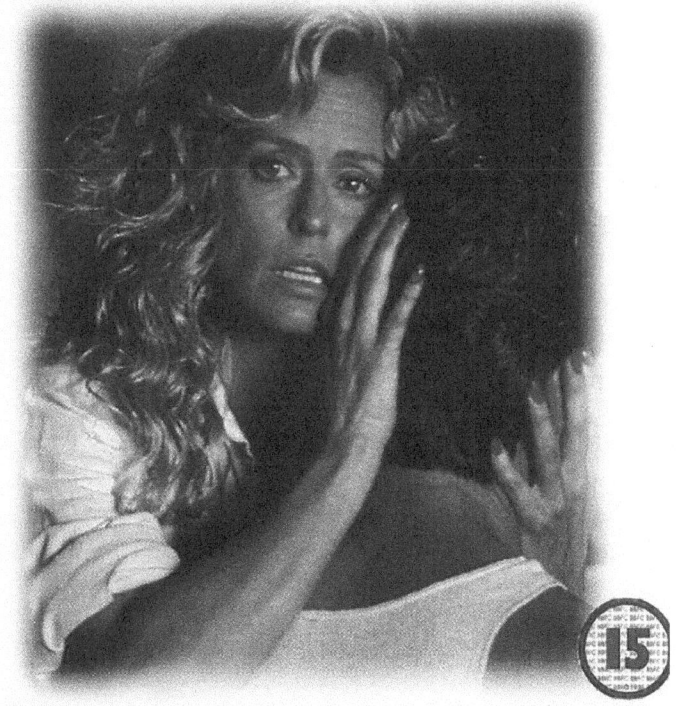

SMALL SACRIFICES

A TRUE STORY

Die prominent besetzte Verfilmung der Lebensgeschichte von Diane Downs, basierend auf dem Bestseller »Small Sacrifices« von Ann Rule.

Mit siebzehn wird sie schwanger und steht schon bei der Geburt ihres Sohnes wieder ohne Partner da. Völlig überfordert mit der Mutterrolle ändert sie ihren wilden Lebensstil nicht, nimmt kurzzeitige Jobs an, die sie immer wieder verliert. Sie hat nichts mehr im Griff und fühlt sich trotz aller scheinbaren Bestätigung durch Männer ungeliebt – ähnlich wie ihre Mutter es auch tat. Trotz aller Ähnlichkeiten spürt Becky aber, dass es einen sehr entscheidenden Unterschied zwischen ihr und Diane gibt: Becky kann sich nicht im Entferntesten vorstellen, ihrem Kind etwas anzutun. Sie kann trotz ihres chaotischen Lebensstils nicht begreifen, wie Diane zu solch einer Tat in der Lage war. Dies ist ein kleiner Trost für Becky, doch das Gefühl, nicht liebenswert zu sein, endet dadurch für sie nicht.

Sie wird wieder schwanger, auch diese Beziehung hält nicht, und sie wird wieder arbeitslos. Mit gerade zwanzig ist ihr klar, dass sie unter diesen Umständen nicht für ein weiteres Kind sorgen kann. Weil sie selbst adoptiert ist und die Familie, in der sie aufwuchs, als sehr positiv empfand, entscheidet sie sich, ihren zweiten Sohn zur Adoption freizugeben. Die zukünftigen Eltern ihres Sohnes trifft sie vor der Geburt, sie sind beim Geburtstermin anwesend und nehmen das Kind direkt an sich. Becky wirft auch dieses Erlebnis aus der Bahn, obwohl sie aus eigener Erfahrung weiß, dass es für ihr Kind das Beste ist. In dieser Zeit denkt Becky viel an ihre leibliche Mutter, an die Szene im Film, als Diane sie als Baby fortgeben muss. Becky möchte sich von jemandem verstanden fühlen und fragt sich, ob ihre leibliche Mutter ihr in dieser Situation Verständnis und Trost entgegenbringen könnte.

Kurz nachdem sie einen Brief an Diane ins Gefängnis schreibt, erhält sie eine Antwort, die freundlich, liebevoll und positiv klingt. Diane stellt ihr Fragen über ihr Leben, die Familie, in der sie aufwuchs. Becky antwortet und hegt die Hoffnung, vielleicht das Verständnis von ihrer leiblichen Mutter zu bekommen, das ihr scheinbar niemand sonst geben kann. Doch schon einen Tag nach diesem ersten Brief von Diane folgt ein zweiter, dessen Inhalt Becky verstört. Darin erläutert Diane wahnhaft anmutende Theorien:

Sie sei im Gefängnis, um vor dem »echten Täter« sicher zu sein, »jemand sehr Mächtiges« beschütze sie und auch Becky. Die hierauf folgenden Briefe von Diane werden immer verstörender. Sie behauptet, Beckys leiblicher Vater habe für einen Geheimdienst gearbeitet und dies habe wiederum mit der Tat zu tun. Becky merkt, dass die Briefe ihr nicht guttun, und schreibt Diane, sie wolle nicht mehr von ihr kontaktiert werden. Hierauf folgt ein weiterer, diesmal ambivalenter Brief, in dem Diane auch andeutet, Beckys Sohn könne sich zum Mörder entwickeln. Becky ist nur noch entsetzt und bricht den Kontakt zu Diane vollständig ab.

Ein Jahr später beschließt sie, dass sie ihr Leben ändern muss, um sich und ihrem Sohn eine bessere Zukunft zu ermöglichen. Sie hört auf, Drogen zu konsumieren, und entscheidet nach einer sexuellen Belästigung durch einen Arbeitgeber, dass sie eine andere berufliche Perspektive braucht – keine kurzfristigen Jobs ohne Zukunftsaussichten mehr. Wie auch ihre leibliche Mutter hat sie den Traum, Ärztin zu werden. Sie holt ihren Schulabschluss nach und belegt neben ihrer Arbeit Medizinkurse. In den nächsten Jahren hat sie häufig mit psychischen und körperlichen Belastungen zu kämpfen. Besonders in Krisen, die sie immer wieder überkommen, denkt sie an ihre leibliche Mutter: »Ich denke meistens an Diane, wenn ich mich verrückt fühle. Wenn alles über mir zusammenbricht und ich mich erdrückt fühle, denke ich: Empfinde ich so, weil sie mit mir verwandt ist?« Doch Becky hat gute Vorbilder in ihren Adoptiveltern, mit denen sie trotz aller Krisen weiter Kontakt hat und die für sie da sind. Sie will die Werte leben, die Chris und Jackie ihr während ihrer Kindheit vermittelt haben, und sich nicht von den Ähnlichkeiten mit ihrer leiblichen Mutter dominieren lassen.

Obwohl die Auseinandersetzung mit Diane Becky enorm belastet hat, sieht sie diese rückblickend als hilfreich an: »Ein Teil von mir wünscht sich, ich hätte es nie erfahren, doch der andere Teil von mir weiß, dass, wenn ich es nie erfahren hätte, ich nicht verstehen würde, warum ich die Dinge getan habe, die ich tat.« Auch wenn ihre Erbanlagen einige ihrer grundlegenden Persönlichkeits-

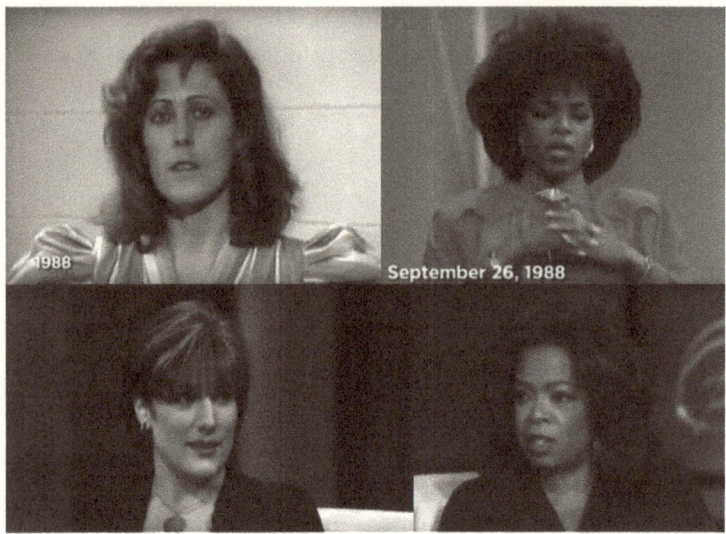

Auch in der weiterhin sehr bekannten Talkshow von Oprah Winfrey ist Becky zu Gast – wie zweiundzwanzig Jahre zuvor ihre leibliche Mutter, die aus dem Gefängnis zugeschaltet worden war.

eigenschaften beeinflussen – die Abenteuerlust, die Neigung zur emotionalen Instabilität und eine Tendenz zur Suche nach unmittelbarer Bedürfnisbefriedigung –, so lernt Becky zunehmend besser, ihre Eigenschaften zu verstehen und vor allem, mit diesen konstruktiv umzugehen. Im Gegensatz zu Diane hat sie ein durch ihre Adoptivfamilie ausgeprägtes Unrechtsbewusstsein, und sie nutzt ihren freien Willen, um sich immer bewusst dafür zu entscheiden, das Richtige zu tun – wenngleich es ihr manchmal schwerer fällt als anderen Menschen.

2010 entscheidet sich die fünfundzwanzigjährige Becky, mit ihrer Geschichte an die Öffentlichkeit zu gehen. Sie gibt der Zeitschrift Glamour und unterschiedlichen Fernsehsendungen Interviews. Auch in der weiterhin sehr bekannten Talkshow von Oprah Winfrey ist sie zu Gast – wie zweiundzwanzig Jahre zuvor ihre leibliche Mutter, die aus dem Gefängnis in die Sendung zugeschaltet wurde. Becky hat von ihrer Mutter durchaus das Talent geerbt, sich sehr positiv medial darstellen zu können. Sie will dies allerdings im Gegensatz zu ihrer Mutter für einen guten Zweck nutzen: anderen Kindern von Eltern, die schreckliche Dinge getan haben, Mut machen, ihren eigenen Weg zu gehen und sich nicht vom Erbe ihrer Vorfahren mitreißen zu lassen. Becky sagt, sie sei überzeugt davon, dass Umwelteinflüsse die Einflüsse von Erbanlagen überwinden können. Jeder Mensch könne seine eigene Lebensgeschichte schreiben.

Im Jahr 2017 lebt Becky als alleinstehende Mutter mit ihrem sechzehnjährigen Sohn in Bend, der Stadt, in der sie auch aufgewachsen ist. Sie ist zwar nicht Ärztin geworden, doch sie arbeitet im medizinisch-sozialen Bereich und ist in der Lage, für sich und ihren Sohn zu sorgen. Vom Erbe ihrer leiblichen Mutter hat sie sich erfolgreich distanziert. Ihre Halbschwester Christie arbeitet als Sozialarbeiterin, ist verheiratet und hat einen zwölfjährigen Sohn. Danny ist trotz seiner Lähmung zu einem sportlichen jungen Mann herangewachsen. Er war lange Jahre in einem Schwimmverein aktiv und arbeitet als Computerspezialist.

Kapitel 2
DREI FÄLLE WEIBLICHER PSYCHOPATHIE IM ABSTAND EINES JAHRHUNDERTS

*Ich kann dieses Mädchen einfach nicht verstehen,
egal wie sehr ich es auch versuche. Es ist nicht so,
dass sie böse zu sein scheint oder dass sie genau beabsichtigt,
etwas Falsches zu tun. Sie kann mit dem ehrlichsten Gesichtsausdruck
lügen, und nachdem sie bei den haarsträubendsten Lügen erwischt
wurde, scheint sie dennoch weiterhin absolut unbekümmert in ihrer
eigenen Wahrnehmung zu sein.*

*Vater der Psychopathin Roberta aus dem Buch
»The Mask of Sanity«*

Dem Auftreten von Psychopathie bei Frauen wurde lange Zeit über in der Wissenschaft nur wenig Beachtung geschenkt. Dies liegt unter anderem an den bemerkenswert wenigen Fallbeispielen, die in der wissenschaftlichen Literatur zum Thema zu finden sind. Den wissenschaftlichen Ausgangspunkt in der modernen Forschung zum Thema Psychopathie stellt das Buch »The Mask of Sanity«, also »Die Maske der geistigen Gesundheit«, des US-amerikanischen Psychiaters Hervey M. Cleckley aus dem Jahr 1941 dar. Cleckley wiederum orientierte sich an der schriftlichen Veröffentlichung von Vorträgen seines britischen Kollegen David Henderson, die 1939 unter der Überschrift »Psychopathic States« – »Psychopathische Zustände« – herausgegeben wurden. Cleckleys viel beachtetes Werk ist eine Sammlung von fünfzehn Fallbeschreibungen, die anhand der Lebensgeschichten und Eigenschaften einiger ausgewählter Patienten einen sehr lebhaften Einblick in die Welt der Psychopathie bieten. Der Titel beschreibt ein Kernmerkmal der Psychopathie: die Diskrepanz zwischen der zunächst normal und einnehmend erscheinenden Wirkung psychopathischer Menschen, die einen starken Kontrast zu den vielfältigen Auffälligkeiten im Fühlen, Denken und Handeln dieser Menschen bildet.

Nur zwei der fünfzehn Fallbeschreibungen in Cleckleys Buch handeln von Psychopathinnen. Die beiden unter den Pseudonymen »Roberta« und »Anna« dargestellten Fallbeispiele sind merklich eingefärbt von der gesellschaftlichen Sichtweise auf Frauen in den USA der 1940er-Jahre. Dennoch sind viele der darin beschriebenen Auffälligkeiten bis heute geltende Merkmale der Psychopathie. Auch werden bereits in diesen beiden Fallbeispielen weibliche Besonderheiten der Psychopathie deutlich. Der rund siebzig Jahre nach dem Erscheinen von Cleckleys Buch in Großbritannien bekannt gewordene Fall von Emily Horne weist offensichtliche Parallelen zu Cleckleys Fallbeschreibungen von »Roberta« und »Anna« auf. Ein Vergleich der drei Fälle verdeutlicht: Das Phänomen weiblicher Psychopathie ist zeit- und kulturunabhängig.

Roberta, das Fräulein Tunichtgut

Sie hat solch süße Empfindungen,
doch sie führen zu nicht viel.
Sie ist nicht hart oder kaltherzig,
doch sie ist alles nur an der Oberfläche.
Ich glaube wirklich, dass sie beabsichtigt,
aufzuhören, all diese schrecklichen Dinge zu tun,
doch sie beabsichtigt es nicht genug,
damit es bedeutsam wird.

Vater der Psychopathin »Roberta« aus dem Buch
»The Mask of Sanity«

Roberta wird als leicht übergewichtige, in ihrem äußeren Erscheinungsbild etwas nachlässige, doch nicht völlig unattraktive Zwanzigjährige beschrieben. Ihr Wesen wirkt insgesamt kindlich und unbekümmert. Sie räumt Cleckley gegenüber bereits beim ersten Gespräch mit ihm in der Psychiatrie ein, das sie in ihrem Leben »Mist gebaut« habe und Hilfe benötige. Allerdings wirkt ihre geäußerte Einsicht nicht, als sei sie von wirklichem Leidensdruck geleitet. Im Laufe ihrer Therapie spricht Roberta immer wieder offen und differenziert über die Fehler, die sie in ihrem Leben begangen habe. Dann skizziert sie einen realistisch wirkenden, konstruktiven Plan für ihr zukünftiges Leben. Scheinbar unerklärlich mutet es daher an, dass ihr Verhalten nach mehreren Klinikaufenthalten immer wieder unverändert ihrem früheren Benehmen entspricht.

Robertas Auffälligkeiten beginnen in ihrer Kindheit. Bereits als Zehnjährige fällt sie ihrer Familie durch wiederholtes Lügen und Diebstähle auf. Dabei kommt sie aus einer finanziell gesicherten Mittelstandsfamilie und hat eigentlich keine Notwendigkeit zum Stehlen. Sie steckt einfach spontan das ein, was sie haben will, egal ob es in einem Geschäft, bei Verwandten oder in ihrem eigenen Elternhaus ist. Die Familie nimmt eine solche Verhaltensweise anfangs nicht ernst, erklärt sich diese mit Robertas schon damals bemerkenswert unbekümmertem Wesen, von dem alle glauben, es werde mit der Zeit noch nachreifen. Die Hoffnung erfüllt sich jedoch nicht. Roberta kauft als Jugendliche zunehmend heimlich auf Rechnung ihres Vaters ein, behält einige der Kosmetikartikel, Kleider und Süßigkeiten für sich und verschenkt andere an ihre Freunde. Dies fällt durch bei ihrem Vater überraschend ankommende Rechnungen mehrfach auf. Immer wieder sprechen die Eltern mit Roberta und bestrafen sie, ohne je eine Veränderung des Verhaltens ihrer Tochter bewirken zu können. Selbst als die Familie hierdurch in ernste finanzielle Probleme gerät, ändert sich Robertas Verhalten nicht. Sie räumt ihre Fehler ein, zeigt Einsicht, gelobt Besserung und macht einfach immer so weiter.

Trotz dieser scheinbar unerklärlichen Verhaltensweisen wirkt sie weder auf ihre Eltern noch auf ihr restliches soziales Umfeld wie eine egoistische Betrügerin. Emotional vermittelt sie stets den Eindruck, eine freundliche, wenn auch allzu leichtfertige junge Frau zu sein. So, wie Erwachsene Kindern egozentrische Verhaltensweisen vergeben, in dem Wissen, dass die Kinder die vollen Konsequenzen ihres Verhaltens noch nicht überblicken können, so verzeihen auch die meisten Menschen in Robertas Umfeld ihre nicht enden wollenden unsozialen Verhaltensweisen. Das Stehlen häufig für sie unnützer Dinge bleibt eine stabile Handlungsweise in ihrem Leben, wobei sie keinen auch nur annähernd nachvollziehbaren Grund, kein starkes Bedürfnis und keine diesem Verhalten zugrundeliegende Anspannung benennen kann.

In der Schule entspricht ihr Verhalten den Mustern, die sie auch im privaten Umfeld zeigt: Sie ist freundlich, vordergründig kooperativ und einsichtig, doch tatsächlich schwänzt sie kontinuierlich den Schulunterricht und erledigt nur selten ihre Hausarbeiten. Trotzdem gelingt es ihr, als eine mittelgradige Schülerin durch ihre Schullaufbahn zu kommen. Ihr gemessener IQ von 135 ist hierbei ebenso nützlich für sie wie bei den zahlreichen Vertuschungen ihrer unerlaubten Verhaltensweisen. Trotz ihrer bemerkenswerten und insgesamt überdauernden Faulheit in schulischen Belangen äußert sie immer wieder ehrgeizige Zukunftspläne. Kurzzeitig gibt sie sich zuweilen Mühe und verbessert tatsächlich ihre schulischen Leistungen, doch dies ist nie von langer Dauer. Ihrer Neigung zu Diebstählen fallen in der Schule sowohl Mitschüler als auch Lehrer zum Opfer.

Auch auf sozialer Ebene wirkt ihr Verhalten immer wieder bizarr und unerklärlich. Als Jugendliche übernachtet sie zweimal ohne Absprache mit ihren Eltern bei Freundinnen, deren Familie sie äußerst glaubhaft vormacht, ihre Eltern hätten ihr die Übernachtungen gestattet. Trotz ihres Fehlverhaltens weist sie – sehr typisch für weibliche Psychopathen – immer wieder Verhaltensweisen auf, die bei ihren Mitmenschen Sympathie für sie erzeugen. So zeigt sie unterschiedliche hilfsbereite Verhaltensweisen gegenüber Verwandten, Freunden, Bekannten und sogar Tieren. Hierbei wirkt sie authentisch an ihrem Gegenüber interessiert und mitfühlend. Andererseits kommt es häufig vor, dass sie angebotene Hilfe nicht oder nicht gänzlich ausführt. Auch dies wirkt nicht wie böse Absicht, sondern wie eine Folge ihrer allgemeinen Zerstreutheit.

Robertas Verhalten wirkt auf allen Ebenen widersprüchlich und verwirrt daher die Menschen, die mit ihr zu tun haben, über Jahre hinweg. Einerseits engagiert sie sich eine Weile in der Sonntagsschule und vermittelt den Kindern in überzeugenden Ansprachen christliche Werte, gleichzeitig hört sie nicht auf, zu stehlen, zu lügen und unerlaubt auf den Namen ihres Vaters Rechnungen ausstellen zu lassen. Um ihre entsprechenden Taten möglichst lange zu verdecken, investiert sie viel Mühe und Kreativität. Wird sie ertappt, zeigt sie sich oberflächlich reumütig, doch ihre Stimmung bleibt unberührt von dem Ärger. Kein Hauch eines ernsthaften schlechten Gewissens ist erkennbar.

Als sie schließlich auf ein Internat geschickt wird, schreibt Roberta ihren Eltern, dass es ihr dort sehr gut gefalle. Dennoch reißt sie kurz darauf aus und nistet sich mit durch Betrügereien erbeutetem Geld in einem Hotel in der Nähe ein. Dort lebenden Bekannten macht sie weis, sie begleite ihren Vater auf einer Geschäftsreise; mit abenteuerlichen Geschichten erschleicht sie sich noch mehr Geld von diesen. Robertas Lügen wirken wie immer sowohl inhaltlich als auch emotional derart authentisch, dass niemand ihre Aussagen anzweifelt. Ihre Eltern holen sie nach dieser Episode wieder heim, doch Robertas Verhalten wird immer besorgniserregender. Sie hält sich an keine Absprachen und kommt häufig erst mitten in der Nacht von Verabredungen nach Hause. Hierzu erklärt sie, dass sie mit befreundeten Jungen an Spielautomaten gespielt habe oder Motorrad gefahren sei. Die unmittelbare, spontane Bedürfnisbefriedigung scheint den meisten ihrer Entscheidungen zugrunde zu liegen.

Weitere Internatsaufenthalte, eine kurzzeitig begonnene Ausbildung zur Krankenschwester und eine Anstellung im väterlichen Buchhalterbüro enden allesamt in Rauswürfen wegen ihres untragbaren und kleinkriminellen Verhaltens. Sie lebt schließlich ohne Anstellung eine Weile bei ihren Eltern und vertreibt sich die Zeit mit Brieffreundschaften zu Soldaten. Ab und an erwähnt sie Verliebtheit, doch diese wechselt schnell. Als vermeintlich enge Brieffreunde von ihr im Krieg fallen, wirkt sie wenig emotional berührt. Zur Überraschung ihrer Familie reißt sie erneut aus, diesmal für drei Wochen, weil sie spontan einen Brieffreund besuchen will, den sie als künftigen Ehemann erwägt. Mittels Fernbus und mit nur wenig Geld in der Tasche fährt sie in eine ihr unbekannte Stadt und überredet die ihr fremde Familie eines anderen Brieffreunds, sie bei sich übernachten zu lassen. Dies, obwohl der dortige Brieffreund aufgrund seines Einsatzes als Soldat nicht zu Hause ist.

Auf ihrer chaotischen Weiterfahrt mittels Fernbus strandet sie schließlich in einer völlig fremden Stadt, wo sie in einer Hotellobby von einem heruntergekommenen, nach Alkohol stinkenden, ihr gegenüber deutlich älteren Mann offensiv sexuell bedrängt wird. Auf sein Angebot, ihr für sexuelle Dienste eine Übernachtung in seinem Zimmer zu ermöglichen, geht sie völlig emotionslos ein. Die Entjungferung durch den groben, verwahrlosten Mann nimmt sie völlig gleichgültig hin, ebenso wie das Geld, das er ihr für ihre Dienste herablassend übergibt. Als sie von dem Brieffreund, den sie eigentlich besuchen und irgendwann heiraten wollte, telefonisch eine deutliche Absage bekommt, berührt Roberta auch das wenig. Sie setzt ihre Reise fort und übernimmt zuerst kleine Aushilfstätigkeiten, arbeitet bald darauf aber erneut als Prostituierte. Schließlich wird sie von ihren Eltern gefunden und wieder heimgebracht. Darüber zeigt sie sich erfreut und weist keine ernsthaften Anzeichen von Scham, Angst oder Unbehagen auf. Dass ihr Ruf im Sinne eines »ehrbaren Mädchens« nun endgültig ruiniert ist, nimmt sie wie alles andere auch völlig unbekümmert hin.

Als ihre Eltern sie verzweifelt in die Psychiatrie einweisen lassen, wo Roberta Cleckley begegnet, gibt sie sich auch dort freundlich und einsichtig. Sie reflektiert scheinbar vernünftig ihr Fehlverhalten und macht nach ihrer Entlassung doch wieder da weiter, wo sie zuvor aufgehört hatte. Bei einer Anstellung als Sekretärin bestiehlt sie die Firma um eine größere Geldsumme, während sie in ihrem Mietzimmer für alleinstehende Frauen häufig wechselnde und auch zahlungswillige Liebhaber empfängt. Wie so oft zuvor verlässt sie diese Lebensumgebung unangekündigt und reist eine Weile umher, bevor sie schließlich zu ihren Eltern zurückkehrt. Derlei Episoden werden zu einem nie enden wollenden Kreislauf in ihrem Leben, lediglich unterbrochen von gelegentlichen Psychiatrieaufenthalten.

Ihren behandelnden Ärzten schreibt sie immer wieder Dankesbriefe, in denen sie überschwänglich betont, wie sehr sich ihr Leben durch die letzte Psychiatriebehandlung gebessert habe. Doch nie stimmen ihre Behauptungen auch nur ansatzweise mit ihren Taten überein. Obwohl Roberta weiß, dass die Behandler durch ihre Familie über ihre tatsächlichen Verhaltensweisen informiert sind, stellt sie die unrealistischen Briefe voller Schmeicheleien nie ein. Sie gibt ihre Behandler bei diversen Bewerbungen zu deren Erstaunen sogar als Referenzen für Empfehlungsschreiben über sie an. Dass diese nicht wahrheitsgemäß positiv ausgestellt werden können, ignoriert sie vehement.

Cleckley schließt diese erste, umfassende Fallbeschreibung weiblicher Psychopathie mit dem Eindruck deutlichen Erstaunens ab. Er wisse nicht, was er den verzweifelten Eltern dieses Mädchens raten solle. Eine solche Persönlichkeit verursache sich selbst und ihren Mitmenschen mehr Schaden als ein an Schizophrenie erkrankter Patient. Es sei nicht möglich, sie sicher und zuverlässig in ein eigenständiges Leben in Freiheit zu entlassen.

Anna, die Albtraumhafte

Sogar mit einer detaillierten Aufzeichnung von Annas Karriere vor Augen war es in der Tat schwierig, nicht zu der Schlussfolgerung zu gelangen, dass alle gut untermauerten Tatsachen dieser Aufzeichnung ignoriert werden sollten, da ihr durch den offensichtlichen Charakter dieser ansprechenden Frau so gründlich widersprochen wurde. Der banale, aber dennoch beharrliche Gedanke, dass eine solche psychiatrische Geschichte auf eine andere Person zutreffen müsse, war schwer abzulegen.

Hervey Cleckley über seine psychopathische Patientin Anna

Anna ist eine Tochter aus reichem Hause, die Eltern gesellschaftlich angesehen und in der Gegend bekannt. Sie hat ein sehr einnehmendes Wesen, das Menschen direkt sympathisch finden. Vielseitig interessiert und humorvoll, ist sie eine angenehme Gesprächspartnerin. So fällt es ihr leicht, freundschaftliche Kontakte zu knüpfen. Anna geht mit Vorliebe den Aktivitäten nach, die man für Mädchen ihrer sozialen Schicht in den 1940er-Jahren als angemessen erachtet: Sie liest gerne, verfügt über eine gute Allgemeinbildung, reitet und spielt Tennis. Da sie klug und sozial kompetent ist, könnte sie die perfekte Tochter in den Augen ihrer auf Ansehen bedachten Eltern sein. Doch bereits in ihren frühen Highschool-Jahren erregt sie durch promiskuitives Verhalten, das besonders vor dem Hintergrund der an sie gerichteten Anforderungen als »ehrbares Mädchen« sehr auffällig erscheint, Aufmerksamkeit. Sie lässt sich schon im frühen Jugendalter leichtfertig und freizügig auf sexuelle Interessen ihrer männlichen Mitschüler ein, die sich sogar in einem »Schülerclub« selbst organisieren, um sich über ihre sexuellen Erfahrungen mit Anna auszutauschen und diese zu planen.

Es bleibt unklar, wann und unter welchen Umständen Annas hypersexualisiertes Verhalten seinen Anfang nahm. Derlei frühe und in ihrem Ausmaß ungewöhnliche hypersexuelle Verhaltensweisen werden häufig mit zuvor erlebtem sexuellen Missbrauch in Verbindung gebracht. Ob Anna ein frühes Opfer sexuellen Missbrauchs durch ein Familienmitglied oder eine andere Bezugsperson geworden war, wurde nicht geklärt. Sowohl ihr Vater als auch ihr älterer Bruder kommen im Rahmen einer entsprechenden Hypothese als mögliche Auslöser für Annas Auffälligkeiten in Betracht, doch Cleckley geht während seiner späteren Behandlung einer entsprechenden Ursachenforschung nicht nach.

Das Gefälle zwischen Annas angesehenem Familienhintergrund und ihrem Verhalten ist für die männlichen Mitschüler eine kleine Sensation, die sich schnell herumspricht. Hieraus resultiert der halb offizielle »Schülerclub« für Jungen, der bald auch gemeinsame Ausflüge zwecks sexueller Abenteuer mit Anna organisiert.

Anna lädt die Jungen – ob einzeln oder in Gruppen – in ein kleines Lagerhaus auf dem weitläufigen Grundstück ihrer Eltern ein. Sie gehe Freunde besuchen oder spazieren, sagt Anna ihrer Familie. Die Jungen können das Lagerhaus von der anderen Seite des Grundstücks aus unentdeckt betreten, insgesamt bietet es den perfekten Raum für heimliche Treffen. So häufig wie möglich nehmen die Jugendlichen diese Möglichkeit wahr, denn Anna erfüllt dort all ihre sexuellen Wünsche. Dass sie durch ihr Verhalten für ebendie Jungen, welche sich immer wieder begeistert mit ihr treffen, ein »gefallenes Mädchen« ohne Wert wird, ist Anna entweder nicht bewusst, oder es ist ihr egal. Selbst die Folge, dass ihre Handlungen spätere gesellschaftlich vorteilhafte Eheschließungen gefährden könnten, nimmt Anna in Kauf. Schließlich wird ihr Verhalten von einem jungen Mann beobachtet, der stark in sie verliebt ist und sie später heiraten möchte. Als er sie bei einem der sexuellen Treffen im kleinen Lagerhaus überrascht – er gesteht ihr nicht, dass jemand ihm einen entsprechenden Hinweis gab –, ist er außer sich.

Durch diesen Vorfall werden Annas Aktivitäten ihren Eltern und einem kleinen Kreis Vertrauter offenbar.

Annas Eltern reagieren überraschend sachlich und versuchen ihrer Tochter zu erklären, welche Folgen ihr Verhalten für die Familie und ihre eigene Zukunft haben kann. Ob die auch für Cleckley erstaunlich sachliche und milde Reaktion angesichts eines solchen Skandals damit zusammenhängt, dass der Familie die Ursachen für Annas Verhalten bekannt sind, erwähnt er nicht. Anna präsentiert sich rational einsichtig, emotional aber beeindruckend unbekümmert. Sie kommt mit ihren Eltern überein, auf ein weit entferntes, sehr angesehenes Internat zu gehen. Die Eltern zeigen sich hierbei sehr unterstützend, Anna darf bei der Auswahl möglicher Internate mitbestimmen, bekommt schöne neue Kleidung und eine hochwertige Ausstattung für ihr Internatszimmer. Ernsthafte Scham, Sorge über die Beschädigung ihres Rufs oder Schuldgefühle gegenüber ihrer Familie zeigt Anna nicht. Fröhlich wie eh und je trifft sie sich bis zu ihrer Abreise mit Freundinnen, albert mit ihnen herum und zeigt sich erfreut über den baldigen Internatsaufenthalt.

Auf dem Internat gewinnt Anna schnell sowohl Mitschüler als auch Lehrer für sich. Ihre schulischen und sportlichen Leistungen sind sehr gut, die Rückmeldungen sowohl von Anna als auch von ihren Lehrern lassen ihre Eltern hoffen, alle Schwierigkeiten gehörten der Vergangenheit an. Annas Briefe an ihre Eltern sind außerordentlich schmeichelhaft und liebevoll, in solch enthusiastischem Ton, dass es wie ein beinahe plumper Manipulationsversuch wirkt. Im Gegensatz zu den überschwänglichen Behauptungen in ihren Briefen fällt Anna auch am Eliteinternat bald durch Regelverstöße auf: Sie schwänzt Schulstunden, raucht heimlich und entfernt sich deutlich länger als erlaubt vom Schulgelände. Im Verhältnis zu dem Skandal, der ihr den Aufenthalt im Internat erst einbrachte, wirken diese Verhaltensweisen zunächst noch harmlos und recht typisch für eine pubertäre Phase. Doch mit der Zeit werden auch Diebstähle, Betrügereien im Schulunterricht und sich häufende Lügen zu einem nicht mehr tragbaren Problem. Diese Verhaltensweisen fallen erst nach Monaten in ihrer Summe auf, da Anna so viel Sympathie bei den Menschen in ihrer Umgebung erzeugt, dass lange es niemand für möglich erachtet, wie umfassend und tiefgreifend die Muster ihres Fehlverhaltens sind.

In den nächsten Jahren wechselt Anna mehrfach die Internate, meist nach einigen Monaten, zwei Mal nach knapp einem Jahr. Jedes Mal beteuert sie scheinbar glaubhaft, sich nun wirklich verändern zu wollen, jedes Mal folgen ihren vollmundigen Beteuerungen keine Konsequenzen auf Handlungsebene. Stets beeindruckt sie anfangs mit ihren hervorstechenden intellektuellen Leistungen und ihrem bezaubernden Charme, doch all dies täuscht nie lange über ihr nicht enden wollendes Muster von Regelverstößen, Streichen, Lügen, Betrügereien und Diebstählen hinweg. Ihre Streiche wirken wie das auffällig sexualisierte Austesten von Grenzen einer Pubertierenden: Sie verteilt Kondome in Gemeinschaftsräumen, um allgemein peinliches Erschrecken zu verursachen, oder beschmiert die Tür einer unbeliebten Lehrerin mit einem derben Spruch. Gelegentlich beleidigt sie Autoritätspersonen mit bemerkenswert obszönen Ausdrücken. Manchmal stiehlt sie Autos für kleine Rundfahrten, deutlich häufiger aber Unterwäsche, Strümpfe und kleine, eher wertlose Schmuckstücke von ihren Mitschülerinnen und Lehrerinnen. Annas kriminelle Energie verstört die Menschen in ihrer Umgebung sehr, steht sie doch in krassem Widerspruch zu dem Bild, das Anna anderen von sich vermittelt.

Trotz der zahlreichen Schulwechsel gelingt es ihr, nicht nur einen Highschool-Abschluss zu machen, sondern auch, die anspruchsvolle Aufnahmeprüfung eines guten Colleges zu bestehen. Aber auch dort ändert sich Annas hartnäckiges Verhaltensmuster nicht. All ihre unsozialen sowie hypersexualisierten Verhaltensweisen ziehen sich weiter wie ein roter Faden durch ihre Lebensgestaltung, selbst ihre ungewöhnlichen Streiche legen sich in der Phase ihres frühen Erwachsenenalters nicht. Bei einer Gelegenheit verschmutzt sie die Abendkleider von befreundeten Kommilitoninnen mit Urin und hängt sie möglichst unauffällig in ihre Kleiderschränke zurück, sodass erst durch den unangenehmen Geruch der »Streich« offenbar wird. Wann immer sie mit ihrem Fehlverhalten konfrontiert wird, beharrt Anna darauf, sie sei bei der jeweiligen Handlung gedankenlos gewesen und habe keine ernsthaften Konsequenzen bedacht. Anstatt sich tatsächlich um einen erfolgreichen Abschluss zu bemühen, setzt Anna viel kriminelle Energie ein, um beispielsweise Berichte vom College über ihre vermeintlich exzellenten Leistungen möglichst glaubhaft zu fälschen. In entsprechenden Betrügereien zeigt sie sich geschickt, doch zwangsläufig fliegen diese spätestens dann auf, wenn sie erneut ein College wegen ihres Verhaltens verlassen muss.

Sie wechselt mehrfach zwischen Hochschulen und Berufsausbildungen, nie bringt sie irgendetwas zu Ende. So schnell, wie sie lebhafte Begeisterung für eine Berufslaufbahn kundtut, so schnell verschwindet ihr Interesse auch wieder. Bei ihren unterschiedlichen Versuchen, einer Berufsausbildung nachzugehen, fällt sie durch eine Mischung aus Unzuverlässigkeit und Verantwortungslosigkeit auf. Sie scheint die Tragweite ihres Verhaltens nicht richtig einzuschätzen, obwohl es ihr – wie alle Ausbilder bemerken – nicht an intellektuellen Fähigkeiten fehlt. Reißt sie sich zusammen, erbringt sie stets gute Leistungen. Doch nie halten solche Phasen an, und so verliert sie Ausbildungsmöglichkeit um Ausbildungsmöglichkeit. Nebenher engagiert sie sich immer wieder in ehrenamtlichen sozialen Aktivitäten. In Obdachlosenheimen, beim Roten Kreuz und in der Sonntagsschule tritt sie als strahlendes Beispiel von Moral und christlichen Werten auf, über die sie auch flammend referieren kann.

Völlig im Gegensatz zum Bild einer fast schon heilig anmutenden Wohltäterin im sozialen Bereich treibt sie sich ansonsten gerne in Kneipen herum, wo sie in verbale und körperliche Streitigkeiten mit anderen Betrunkenen verwickelt wird. Bei solchen Gelegenheiten scheut sie keine Konfrontation und wird einmal sogar schwer verletzt. Abgesehen von derlei Vorfällen im alkoholisierten Zustand fällt sie allerdings wesentlich stärker durch Betrügereien und Diebstähle als durch gewalttätiges Verhalten auf. Das ein oder andere Mal kommt sie wegen ihrer dissozialen Verhaltensweisen sogar in Haft, wobei ihre Familie sie stets mit den ihr zur Verfügung stehenden finanziellen Mitteln aus solchen Situationen befreit. Wenn Annas Verhalten überhandnimmt, initiiert die Familie immer wieder Psychiatrieaufenthalte oder ambulante Psychotherapien, doch Anna lässt sich nie ernsthaft darauf ein, sodass keine erkennbaren Fortschritte durch die zahlreichen Behandlungen erzielt werden.

Cleckley beschreibt – neben all den auffälligen Aspekten von Annas Lebensführung – besonders ihr für eine Tochter von höherem sozialen Stand ungewöhnliches, stets willkürlich und hypersexuell wirkendes Verhalten. Wie auch im Fall von Roberta setzt Anna Sex scheinbar völlig wahllos zur Erreichung unterschiedlichster Ziele ein. Egal ob Gelegenheitssex, sexuelle Abenteuer mit anderen Frauen oder Gruppensex, Anna betätigt sich vielfältig und scheinbar grenzenlos. Die Kombination aus Annas Promiskuität mit ihrer schweren Bindungsstörung beeindruckt Cleckley an ihrem Fall am meisten:

»Körperliche Intimität mit Männern war niemals assoziiert mit zwischenmenschlichen Beziehungen von irgendeiner Tragweite oder Dauer … In jedem anderen Aspekt sozialer Erfahrungen ist diese Frau ebenso vergleichbar daran gescheitert, irgendeine Form von Beziehung zu einem anderen menschlichen Wesen aufzubauen, die ihr viel bedeuten würde oder, um es anders auszudrücken, die sie dazu beeinflussen könnte, irgendein konsistentes, offensichtlich zielgerichtetes Verhalten zu zeigen.«

So chaotisch wie Annas schulische und berufliche Laufbahn gestaltet sich auch ihr Liebesleben. Die Familie versucht anfangs, sie mit ehrbaren Männern aus höheren Gesellschaftsschichten zu verheiraten. Da Anna attraktiv, einnehmend und wohlhabend ist, gelingt dies zunächst. Doch diese Ehen scheitern immer wieder nach wenigen Jahren an Annas sich nicht änderndem Verhalten und ihren zahlreichen Affären. Sie fängt sich sexuell übertragbare Krankheiten ein, steckt Ehemänner hiermit an, macht sogar vor Affären mit Brüdern der Ehemänner nicht halt. Somit verschlechtern sich ihre Chancen auf standesgemäße Partner von gescheiterter Ehe zu gescheiterter Ehe. Neben ihrer scheinbar willkürlichen Hypersexualität zeigt sie auch eine bemerkenswerte Impulsivität in Bezug auf Eheschließungen. Sie heiratet immer wieder spontan Männer, die sie kaum kennt und die häufig deutlich niedrigeren sozialen Schichten als sie selbst angehören. In solchen Spontanehen lässt sie sich mit Trinkkumpanen oder Kleinkriminellen ein, die natürlich gern auf die unangemessen schnellen Heiratsangebote von Anna eingehen. Eine Tatsache, die ihre Familie sowohl aufgrund des hiermit einhergehenden Ehrverlustes als auch wegen der hieraus resultierenden finanziellen Verpflichtungen zunehmend belastet. Immer wieder muss die Familie Anna aus solchen Verbindungen quasi »freikaufen«. Einzig vor dem Eingehen mehrerer Ehen zur gleichen Zeit schreckt Anna zurück. Hieraus entwickelt die Familie schließlich die Lösungsstrategie, Anna nur pro forma mit einem zuverlässigen Mann zu verheiraten, der seinerseits an einer entsprechenden Scheinehe interessiert ist. Diese Ehe, welche nur auf dem Papier existiert, bewirkt zumindest ein Ende von Annas zahlreichen Eheschließungen.

Cleckley trifft Anna, als sie Anfang vierzig ist. Die Diskrepanz zwischen ihrem Intellekt, ihrer Bildung, der angenehmen und charmanten Art ihres Auftretens und andererseits ihrer schockierenden Lebensgeschichte lässt ihn sehr beeindruckt zurück. Er weiß, dass es mit den Mitteln seiner Zeit unmöglich ist, ihr zu helfen. Immerhin werden die Auswirkungen ihrer schwer auffälligen Persönlichkeit stets durch die Interventionen ihrer Familie weitestgehend kompensiert. Anna selbst scheint unter ihrem Zustand nicht zu leiden. Die Oberflächlichkeit ihrer Emotionen sowie die völlige Abwesenheit von Schuldgefühl, Scham oder Angst lassen sie kontinuierlich unbekümmert durchs Leben gehen. All ihre Behandler stehen entsetzt und hilflos vor ihrer Lebensgeschichte, doch Anna selbst wirkt völlig entspannt und zuversichtlich wie eh und je. Cleckley zitiert einen ihrer zahlreichen behandelnden Ärzte, der Annas Fall mit einem Satz aus der Novelle »Jama« des russischen Schriftstellers Alexander Kuprin zusammenfasste: »All der Schrecken ist in genau diesem: dass da kein Schrecken ist.«

Emily Horne, die Ehesüchtige

Wir fanden heraus, dass sie angefangen hatte, eine Menge Lügen zu erzählen. Ich habe sie einige Male beim Lügen erwischt. Sie begann damit, Anzeichen von ... ich weiß nicht ... dem Leben in irgendeiner Art von Fantasiewelt zu zeigen. Das erzeugte eine Menge Spannungen zwischen uns.

Graham Horne über die Jugendzeit seiner Tochter Emily

Emily Horne wird Ende 1978 in der britischen Stadt York in eine belastete Familie hineingeboren. Ihre Eltern, Marion und Graham Horne, führen eine chaotische Ehe. Emily entwickelt früh eine Fantasiewelt, die einen sicheren Hafen im Vergleich zu der schwierigen Familiensituation bietet: Darin ist sie eine wunderschöne Braut, die durch eine romantische Hochzeit für immer mit dem Mann ihrer Träume verbunden wird und wie im Märchen für immer mit diesem glücklich zusammenlebt. Als die Ehe ihrer Eltern endgültig scheitert, ist Emily zwölf Jahre alt. In dieser Zeit bittet sie ihren Vater, ihr ein im Schaufenster eines Secondhandladens ausgestelltes Brautkleid zu kaufen. Da es nicht viel kostet, erfüllt der Vater ihr den Wunsch. Später beschreibt er einer britischen Boulevardzeitschrift gegenüber: »Wir nahmen es mit nach Hause, und sie probierte es sofort an und wirbelte umher. Sie strahlte vor Freude.«

Bei dem kurz darauf erfolgten finalen Konflikt ihrer Eltern spielt Emily eine traurige Rolle: Die Mutter wirft der Zwölfjährigen vor, eine »einvernehmliche, inzestuöse Beziehung« mit ihrem Vater zu führen. Im Laufe des Scheidungskonfliktes gibt die Mutter dies dem Gericht gegenüber in einem Brief an, sodass Emilys Vater unter den Verdacht des Kindesmissbrauchs gerät. Emily ist außer sich wegen des Vorwurfs, geht zu einem Frauenarzt und verlangt eine Untersuchung, die belegt, dass sie noch Jungfrau ist. Sie sagt dem Gericht gegenüber zugunsten ihres Vaters aus und bestreitet vehement die Vorwürfe ihrer Mutter. Ob die Missbrauchsvorwürfe tatsächlich allein eine bösartige Taktik im harten Scheidungskampf sind oder auf grundlegend wahren Tatsachen beruhen, wird wahrscheinlich für immer das Geheimnis der Familie bleiben. Denn bei sexuellem Missbrauch ist nicht zwangsläufig eine Penetration, die ein Frauenarzt nachweisen kann, vorhanden. Emily setzt sich in jedem Fall gegen die Vorwürfe ihrer Mutter durch, und das Gericht räumt diese als unwahr aus. Nach diesem Vorfall rebelliert Emily konstant gegenüber der nun alleinerziehenden Mutter, bis sie kurz darauf zu ihrem Vater ziehen darf. Dieser geht eine neue Partnerschaft ein, und zunächst scheint es so, als komme Emily gut mit der neuen Situation zurecht.

Doch bald setzen immer mehr Verhaltensauffälligkeiten ein, denen gegenüber ihr Vater sich nicht zu helfen weiß. Emily kommt und geht, wann immer es ihr gefällt, bleibt tagelang fort, ohne zu sagen, wo sie sich aufhält. Obwohl sie sehr intelligent und belesen ist, geht sie aufgrund ihrer zahlreichen Fehlzeiten und ihres desolaten Lebensstils ohne Schulabschluss mit sechzehn von der Schule ab. Zu diesem Zeitpunkt wohnt sie längst nicht mehr wirklich bei ihrem Vater, sondern mal hier, mal dort bei Freunden und Bekannten. Spätestens zu dieser Zeit lernt Emily, Charme und Sexualität gezielt für emotionale und finanzielle Zuwendung einzusetzen. Sie sieht gut aus und hat vor allem das einnehmende Wesen, welches bereits Cleckley bei den Psychopathinnen in seinem Buch »The Mask of Sanity« beschrieb. Die Männer in ihrem Leben werden später alle übereinstimmend berichten, wie sehr Emily sie im wahrsten Sinne des Wortes bezaubern konnte. Erst sehr viel später wird jedem einzelnen dieser Männer bewusst, dass die guten Gefühle, die Emily ihnen so intensiv vermitteln konnte, hauptsächlich auf ihren sehr ausgeprägten manipulativen Fähigkeiten basierten.

Der erste Mann, der in Emilys emotionalem Spinnennetz hängen bleibt, ist Paul Rigby. Er kennt Emily von der Highschool, verliert sie während seiner Zeit als Soldat aus den Augen und trifft sie kurz vor ihrem achtzehnten Geburtstag wieder. Später sagt sie, in dieser Zeit und den Jahren danach sei sie sehr einsam gewesen. Ihre biologische Familie, von der sie sich sehr enttäuscht fühlte, habe sie in ihrer Vorstellung für tot erklärt. Um einen Ersatz zu finden, habe sie versucht, Freunde und Partner als Alternativfamilie für sich zu nutzen. All dies weiß Paul nicht, als er Emily wieder begegnet. Sie erscheint ihm wie die Frau seiner Träume. Als sie ihm nach kurzer Zeit vorschlägt, sie zu heiraten, hält er dies für eine gute Idee. Emily erlebt am Tag nach ihrem achtzehnten Geburtstag die Hochzeit, von der sie seit Jahren hofft, diese werde ihr inneren Frieden und ein richtiges Zuhause bringen. Doch der Effekt tritt nicht ein – zumindest nicht für länger als wenige Monate. Paul muss bald nach der Hochzeit zu einem Auslandseinsatz, von dem aus er Emily leidenschaftliche Liebesbriefe schreibt. Doch in Emilys Fühlen und Denken ist die räumliche Distanz gleichbedeutend mit einer Trennung. Der Satz »Aus den Augen, aus dem Sinn« hat in ihrer Psyche eine ganz besonders wörtliche Bedeutung. Paul ist überrascht, als er sie bei seiner Rückkehr nach einem halben Jahr nicht mehr ausfindig machen kann. Später schreibt Emily ihm in einem Brief, sie habe in seiner Abwesenheit eine Tochter von ihm geboren, die nach wenigen Monaten gestorben sei. Diese wie auch viele andere vermeintliche Tragödien in Emilys Leben sind frei erfunden. Paul will sich von ihr scheiden lassen, was daran scheitert, dass er ihren Aufenthaltsort nicht ausfindig machen kann. Derweil führt Emily ihr Leben fort, als habe es ihren ersten Ehemann nie gegeben.

Emily und Sean

Sie ist nicht glücklich mit dem Leben, das sie hatte.
Deshalb versucht sie eines zu erfinden, das ihr das Gefühl gibt,
jemand Besonderes zu sein.

Graham Horne über seine Tochter Emily

In ihrem neuen Lebensabschnitt gibt sie sich den Namen Emily Lecount und lässt sich im vierzig Kilometer von York entfernten Leeds nieder. Sie schreibt sich in der örtlichen Universität für Kurse ein, die sie nie besucht. In ihrem vorübergehenden Job als Bardame lernt sie zwanzigjährig den vierzehn Jahre älteren Bankangestellten Sean Cunningham kennen. Er ist ein eher schüchterner Typ, sodass es für Emily ein Leichtes ist, ihn mit ihrer offenen Art um den Finger zu wickeln. Sean ist beeindruckt von ihrer Bildung und ihrem angenehmen Wesen. Er führt sie zum Bowling aus, und sie scheint von allem, was ihm Spaß macht, begeistert zu sein. Auch Sean erscheint Emily wie die eigens für ihn gemachte Traumfrau. Er beschreibt in einer Dokumentation über Emilys Leben, dass er nie zuvor eine Frau kennengelernt habe, die scheinbar ihre gesamte Aufmerksamkeit nur auf ihn richtete. Dass diese auf den ersten Blick verführerisch schmeichelhafte Art, eine Beziehung einzugehen, bei näherem Hinsehen Teil eines eher ungesunden Bindungsmusters ist, erkennt Sean nicht. Innerhalb kürzester Zeit gehen die beiden eine beinahe symbiotische Beziehung ein. Sean ist erfreut, dass Emily bei ihm einziehen möchte. Schon nach zwei Wochen spricht sie von ihrem Wunsch, ihn zu heiraten. Dies begründet sie mit ihrem vermeintlich streng katholischen Glauben, Sex solle eigentlich nur innerhalb einer Ehe ausgelebt werden. Sean geht das trotz aller Begeisterung für die neue Beziehung zu schnell. Da täuscht Emily eine Schwangerschaft vor, um seine Entscheidungsfindung zu beschleunigen. Bald darauf lotst sie ihn nach seiner Arbeit in einen Pub, wo ein Kellner Sean auf einen Notizzettel und ein kleines Kästchen aufmerksam macht. In dem Kästchen ist ein Verlobungsring, den Emily sich selbst gekauft hat. Auf dem Zettel steht: »Du weißt, was zu tun ist.« Sean fühlt sich von der Situation so überwältigt, dass er dem geschickt von Emily aufgebauten Druck nachgibt und ihr, als sie neben ihm auftaucht, den Ring an den Finger steckt. Dies ist eine für Emily typische Szene. Sie ist Drehbuchschreiberin und Regisseurin im Theaterstück ihres Lebens; andere Menschen und vor allem die Männer in ihrem Leben sind nur Statisten, welche die ihnen von Emily zugeschriebene Rolle auszufüllen haben.

Im Februar 1999, zwei Jahre und zwei Monate nach ihrer ersten legalen Eheschließung, heiraten Emily und Sean. Er glaubt, es sei ihre erste Ehe. Emily setzt durch, dass die Ehe nur in sehr kleinem Kreis geschlossen wird. Dies begründet sie damit, dass ihre eigene Familie zerstritten sei und sie sich schlecht fühlen würde, wenn nur Seans Familie anwesend sei. Daher heiraten die beiden im engsten Freundeskreis. Kurz nach der Hochzeit täuscht Emily eine Fehlgeburt vor. Sie hat nun scheinbar, was sie wollte: den Ehemann, die absolute Nähe mit ihm. Doch genau das, was sie am meisten will, hält sie aufgrund ihrer gestörten Persönlichkeit nicht aus. Deshalb inszeniert sie ebenso schnell und dominant die Distanzierung von Sean, wie sie kurz zuvor die schnelle und intensive Annäherung an ihn durchgesetzt hat. Sean ist völlig verwirrt von dem für ihn unerklärlichen Wandel im Verhalten seiner vermeintlichen Ehefrau. Emily verhält sich in dieser Beziehung so, wie sie sich während ihrer Jugendjahre im Haus ihres Vaters verhalten hat: Sie verschwindet nächtelang ohne Erklärung, lügt so häufig, dass es Sean zunehmend auffällt, und bedrängt ihn gleichzeitig, sich so zu verhalten, wie sie es von ihm erwartet. Sean wird immer klarer, dass eine gesunde, verlässliche Beziehung mit Emily nicht möglich ist. Wenige Monate nach der illegalen Eheschließung mit Sean entscheidet Emily, auch räumliche Distanz zu ihm zu schaffen. Sie nimmt eine zeitlich befristete Stelle als Köchin in Norwegen an und lässt Sean zurück. Dieser hängt weiterhin an ihr, auch wenn ihm bereits klar geworden ist, dass Emily keineswegs die Traumfrau ist, für die er sie gehalten hat.

In Norwegen beginnt Emily alsbald eine Affäre mit dem Elektriker Leif-Arne Dalsplass. Ihm gegenüber erwähnt sie natürlich nichts von den beiden zurückgelassenen Ehemännern in Großbritannien. Leif hat bereits eine Scheidung hinter sich und gibt ihrem innerhalb kürzester Zeit aufgebauten Drängen, sie zu heiraten, nicht nach. Dies frustriert Emily, sodass sie nach fünf Monaten zu Sean zurückkehrt – ohne sich auch nur von Leif zu verabschieden oder ihn darüber zu informieren, dass sie dauerhaft fortgeht. Es ist kurz vor Weihnachten. Sean lässt sich von Emilys überschwänglicher Beteuerung, erkannt zu haben, dass sie nur ihn liebe, überzeugen. Weihnachten und Neujahr nutzen die beiden, um eine besonders romantische Zeit miteinander zu verbringen. Die intensive Wiederannäherungsphase dauert etwa zwei Monate, dann schwingt das Pendel von Emilys interner Bindungslogik erneut in die Gegenrichtung. Wie bereits nach der Eheschließung beginnt sie, nächtelang fortzubleiben und sich von Sean zu distanzieren. Sean sieht ein, dass die Beziehung mit Emily nie dauerhaft funktionieren wird, und nimmt eine Stelle im fast einhundert Kilometer entfernten Lincolnshire an, um diesmal seinerseits eine räumliche Trennung herbeizuführen. Dies bringt es mit sich, dass er mehrere Nächte pro Woche weit weg vom gemeinsamen Zuhause verbringt. Dieses von ihr selbst verursachte Verhalten nutzt Emily, um Sean die Schuld am Scheitern ihrer Beziehung zuzuschreiben.

Emily und Simon

Ich glaube, dass sie mich liebte,
doch sie liebte mich auf ihre ganz eigene Art.
Nicht auf eine vernünftige Art,
wie du oder ich, wie ein normaler Mensch
einen anderen lieben würde.

Simon über Emily

Als Sean durch seine neue Stelle endgültig die Beziehung mit Emily beendet, sucht sie unmittelbar Trost bei seinem Arbeitskollegen Simon Thorpe. Er ist zehn Jahre älter als Emily und war ironischerweise sogar der Trauzeuge bei ihrer Hochzeit mit Sean. Emily erklärt, sie habe keine Fernbeziehung mit Sean führen wollen, und stellt sich als Opfer einer durch seinen Egoismus gescheiterten Beziehung dar. Später behauptet sie, Simon habe sie nach kürzester Zeit gebeten, nicht die Stadt zu verlassen, weil er sie liebe. Diese romantische Szene fand laut Simons Aussage niemals statt. Wie so oft verschwimmen in Emilys Erinnerung wahre Aspekte mit Vorstellungen von der Realität, wie sie für sie sein sollte. Simon ist eigentlich ein bodenständiger Typ, der sich nicht spontan in Emily verliebt. Doch auch er lässt sich bald auf eine Affäre mit ihr ein, die ihn wie alle Männer vor und nach ihm zunächst bezaubert. Und auch er ist überrascht davon, dass Emily offenbar all seine Interessen teilt und das perfekte Gegenstück zu seiner eigenen Persönlichkeit zu sein scheint. Jedem einzelnen der Männer ist nicht bewusst, dass Emily in ihrer Persönlichkeit wie ein Chamäleon ist, das sich stets für eine Weile scheinbar perfekt an die Persönlichkeit ihres jeweiligen Partners anpassen kann. Deswegen kann sie für jeden einzelnen Mann zumindest eine Zeit lang die Frau seiner Träume sein.

Die leidenschaftliche Affäre mit Simon dauert etwa ein halbes Jahr. Simon ist aufgrund seiner bodenständigen Art eine größere Herausforderung für Emily als Sean. Ist ein Mann allzu sehr auf sie fixiert, dann geht sie besonders schnell in die Distanzierung ihrerseits über. Simon willigt zwar nach vier Monaten ein, sich mit ihr zu verloben, doch er lässt sich nicht wie seine beiden Vorgänger zu einer überstürzten Eheschließung drängen. Da er hiermit in Emilys Wahrnehmung eine gewisse Distanz ihr gegenüber einhält – er verweigert schließlich die von ihr angestrebte Symbiose –, bleibt sie ihrerseits bemüht um ihn. Immerhin gelingt es ihr, innerhalb kürzester Zeit mit ihm in sein Elternhaus einzuziehen. Dort gibt sie vor, seine Liebe zu englischer Literatur zu teilen. Simon fällt auf, dass Emily ein oberflächlich betrachtet weit gefächertes Wissen hat, das aber kaum je in die Tiefe geht. Eine Eigenschaft, die für sehr manipulative Menschen typisch ist. So wie Anna ihren Behandler Hervey Cleckley mit ihrem reichen Allgemeinwissen beeindrucken konnte, so gelingt dies in vergleichbarer Weise auch Emily sechzig Jahre später bezogen auf Simon. Dieser merkt allerdings mit der Zeit, dass ihr vorgeblich umfangreiches Wissen nicht nur oberflächlich ist, sondern dass sie zudem Ideen anderer Menschen aufnimmt und so tut, als sei sie selbst darauf gekommen. Wie fast alles an Emily ist auch ihre vermeintliche Bildung mehr Schein als Sein.

Da Simon sich ihren Wünschen nicht so vollständig beugt, wie sie erwartet, versucht Emily mindestens zweimal dramatische Geschichten zu nutzen, um sein Mitgefühl und seine Zuwendung zu erlangen. Sie erzählt ihm bei einer Gelegenheit, als Jugendliche ein Kind zur Adoption freigegeben zu haben. Bei einer anderen Gelegenheit behauptet sie äußerst emotional und detailreich, ihre Schwester sei an einer Drogenüberdosis gestorben und die Beerdigung stehe kurz bevor. Beide Geschichten sind frei erfunden, wie sich später herausstellt. Emily berichtet im Laufe ihres Lebens zu unterschiedlichen Zeitpunkten verschiedenen Menschen gegenüber immer wieder von erfundenen schweren Krankheiten oder Todesfällen, die Mitgefühl und Sympathie dieser Menschen ihr gegenüber auslösen. Auf diese Weise verschafft sie sich Zuwendung und Entgegenkommen. Doch Simons Misstrauen gegenüber seiner Verlobten wird immer stärker und führt schließlich zu einem Ausschleichen der offiziellen Beziehung zwischen ihnen. Emily bemüht sich darum, die Beziehung zu ihm immerhin als Affäre weiter aufrechtzuerhalten. Simon kommt in der Tat zumindest auf dieser Ebene nicht von ihr los.

Emily und Chris

Sie hatte eine berauschende Mischung aus Intellekt und sexueller Attraktivität, die ziemlich einzigartig war.

Simon über Emily

Genau in dieser Zeit, im Herbst 2000, lernt die nun einundzwanzigjährige Emily den etwa gleichaltrigen Webseitendesigner Chris Barrett kennen. Sie trägt einen Verlobungsring, den Simon ihr geschenkt hat. Chris gegenüber behauptet sie, sie habe die Verlobung kürzlich aufgelöst und trage den hübschen Ring lediglich aus Gewohnheit. Nach nur einem Tag der Bekanntschaft verführt sie ihn sexuell offensiv, was Chris schwer beeindruckt. Neben ihrer sexuellen Offenheit schafft Emily es, auch ihm das Gefühl zu vermitteln, ihre große Liebe zu sein. Nach altbewährtem Muster beginnt sie eine intensive Beziehung mit Chris, als sie überraschend ihren zweiten Ehemann Sean wiedertrifft. Dieser ist nach einem Arbeitsplatzverlust in seine alte Heimatstadt Leeds zurückgekehrt.

Sean findet fürs Erste keine neue Arbeit und fürchtet, aufgrund der hieraus resultierenden finanziellen Probleme sein Haus zu verlieren. Emily erklärt ihm, sie sei nun fest mit Chris zusammen. Sie bietet Sean an, mit ihrem aktuellen Freund in sein Haus zu ziehen, um die Kosten zu decken, bis Sean eine neue Arbeit gefunden habe. Sean behagt die Idee einer alternativen Wohngemeinschaft nicht, zumal er noch romantische Gefühle für Emily hegt, doch um sein Haus nicht zu verlieren, lässt er sich darauf ein. Es verletzt ihn, sie und Chris als Paar zu sehen. Als sei dies noch nicht schwer genug für ihn, erklärt Emily Chris, Sean sei einfach nur ein Exfreund, den sie menschlich möge und dem sie in seiner finanziellen Not helfen wolle. Sean bittet sie, Chris nichts von ihrer Ehe zu erzählen – die in Seans Wahrnehmung weiterhin juristisch besteht. Emily beweist in dieser Lebensphase ihr hochgradig manipulatives Talent. Sie spielt mit Sean, Chris und Simon wie eine Puppenspielerin, die zur rechten Zeit an den richtigen Fäden zieht. Wie es jedem der Männer dabei geht, spielt für sie keine Rolle. Sean ist für Emily uninteressant, da er sich allzu leicht in jede von ihr gewünschte Richtung lenken lässt. Chris ist eine angenehme emotionale Ablenkung davon, dass sie über Simon nicht genug Kontrolle ausüben konnte, um ihn zu einer Heirat zu bewegen. Simon ist für Emily am schwierigsten zu steuern und daher weiterhin besonders interessant.

In einem letzten Versuch, doch noch die emotionale Kontrolle über ihn zu gewinnen, erklärt sie Simon, sie sei von ihm schwanger. Da Simon ihre emotionalen Tricks gut genug kennt, fällt er nicht auf den Bluff herein. Frustriert beschließt Emily, Chris nach nur zwei Monaten Beziehung zu einer Heirat zu drängen. Auch ihm macht sie mehrmals vor, schwanger zu sein. Später erklärt sie, die Heirat mit Chris habe eine Art Rache gegenüber Simon sein sollen. Chris sei dabei »ein unschuldiges Opfer« gewesen, wie sie es selbst ausdrückt. Dass diese Entscheidung sowohl Chris als auch Sean emotional verletzt, während Simon Emilys Manöver längst nicht mehr ernst nimmt, ist ihr egal. Für die Leiden der Menschen, mit deren Gefühlen sie kontinuierlich spielt, fehlt ihr eine angemessene Empfindung. Emily ist sogar dreist genug, um Chris im selben Standesamt zu heiraten, in dem auch ihre Ehe mit Sean geschlossen wurde. Es fällt nur deshalb nicht auf, weil Emily Chris gegenüber ihren eigentlichen Nachnamen Horne und Sean gegenüber den erfundenen Nachnamen Lecount nutzt und sich auch unter diesen unterschiedlichen Namen im selben Amt verheiraten lässt. Sean ist erschüttert, als Emily und Chris im Dezember 2000 heimkommen und beide Eheringe tragen. Er bricht weinend in seinem Zimmer zusammen und kann die wahnsinnige Situation, in die Emily ihn und Chris gedrängt hat, nicht verarbeiten. Dennoch schweigt er zunächst und versucht, sich mit den Geschehnissen zu arrangieren. Emily macht ihm bald vor, dass sie sowohl für ihn als auch für Chris romantische und sexuelle Gefühle hege. Sie beginnt mit Sean hinter dem Rücken von Chris erneut eine sexuelle Beziehung. Derweil überredet Emily Chris, ein gemeinsames Ehekonto zu eröffnen. Kurz darauf erklärt sie ihm, sie sei HIV-positiv. Chris glaubt, dass er sich bei ihr angesteckt haben müsse, und ist zutiefst schockiert. Doch für Emily ist diese Lüge wie viele andere nur ein Spiel, mit dem sie Macht über ihre Mitmenschen ausübt und gleichzeitig absteckt, wie weit sie mit ihnen gehen kann.

Emilys sorgfältig aufgebautes Kartenhaus beginnt zusammenzubrechen, als Chris einen Brief adressiert an »Frau E. Cunningham« aus dem Briefkasten holt. Hiermit konfrontiert, gesteht Emily ihm gegenüber, was er inzwischen bereits selbst herausgefunden hat: Sean sei ihr Ehemann, von dem sie sich bisher nicht habe scheiden lassen. Chris fällt aus allen Wolken. Emily erklärt ihm emotional überzeugend, dass die Ehe zwischen ihr und Sean längst vorbei sei und dass sie in Wirklichkeit nur ihn, Chris, liebe. Daher wolle sie so bald wie möglich die Scheidung von Sean durchführen. Hierfür fehlt allen Beteiligten allerdings das Geld. So unglaublich die Gesamtsituation auch erscheinen mag, Emilys Einschätzung, dass beide Männer ihren manipulativen Fähigkeiten nicht gewachsen sind, erweist sich als absolut zutreffend. Sowohl Chris als auch Sean lassen sich darauf ein, weiterhin mit Emily in dem Haus wohnen zu bleiben. Dass sie gleichzeitig ihre Affäre mit Simon pflegt, ist beiden nicht bewusst. Emily schlägt Chris vor, vorübergehend als Oben-ohne-Tänzerin zu arbeiten, um das Geld für die geplante Scheidung von Sean zu verdienen. Dies behagt ihm nicht, doch er lässt sich darauf ein. Bald darauf wird ihm klar, dass Emily in Wirklichkeit als Escort-Dame arbeitet. Zunehmend dämmert ihm, dass so gut wie alles, was Emily erzählt, Lügen sind und dass die ganze Liebesgeschichte, die sie ihm vormacht, eher ein schlechter Scherz ist. Emily merkt, dass sie mit ihren sich häufenden Lügen von Liebe, Schwangerschaften und Krankheiten nicht weiterkommt und es nur noch eine Frage der Zeit ist, bis die Männer, mit denen sie spielt, sich endgültig gegen sie wenden werden. Der absehbare, völlige Kontrollverlust über alle drei Männer gleichzeitig ist für Emily unerträglich. Sie sucht sich einen Arbeitsplatz, der möglichst weit weg von Leeds entfernt sein soll, und findet diesen im dreihundertzwanzig Kilometer entfernten Ipswich. Ohne Absprache mit Chris hat sie zuvor das gemeinsame Ehekonto leergeräumt, sodass sie mit einer betrügerisch erbeuteten finanziellen Grundlage in ihr neues Leben starten kann. Im Februar 2001 verlässt sie kommentarlos mit gepackten Koffern das Haus, in dem sie weiterhin mit Sean und Chris wohnte, steigt in den Zug und lässt eine durch ihr Verhalten ausgelöste menschliche Tragödie hinter sich. Als Chris realisiert, dass Emily ihn emotional und finanziell ausgenutzt zurückgelassen hat, zeigt er die gegen das Gesetz geschlossene Ehe mit ihr bei der Polizei an. Dies hat lediglich eine Verwarnung für Emily im August 2001 zur Folge.

Emily und James

*Im besten Fall übertreibt sie alles,
im schlimmsten Fall sind es unverblümte Lügen.*

James über Emily

In Ipswich erfindet sich Emily als Amileannya Carmichael neu. Sie verdient ihr Geld zeitweise als Erotikmodel und Escort-Dame.

Auch hier ist ihr die Fähigkeit, sich als komplementärer Traum ihres jeweiligen Gegenübers zu präsentieren, sehr nützlich. Doch Emilys eigentliches Ziel ist die nächste möglichst symbiotische Beziehung. Erneut ist sie auf der Jagd nach einem Mann, den sie kontrollieren und für eine Weile vereinnahmen kann. Auf einer Zugfahrt im Februar 2002 begegnet ihr der sieben Jahre ältere, etwas schüchterne Schaffner James Matthews. Ihm stellt sie sich im aufreizenden Outfit als Amileannya vor. James ist Single, lebt in einem schönen, altmodischen Haus in Ipswich und ist leicht beeinflussbar – der perfekte Mann am perfekten Ort für Emilys Pläne. Ihn bezeichnet Emily später als hervorstechend »normal« und ein weiteres »unschuldiges Opfer«. Nach seinem Dienstende lädt Emily ihn direkt zum Kaffee ein. James ist geschmeichelt von dem offensichtlichen Interesse, das die sehr attraktive Dreiundzwanzigjährige ihm entgegenbringt. Sie manipuliert ihn dazu, sie noch am selben Abend mit zu sich nach Hause zu nehmen, und beide haben leidenschaftlichen Sex. James ist ein weiterer Mann, der irrtümlich glaubt, die Frau seiner Träume in Emily gefunden zu haben. Zwar erwähnt Emily ihm gegenüber, dass sie zeitweise als Erotik-Modell in London gearbeitet habe, doch verschweigt sie ihre weiterhin bestehende Tätigkeit als Escort-Dame. James ist stark verliebt und zunächst keineswegs misstrauisch ihr gegenüber. Er lässt sie praktisch unmittelbar nach der ersten Nacht in sein Haus einziehen und verlebt zunächst eine glückliche Zeit mit ihr. Wie auch seine Vorgänger beschreibt er sie als eine Mischung aus der perfekten erotischen Fantasie und einer scheinbaren Seelenverwandten. Innerhalb nur eines Monats gelingt es Emily, ihn zur Heirat zu bewegen. Doch auch James bemerkt nach einiger Zeit Emilys Neigung zur Unehrlichkeit und Untreue. Sie beginnt eine Affäre mit seinem Freund Ross Beech. Nur vier Monate nach der Hochzeit mit James zieht sie bei ihrem neuesten Geliebten ein. Auch in dieser Konstellation belügt und manipuliert sie beide Männer. Da James tief verletzt ist und sich die Ungereimtheiten inzwischen deutlich gehäuft haben, forscht er in Emilys Vergangenheit nach. Es gelingt ihm herauszufinden, dass sie bereits vor ihm eine Ehe einging, die nicht geschieden wurde. Als James sie mit dieser Tatsache konfrontiert, gesteht Emily schließlich, dass er ihr vierter Ehemann sei und dass sie sich von seinen Vorgängern niemals habe scheiden lassen. James ist nur mittelmäßig überrascht, da ihm Emilys Neigung zu betrügerischem und manipulativem Verhalten mittlerweile bewusst ist. Dennoch kommt er nicht vollständig von ihr los und bietet ihr an, zu ihm zurückzukehren. Als sie dies ablehnt, zeigt auch er sie bei der Polizei an.

Emily und Ashley

Die Person, von der ich dachte, dass sie diese sei,
die Person, die ich liebte,
existierte nicht.
Ihr schien das egal zu sein.

James über Emily

Am 27. Januar 2004 wird die fünfundzwanzigjährige Frau, die als Amileannya Carmichael vor Gericht gestellt wurde, zu einer sechsmonatigen Haftstrafe verurteilt. Sie hat sich der Bigamie für schuldig bekannt. Ein Gutachter stellt bei ihr eine gestörte Persönlichkeit fest, die mit heftigen Stimmungsschwankungen und dem starken Bedürfnis einhergeht, Geborgenheit durch Eheschließungen empfinden zu wollen. Der Prozess gegen Amileannya Carmichael wird zum Medienspektakel. Emily übersteht die Haft gut und knüpft unmittelbar nach ihrer Entlassung dort an, wo sie zuvor aufgehört hatte. Sie zieht in das etwa sechzig Kilometer von Leeds entfernte Oldham und arbeitet wieder als Prostituierte, diesmal in einem als Massagesalon getarnten Bordell. Für eine Weile nimmt sie Abstand von weiteren Eheschließungen, doch die alten Muster brechen keine drei Jahre nach ihrer Entlassung aus der Haft wieder durch.

Während ihrer Tätigkeit als Prostituierte in Oldham lernt sie im Mai 2007 den schüchternen, lebensunerfahrenen Verkäufer Ashley Baker kennen. Dieser ist zum ersten Mal bei einer Prostituierten, sein Freund hat ihm diesen Besuch zum dreiundzwanzigsten Geburtstag geschenkt. Emily merkt sofort, welch leichtes Spiel sie mit dem fünf Jahre jüngeren Ashley hat, und bringt ihn wie seine Vorgänger dazu, direkt nach dem ersten Sex eine Beziehung mit ihr einzugehen. Sie erfindet eine harte Lebensgeschichte, geprägt von diversen Schicksalsschlägen und dramatischen Situationen. So berichtet sie unter Tränen, wie ihre Schwester an Hirnhautentzündung erkrankt sei, als sie selbst sechzehn Jahre alt gewesen sei. Schließlich habe sich Emily dafür eingesetzt, die lebenserhaltenden Maßnahmen abstellen zu lassen, um ihrer todgeweihten Schwester weiteres Leid zu ersparen. In Wirklichkeit befindet sich Emilys kerngesunde Schwester zu diesem Zeitpunkt an der Universität und hat längst keinen Kontakt mehr zu ihr. Die gesamte dramatische Krankheitsgeschichte ist eine von Emilys nie enden wollenden Lügen, vage angelehnt an den Tod des kleinen Bruders eines ihrer Exfreunde. Ashley und seine Familie sind ergriffen, sie ahnen nicht, dass es Menschen wie Emily problemlos möglich ist, mit scheinbar größter emotionaler Authentizität derlei Geschichten frei zu erfinden.

Emily gibt Ashley das Gefühl, sie »retten« zu können. Dies und ihre scheinbar traumhaften Eigenschaften als Partnerin bewegen Ashley dazu, Emily nach nur vier Monaten Beziehung und entgegen der Bedenken seiner Familie zu heiraten. Darüber hinaus lässt er sich sogar ihren Vornamen als Liebesbeweis auf den Nacken tätowieren. Emily überzeugt auch ihren neuesten Fang, dass eine schlichte Hochzeit in kleinstem Rahmen das Richtige sei. Ashley und Emily heiraten im Rathaus von Chadderton in schwarzen Jeanshosen und Shirts mit Tribalmustern darauf.

Auf der Hochzeitsreise nach Schottland erklärt Emily Ashley überraschend, dass die eben geschlossene Ehe nicht legal sei. Sie zeigt ihm Zeitungsausschnitte über ihren Gerichtsprozess aus dem Jahr 2004 und berichtet, dass bis heute ihre erste, 1996 mit Paul Rigby geschlossene Ehe juristischen Bestand habe. Ashley ist entsetzt, doch Emily schafft es, Ashley mit einer Mischung aus Liebesschwüren und neuen mitleidheischenden Geschichten weiter unter

Kontrolle zu halten. Sie sagt, er sei ihre wahre Liebe, deshalb könne sie auch ehrlich zu ihm sein. Es sei doch unwesentlich, dass die eben geschlossene Ehe juristisch keinen Bestand habe, denn in ihrem Herzen sei der Ehebund schließlich echt. Dann behauptet Emily emotional, dass sie an Gebärmutterhalskrebs leide und hieran womöglich sterben würde. Ashley fällt auf Emilys Manipulationen herein und behält ihr Geheimnis monatelang für sich. Ihre Spielchen ihm gegenüber sind – wie auch in ihren früheren Beziehungen – ein fester Bestandteil des gemeinsamen Alltags. So behauptet sie zunächst, unfruchtbar zu sein. Hierdurch überzeugt sie Ashley, mit ihr ungeschützten Geschlechtsverkehr zu haben. Anschließend behauptet sie nach altbewährtem Muster, sie sei überraschend doch schwanger geworden. Auch diese Lüge löst Emily bald darauf in altbekannter Weise mit der Behauptung einer kurzfristigen Fehlgeburt. Abgesehen von der erfundenen Krebsdiagnose behauptet sie, ständig unter Migräne zu leiden und Medikamente gegen Depressionen einnehmen zu müssen. Fast alle ihre Behauptungen sind frei erfunden. Sie zeigt Ashley gegenüber ihr unverändertes Verhaltensmuster von Dramainszenierungen, mit nur geringfügigen Abwandlungen. Als auch Ashley mit der Zeit immer deutlicher wird, dass Emilys Aussagen nicht besonders vertrauenswürdig sein können, droht sie damit, sich zu töten, sollte er sie verlassen. Ashley ist mit der Situation überfordert und trotz allem weiter verliebt in sie. Deshalb schafft er es nicht, sich von ihr zu trennen.

Emily und Wayne

Ich denke, sie kann von einem Leben in das nächste ziehen.
Ich glaube, es fällt ihr sehr leicht, das zu tun.

Mutter von Wayne über Emily

Im Juni 2008, gerade neun Monate nach der letzten Eheschließung, verlässt Emily Ashley und zieht mit einem seiner Arbeitskollegen zusammen. Im Zuge der sich anschließenden Streitigkeiten zeigt auch Ashley Emily an. Am 25. August wird sie von der Oldhamer Polizei zur Sache befragt. Unmittelbar danach macht sie sich aus dem Staub und zieht als Emily Baker hundertsechzig Kilometer weiter nach Kingswinford. Drei Monate später wird sie von der Polizei festgenommen, als sie mehrfach mit gefälschten Rezepten an verschreibungspflichtige Medikamente zu kommen versucht. Dabei wird auch das gegen sie ausstehende Verfahren wegen Bigamie offenbar. Emily darf trotz der hinter ihr liegenden Flucht bis zum Gerichtsverfahren gegen sie in Freiheit bleiben.

Kurz drauf lernt sie im Krankenhaus von Wolverhampton den etwa gleichaltrigen Fensterbauer Wayne Harper kennen. Sie ist wegen Unterleibsbeschwerden im Krankenhaus, er wegen eines Fahrradunfalls. Waynes Freunde und Familie beschreiben später, dass Emily ihm vom Moment ihres Kennenlernens an nicht mehr von der Seite wich. Sie redet ununterbrochen, er bleibt schweigsam und himmelt sie an. Wayne ist – ebenso wie viele frühere Partner von Emily – eher schüchtern und selbstunsicher. Vor ihr hatte er noch nie eine ernstere Beziehung. Wie es ihrem Muster entspricht, zieht sie fünf Tage nach dem Kennenlernen mit Wayne ins Haus seiner Eltern ein. Emily fügt sich in das Familienleben der Harpers, als sei sie schon immer ein Teil davon gewesen. Nach zwei Wochen verkündet sie, von Wayne schwanger zu sein, kurz darauf folgt wie immer die dramatische Verkündung einer Fehlgeburt. Auch erzählt sie, ihr Vater sei bei einem Autounfall gestorben. Als der bevorstehende Gerichtsprozess erste Schlagzeilen in der britischen Boulevardpresse auslöst, erfahren Wayne und seine Familie auf diese Weise von Emilys Vergangenheit. Wayne reagiert ähnlich, wie es Ashley tat, als Emily diesem während ihrer Hochzeitsreise ihre bigamistische Vergangenheit offenbarte: Er lässt sich von ihr überzeugen, dass dies die Vergangenheit sei und ihr Leben an seiner Seite endlich eine finale Wendung zum Guten nehmen werde.

Waynes Familie ist sehr skeptisch, doch aus Liebe zu Wayne unterstützen seine Angehörigen ihn und Emily auch während des medienträchtigen Gerichtsprozesses, der im Juni 2009 beginnt. Emily erklärt der Presse ihre Beziehung zu Wayne mit den Worten:

»Er ist mehr als mein fester Freund, er ist mein bester Freund und mein Fels in der Brandung.« Nach dem Geheimnis ihrer Wirkung auf Männer befragt, antwortet sie: »Sehr einfach. Ich kann mit ihnen über Themen reden, die sie verstehen. Ich langweile sie nicht … und ich habe eine recht attraktive Verpackung … Ich schaue vielleicht jemanden an und denke, ich geh zu ihm rüber, spreche ihn an und probiere, ob ich bei ihm Chancen habe. Männer werden von ihrer Anatomie gesteuert – man muss sich nur die Statistiken zu Untreue ansehen.« Vor Gericht führt Emily zu ihrer Entlastung an, sie leide an einer »bipolaren affektiven Störung« – früher bekannt unter dem Begriff »manisch-depressive Erkrankung« – und werde inzwischen medikamentös behandelt. Eine entsprechende Diagnose wird in ihrem Fall tatsächlich gestellt, doch in der Gesamtschau ihrer Lebensgeschichte ist es wahrscheinlich, dass es sich in diesem Fall um eine Fehldiagnose handelt.

Bipolare Störung und emotional-instabile Persönlichkeitsstörung – nur fast zum Verwechseln ähnlich

Denn Verstand ist ein guter Pilgerstab zum Erdenwallen,
Gefühl ein Ausfluss des ewigen Lichts,
und der Punkt, auf dem Gefühl und Vernunft,
sich selber unbewusst, umarmen,
ist das höchste Ziel unseres Daseins,
die göttliche Harmonie unserer Natur.

Zacharias Werner

Bei der »bipolaren affektiven Störung« und der »emotional-instabilen Persönlichkeitsstörung des Borderline-Typs« handelt es sich um zwei unterschiedliche Diagnosen, die allerdings aufgrund ihrer Merkmale bei oberflächlicher Betrachtung miteinander verwechselt werden können. Das aus dem Lateinischen stammende Wort »bipolar« deutet bereits darauf hin, dass es um zwei gegensätzlich zueinander stehende Extrempole geht.

Diese sind die »Manie« und die »Depression«, weshalb die frühere Bezeichnung auch »manisch-depressive Erkrankung« lautete. Die Betroffenen erleben abwechselnd sowohl stark niedergeschlagene, depressive als auch stark euphorische, manische Phasen. Beide Phasen zeichnen sich durch eine deutliche Veränderung der Stimmung, des Antriebs und des Verhaltens aus. Die Intensität der Stimmungsextrempole und der hiermit einhergehenden Auffälligkeiten ist zu stark, als dass die Betroffenen willentlich gegensteuern könnten. Während beider Extremphasen sind sie in ihrem Fühlen, Denken und Handeln deutlich anders, als sie es in ihrem normalen Alltag außerhalb der Krankheitsschübe sind. Die Persönlichkeit der Betroffenen ist also außerhalb der Krankheitsschübe meist eher unauffällig.

Während der manischen Phasen ist das Selbstbewusstsein deutlich überhöht, die Betroffenen schmieden unrealistische Pläne und trauen sich Dinge zu, die ihre wirklichen Fähigkeiten übersteigen. Sie reden auffällig viel, können nicht still sitzen, beginnen ständig neue Aktivitäten, geben unkontrolliert Geld aus, fahren zu schnell Auto, verhalten sich in unterschiedlichen sozialen Situationen grenzüberschreitend und werden häufig auch sexuell hyperaktiv. Risiken können sie nicht mehr als solche wahrnehmen, sie fühlen sich förmlich unbesiegbar. Ihr Bedürfnis nach Schlaf ist merklich vermindert, sie können sich nur schlecht konzentrieren, weil sie ständig von neuen, eigentlich irrelevanten Dingen abgelenkt, von Gedanken und Ideen förmlich überschwemmt werden. Ihre Stimmung ist entweder übertrieben fröhlich oder angespannt gereizt.

In den depressiven Phasen schwenkt die Stimmung in die Gegenrichtung. Die Betroffenen fühlen sich niedergeschlagen, traurig, freudlos. Ihr Antrieb sinkt so weit, dass sie ständig müde sind und sich kaum zu irgendwelchen Aktivitäten aufraffen können. Schlafstörungen und Appetitlosigkeit kommen häufig hinzu. Das Denken ist verlangsamt und kreist inhaltlich um Sorgen, Ängste, Selbstzweifel, Schuld- und Minderwertigkeitsgefühle. Auch körperliche Beschwerden wie diffuses Unwohlsein und Schmerzen treten gelegentlich auf. Aufgrund einer durch die Depression stark eingefärbten, verzerrten Sichtweise auf sich und ihr Leben kommt es bei den Betroffenen zu Suizidgedanken, die in Suizidversuchen münden können.

Grundlegende Ursache für diese Erkrankung ist eine Stoffwechselstörung im Gehirn, die durch problematische Lebensereignisse wie besonders stressige Lebensphasen ausgelöst werden kann. Offenbar gibt es eine genetische Veranlagung, welche die Wahrscheinlichkeit einer Erkrankung erhöht. Da es sich um eine Hirnstoffwechselstörung handelt, wird sowohl medikamentös als auch ergänzend mit einer Psychotherapie behandelt. Die medikamentöse Behandlung ist hierbei nicht nur in akuten Phasen, sondern auch dazwischen zur Stabilisierung der Stimmung erforderlich.

Die emotional-instabile Persönlichkeitsstörung des Borderline-Typs, auch Borderline-Persönlichkeitsstörung genannt, hat oberflächlich betrachtet sowohl die starken Stimmungsausprägungen in unterschiedliche Richtungen als auch den Hang zu impulsiven, potenziell selbstschädigenden Verhaltensweisen mit der bipolaren affektiven Störung gemeinsam. Bei genauerer Betrachtung der beiden Störungsbilder wird allerdings klar: Die Unterschiede sind größer als die Gemeinsamkeiten. Eine Persönlichkeitsstörung beschreibt stets ein über lange Zeiträume und unterschiedliche Situationen hinweg stabiles Muster bestimmter Auffälligkeiten des Fühlens, Denkens und Handelns. Im Unterschied zur bipolaren affektiven Störung ist dieses auffällige Muster insgesamt zeitlich stabil: Die entsprechenden Auffälligkeiten prägen deutlich die Gesamtpersönlichkeit des Betroffenen. Dies ist bei der bipolaren affektiven Störung hingegen nicht der Fall. Der Betroffene hat meist eine insgesamt normal erscheinende Persönlichkeit, deren Eigenschaften in den manischen und depressiven Erkrankungsphasen lediglich von den akuten Symptomen überdeckt werden und zu Verhaltensänderungen führen. Es handelt sich daher nicht um eine Störung der Persönlichkeit insgesamt.

Bei der emotional-instabilen Persönlichkeitsstörung besteht – wie der Begriff schon sagt – eine grundsätzliche Instabilität des Fühlens. Die Stimmung der Betroffenen kann innerhalb weniger Tage oder sogar Stunden merklich in alle möglichen Richtungen schwanken. Mit dieser Persönlichkeitsstörung gehen weder eine Antriebssteigerung noch ein vermindertes Schlafbedürfnis einher, wie es für die bipolare affektive Störung während der manischen Phasen typisch ist. Eine Persönlichkeitsstörung macht sich in der Jugend oder spätestens im jungen Erwachsenenalter bemerkbar und bleibt von da an insgesamt recht stabil in ihren Kernmerkmalen, wobei bei der emotional-instabilen Persönlichkeitsstörung des Borderline-Typs teilweise von einer langsamen Milderung der Symptome ab ungefähr dem dritten Lebensjahrzehnt berichtet wird.

Die emotional-instabile Persönlichkeitsstörung des Borderline-Typs ist durch Instabilität in vielen Bereichen gekennzeichnet: Die Person ist unsicher, welche Eigenschaften sie ausmachen, ihr Bild von sich selbst ist also teils widersprüchlich, uneinheitlich und wechselhaft. Ihre Stimmung schwankt ständig und kann durch kleinste, für andere Menschen nicht nachvollziehbare Auslöser in jede erdenkliche Richtung kippen. Zuweilen wird ein unerträgliches Gefühl von Leere, eine Art Gefühlstaubheit, beschrieben. Unter anderem um den unangenehmen Empfindungen zu entgehen, neigt die betroffene Person zu impulsivem Verhalten. Dabei geht sie ohne Abwägen der Konsequenzen und entsprechende Steuerung ihrer Handlungen ihren spontan aufkommenden Bedürfnissen nach.

Enge Beziehungen zu anderen Menschen sind ebenso instabil: Auf eine schnelle Phase der Annäherung, in der das Gegenüber unrealistisch positiv wahrgenommen wird, folgt bald eine Phase der Abwertung und Distanz zum selben Menschen. Daher wechseln sich im Leben des Betroffenen häufig überstürzte, intensive Beziehungsstarts mit dramatischen, konflikthaften Beziehungsabbrüchen ab. Die betroffene Person kann das Gefühl, von einem wichtigen Menschen verlassen zu werden, nicht ertragen. Daher agiert sie oft auf vielen Ebenen manipulativ, extrem und dramatisch, um einen Beziehungsabbruch zu verhindern – was meist das Gegenteil des gewünschten Effekts zur Folge hat. Heftige Wutanfälle, bei denen die Person kurzzeitig förmlich die Kontrolle über sich verliert, gehören ebenso zum Störungsbild.

Um die häufig und intensiv auftretenden negativen Empfindungen abzuschalten, wird manchmal zu Alkohol oder Drogen, aber auch zu Selbstverletzung oder anderen selbstschädigenden Verhaltensweisen gegriffen. Die negativen Gefühle können Suizidgedanken bis hin zu Suizidversuchen zur Folge haben. Während extremer Belastungen treten sogenannte dissoziative Symptome, manchmal aber auch paranoide Vorstellungen auf. Bei dissoziativen Symptomen zerfällt die normale Wahrnehmung. Die Person kann sich etwa als losgelöst von sich selbst und fremdartig empfinden. Sie kann den Eindruck haben, sprichwörtlich neben sich zu stehen, sich zu beobachten, bestimmte Körper- und Sinneswahrnehmungen nicht mehr mitzubekommen. Auch die Umwelt kann fremdartig wirken, wie in einem Traum. Bei den durch starke Belastung im Extremfall auslösbaren paranoiden Vorstellungen kann die Person plötzlich von Dingen überzeugt sein, die sie im entspannten Zustand niemals glauben würde. Im Gegensatz zu beispielsweise einer Wahnerkrankung gehen solche Vorstellungen bei Menschen, die von der emotional-instabilen Persönlichkeitsstörung des Borderline-Typs betroffen sind, unmittelbar nach Rückkehr in einen entspannten Zustand zurück.

In der Lebensgeschichte von Emily Horne ist ein in ihrer Jugend einsetzendes und von da an überdauerndes Muster von Instabilität überdeutlich zu erkennen: Ihre Beziehungen sind von schnellen Phasen der Annäherung und Distanzierung gekennzeichnet, ihre Stimmungen und vermeintlichen Interessen schwanken ebenso wie ihr Bild von sich selbst. Sie inszeniert Dramen, um Zuwendung zu bekommen, aber auch, um das Verlassenwerden zu verhindern. Wenn eine Beziehung endet, ist es Emily wichtig, dass die Kontrolle hierüber bei ihr selbst liegt. Sie ist außerordentlich impulsiv – nicht nur bezogen auf ihre Eheschließungen. Offenbar versucht sie jahrelang, ihre immer wieder aufkommenden negativen Gefühle mit verschreibungspflichtigen Beruhigungsmitteln ruhigzustellen. Auch droht sie gelegentlich mit Suizid. Sie scheint aus negativen Konsequenzen über lange Zeiträume nichts zu lernen und geht immer wieder Risiken ein.

Insgesamt gibt es aus meiner Sicht in Emilys umfassend dokumentierter Lebensgeschichte deutliche Indizien dafür, dass sie sowohl eine emotional-instabile Persönlichkeitsstörung des Borderline-Typs als auch eine histrionische Persönlichkeitsstörung, kombiniert mit narzisstischen und antisozialen Persönlichkeitsanteilen, aufweist – kurz gesagt eine unterschiedlich gewichtete Mischung aller vier Cluster-B-Persönlichkeitsstörungen. Das moderne Konzept der Psychopathie hängt mit den Cluster-B-Persönlichkeitsstörungen zusammen: Umso mehr Merkmale dieser Störungen in einer Person stark ausgeprägt zu finden sind, desto höher ist auch deren Psychopathiewert. Emilys Leben zeigt nicht zufällig einige interessante Parallelen zu den Fallbeispielen »Roberta« und »Anna«: Auch Emily weist einen erhöhten Psychopathiewert auf, der seine Grundlage in den bei ihr vorhandenen Persönlichkeitsauffälligkeiten aus dem Cluster-B-Bereich hat.

Die Zeit vor und während des Prozesses verbringt Emily unter anderem damit, an Dreharbeiten für einen Dokumentarfilm über ihr bisheriges Leben mitzuwirken. Als der Medienrummel im Rahmen des Prozesses seinen Höhepunkt erreicht, nutzt Emily die zahlreichen Kameras zur Selbstinszenierung und täuscht einen dramatisch aussehenden epileptischen Anfall unmittelbar vor dem Gerichtsgebäude vor. Schließlich wird sie am 27. Juli 2009 zu einer zehnmonatigen Haftstrafe, ausgesetzt auf zwei Jahre Bewährung, verurteilt. Der Richter sagt bei der Urteilsverkündung: »Es ist recht offensichtlich, dass Sie jemand sind, der impulsiv ist, und es ist ebenso offensichtlich, dass Sie jemand sind, der sehr manipulativ ist. Ich wurde darüber in Kenntnis gesetzt, dass Sie seit dem letzten Jahr in einer neuen Beziehung leben, dass Sie behandelt werden und die Dinge sich für Sie zum Besseren gewendet haben. All dies hat mich davon überzeugt, keine unmittelbare Haftstrafe zu verhängen.«

Emily ist erleichtert, sie äußert der Presse gegenüber nach der Urteilsverkündung: »Ich denke, es ist an der Zeit für mich, mich scheiden zu lassen.« Der Umsetzung dieser Ankündigung geht sie in den nächsten Jahren allerdings nicht nach, sodass ihre Ehe mit Paul Rigby weiterhin formal bestehen bleibt. Der Dokumentarfilm »The Bigamist Bride: My Five Husbands«, also »Die bigamistische Braut: Meine fünf Ehemänner« wird am 22. Oktober 2009 im britischen Fernsehen ausgestrahlt. Darin sagt Emily bei der Feier ihres erneut glimpflichen Urteils zu Waynes Familie vor laufender Kamera: »Ich liebe ihn genug, um ihn nicht zu heiraten!« Der Dokumentarfilm endet mit der Aussage, Emily beabsichtige nicht, jemals wieder zu heiraten. Dies erweist sich wie fast alles, was Emily jemals überzeugend behauptete, als Lüge.

Emily, Stuart und Fred

Das, weswegen ich am meisten schuldig bin,
ist, mich zu verlieben.
Leider führte dies zu Chaos,
und viele Menschen litten darunter.

Aussage von Emily bei ihrem Gerichtsprozess 2009

Als der Medienrummel endet, merkt Emily bald, dass Waynes Familie genug Einfluss auf ihn hat, um ihn davon abzuhalten, dass er ihr Ehemann wird. Dies veranlasst sie weiterzuziehen. Ihr nächster Halt ist das zweihundert Kilometer von Kingswinford entfernte Burnley. Auch dieser Neuanfang wird von einem neuen Namen begleitet. Emily lässt ihn diesmal sogar offiziell in Max Accastes Quierberon ändern.

In einem Pub lernt sie im Mai 2010 den zurückhaltenden, sechs Jahre jüngeren Informatiker Stuart Allen kennen. Wie viele seiner Vorgänger ist auch er für Emily mit Leichtigkeit manipulierbar. Stuart bringt »Max«, von der er glaubt, sie sei Schwesternschülerin, sehr bald in sein Elternhaus. Zunächst ist die Familie von ihr angetan, wie Stuarts Bruder in einem Interview beschreibt: »Sie war sehr lebhaft, sehr gesprächig, sehr freundlich. Wirklich reizend.«

Wie gewohnt nistet sich Emily fürs Erste in dem Haus ein, das Stuart noch mit seinen Eltern bewohnt. Doch der extrem verliebte Stuart möchte seiner vermeintlichen Traumfrau mehr bieten. Nach wenigen Wochen mietet er eine zweistöckige Haushälfte, kauft eine komplette neue Wohnungseinrichtung und einen teuren Verlobungsring. Er macht seiner Angebeteten eigeninitiativ einen Heiratsantrag, denn er möchte den Rest seines Lebens mit dieser Mischung aus der Erfüllung seiner sexuellen Fantasien und einer richtig guten Freundin verbringen. Genau diesen Traum für Männer verkörpern zu können scheint Emilys am stärksten ausgeprägte Fähigkeit zu sein. Ihr größtes Problem ist, dass sie immer dann ihr Interesse an einem Mann verliert, wenn er ihr das gibt, was sie vermeintlich unbedingt will: völlige selbstlose Hingabe und Liebe.

Sobald Emily mit Stuart im für sie angeschafften und eingerichteten Haus lebt, mit dem Mann, der ihr jeden Wunsch von den Augen ablesen will, orientiert sie sich sehr schnell und gezielt neu. Stuart langweilt sie. Daher beginnt sie, viel Zeit in Online-Datingforen für US-Amerikaner zu verbringen. In einem solchen Forum lernt sie den sechs Jahre älteren Polizisten Fred Miller kennen. Ihm gegenüber behauptet sie – ebenfalls als Max Accastes Quierberon –, eine britische Soldatin zu sein, die in Afghanistan verwundet worden sei. Selbst über die Kommunikation im Internet gelingt es Emily, einen Mann so für sich zu begeistern, dass er ihr anbietet, ihren Flug in die USA zu zahlen, um sie kennenzulernen. Emily willigt begeistert ein. Stuart erklärt sie, dass sie dringend wegen eines familiären Notfalls ihren Vater besuchen müsse. Sie werde aber in wenigen Tagen wieder zu Hause sein. Der gutgläubige Stuart verlässt sich zunächst auf Emilys Aussage. Er wundert sich allerdings, dass er sie nicht telefonisch erreichen kann. Als Emily nach über einer Woche noch nicht zurück und weiterhin nicht für ihn erreichbar ist, meldet Stuart seine Verlobte als vermisst.

Kurz darauf informiert die Polizei ihn darüber, dass Emily, wie sie früher hieß, in die USA ausgeflogen sei und dass es sich bei ihr um eine bekannte Serienbigamistin mit Neigung zu betrügerischen Aktivitäten handele. Diese Informationen treffen Stuart extrem hart. Seine Familie versucht, ihm dabei zu helfen, die neuen Fakten anzuerkennen und zu verarbeiten. Doch dies fällt ihm sehr schwer. Emily verbringt derweil eine leidenschaftliche Zeit mit ihrer neuesten Eroberung, dem Polizisten. Nach altbewährtem Rezept gelingt es Emily, Fred innerhalb weniger Wochen zu einer Hochzeit zu bewegen. Am 25. Oktober 2010 heiratet sie als Max Accastes Quierberon den ihr verfallenen Fred Miller im Rathaus von Pittsburgh.

Emily schlägt vor, die Flitterwochen in Irland zu verbringen, was Fred positiv aufnimmt. Kurz darauf treffen die vermeintlich Frischvermählten in einem ländlich gelegenen Hotel in Irland ein. Dort kommt es alsbald zum Konflikt, und Emily verlässt auch diesen neuesten Ehemann ebenso plötzlich wie seine ihm unbekannten Vorgänger. Als Fred später in Erfahrung bringt, wem er da zum Opfer gefallen ist, lässt er die Ehe annullieren. Emily kehrt zu Stuart zurück, der zwar bereit ist, mit ihr zu reden, aber nicht einfach so tun kann, als sei nichts gewesen. Emily, die es stets in ihrem Leben vorzog, zu fliehen, anstatt sich den realen menschlichen Tragödien zu stellen, die sie ausgelöst hat, zieht in eine winzige Sozialwohnung im vierhundertdreißig Kilometer von Stuart entfernten Wareham. Ihm erzählt sie, sie lasse sich weiter wegen ihrer bipolaren Erkrankung behandeln und gehe fort, um zu studieren. In Wirklichkeit verbringt sie die Zeit in ihrer Sozialwohnung damit, wieder über Datingseiten auf Männerfang zu gehen – diesmal allerdings wie früher in Großbritannien.

Emily und Craig

> *Interviewer: »Glaubst du, dass du ein anderes Konzept von Wahrheit hast als andere Menschen?«*
> *Emily: »Das ist eine interessante Frage. Wahrheit ist für Philosophen, Fakten sind unbestreitbar. Das ist gut möglich, ja. Ich hatte ganz sicher ein konzeptionelles Problem mit beidem, vor fünf bis acht Jahren.«*
>
> *Emily Horne in der TV-Dokumentation »The Bigamist Bride« aus dem Jahr 2009*

Emily lernt Craig Hadwin im Januar 2011 über eine Datingseite kennen. Ihm gegenüber nennt sie sich Accastes Quierberon, kurz »Cassie«. Sie heiraten wenig später in Schottland und ziehen im Mai gemeinsam nach Somerset. Dort investiert Emily alias »Cassie« diesmal weniger Zeit in neue Eroberungen, aber umso mehr kriminelle Energie in die unrechtmäßige Beschaffung verschreibungspflichtiger Beruhigungs- und Schmerzmittel. Sie nutzt bei unterschiedlichen Apotheken und medizinischen Diensten in der Gegend diverse Alter Egos und erfundene Geschichten, um an kleinere Mengen der verschreibungspflichtigen Medikamente zu gelangen. So behauptet sie beispielsweise, die Schwester von Craig Hadwin zu sein, die überfallen wurde, und ein andermal, die Frau von Craig Hadwin zu sein, die bei einem Haushaltsunfall ihren Arm verletzt habe. Als all das nicht mehr reicht, geht Emily so weit, sich als Craig Hedwin selbst zu verkleiden. Mit extrem kurz rasierten Haaren, einer weiten Hose und einem weiten Fußballshirt bekleidet sucht sie einen ärztlichen Notdienst auf. Dort ist sie so überzeugend als »Craig«, dass der Arzt ihr wie gewünscht zwei verschreibungspflichtige Schlaftabletten mitgibt. Dennoch fallen ihre entsprechenden Aktivitäten bald auf und werden erneut zur Anzeige gebracht.

Kurz darauf zerbricht die Beziehung mit Craig, der erst durch die neuesten Vorfälle die ganze Wahrheit über Emily und seine ungültige Ehe mit ihr erfährt. Im Dezember 2011 bekennt sich

Emily der mehrfachen unrechtmäßigen Beschaffung verschreibungspflichtiger Medikamente für schuldig. Inzwischen wurde bei ihr erneut eine – in der Presse nicht näher benannte – Persönlichkeitsstörung diagnostiziert. Sie sucht therapeutische Beratungsgespräche auf, die ihr helfen sollen, Beziehungen anders zu gestalten und mit ihren Problemen konstruktiver umzugehen. Der Ansatz, den sie hierbei aufzubauen erlernt, ist, ihre Partner nicht mehr zu betrügen und auszutauschen, sondern eine für alle transparente, offene Beziehung mit mehreren Partnern zu leben. Dies zumindest führt ihre Anwältin bei der Verhandlung zu ihren Gunsten an. Vor Gericht sagt sie über Emily: »Sie hat sehr hart an sich gearbeitet und ist nun an einem Punkt in ihrem Leben, der eine Stabilität erreicht hat, die ihr Leben seit ihrer Kindheit nicht mehr hatte.«

Am 21. März 2012 kommt Emily erneut nur haarscharf an einer Gefängnisstrafe vorbei. Der Richter führt bei der Urteilverkündung aus: »Grundsätzlich denke ich, dass Sie eher eine traurige Figur mit ernsthaften Problemen sind als eine böse Person. Ich habe den Eindruck, das Interesse der Justiz erfordert nicht, dass ich Sie heute ins Gefängnis schicke.« Er verurteilt Emily zu zwölf Monaten gemeinnütziger Arbeit und staatlicher Betreuung sowie zu einer achtundzwanzigtägigen Ausgangssperre zwischen neunzehn und sieben Uhr, die mittels einer elektronischen Fußfessel überwacht wird. Zu dieser Zeit lebt sie mit ihrem aktuellen Partner in einem verlassenen Pub in Wells. Seither – Stand 2017 – ist Emily Horne nicht mehr strafrechtlich in Erscheinung getreten.

Kapitel 3

WEIBLICHE PSYCHOPATHIE IM SPIEGEL DER WISSENSCHAFT

Lisa: »Weißt du, da sind zu viele Knöpfe in der Welt. Da sind zu viele Knöpfe, und sie sind einfach ... Da sind viel zu viele, die einfach darum betteln, gedrückt zu werden, weißt du? Sie sind einfach ... sie betteln einfach so darum, gedrückt zu werden, und ich wundere mich, ich wundere mich verdammt darüber, warum niemand jemals meine drückt. Warum werde ich so vernachlässigt? Warum greift nicht irgendjemand hinein und reißt die Wahrheit aus mir heraus und sagt mir, dass ich eine verdammte Hure bin oder dass meine Eltern sich wünschen, ich wäre tot?«

Susanna: »Weil du schon tot bist, Lisa! Niemand interessiert sich dafür, ob du stirbst, Lisa, weil du schon tot bist. Dein Herz ist kalt. Deshalb kehrst du immer wieder hierher zurück. Du bist nicht frei. Du brauchst diesen Ort, du brauchst ihn, um dich lebendig zu fühlen. Es ist erbärmlich.«

Aus: »Durchgeknallt«, in dem Winona Ryder und Angelina Jolie hervorragend eine klassische Borderlinerin namens Susanna und eine klassische weibliche Psychopathin namens Lisa darstellen, die sich Ende der 1960er-Jahre in einer Psychiatrie für Töchter aus besserem Hause kennenlernen

Der Psychiater Hervey Cleckley fasste 1941 sechzehn Eigenschaften zusammen, die ihm bei seinen dreizehn männlichen und zwei weiblichen psychopathischen Patienten vermehrt aufgefallen waren. Fast vierzig Jahre später veröffentlichte der kanadische Kriminalpsychologe Robert Hare die – an Cleckley angelehnte – »Psychopathie-Checkliste«, mithilfe derer psychopathische Straftäter möglichst effizient als solche erkannt werden sollten. Diese 1980 in ihrer ersten Version publizierte Liste wurde von Hare in den folgenden Jahren im Rahmen kontinuierlicher Forschung weiterentwickelt. Ergebnis war die 1991 veröffentlichte revidierte Psychopathie-Checkliste, kurz »PCL-R«. Beim Vergleich der beiden Skalen fällt auf, dass Hare gegenüber seinem Vorgänger mehr Auffälligkeiten im Fühlen, Denken und Handeln benennt, die von ihm mittels der Untersuchung größerer Gefangenenstichproben erarbeitet wurden. Hares Bild von Psychopathie ist detaillierter und umfassender als das Cleckleys.

Psychopathie und die Cluster-B-Persönlichkeitsstörungen

Verrückt sein bedeutet nicht, zu zerbrechen oder ein dunkles Geheimnis in sich zu tragen, das sind du und ich in Überlebensgröße. Wenn du jemals eine Lüge erzählt und es genossen hast, wenn du je deiner Leidenschaft freien Lauf gelassen hast, wenn du dir je gewünscht hast, du könntest für immer ein Kind bleiben.

Aus: »Durchgeknallt«

Aus wissenschaftlicher Sicht ist das Konstrukt Psychopathie eine Mischung mehrerer Persönlichkeitsstörungen, die eine Person gleichzeitig aufweist. Die spezifische Mischung der Merkmale dieser Persönlichkeitsstörungen macht das Gesamtbild aus, welches sowohl Cleckley als auch später Hare unter dem Gesamtphänomen »Psychopathie« zusammenfassten. Dies wird besonders deutlich, wenn man die unterschiedlichen Symptombereiche der Psychopathie und die Merkmale der ihr zugrundeliegenden Persönlichkeitsstörungen vergleicht. Die sogenannten Cluster-B-Persönlichkeitsstörungen machen den Kern von Psychopathie aus. Sie weisen Ähnlichkeiten zueinander in einigen ihrer Symptome auf, scheinen inhaltlich sozusagen benachbart und quasi artverwandt zu sein. Eben daher werden sie in einer gemeinsamen Hauptgruppe, dem sogenannten Cluster B, zusammengefasst. Dieses Cluster trägt die Beschreibung »launische, dramatische, emotionale Persönlichkeitsstörungen«.

Solche Charakterausprägungen bei Menschen sind spannende Grundlagen für Figuren in Büchern, Filmen und Serien. In Wirklichkeit sind die Leben der Betroffenen häufig mindestens ebenso tragisch wie interessant. Die Cluster-B-Persönlichkeitsstörungen sind für im forensischen Bereich arbeitende Psychologen und Psychiater relevant, denn in unterschiedlichsten Straftatenkonstellationen können sie eine Rolle spielen. Es wäre jedoch vollkommen falsch anzunehmen, dass von drei der vier Gruppen ein prinzipielles Risiko für strafrechtlich relevantes Verhalten ausginge. Dem ist nicht so. Was die narzisstische, die histrionische und die emotional-instabile Persönlichkeitsstörung angeht, so begeht die überwiegende Mehrzahl der Betroffenen niemals Straftaten. Ihr Verhalten hat zwar immer wieder unangenehme Auswirkungen auf ihre Leben und die Leben der Menschen um sie herum – zumindest so lange, wie sie beispielsweise durch therapeutische Maßnahmen nicht gelernt haben, ihre Eigenschaften bewusster wahrzunehmen und anders mit diesen umzugehen. Doch ein zuweilen für Mitmenschen unangenehmes Verhalten muss eben nicht zwangsläufig in kriminellem Verhalten münden.

Anders verhält es sich mit der im Krankheitenkatalog der Weltgesundheitsorganisation ICD »dissoziale« und im Krankheitenkatalog der amerikanischen Psychiatervereinigung DSM »antisoziale Persönlichkeitsstörung« genannten Persönlichkeitsausprägung. Diese beinhaltet bereits in der Definition ihrer Kernmerkmale ein auffällig unverbesserlich wirkendes, immer wieder strafrechtlich relevantes Verhalten.

Im Jahr 2013 erschien das »Diagnostic and Statistical Manual of Mental Disorders« (DSM), auf Deutsch das »Diagnostische und Statistische Manual Psychischer Störungen – DSM-5«, in seiner fünften, revidierten Version. Da die darin enthaltenen Definitionen psychischer Störungen dem aktuellen Forschungsstand am nächsten kommen, beziehe ich mich an dieser Stelle auf diese sowie auf die im DSM-5 genutzten Bezeichnungen für die entsprechenden Störungen. Demzufolge sind die Kernmerkmale der vier Cluster-B-Persönlichkeitsstörungen:

Antisoziale Persönlichkeitsstörung
Gekennzeichnet durch ein tiefgreifendes Muster von Missachtung und Verletzung der Rechte anderer, das seit dem fünfzehnten Lebensjahr auftritt.

Mindestens drei der folgenden Kriterien müssen erfüllt sein:
1. Versagen, sich in Bezug auf gesetzmäßiges Verhalten gesellschaftlichen Normen anzupassen, was sich in wiederholtem Begehen von Handlungen äußert, die einen Grund für eine Festnahme darstellen.
2. Falschheit, die sich in wiederholtem Lügen, dem Gebrauch von Decknamen oder dem Betrügen anderer zum persönlichen Vorteil oder Vergnügen äußert.
3. Impulsivität oder Versagen, vorausschauend zu planen.
4. Reizbarkeit und Aggressivität, die sich in wiederholten Schlägereien oder Überfällen äußert.
5. Rücksichtslose Missachtung der eigenen Sicherheit oder der Sicherheit anderer.
6. Durchgängige Verantwortungslosigkeit, die sich im wiederholten Versagen zeigt, eine dauerhafte Tätigkeit auszuüben oder finanziellen Verpflichtungen nachzukommen.
7. Fehlende Reue, die sich in Gleichgültigkeit oder Rationalisierung äußert, wenn die Person andere Menschen gekränkt, misshandelt oder bestohlen hat.

Borderline-Persönlichkeitsstörung
Gekennzeichnet durch ein tiefgreifendes Muster von Instabilität in zwischenmenschlichen Beziehungen, im Selbstbild und in den Affekten sowie deutlicher Impulsivität.

Mindestens fünf der folgenden Kriterien müssen erfüllt sein:
1. Verzweifeltes Bemühen, tatsächliches oder vermutetes Verlassenwerden zu vermeiden. (Beachte: Hier werden keine suizidalen oder selbstverletzenden Handlungen berücksichtigt, die in Kriterium 5 enthalten sind.)
2. Ein Muster instabiler und intensiver zwischenmenschlicher Beziehungen, das durch einen Wechsel zwischen den Extremen der Idealisierung und Entwertung gekennzeichnet ist.
3. Identitätsstörung: ausgeprägte und andauernde Instabilität des Selbstbildes oder der Selbstwahrnehmung.
4. Impulsivität in mindestens zwei potenziell selbstschädigenden Bereichen (Geldausgaben, Sexualität, Substanzmissbrauch, rücksichtsloses Fahren, »Essanfälle«). (Beachte: Hier werden keine suizidalen oder selbstverletzenden Handlungen berücksichtigt, die in Kriterium 5 enthalten sind.)
5. Wiederholte suizidale Handlungen, Selbstmordandeutungen oder -drohungen oder Selbstverletzungsverhalten.
6. Affektive Instabilität infolge einer ausgeprägten Reaktivität der Stimmung (zum Beispiel hochgradige episodische Dysphorie, Reizbarkeit oder Angst, wobei diese Verstimmungen gewöhnlich einige Stunden und nur selten mehr als einige Tage andauern).
7. Chronische Gefühle von Leere.
8. Unangemessene, heftige Wut oder Schwierigkeiten, die Wut zu kontrollieren (zum Beispiel häufige Wutausbrüche, andauernde Wut, wiederholte körperliche Auseinandersetzungen).
9. Vorübergehende, durch Belastungen ausgelöste paranoide Vorstellungen oder schwere dissoziative Symptome.

Histrionische Persönlichkeitsstörung
Gekennzeichnet durch ein tiefgreifendes Muster übermäßiger Emotionalität und Strebens nach Aufmerksamkeit.

Mindestens fünf der folgenden Kriterien müssen erfüllt sein:
1. Fühlt sich unwohl in Situationen, in denen er/sie nicht im Mittelpunkt der Aufmerksamkeit steht.
2. Die Interaktion mit anderen ist oft durch ein unangemessen sexuell verführerisches oder provokantes Verhalten charakterisiert.
3. Zeigt rasch wechselnden und oberflächlichen Gefühlsausdruck.
4. Setzt durchweg die körperliche Erscheinung ein, um die Aufmerksamkeit auf sich zu lenken.
5. Hat einen übertrieben impressionistischen, wenig detaillierten Sprachstil.
6. Zeigt Selbstdramatisierung, Theatralik und übertriebenen Gefühlsausdruck.
7. Ist suggestibel (das heißt, leicht beeinflussbar durch andere Personen oder Umstände).
8. Fasst Beziehungen enger auf, als sie tatsächlich sind.

Narzisstische Persönlichkeitsstörung
Gekennzeichnet durch ein tiefgreifendes Muster von Großartigkeit (in Fantasie oder Verhalten), Bedürfnis nach Bewunderung und Mangel an Empathie.

Mindestens fünf der folgenden Kriterien müssen erfüllt sein:
1. Hat ein grandioses Gefühl der eigenen Wichtigkeit (zum Beispiel übertreibt die eigenen Leistungen und Talente; erwartet, ohne entsprechende Leistungen als überlegen anerkannt zu werden).
2. Ist stark eingenommen von Fantasien grenzenlosen Erfolgs, Macht, Glanz, Schönheit oder idealer Liebe.
3. Glaubt von sich, »besonders« und einzigartig zu sein und nur von anderen besonderen oder angesehenen Personen (oder Ins-

titutionen) verstanden zu werden oder nur mit diesen verkehren zu können.
4. Verlangt nach übermäßiger Bewunderung.
5. Legt ein Anspruchsdenken an den Tag (das heißt, übertriebene Erwartungen an eine besonders bevorzugte Behandlung oder automatisches Eingehen auf die eigenen Erwartungen).
6. Ist in zwischenmenschlichen Beziehungen ausbeuterisch (das heißt, zieht Nutzen aus anderen, um die eigenen Ziele zu erreichen).
7. Zeigt einen Mangel an Empathie: Ist nicht willens, die Gefühle und Bedürfnisse anderer zu erkennen oder sich mit ihnen zu identifizieren.
8. Ist häufig neidisch auf andere oder glaubt, andere seien neidisch auf ihn/sie.
9. Zeigt arrogante, überhebliche Verhaltensweisen oder Haltungen.

Für alle Persönlichkeitsstörungen gilt: Die Merkmale müssen seit der Jugendzeit oder spätestens dem frühen Erwachsenenalter zeitlich stabil und über verschiedene Situationen hinweg zu beobachten sein. Sie dürfen nicht auf andere Ursachen wie den Konsum von Substanzen zurückzuführen sein. Sind etwas weniger Merkmale als für die Diagnosestellung gefordert vorhanden, kann es sich um Persönlichkeitszüge (auch Persönlichkeitsstile genannt) handeln, die aber noch nicht die Ausprägungsstärke einer Störung erreicht haben. Die Übergänge von Persönlichkeitszügen zu einer Persönlichkeitsstörung sind also wie auf einem Lautstärkeregler fließend.

In der folgenden Tabelle sind die inhaltlichen Überschneidungen zwischen Merkmalen der Psychopathie nach Cleckley und Hare und Teilaspekten von Merkmalen der Cluster-B-Persönlichkeitsstörungen dargestellt.

Psychopathie nach Cleckley (1941)	Psychopathie nach Hares Checkliste in der revidierten Version (PCL-R, 1991)	Überschneidungen mit Merkmalen der Cluster-B-PS (DSM-5)*
	Faktor 1: Aggressiver Narzissmus = selbstsüchtiger, gemütsarmer Mensch, der gewissenlos andere gebraucht	
(1) Oberflächlicher Charme	Trickreich, sprachgewandter Blender mit oberflächlichem Charme	HPS (2,4,5)
(9) Pathologisch egozentrisch, vollkommen selbstzentriert; unfähig zu wirklicher Liebe und Bindung	Erheblich übersteigertes Selbstwertgefühl	HPS (1), NPS (1, 3, 4, 5, 8, 9)
(5) Falsch und Unaufrichtigkeit	Pathologisches Lügen	APS (2), BPS (1), HPS (4, 6)
	Betrügerisches, manipulatives Verhalten	
(6) Fehlende Reue oder Schamgefühl	Mangel an Gewissensbissen oder Schuldbewusstsein	APS (7)
(10) Genereller Mangel an tiefen und andauernden Emotionen	Oberflächliche Gefühle	HPS (3, 6)
	Gefühlskälte, Mangel an Empathie	APS (5), NPS (7)
(11) Fehlen jeglicher Einsicht; unfähig, sich selbst mit den Augen anderer zu sehen	Mangelnde Fähigkeit oder Bereitschaft, Verantwortung für eigenes Handeln zu übernehmen	APS (7)
	Faktor 2: Antisoziales Verhalten = chronisch instabiler und antisozialer Lebensstil und sozial abweichendes Verhalten	

Psychopathie nach Cleckley (1941)	Psychopathie nach Hares Checkliste in der revidierten Version (PCL-R, 1991)	Überschneidungen mit Merkmalen der Cluster-B-PS (DSM-5)*
	Stimulationsbedürfnis (Erlebnishunger), ständiges Langweilgefühl	BPS (7)
(12) Keine Anerkennung anderer für besonderes Bemühen, für Freundlichkeit und entgegengebrachtes Vertrauen	Parasitärer Lebensstil	NPS (6)
(13) Launisches und anstößiges Verhalten; unter Alkoholeinfluss und manchmal sogar auch nüchtern: Pöbelhaftigkeit, Grobheit, schneller Stimmungswechsel, üble Streiche	Unzureichende Verhaltenskontrolle	APS (4), BPS (4, 6)
	Frühe Verhaltensauffälligkeiten	
(16) Unfähig, sein eigenes Leben zu planen oder seinem Leben irgendwie Ordnung zu geben, höchstens eine Planung, die Betroffenem hilft, seine Selbsttäuschung aufrechtzuerhalten	Fehlen realistischer, langfristiger Lebensziele	BPS (3), NPS (2)
(7) Antisoziales Verhalten, das weder angemessen motiviert noch geplant ist und dessen Ursache eine unerklärliche Impulsivität zu sein scheint	Impulsivität	APS (3), BPS (4, 8)
(4) Unzuverlässig, keinerlei Pflichtgefühl; Verantwortungsgefühl weder in großen noch in kleinen Dingen	Verantwortungslosigkeit	APS (6)

Psychopathie nach Cleckley (1941)	Psychopathie nach Hares Checkliste in der revidierten Version (PCL-R, 1991)	Überschneidungen mit Merkmalen der Cluster-B-PS (DSM-5)*
	Jugendkriminalität	Muster ... seit dem 15. Lebensjahr (APS)
(8) Geringe Urteilskraft und unfähig, aus Erfahrung zu lernen	Verstoß gegen Weisungen und Auflagen	APS (1)
	Keinem Faktor zugeordnet	
(15) Ein unpersönliches, triviales und kaum integriertes Sexualleben	Promiskuität	BPS (4)
	Viele kurzzeitige, (ehe)ähnliche Beziehungen	BPS (2), HPS (8)
	Polytrope (= vielgestaltige) Kriminalität	APS (1)
(2) Keine Wahnvorstellungen oder andere Anzeichen irrationalen Denkens		
(3) Weder Angst noch andere neurotische Symptome; auffallende Gelassenheit, Ruhe und Wortgewandtheit		
(14) Keine ernsthaften Suizidversuche		

---

* Begriffserklärung: APS = Antisoziale Persönlichkeitsstörung; BPS = Borderline-Persönlichkeitsstörung; HPS = Histrionische Persönlichkeitsstörung; NPS = Narzisstische Persönlichkeitsstörung; Zahlen dahinter stehen für die Nummer des zugehörigen DSM-5-Kriteriums der genannten Persönlichkeitsstörung.

Diese Zusammenhänge zwischen den Cluster-B-Persönlichkeitsstörungen und dem Konstrukt der Psychopathie sind wichtig, nicht nur, um zu verstehen, was Psychopathie inhaltlich eigentlich bedeutet. Psychopathische Menschen sind nicht alle gleich, sie lassen sich in verschiedene Untergruppen aufteilen. Je nach Verteilung und Ausprägung der Merkmale innerhalb einer Person – und demzufolge je nach Art und Ausprägung der zugrundeliegenden Persönlichkeitsstörungen – können die besonderen Eigenschaften ganz unterschiedliche Lebensgeschichten und im schlimmsten Fall sogar Straftaten zur Folge haben.

Besonderheiten von Psychopathie bei Frauen

Sei deinen Freunden nah und deinen Feinden näher.

Aus: »Eiskalte Engel« (nach dem Briefroman »Gefährliche Liebschaften«)

Etwa seit Anfang der 2000er-Jahre ist ein zunehmendes Forschungsinteresse bezogen auf weibliche Psychopathie feststellbar. An dieser Stelle möchte ich die Erkenntnisse der international veröffentlichten Forschungslage zum Thema bis zum heutigen Stand zusammenfassen.

Grundsätzlich sind durch wissenschaftliche Erhebungen unterschiedliche Häufungen psychologischer Auffälligkeiten bekannt, die sich zwischen den Geschlechtern unterscheiden. So neigen Frauen eher zu sogenannten internalisierenden, also »nach innen gerichteten« psychischen Problemen, Männer hingegen eher zu externalisierenden, also »nach außen gerichteten« psychischen Problemen. Daher werden bei Frauen häufiger Depressionen und Angststörungen festgestellt, bei Männern häufiger Suchtprobleme, aggressive und antisoziale Verhaltensweisen. Genaue Ursachen für diese verschiedenartigen Häufungen sind noch nicht abschließend geklärt, bisherige Erklärungsversuche gehen beispielsweise von unterschiedlichen sozialen Reaktionen auf den Ausdruck von Emotionen bei Männern und bei Frauen aus. So sei aggressives Verhalten bei Männern sozial geduldeter als bei Frauen, von Frauen werde eher erwartet, nach innen gekehrt mit unangenehmen Emotionen umzugehen. Es könnten aber auch geschlechtsspezifische Verzerrungen bei der Diagnostik eine Rolle spielen. Das bedeutet, dass manche in ihren Symptomen ähnliche Störungsbilder eher Männern oder eher Frauen zugeschrieben werden. So wird die emotional-instabile Persönlichkeitsstörung vom Borderline-Typ häufiger bei Frauen und die antisoziale Persönlichkeitsstörung häufiger bei Männern festgestellt, wobei beide durch impulsives, risikoreiches und aggressives Verhalten gekennzeichnet sind. Es ist nicht auszuschließen, dass im Zweifelsfall bei einem ähnlichen Symptombild Frauen eher die emotional-instabile Persönlichkeitsstörung vom Borderline-Typ und Männer eher die antisoziale Persönlichkeitsstörung attestiert bekommen.

Ausgehend von der Beschreibung Hervey Cleckleys, was weibliche Psychopathie angeht, fielen seine beiden Fallbeispiele aus dem Jahr 1941 vor allem durch gegensätzliches Verhalten zu weiblichen Rollenstereotypen auf. Sie waren nicht brav, angepasst, auf ihren Ruf als »anständige Töchter« bedacht, sondern impulsiv, risikofreudig, sexuell sehr aktiv und experimentierfreudig sowie betrügerisch, manipulativ, scham- und schuldgefühllos. Soziale Strukturen haben sich seit Cleckleys Zeiten verändert, doch die auffälligen Merkmale psychopathischer Eigenschaften – auch bei Frauen – blieben in ihren Kernmerkmalen unverändert.

Bereits 1978 ging Cathy Spatz Widow von der Harvard University der Frage nach, wie viele weibliche Gefangene die Kriterien der Psychopathie nach Cleckley erfüllen würden. Sie fand vier Untergruppen von Straftäterinnen – wobei nur die ersten beiden erhöhte Psychopathiewerte aufwiesen:

1. Ein primärer psychopathischer, unterkontrollierter Typ, der Feindseligkeit und Aggression zeigt, eher niedrige Ängstlichkeit aufweist sowie eine umfangreiche kriminelle Vorgeschichte hat.

2. Ein sekundärer psychopathischer, neurotischer Typ, der hohe Impulsivität zeigt sowie ein hohes Maß an Ängstlichkeit, Depressivität und anderen Fehlanpassungen.
3. Ein überkontrollierter Typ mit unterdurchschnittlichen Werten in Feindseligkeit und Ängstlichkeit, stärkeren psychologischen Abwehrmechanismen und weniger früheren Verurteilungen.
4. Ein »normaler« krimineller Typ, der im Mittelfeld der meisten Persönlichkeitsskalen liegt, mit einer Erhöhung in Feindseligkeit.

Die entsprechenden Persönlichkeitstypen wurden auch bei männlichen Straftätern gefunden.

Interessanterweise kam der erste Typ bei weiblichen Straftätern seltener vor als bei männlichen, der dritte Typ hingegen häufiger. Diese Studie konzentrierte sich allerdings eher auf die antisozialen und weniger auf die emotional-zwischenmenschlichen Aspekte von Psychopathie. Wie sich in der späteren Forschung zum Thema zeigte, liegen aber genau im emotional-zwischenmenschlichen Bereich wichtige Unterschiede zwischen typisch weiblicher und typisch männlicher Psychopathie. Mit diesen Unterschieden hängt wahrscheinlich auch zusammen, dass die Häufigkeit von Psychopathie bei Frauen – nicht nur in Gefängnisstichproben – den meisten Studien zufolge niedriger ist als bei Männern.

In unterschiedlichen Gefangenenuntersuchungen fiel auf, dass bei männlichen Gefangenen häufiger die antisoziale Persönlichkeitsstörung, bei weiblichen häufiger die Borderline-Persönlichkeitsstörung diagnostiziert wurde. Auch in Gefängnisstichproben macht sich dieser diagnosespezifische Geschlechtsunterschied also bemerkbar. Sehr interessant war zudem das Ergebnis einer Untersuchung von Janet Warren und ihren Kollegen aus dem Jahr 2003. Sie fand bei weiblichen Gefangenen signifikante, also überzufällige Zusammenhänge zwischen allen Cluster-B-Persönlichkeitsstörungen sowie der paranoiden Persönlichkeitsstörung und Faktor 2 der Psychopathie-Checkliste in der revidierten Version (PCL-R). Anderen Untersuchungen zufolge hing der Faktor 2 der PCL-R mit einem erhöhten Suizidrisiko sowie Substanzmissbrauch zusammen – was wiederum typische Merkmale der emotional-instabilen Persönlichkeitsstörung vom Borderline-Typ sind.

Scott O. Lilienfeld äußerte bereits 1992, häufiger bei Frauen diagnostizierte Störungen wie die Borderline-Persönlichkeitsstörung und die histrionische Persönlichkeitsstörung könnten »weibliche Ausdrucksformen der Psychopathie« repräsentieren. Bezogen auf die antisoziale Persönlichkeitsstörung – die in der Fachliteratur immer wieder als klassischer Kern der Psychopathie definiert wird – fanden die Forscher Rise Goldstein, Sally Powers, Jane McCusker Kenneth Mundt, Benjamin Lewis und Carol Bigelow im Jahr 1996 interessante Auffälligkeiten in der Stichprobe der von ihnen untersuchten drogenabhängigen Frauen und Männer mit einer antisozialen Persönlichkeitsstörung: »In der Kindheit waren die Frauen, im Vergleich zu den Männern, häufiger von zu Hause weggelaufen, doch sie nutzten seltener Waffen in Streitsituationen, waren seltener grausam zu Tieren oder steckten seltener Dinge in Brand. Frauen berichteten auch weniger über begangenen Vandalismus.

Im Erwachsenenalter waren die Frauen mit antisozialer Persönlichkeitsstörung häufiger als Männer in ihrer Elternrolle und in finanziellen Angelegenheiten unverantwortlich, hatten Prostitution betrieben, waren körperlich gewalttätig gegen Sexualpartner und Kinder gewesen, scheiterten daran, vernünftige Zukunftspläne zu machen, und spürten keine Reue.« Insgesamt fokussierten sich die gewalttätigen und antisozialen Eigenschaften bei den untersuchten Frauen stärker auf zwischenmenschliche Kontexte und die Familie. Dies ist eine Erkenntnis, die sich auch in späteren Forschungsergebnissen zu weiblicher Psychopathie immer wieder bestätigte. Unterschiedliche Forschungsarbeiten der 1990er-Jahre legten nahe: Frauen mit antisozialen bis psychopathischen Persönlichkeitseigenschaften üben im Vergleich zu entsprechenden Männern mehr Aggressionen in Beziehungen aus, und sie zeigen andere Formen von Aggression, besonders über ihre sozialen Netzwerke. Typische Ausdrucksformen solch weiblicher Aggressionsausübung sind Handlungen wie das Streuen von Gerüchten,

Ablehnung von Freundschaften und gezielte Ausgrenzung anderer. Das Ziel der Aggression von Frauen scheint besonders stark die soziale Ausgrenzung derjenigen zu sein, denen sie schaden wollen. Demzufolge mag Beziehungsaggression bei Frauen eine alternative Erscheinungsform von antisozialen Eigenschaften darstellen.

Eine weitere Auffälligkeit im Geschlechtervergleich ist der Zeitpunkt des Beginns von Verhaltensauffälligkeiten. Antisoziale Verhaltensweisen beginnen bei Männern häufiger in der Kindheit, bei Frauen eher erst im Jugendalter. Frauen zeigen also tendenziell ein späteres Einsetzen der erkennbaren Verhaltensauffälligkeiten.

2010 veröffentlichten Brian M. Hicks, Uma Vaidyanathan und Christopher J. Patrick ihre Untersuchungsergebnisse zu Subtypen der weiblichen Psychopathie. Anknüpfend an frühere Forschungsergebnisse stellten sie fest, dass es auch bei Frauen wesentliche Unterschiede zwischen primären Psychopathen (zu Deutsch: Psychopathen ersten Ranges) und sekundären Psychopathen (zu Deutsch: Psychopathen zweiten Ranges) gibt. Weibliche ebenso wie auch männliche sekundäre Psychopathen zeigen im Vergleich mit primären Psychopathen früher einsetzendes kriminelles Verhalten, insgesamt mehr gewalttätige Straftaten, mehr negative Emotionen wie Ängstlichkeit, Feindseligkeit und Aggressivität, mehr sozialen Rückzug und Suizidalität, fehlende Selbstkontrolle, mehr Substanzmissbrauch, vor allem bezogen auf Nikotin, Alkohol, Marihuana, psychedelische Substanzen und Kokain. Insgesamt weisen sie mehr Symptome aus dem Bereich der Borderline-Persönlichkeitsstörung auf als primäre Psychopathen, weshalb die Forschergruppe in ihrer Veröffentlichung schreibt, es handele sich bei sekundärer Psychopathie scheinbar um eine »externalisierende Variante der Borderline-Persönlichkeitsstörung«. Diese Forschungsarbeit zeigte auch, dass die Auffälligkeitsbereiche bei weiblichen sekundären Psychopathen sogar häufig stärker ausgeprägt sind als bei ihrer männlichen Vergleichsgruppe.

2012 werteten Mette Kreis und David Cooke Fallstudien weiblicher Psychopathie aus. Ihre Schlussfolgerung: Psychopathische Frauen haben viele typische Merkmale mit männlichen Psychopathen gemeinsam. Hierzu gehört die eingeschränkte Fähigkeit, Gefühle zu erleben, unter anderem bezogen auf Mitgefühl, Schuldgefühl, Angst und allgemein gefühlsmäßige Tiefe. Auch sie scheinen keine angemessene Bindung zu anderen Menschen aufbauen zu können, sind egozentrisch, selbstgerecht, dominant, extrem manipulativ und betrügerisch. Allerdings nutzen psychopathische Frauen häufiger ihre Sexualität, um andere zu manipulieren und auszubeuten. Viele, wenn auch nicht alle von ihnen scheinen trotz des eher oberflächlichen Gefühlslebens emotional weniger stabil zu sein als die männliche Vergleichsgruppe. Im Unterschied zu männlichen Psychopathen zeigen sie weniger übersteigertes Selbstwertgefühl sowie oberflächlich charmante Manipulationsstrategien. Eine Ausnahme bilden die besonders stark ausgeprägten Fälle weiblicher Psychopathie, die ihrer männlichen Vergleichsgruppe auch in diesen Eigenschaften nicht nachstehen.

Kreis und Cooke bieten als mögliche Erklärungsansätze für diese Geschlechtsunterschiede an, dass es sich um Auswirkungen stereotyper Geschlechterrollen auf Verhaltensebene handeln könne. Weibliche Psychopathen handelten demnach auch nach der Logik der typischen Vorstellungen von Männlichkeit und Weiblichkeit, mit denen sie aufgewachsen seien. Hierzu gehöre, dass ein dominant präsentiertes, übersteigertes Selbstwertgefühl bei Frauen weniger positiv wahrgenommen werde. Dies würde auch erklären, warum weibliche Psychopathen im Rahmen ihres manipulativen Verhaltens häufiger gezielt den Eindruck vermitteln, verletzlich und schwach oder auch besonders fürsorglich und hilfsbereit zu sein.

Einige der zwischen weiblichen und männlichen Psychopathen gefundenen Unterschiede scheinen Kreis und Cooke zufolge mit bekannten Geschlechtsunterschieden in Persönlichkeitsmerkmalen der Allgemeinbevölkerung übereinzustimmen: Demnach erzielen Frauen häufiger als Männer höhere Werte in den Bereichen Neurotizismus, also Schwankungen im Gefühlsempfinden, sowie Verträglichkeit, wozu rücksichtsvolles und kooperatives Verhalten gehören. Männer erzielen häufig höhere Werte in den Bereichen

»Sensation Seeking«, also der Suche nach abwechslungsreichen, starken Reizen, sowie Durchsetzungsfähigkeit, also einem dominanteren Auftreten. Auch diese Forscher betonen, dass psychopathische Männer ihre auffälligen Eigenschaften eher allgemein, über unterschiedliche Situationen und zwischenmenschliche Ebenen hinweg zeigen, während psychopathische Frauen dies hauptsächlich innerhalb enger zwischenmenschlicher Beziehungen tun.

Ebenfalls 2012 veröffentlichten Rolf Wynn, Marita Høiseth und Gunn Pettersen aus Norwegen eine Arbeit über die theoretische und klinische Perspektive auf weibliche Psychopathie. Sie betonen, dass Psychopathie ein kulturübergreifendes Phänomen sei und dass es nicht gleichbedeutend sei mit der für sich stehenden antisozialen Persönlichkeitsstörung, wenn auch offensichtlich starke Überschneidungen innerhalb der Merkmale bestehen. So weist nur etwa ein Drittel aller Personen mit antisozialer Persönlichkeitsstörung auch deutlich feststellbare Psychopathie auf. Weiterhin sei die Psychopathie-Checkliste in ihrer revidierten Version durchaus zur Messung weiblicher Psychopathie geeignet, doch da Frauen prinzipiell weniger kriminelles und klassisch antisoziales Verhalten zeigen als Männer, erreichen sie in diesen Bereichen der Checkliste typischerweise niedrigere Werte. Dies sei die Erklärung dafür, dass bei Anwendung der Checkliste deutlich weniger Frauen als Männer einen vergleichbaren Psychopathiewert erreichten – ob nun bezogen auf die Allgemeinbevölkerung oder innerhalb von Gefängnisstichproben.

In Gefängnisstichproben sei die am häufigsten vorkommende Diagnose bei Männern und Frauen die antisoziale Persönlichkeitsstörung. Allerdings kommen bei weiblichen Gefangenen häufiger als bei männlichen gleichzeitig – das Fachwort hierfür ist »komorbid« – auch alle anderen Cluster-B-Persönlichkeitsstörungen vor. Zudem gebe es deutliche Zusammenhänge zwischen Psychopathie und Alkohol- sowie Drogenmissbrauch. Wynn, Høiseth und Pettersen betonen, dass Psychopathen keine homogene, also aus lauter fast gleichen Individuen bestehende Gruppe bildeten. Auch sie betonen die unterschiedlichen Subtypen. So sei der »Prototyp« der

Psychopathie ein Mensch mit Auffälligkeiten in allen typischen Bereichen: dem besonderen Fühlen, der besonderen Beziehungsgestaltung, der speziellen Art, sein Leben zu gestalten, und der Neigung zu antisozialen Verhaltensweisen. Weibliche Psychopathen würden häufig nicht in all diesen Bereichen gleich starke Auffälligkeitsausprägungen zeigen.

2013 stellten Edelyn Verona, Konrad Bresin und Christopher Patrick in ihrer Untersuchung fest, dass Frauen mit hohem Psychopathiewert vergleichbare Auffälligkeiten bei der Betrachtung bedrohlicher Bilder aufwiesen wie männliche Psychopathen. Bei der Betrachtung von Bildern, auf denen andere Menschen bedroht oder verletzt wurden, zeigten sie eine deutlich verminderte Schreckreaktion. Weniger vermindert war die Reaktion bei Bildern, die eine direkte Bedrohung auf den Betrachter bezogen darstellten. Die Forscher bieten als mögliche Erklärung an, dass – wie bereits in der Literatur erwähnt – psychopathische Menschen bei Bedrohungssituationen für Mitmenschen eine prinzipiell deutlich verminderte Gefühlsreaktion zeigen, eine unmittelbare Bedrohung bezogen auf sie selbst aber die Schwelle überschreitet, bei der auch ihr Gehirn durchaus gefühlsmäßig aktiviert wird. Dieser Erklärung folgend müsse also eine unmissverständliche, unmittelbare Bedrohung bezogen auf den psychopathischen Menschen vorhanden sein, um seine – im Verhältnis zum Durchschnittsbürger – deutlich erhöhte Schwelle für eine Schreckreaktion zu überschreiten und die entsprechende Reaktion zu aktivieren.

2014 wiesen Carla Harenski, Bethany Edwards, Keith Harenski und Kent Kiehl nach, dass psychopathische Frauen – ebenso wie es bereits für psychopathische Männer bekannt war – bei unterschiedlichen Aufgaben eine verminderte Aktivität in bestimmten Hirnregionen aufweisen. Die verminderte Aktivität wurde einerseits in der Amygdala, also dem Gefühlszentrum des Gehirns, festgestellt. Dies ist offenbar der Grund für die allgemein eher oberflächlichen Gefühle psychopathischer Menschen. Außerdem fiel eine verminderte Aktivität im Bereich des anterioren cingulären Cortex (kurz: ACC) auf, der ein Teil des Stirnhirns ist und für ein angemessenes Sozialverhalten große Bedeutung hat. Impulsives und sozial unangemessenes Verhalten werden mit einer zu niedrigen Aktivität dieses Hirnbereichs in Verbindung gebracht. Diese Ergebnisse – ebenso wie die einer 2015 veröffentlichten Studie von Maurer, Steele, Edwards, Bernat, Calhoun und Kiehl – untermauern, dass psychopathische Frauen auch auf der Hirnebene nachweisbar ähnliche Funktionsauffälligkeiten aufweisen wie psychopathische Männer.

Ebenfalls 2014 veröffentlichten Stephanie Klein Tuente, Vivienne de Vogel und Jeantine Stam aus den Niederlanden eine Studie zum kriminellen Verhalten psychopathischer Frauen. Sie untersuchten 221 Patientinnen, die zwischen 1984 und 2012 in einer forensischen Psychiatrie untergebracht worden waren. Der Psychopathiewert wurde mittels der Psychopathie-Checkliste in der revidierten Version gemessen, der Cut-off-Wert, also der Wert, ab dem Psychopathie demzufolge festgestellt wird, wurde entsprechend der Anweisung im Zusatzhandbuch für Frauen etwas niedriger angesetzt, als es bei Männern der Fall wäre. Bei Männern liegt der Cut-off-Wert bei mindestens 30 von 40 möglichen Psychopathiepunkten, was 75 Prozent auf der Psychopathieskala entspricht. Bei Frauen liegt der Cut-off-Wert bei 23 von 40 möglichen Psychopathiepunkten beziehungsweise 57,5 Prozent auf der Psychopathieskala. Dieser niedrigere Cut-off-Wert bei Frauen ist der bereits erwähnten Tatsache geschuldet, dass Frauen insgesamt im Bereich antisozialer Verhaltensweisen tendenziell weniger Auffälligkeiten zeigen als vergleichbare Männerstichproben.

Die Forschergruppe stellte unter anderem fest, dass psychopathische Straftäterinnen im Vergleich mit nicht psychopathischen Straftäterinnen bei ihrer ersten Verurteilung jünger waren, mehr unterschiedliche kriminelle Aktivitäten gezeigt hatten und die Motive für ihre Straftaten häufig Macht, Dominanz und das Verschaffen von persönlichen Vorteilen waren. Auf den ersten Blick überraschenderweise begingen die untersuchten Frauen dieser Stichprobe mit höherem Psychopathiewert seltener Tötungsdelikte als jene mit niedrigem Psychopathiewert. Die Forscher erklären dies bezogen auf die untersuchten Frauen in der forensischen Psychiatrie damit, dass jene mit niedrigem Psychopathiewert häufiger aus einer sehr emotionalen Situation heraus spontan Tötungsdelikte begingen, wohingegen die Patientinnen mit hohem Psychopathiewert häufiger instrumentelle Gewalt nutzten, also Gewalt, die im Hinblick auf bestimmte Ziele kontrolliert angewendet wurde. Eine kleine Gruppe der untersuchten Psychopathinnen hatte Tötungsdelikte begangen, diese waren häufiger von einem Vergnügen daran, das Gegenüber zu töten, motiviert gewesen. Den untersuchten Psychopathinnen fielen auch häufiger als den Patientinnen mit niedrigem Psychopathiewert fremde Personen zum Opfer. Das hängt in diesem Kontext auch damit zusammen, dass die nicht psychopathischen Patientinnen häufig Gewalt gegen ihnen nahestehende Personen aus einer emotional aufgeladenen Situation heraus begangen hatten.

2016 untersuchten Nicholas Thomson, Graham Towl und Luna Centifanti, inwiefern unter anderem psychopathische Eigenschaften bei männlichen und weiblichen Straftätern mit Fehlverhalten während ihrer Haft zusammenhängen. Sie kamen zu dem Ergebnis, dass Risikofaktoren wie stark psychopathische Merkmale, Impulsivität und vergangene Gewaltkriminalität ebenso bei männlichen wie bei weiblichen Gefangenen sowohl gewalttätiges als auch nicht gewalttätiges Fehlverhalten vorhersagen. Ihren Ergebnissen zufolge hing besondere Gefühlskälte im Rahmen der psychopathischen Ausprägung mit einer erhöhten Wahrscheinlichkeit für gewalttätige Verhaltensweisen weiblicher Gefangener zusammen. Insgesamt kommt die Forschergruppe zu dem Schluss, dass es mehr Ähnlichkeiten als Unterschiede bezogen auf die Merkmale Psychopathie und Impulsivität bei männlichen und weiblichen Gefangenen gibt, was die Vorhersage von Fehlverhalten in Haft angeht.

Überblick zu weiblicher Psychopathie	
Erscheinungsform	– häufig subtiler, verdeckter als bei männlicher Psychopathie, doch nicht minder schädlich für Mitmenschen
Typische Selbstdarstellungsstrategien	– verletzlich und schwach und/oder – fürsorglich und hilfsbereit
Häufige Motive für Straftaten	– Macht, Dominanz, Kontrolle – ungehemmte, ausdrucksstarke Aggression – Eifersucht, Rache – krimineller Bereicherungswunsch – Aufregung (Kick-Suche)
Gefühls-Besonderheiten	– häufig emotional eher instabil und impulsiv
Verhaltens-Besonderheiten	– emotionale und sexuelle Manipulation – mehr verbale als körperliche Aggression – verdeckte Aggression (den Ruf, sozialen Status oder die Beziehungen anderer Menschen zerstören) – Mitmenschen zu kriminellen Aktivitäten manipulieren – selbstschädigendes Verhalten
Persönlichkeits-Besonderheiten	– weisen häufiger Züge der Histrionischen sowie Borderline-Persönlichkeitsstörung auf.
Häufigkeit in Gefängnisstichproben	– gemessen mit PCL-R: 9 bis 23 Prozent weiblicher, im Unterschied zu 15 bis 30 Prozent männlicher Psychopathen in Gefängnisstichproben → Unterschied könnte durch Berücksichtigung weiblicher Besonderheiten der Psychopathie eventuell relativiert werden.

Überblick zu weiblicher Psychopathie	
Vergleich mit weiblichen Straftäterinnen mit niedrigem Psychopathiewert	– häufiger instrumentelle (kalkulierte, geplante, rational eingesetzte) Gewalt – häufiger Gewalt auch gegenüber Fremden – häufiger Wiederholungstäterinnen – seltener Tötungsdelikte
Vergleich mit männlichen Straftätern mit hohem Psychopathiewert	– mehr Betrugsdelikte, mehr Hinterlist – häufiger volle Punktzahl auf der PCL-R bei den Merkmalen »betrügerisches, manipulatives Verhalten« sowie »Promiskuität« – häufiger Straftaten aufgrund von Problemen in zwischenmenschlichen Beziehungen

Kapitel 4
LIEBE UM JEDEN PREIS

*Das, was ich liebe, bringt mich um,
und ich kann es nicht überwinden.*

Aus: »The Monster« von Eminem ft. Rihanna

Diane Downs gilt als eine der bestbeschriebenen, hochgradig psychopathischen Täterinnen weltweit. Aufgrund ihrer sehr ungewöhnlichen Persönlichkeit mit den extrem auffälligen Mustern im Fühlen, Denken und Handeln war es für sie ein Leichtes, auf ihre eigenen Kinder zu schießen, nur um das ihr akut wichtiger erscheinende Ziel – ihren Liebhaber für sich zu gewinnen – zu erreichen. Eine solche Tat erscheint jedem normal fühlenden Elternteil ebenso unbegreiflich wie abstoßend. Doch Diane Downs war weitaus nicht die einzige Frau, die bereit war, ihre eigenen Kinder wegen eines Partners zu opfern, den sie unbedingt an sich binden wollte. Ein weiterer bekannt gewordener Kriminalfall, der erschreckende Parallelen zum Fall von Diane Downs aufweist, ist der Fall Susan Smith.

Susan Smith – Der gefallene Engel

Ich fand, dass Susan eines der liebenswertesten Kinder war, denen ich jemals begegnet bin. Eines der freundlichsten. Sie hinterfragte nie etwas, suchte niemals Streit. Sie hatte all diese Liebe zu geben, und doch liebte sie sich selbst nicht ... diese Liebe fehlte in ihrem Inneren, weil sie nicht das Gefühl hatte, sie zurückzubekommen. Sie war leer ...

Ihre Vertrauenslehrerin über Susan Smith

Susan Leigh Vaughan Smith wird am 26. September 1971 in eine sehr belastete Familie in Union, South Carolina, hineingeboren, die von Anfang an maßgeblich durch emotionale Instabilität geprägt ist. Ihre Mutter Linda war 1960 mit siebzehn Jahren schwanger geworden, doch der Kindesvater beabsichtigte nicht, eine Familie mit ihr zu gründen. In dieser zur damaligen Zeit besonders schwierigen Situation bot der zwanzigjährige Feuerwehrmann Harry Ray Vaughan Linda an, sie zu heiraten und für das Kind zu sorgen. Linda nahm das Angebot an, kurz darauf kam der kleine Michael zur Welt. Die Beziehung zwischen Linda und Harry ist von Anfang an turbulent. Harry erweist sich als extrem eifersüchtiger Alkoholiker, der Linda regelmäßig heftige Szenen macht, da er von ihrer Untreue überzeugt ist. Während seiner unkontrollierten Wutanfälle wird er verbal wie körperlich aggressiv und droht sogar, seine Frau und sich selbst zu töten. Offenbar leidet Harry an der Borderline-Persönlichkeitsstörung, deren Entwicklung teilweise genetisch begünstigt wird. Wie es einige Betroffene tun, versucht er anscheinend, seine unerträglichen Gefühlszustände mit Alkohol zu betäuben, was seine Probleme natürlich noch verschlimmert. In diese von Anfang an sehr belastete Ehe werden Lindas und Harrys gemeinsame Kinder Scotty und Susan hineingeboren. Um die wachsende Familie versorgen zu können, nimmt Harry schließlich einen Job als Arbeiter in einer Textilfabrik an.

Susan erlebt von Anfang an einen durch emotionale und körperliche Gewalt zwischen ihren Eltern geprägten Alltag. Dieser hat auf alle drei Kinder der Familie starke Auswirkungen. Harrys Stiefsohn Michael leidet so enorm unter dem psychischen Druck innerhalb der Familie, dass er im Alter von fünfzehn Jahren versucht, sich zu erhängen. Zu diesem Zeitpunkt ist Susan gerade vier Jahre alt. Trotz dieses dramatischen Ereignisses sind ihre Eltern unfähig, die Familiensituation zu verbessern. Michael wird nach seinem Suizidversuch in unterschiedlichen Kliniken behandelt. Linda und Harry sind jedoch weiterhin vollauf mit dem zwischen ihnen herrschenden Drama beschäftigt und nehmen das Leid der Kinder nicht wirklich wahr. Bereits in dieser Zeit zeigt Susan Anzeichen einer frühen Traumatisierung, die aber niemand ernst zu nehmen scheint. Sie starrt manchmal auffällig lange einfach ins Leere, so als sei sie gar nicht anwesend.

Trotz der gewalttätigen Ausbrüche ihres Vaters ist er es, den Susan über alles liebt. Zu ihr ist Harry stets liebevoll. Sie ist zu klein, um zu begreifen, dass er einen großen Anteil am Drama der Familie hat. In der Zeit nach dem Suizidversuch ihres ältesten Sohnes tut Linda genau das, wovor Harry immer panische Angst gehabt und was er durch sein eigenes Verhalten mit ausgelöst hat: Sie wendet sich nach und nach einem anderen Mann zu. Der erfolgreiche Geschäftsmann Beverly Russell, genannt Bev, ist geschieden und hat drei Töchter aus seiner ersten Ehe. Er vertritt konservative Werte, ist politisch bei den Republikanern aktiv. Linda traut sich mit seiner Unterstützung, ihrer bereits siebzehn Jahre währenden Ehe zu entfliehen. Susan ist sechs Jahre alt, als ihre Mutter sich im Dezember 1977 von ihrem Vater scheiden lässt. Zwei Wochen später heiratet sie Beverly Russell.

Harry kann die endgültige Trennung von Linda nicht verarbeiten, trinkt immer mehr Alkohol und eskaliert schließlich fünf Wochen nach der Scheidung. Er schlägt ein Fenster ein, als sie gerade in Abwesenheit ihres neuen Ehemannes zu Hause ist, um sich Zugang zu Lindas Wohnung zu verschaffen, und beginnt einen heftigen Streit mit ihr. Linda ruft die Polizei, und Harry wird abgeführt. Da er keine Hoffnung mehr hat, Linda wieder für sich gewinnen zu können, begeht er einen verzweifelten Suizidversuch: Er schießt sich mit einer Pistole in den Unterleib. Offenbar durch den Schmerz aus seiner emotionalen Situation gerissen und kurzzeitig wieder bei klarem Verstand, versucht Harry noch, sich selbst zu retten, indem er den Notarzt ruft. Dass heftige Sinnesreize wie Schmerz Menschen, die von der Borderline-Persönlichkeitsstörung betroffen sind, kurzzeitig aus extremen Emotionszuständen reißen können, ist ein bekanntes Phänomen, das auch im Rahmen von Therapien eingesetzt wird. Dann allerdings auf eine kontrollierte und vernunftorientierte Art, um dauerhaften Schaden abzuwenden. Tragischerweise katapultiert ebendieser Effekt Harry zu seiner eigenen Überraschung erst dann aus seinem emotionalen Tunnelblick, als er bereits lebensgefährlich verletzt ist. Die von ihm gerufene Hilfe kann sein Leben nicht mehr retten.

Susan, die sechs Jahre einer aggressiv aufgeladenen Lebensumgebung hinter sich hat, wird nun mit dem für sie erschütternden Suizid ihres Vaters konfrontiert, jenes Menschen, der ihr am nächsten stand. Sie wird seinen Tod nie wirklich verarbeiten können. Die Liebe, die sie so sehr bei ihm finden wollte, wird sie immer wieder in ihrem Leben verzweifelt bei unterschiedlichen Männern suchen. Obwohl sie zum Zeitpunkt seines Todes noch jung ist, setzt sie durch, dass zwei Erinnerungsstücke an ihn in ihren Besitz kommen, die sie ihr Leben lang liebevoll aufbewahren wird: seine Münzsammlung und ein Tonband mit seiner Stimme darauf. Susan macht die Trauer mit sich selbst aus, die Familie ist viel zu sehr damit beschäftigt, ein neues Kapitel aufzuschlagen, um sich um ihr Befinden zu kümmern.

Zunächst scheint es oberflächlich so, als sei bald nach Harrys Tod für die Familie zunehmend alles in Ordnung. Bev gibt sich Mühe, seinen Stiefkindern den Vater zu ersetzen, er bietet finanzielle, soziale und scheinbar auch emotionale Stabilität. Bald bindet sich Susan emotional an ihren Stiefvater, von dem sie dieselbe Liebe zu bekommen versucht, die er seinen drei leiblichen Töchtern schenkt. Sie lernt früh, dass sie positive Zuwendung durch andere Menschen am besten durch ein besonders einnehmendes Verhalten erhält. Susan wird eingeschult und fällt von Anfang an durch gute Noten und ein sehr positives, soziales Engagement auf. Sie scheint die perfekte Tochter zu sein, die sich jeder wünschen würde. Neben ihren ausgezeichneten Schulleistungen und der freiwilligen Teilnahme an unterschiedlichen Arbeitsgemeinschaften ihrer Schule arbeitet sie in vielfältigen sozialen Bereichen ehrenamtlich. Unter ihren Mitschülern ist sie beliebt, sie gilt als stets freundlich und hilfsbereit, geradezu wie ein menschgewordener Engel.

Das Bild des perfekten Mädchens bekommt Risse, als Susan mit dreizehn Jahren einen Suizidversuch begeht. Sie nimmt eine Überdosis Aspirin und Paracetamol, welche im elterlichen Haushalt zu finden sind, und wird ins Krankenhaus eingeliefert. Dass sie neben der perfekten Fassade schon seit ihrer Kindheit an depressiven Episoden leidet, hat selbst ihre Familie nicht wahrgenommen. Die Familie versucht, den Suizidversuch geheim zu halten, wertet diesen als übermäßige Reaktion im Rahmen der Pubertät und geht bald wieder zur Tagesordnung über. Sobald Susan zurück in der Schule ist, zeigt sie sich perfekt wie eh und je. Doch es ist wie schon zuvor hauptsächlich Fassade, ihre negativen Gefühle begleiten sie ständig. Schließlich thematisiert sie ihre Depressivität und den Suizidversuch gegenüber ihrer Vertrauenslehrerin. Diese überredet Susans Mutter, sie zu unterstützenden Gesprächen bei der Schulberaterin zu schicken.

Susans Mutter verwehrt sich gegen die Vorstellung, ihre Tochter könnte psychische Probleme haben, und gibt nur unter Druck nach. Sie stellt die Bedingung, nach jeder Sitzung telefonische Rückmeldung über den Verlauf seitens der Schulberaterin zu bekommen, was offenkundig einer vertrauensvollen Gesprächsbasis für Susan zuwiderläuft. Die Beraterin lässt sich scheinbar auf die Bedingung ein, bleibt in ihren Rückmeldungen aber – offenbar zum Schutz des Vertrauensverhältnisses gegenüber Susan – eher oberflächlich. Schließlich schlägt sie vor, Susan im Rahmen einer Studie über Depressionen in der Kindheit in einem psychiatrischen Krankenhaus eingehend untersuchen zu lassen. Linda lehnt ab, denn sie steht der Thematik von Susans psychischen Problemen ohnehin ablehnend gegenüber und will ihre Tochter nicht auch noch zum »Versuchskaninchen« machen. Die Beratungsgespräche enden nach etwa einem Jahr mit dem Eindruck der Beraterin, Susan habe die Trauer um ihren verstorbenen Vater aufarbeiten können.

Missbrauchte Liebe

Es ist einfach passiert.
Ich habe nie beabsichtigt, dass irgendetwas passieren würde.

Susan Smiths Stiefvater über den sexuellen Missbrauch an ihr

Tragischerweise beginnt sich das Verhältnis zwischen Susan und ihrem Stiefvater in dieser Zeit zum Negativen zu wenden. Die Ehe zwischen Linda und Bev ist durch sein Bemühen, politisch Karriere zu machen, zunehmend belastet. Neben seinem selbstständigen Geschäft engagiert er sich nicht nur bei den Republikanern, sondern inzwischen auch beim Aufbau der »Christlichen Koalition von Amerika«, einer politischen, christlich-konservativen Interessenvertretung. Der Stress und die Anspannung innerhalb seiner Ehe tragen dazu bei, dass Bev kontinuierlich ein sexuelles Interesse an seiner jugendlichen Stieftochter entwickelt. Diese ahnt nichts von der Veränderung in seiner Wahrnehmung und bemüht sich weiterhin, seine Liebe und Aufmerksamkeit zu gewinnen, um die sie schon so lange begleitende Leere in ihrem Inneren zu füllen. Bev interpretiert Susans Suche nach väterlicher Zuwendung allmählich im Sinne seines sexuellen Interesses an ihr. Eine Weile ist sein Interesse nur in Gedanken vorhanden, doch als Susan fünfzehn ist, werden aus Gedanken schließlich Taten.

Susan übernachtet auf der Wohnzimmercouch, weil Bevs leibliche Töchter Tami und Donna zu Besuch sind und Susan ihnen anbietet, in dieser Nacht in ihrem Bett zu schlafen. Während Bev und Susan an diesem Abend als Letzte gemeinsam im Wohnzimmer fernsehen, legt Susan sich schließlich mit dem Kopf auf sein Bein, um zu schlafen. Eine nicht besonders ungewöhnliche Handlung aus ihrer Sicht, hat sie ihren Stiefvater doch stets umarmt und mit ihm gekuschelt, was sie auch in ihren Jugendjahren nicht ablegte. Da Susan dasselbe Verhalten seit Jahren zwischen ihm und seinen leiblichen Töchtern beobachtet, kann sie die seit ihrer Pubertät diesbezüglich geäußerten Bedenken ihrer Mutter einfach nicht verstehen.

Bev fühlt sich durch die Situation allein im Wohnzimmer mit ihr sexuell erregt und beginnt, Susans Brüste zu streicheln. In der Annahme, sie würde schlafen, führt er ihre Hand zu seinem Penis. Susan schläft nicht, ist überrascht und verwirrt. Sie tut so, als würde sie weiter schlafen. Später erklärt sie ihrer Mutter, sie habe wissen wollen, ob sie ihm vertrauen könne, und deshalb nichts getan. Dies ist neben der unwillkürlichen Schreckreaktion, einfach zu erstarren, wahrscheinlich ein Teil ihrer wahren Beweggründe. Tatsächlich erstarren sehr viele Opfer sexuellen Missbrauchs, besonders wenn dieser innerhalb der Familie begangen wird. Sie können es nicht so schnell verarbeiten, richtig einordnen und gleichzeitig mit der Erkenntnis umgehen, dass der Mensch, den sie als Familienmitglied lieben, ihre körperlichen Grenzen in dieser Weise überschreitet. Offenbar kann auch Susan nicht fassen, was Bev tut. Bev hört schließlich auf und glaubt, seine Stieftochter habe seine Handlungen nicht bemerkt.

Susan ist in ihren Gefühlen und Gedanken verwirrt. Sie will von ihrem Stiefvater als Tochter geliebt werden, doch nicht auf diese Art. Es deprimiert sie, dass ihre Mutter mit ihren Warnungen recht hatte und Bev genau das unangemessene Verhalten zeigt, welches Susan ihm einfach nicht zugetraut hat. Der Vorfall beschäftigt sie sehr, doch zunächst schweigt sie darüber. Ihre Stimmung wird kontinuierlich depressiver, wobei sie dies auch jetzt überspielt, so gut sie kann. Als sie kurz darauf bei einem Schulausflug einen Streit mit einer Mitschülerin hat und sich weinend zurückzieht, sucht ihre Vertrauenslehrerin das Gespräch mit ihr. Die Lehrerin ist einer der wenigen Menschen, die längst wissen, dass Susan keineswegs so glücklich und psychisch stabil ist, wie sie es darzustellen versucht. Susan erzählt weinend, dass niemand auf der Welt sie lieben würde. Ihr Vater haben sie nie geliebt und sie daher durch seinen Suizid zurückgelassen. Die Vertrauenslehrerin spricht lange mit Susan, um sie vom Gegenteil zu überzeugen. Im Laufe dieses Gesprächs schildert Susan den Vorfall auf der Couch und fragt, ob sie etwas falsch gemacht habe. Eine typische Reaktion für Opfer, besonders dieser Art von Missbrauch. Susan sucht zunächst die Verantwortung bei sich, auch wenn sie weiß, dass ihr Stiefvater sich falsch verhielt und es ihr damit nicht gut geht. Die Lehrerin bestärkt Susan in der Wahrnehmung, dass ihr Stiefvater zu weit gegangen sei und dass sie dies thematisieren solle. Sie reden noch eine Weile, vor allem über Susans Gefühl, nicht geliebt zu werden. Nach über einer Stunde hat die Vertrauenslehrerin den Eindruck, Susan so weit stabilisiert zu haben, dass sie zu den anderen Schülern zurückgehen können.

Susan wendet sich dem Rat der Lehrerin folgend an die Schulberaterin und schildert ihr Erlebnis. Sie erwähnt, dass ihr bereits mehrfach aufgefallen sei, wie ihr Stiefvater in unterschiedlichen Situationen scheinbar zufällig ihre Brust berührt habe. Bis zu dem Vorfall auf der Couch sei sie sich aber unsicher gewesen, ob sie sich dies nur eingebildet habe. Die Schulberaterin legt Susan nahe, darüber auch mit ihrer Mutter zu sprechen. Nur auf Druck der Beraterin hin erklärt sich Susan dazu bereit. Als sie ihrer Mutter schließlich in einem Vieraugengespräch den Vorfall auf der Couch berichtet, ist Susan dabei ängstlich und fragt ihre Mutter, ob sie nun böse auf sie sei. Ihre Mutter versucht, den eigenen Schock nicht zu sehr zu zeigen, und sagt, sie sei nicht böse auf Susan. Doch gleichzeitig stellt sie die inhaltlich vorwurfsvolle Frage: »Ich verstehe nicht, warum du es so weit hast kommen lassen. Warum hast du es nicht gestoppt?« Eine leider fatale Reaktion, denn Linda gibt ihrer jugendlichen Tochter Verantwortung für eine Situation, für die Susan keine Verantwortung hat. Leider erlebe ich in meiner Arbeit mit Vätern und Stiefvätern, die ihre Kinder missbrauchen, häufig entsprechende verzerrte Wahrnehmungen bei den Tätern – und manchmal auch bei den Müttern der Kinder. Sie glauben, ein jugendliches Opfer hätte dem Täter Einhalt gebieten sollen. Dabei verkennen sowohl die Täter als auch einige der Mütter, dass die emotionale Bindung an den Täter, die Angst davor, ihn als Bindungsperson zu enttäuschen und dadurch vielleicht zu verlieren, wie auch die Überforderung mit der Situation die Opfer häufig dazu bringen, sich nicht zu wehren. Dies wird dann vom Täter als stillschweigende Zustimmung gewertet, was vollkommen falsch ist. Susans Selbstzweifel bezüglich der für sie schmerzhaften Erfahrung werden durch die Frage ihrer Mutter noch verstärkt. Sie entwickelt den Eindruck, selbst die Verantwortung dafür zu tragen, wie weit ihr Stiefvater in seinen sexuellen Grenzverletzungen mit ihr gehen könne. Susan möchte Nähe mit ihrem Stiefvater, aber nicht auf sexueller Ebene. Doch das gute Gefühl der Zuwendung und das schlechte Gefühl der intimen Grenzverletzung mischen sich zu einem fatalen Gesamtgebilde, für das Susan nun noch mehr als zuvor selbst die Verantwortung zu haben glaubt. Ein sehr ungesunder Lerneffekt, welcher auf eine bereits durch Traumatisierungen vorgeschädigte Persönlichkeitsstruktur trifft.

Die weitere Reaktion ihrer Mutter ist ebenso wenig hilfreich. Als Susan ihr mitteilt, sie habe sich zuerst ihrer Vertrauenslehrerin und ihrer Schulberaterin offenbart, scheint die Mutter zunächst um den guten Ruf der scheinbar vorbildlich christlich-konservativen Familie besorgt zu sein. Sie fragt, warum Susan nicht direkt mit ihr gesprochen habe. Auf die Frage ihrer Tochter, was sie nun tun werde, erwidert Linda wahrheitsgemäß, sie wisse es nicht. Nachdem sie Susan ins Bett geschickt hat, wartet Linda auf die Rückkehr ihres Mannes und konfrontiert ihn mit ihren neuen Erkenntnissen. Dieser ist schockiert, streitet den Vorfall aber nicht ab. Er zeigt sich reumütig und verwendet Formulierungen, auf die Täter in derlei Situationen häufig zurückgreifen. Auf die Frage seiner Frau, warum er das getan habe, erwidert er: »Ich weiß den Grund nicht. Ich weiß es nicht, es ist einfach passiert. Ich habe nie beabsichtigt, dass irgendetwas passieren würde.« Die Wendung »es ist passiert« wird häufig von Tätern in Bezug auf ihre Taten genutzt, besonders dann, wenn sie, was sie getan haben, nicht mit ihrem Selbstbild vereinbaren können. In der Straftätertherapie bringen wir Tätern daher unter anderem bei, nicht zu sagen »Es ist passiert«, sondern »Ich habe es getan«. Denn nicht beeinflussbare Ereignisse wie ein Unwetter passieren, doch sexuelle Übergriffe werden begangen, die Entscheidung dazu wird vom Täter getroffen, egal ob er sich dessen bewusst sein will oder nicht.

Die Familiendynamik im Fall von Susan Smith entwickelt sich leider sehr typisch für solche Fälle. Linda ist wütend, angewidert, traurig und hilflos. Das Bild, das sie von Missbrauchstätern hat, und das Bild, das sie von ihrem Mann hat, passen nicht zusammen. Wie es häufig in derlei Konstellationen der Fall ist, denkt Linda nicht daran, sich von ihm zu trennen. Zu viel spricht für sie dagegen: ihre Liebe zu ihm, der Ruf der scheinbar vorbildlichen Familie, die finanzielle Abhängigkeit von ihm. All dies lässt sie seine Relativierung, etwas, das er nicht beabsichtigt habe, sei »passiert«, in ihr eigenes Bild der Geschehnisse übernehmen. Dies wird auch in Lindas Äußerungen in ihrem Buch »My Daughter Susan Smith« aus dem Jahr 2000 deutlich. Darin schreibt sie: »Ich glaubte Bev damals, als er sagte, dass er nie beabsichtigte, dass etwas passieren würde, und ich glaube das noch heute. Ich denke, was anfangs passierte, war unschuldig auf beiden Seiten, auf der von Bev und der von Susan. Keiner von ihnen plante es. Es passierte einfach.« Linda betont anschließend zwar, dass sie die Verantwortung bei Bev sehe, dem zum damaligen Zeitpunkt einzigen Erwachsenen in der Situation, und Susan nicht beschuldige. Doch ihre Art der Äußerungen weist darauf hin, sie wisse zwar rational, dass Bev allein verantwortlich sei, könne es emotional aber nicht wirklich so empfinden. Dessen scheint sie sich selbst nicht in vollem Umfang bewusst zu sein.

Da bereits am ersten Abend die Entscheidung von Linda und Bev getroffen wird, möglichst sachlich und von ihrem sozialen Umfeld unbemerkt die Thematik hinter sich zu bringen, tun sie alles, was formal erforderlich ist. Sie teilen Susans Schulberaterin mit, dass sie sich auf eine Familientherapie einlassen. Hiervon ebenso wie von dem Missbrauch erzählen sie niemandem, der nicht bereits durch Susans Offenbarung informiert worden ist. Bev muss zwar – um keinen weiteren Druck von Behördenseite zu bekommen – ausziehen, tut dies aber nur pro forma und für einen kurzen Zeitraum, der vom sozialen Umfeld unbemerkt bleibt. Die Eltern investieren ihre hauptsächliche Mühe darin, die Geschichte zu verschleiern. Susan wird unterschwellig vermittelt, sie habe ihre Familie mit ihrer Offenbarung außerhalb des Familiensystems unnötig belastet und ein harmloses »Versehen« unnötig aufgebauscht. Was Linda und Bev offiziell sagen und was sie implizit vermitteln, geht weit auseinander. Dies erhöht Susans Belastung mit der Gesamtsituation und ihre völlige Verwirrung bezüglich dieser.

Im Zuge der nur wenige Monate dauernden Familientherapie stellt der Therapeut fest, dass Susan kein stabiles Selbstbild hat, ein kindliches Bedürfnis nach Zuwendung und Liebe aufweist und stets alle Menschen zufriedenstellen will – vor allem ihre engsten Angehörigen. Sie äußert, dass sie nicht wisse, ob zwischen ihrem

Stiefvater und ihr familiäre oder eher romantische Gefühle seien. Diese Verwirrung ist darauf zurückzuführen, dass Susan die Sichtweisen und Empfindungen ihrer Mitmenschen schnell zu ihren eigenen macht. Da Bev ihr deutlich vermittelt hat, an ihr als einer Sexualpartnerin interessiert zu sein, und selbst ihre Mutter ihr unterschwellig suggeriert, sie selbst habe hierzu beigetragen, übernimmt Susan dies in ihre Sichtweise der Ereignisse. Sie kann ihr eigenes Bedürfnis, von einem Vater geliebt zu werden, von Bevs Bedürfnis, in ihr eine Sexualpartnerin zu finden, nicht mehr unterscheiden.

Da Bev merkt, dass Linda zu ihm hält, und Susan völlig verunsichert ist, hört er mit den sexuellen Übergriffen nicht auf. Wenn er mit Susan allein ist, streichelt er sie an den Brüsten, gibt ihr Zungenküsse und führt ihre Hand zu seinem Penis, um sich so zu stimulieren. Susan wagt es nicht, sich ihm zu widersetzen oder mit ihrer Mutter darüber zu sprechen. Da sie die Situation nicht aushält, wendet sie sich erneut an ihre Vertrauenslehrerin. Diese gibt die Information an das Amt für Sozialdienstleistungen weiter, welches eine polizeiliche Ermittlung einleiten lässt. Als Linda von den erneuten Vorfällen erfährt, konfrontiert sie ihren Mann, der auch dieses Mal nichts abstreitet. Susan steht wiederum unter dem Druck, vermeintlich ihre Familie nicht zu gefährden – obgleich es ihr Stiefvater und nicht sie ist, der dies tut. Daher entscheidet sie sich auch diesmal gegen eine Anzeige. Obwohl die Justizbehörden bereits informiert sind, erzielt Bevs Anwalt eine außergerichtliche Einigung, wodurch er der Strafverfolgung entgeht. Für Susan und ihre Familie ändert sich nichts, das Leben zu Hause geht weiter wie zuvor. Sie lernt, dass sie daheim und vor allem seitens ihrer Mutter keinen Schutz erwarten kann. Im Zweifelsfall stellt diese ihre Beziehung zu Bev über das Wohl ihrer Tochter.

Wenn Liebe und Schmerz zusammengehören

Warum fühlte ich mich so?
Warum war alles in meinem Leben so schlecht?
Ich hatte keine Antwort auf diese Fragen.

Susan Smith

All die dramatischen Ereignisse in ihrem Elternhaus bleiben Susans sozialer Umwelt verborgen. Sie ist nach außen hin weiter das fröhliche, freundliche, kluge und sozial engagierte Mädchen. Was ihre Beziehungsfähigkeit angeht, zeigen sich bereits deutliche Auswirkungen ihrer Lebensgeschichte auf ihr Verhalten. In einem Nebenjob, den sie mit sechzehn neben ihrer Schulausbildung aufnimmt, beginnt sie eine Affäre mit einem älteren verheirateten Arbeitskollegen. Dies ist eine logische Fortführung ihres Wunsches danach, väterliche Liebe zu finden. Inzwischen ist sie nicht mehr in der Lage, zwischen väterlicher Liebe, Wichtigkeit und Sexualität zu unterscheiden. Sie weiß, dass die Affäre mit dem Arbeitskollegen nicht richtig ist und keine Zukunft hat, wie sie auch schon wusste, dass die Übergriffe durch ihren Stiefvater falsch waren. Doch ihr Empfinden für richtig und falsch, positiv und schädlich ist zu diesem Zeitpunkt – vor allem bezogen auf zwischenmenschliche Beziehungen – bereits vollkommen durcheinander.

Susan will unbedingt geliebt werden, hat aber auch Angst vor der Verletzung, die Menschen ihr zufügen können, wenn sie ihr zu nahe kommen. Gefangen in diesem Spannungsfeld zwischen Nähe und Distanz beginnt sie, stets mehrere sexuelle und romantische Beziehungen gleichzeitig zu führen. Eine verbreitete Verhaltensstrategie für Menschen mit entsprechender Bindungsproblematik. Kurz nach ihrem siebzehnten Geburtstag hat sie eine Affäre mit gleich zwei ihrer Arbeitskollegen im Supermarkt und entdeckt, dass sie schwanger ist. Wie auch bisher sorgt ihre Familie dafür, dass Susans schwierige Lage möglichst unentdeckt bleibt, und bestärkt sie darin, eine Abtreibung durchführen zu lassen. Susan beugt sich diesem Rat der Familie. Kurz darauf beendet der ältere verheiratete Arbeitskollege die Affäre mit ihr – da sie ihm nicht treu ist. Für Susan ist dies nur ein weiteres Verlusterlebnis bezogen auf Vaterfiguren in ihrem Leben. Ihre Lebenssituation wird immer nur noch komplizierter, was sie erneut in eine depressive Lebenskrise stürzen lässt.

Sie begeht einen erneuten Suizidversuch mit einer Tablettenüberdosis und verbringt eine Woche im Krankenhaus. Anschließend führt sie ihre Schulausbildung und nach einigen Monaten sogar ihren Nebenjob in jenem Supermarkt fort. Wieder lebt sie ihr Leben für die Außenwelt, als sei nichts gewesen, ist in der Schule vorbildlich und in ihrer Freizeit sozial engagiert wie eh und je. Am Ende ihrer Schulzeit wird sie daher auch zur »freundlichsten Schülerin« der Highschool gewählt. Die sexuellen Übergriffe durch ihren Stiefvater gehen weiter, und erneut hat Susan ihr Leben in Wirklichkeit keineswegs im Griff. Weiterhin wendet sie die inzwischen tiefgreifend erlernte Strategie an, sich Zuwendung über sexualisiertes Verhalten zu verschaffen.

Nach einer Weile bandelt Susan mit einem anderen Arbeitskollegen im Supermarkt an: ihrem ehemaligen Mitschüler, dem ein Jahr älteren David Smith. Dieser kommt ebenfalls aus belasteten familiären Verhältnissen. Seine Mutter ist eine strenggläubige Zeugin Jehovas, sein Vater lehnt die entsprechenden religiösen Überzeugungen allerdings zunehmend ab, was zu jahrelangen Spannungen in der Eheführung und Kindererziehung geführt hat. Durch die Erziehung seiner Mutter wurde David während seiner Kindheit und Jugend stark sozial isoliert, was ihm besonders als Jugendlicher stark zu schaffen macht. Er befreit sich aus diesem Zustand, indem er mit siebzehn von zu Hause auszieht und den Glauben seiner Mutter hinter sich lässt.

David ist mit einem anderen Mädchen verlobt, als die inzwischen achtzehnjährige Susan ihr Interesse verstärkt auf ihn richtet. Da Susan mit dem Status als Davids Affäre nach einem Jahr nicht mehr zufrieden ist, wird sie von ihm schwanger und stellt ihn so im Januar 1991 vor vollendete Tatsachen. David sieht sich gezwungen, sich nun seiner Verlobten zu offenbaren, und Susans Plan geht auf: Da er gegen eine Abtreibung ist, macht er der neunzehnjährigen Susan unter den gegebenen Umständen einen Heiratsantrag. Die Schwangerschaft ist für Susan offenkundig nur ein Mittel zum Zweck, um die Beziehung zu David auf die Stufe zu heben, die sie sich wünscht. Hierbei ist ihr auch egal, dass David aus einer niedrigeren sozialen Schicht als sie selbst stammt und ihre Eltern dies sehr kritisch aufnehmen. Nicht nur fürchten sie den sozialen Abstieg Susans, sie sehen auch den eigentlich feststehenden Plan gefährdet, Susan aufs College zu schicken. Da Susan ohnehin nicht recht weiß, was sie beruflich machen will, und kein anderes Bedürfnis sie stärker umtreibt als das, in einer vollkommenen Liebesbeziehung endlich für immer glücklich werden zu wollen, sind ihr die Einwände ihrer Familie egal. Sie kennt die grundlegende Einstellung ihrer Eltern, den Schein nach außen über alles andere zu stellen, nur zu gut.

Da sie diesmal eine Abtreibung ablehnt, will ihre Mutter nur noch, dass Susan heiratet, bevor jemand die Schwangerschaft bemerkt. Die Tochter eines republikanischen Politikers und christlichen Aktivisten darf keinesfalls mit Babybauch auf Hochzeitsfotos zu sehen sein. Daher drängt Linda sogar darauf, die Hochzeit auf jeden Fall durchzuführen, obwohl Davids Bruder keine zwei Wochen zuvor stirbt und seine Familie eigentlich noch mit ihrer Trauer beschäftigt ist. Den äußeren Schein wahren um jeden Preis, das ist die zweite Lektion, die Susan von ihrer Familie über viele Jahre intensiv vermittelt bekommt und verinnerlicht. Dies kombiniert mit der chaotischen Vermischung aus Liebe, Zuwendung und Sexualität, die ihr durch den Missbrauch vermittelt wurde, ergibt einen äußerst ungünstigen Nährboden, der seine Schatten voraus in eine tragische Zukunft wirft.

Die junge Ehe gestaltet sich von Anfang an konfliktreich. Susan ist es aus ihrem Elternhaus gewohnt, materiellem Besitz und sozialem Ansehen Bedeutung beizumessen. Sie leiht sich immer wieder Geld von ihren Eltern, um somit einen eigentlich über ihren Verhältnissen liegenden Lebensstil zu finanzieren. Dies missfällt David, der keine finanziellen Zuwendungen seiner Schwiegereltern will. Als der gemeinsame Sohn Michael Daniel am 10. Oktober 1991 zur Welt kommt, ist die Stimmung im Hause Smith bereits deutlich negativ. Abgesehen von ihren partnerschaftlichen Schwierigkeiten empfindet David das Verhalten seiner Schwiegermutter Linda als grenzüberschreitend und zusätzlich belastend für seine Ehe mit Susan. Linda kommt häufig unangekündigt vorbei und erteilt Susan und David Ratschläge, was die Kindererziehung, aber auch ihre Eheführung angeht. Häufig hat David den Eindruck, dass er gegenüber der von Linda und Susan vertretenen Meinung allein dasteht. Die Konflikte nehmen dementsprechend zu.

Es trägt auch nicht eben zur Entlastung bei, dass das Ehepaar gemeinsam im gleichen Supermarkt arbeitet, in welchem beide schon während ihrer Schulzeit gejobbt haben. David ist dort Susans Vorgesetzter, was in die angespannte Beziehungsdynamik zusätzlichen Zündstoff bringt. Sowohl David als auch Susan entfliehen ihren Beziehungsproblemen zumindest kurzzeitig durch Affären, sind aber gleichzeitig beide eifersüchtig auf den jeweils anderen. In dieser Gesamtsituation gestaltet sich ihr erster Hochzeitstag erwartungsgemäß unglücklich. Kurz darauf folgt die erste Trennung, welche den Beginn einer instabilen On-Off-Beziehung darstellt. Immer wieder zieht David in Trennungsphasen zu seiner Großmutter, oder Susan zieht mit Michael in ihr Elternhaus. Die beiden können weder mit noch ohne einander. Erschwerend kommt hinzu, dass Bev weiterhin auch sexuell an seiner Stieftochter interessiert ist und jede sich bietende Gelegenheit nutzt, um mit ihr das zu führen, was aus seiner Sicht eine Affäre ist. Dass es in Wirklichkeit nur die Fortführung des Missbrauchs seiner Stieftochter ist, die sich nicht von dem Wunsch lösen kann, von ihm als Vater geliebt zu werden, und die gelernt hat, dies mit sexuellen Handlungen zu »bezahlen«, schiebt er gekonnt von sich.

Während einer Wiederannäherungsphase zwischen Susan und David im November 1992 wird Susan schwanger – offenbar in der fälschlichen Hoffnung, ein weiteres Kind werde die Beziehung stabilisieren. Die beiden raufen sich nochmals zusammen, und Susan fordert, den Neuanfang in einem eigenen Haus durchzuführen. Ihre Eltern leihen dem Paar die Anzahlung für das gemeinsam ausgewählte Haus, und auch David hofft, es werde sich alles zum Guten wenden. In Wirklichkeit werden die eigentlichen Probleme des Paares nicht durch das Haus oder ein weiteres Kind gelöst. Die hohen Erwartungen an den Neuanfang aber werden für beide umso stärker enttäuscht. Susan merkt, dass sie trotz des neuen Hauses und der neuerlichen Schwangerschaft nicht glücklicher ist als zuvor. Egal was sie äußerlich an ihrem Leben verändert, die Probleme in ihrem Inneren bleiben. Die kurzzeitige Euphorie über den Neuanfang wird schon bald durch eine weitere depressive Phase abgelöst. Susan hält sich zunehmend für »fett und hässlich«, was sie David gegenüber auch häufig kundtut. Sie lässt ihm keine Chance, zu ihr durchzudringen. Er kompensiert seine Enttäuschung mit einer neuerlichen Affäre mit einer Angestellten des Supermarktes, was die Abwärtsspirale zwischen beiden immer weiter beschleunigt. Susan kommt überraschend im Supermarkt vorbei und macht David vor Mitarbeitern und Kunden Eifersuchtsszenen.

Am 5. August 1993 kommt ihr zweiter Sohn Alexander Tyler per Kaiserschnitt zur Welt. David ist gerade bei seiner Geliebten, als er die Nachricht erhält und ins Krankenhaus fährt. Nur drei Wochen später zieht er erneut aus dem gemeinsamen Haus aus und wieder zu seiner Großmutter. Trotz ihrer zwischenmenschlichen Differenzen wollen Susan und David gemeinsam für die Kinder sorgen und versuchen dies so gut wie möglich. Susan will nicht zurück an ihren alten Arbeitsplatz, wo sie David mit seiner neuen Freundin, die dort Kassiererin ist, täglich sehen müsste. Daher nimmt sie bald eine Stelle als Buchhalterin in einer Textilfirma an. Dort lernt die Zweiundzwanzigjährige Tom Findlay kennen. Er ist der siebenundzwanzigjährige Sohn des Firmenchefs und arbeitet als Leiter der Grafikabteilung in der väterlichen Firma. Tom sieht gut aus, ist vermögend und charmant. Dementsprechend hat er viele Verehrerinnen. Susan fühlt sich geehrt, als er ausgerechnet ihr sein Interesse schenkt. Es ist eine willkommene Ablenkung von dem

Schmerz über die gescheiterte Ehe mit David. Im Januar 1994 beginnen Susan und Tom eine Affäre. Für Susan ist es deutlich mehr als eine sexuelle Beziehung, sie projiziert all ihre Wünsche auf Tom. Dieser schürt ihre Hoffnungen, indem er sie zum Essen und ins Kino ausführt und sie auch zu von ihm abgehaltenen Partys einlädt. Es macht den Anschein, als könne er sich eine feste Beziehung mit ihr tatsächlich vorstellen. Später gibt er an, dass Sexualität für Susan eher eine Form der Verbundenheit mit einem anderen Menschen darstellt als einen körperlichen Lustgewinn.

Susan hat in dieser Zeit sowohl romantische Gefühle für Tom als auch für David. Für mehrere Menschen gleichzeitig entsprechende Gefühle zu hegen ist ein Zustand, der ihr gut bekannt ist. Da sie mit David durch die gemeinsame Erziehung der Kinder weiter Kontakt hat, werden ihre Gefühle für ihn auch nicht weniger. Die Beziehung mit Tom erreicht zu Susans Enttäuschung nicht schnell genug die inhaltliche und formale Intensität, die sie sich wünscht. Daher beendet sie die Affäre vorübergehend im April 1994, als David ihr den Vorschlag macht, doch noch einen letzten Rettungsversuch bezüglich ihrer Ehe zu unternehmen. David hat hierbei an erster Stelle das Wohl seiner Kinder, die seiner Meinung nach beide Eltern zu Hause brauchen, und nur an zweiter Stelle die weiterhin bestehende Liebe zu Susan im Sinn. Erneut zieht er bei ihr und seinen Söhnen ein und beendet in dieser Zeit auch seine Beziehung zu der Angestellten aus dem Supermarkt. Der Versöhnungsversuch scheitert drei Monate später, als Susan klar wird, dass sie niemals in dieser Ehe glücklich werden wird und täglich die vermeintlich bessere Alternative an ihrem Arbeitsplatz vor Augen hat. Sie erklärt David, sie wolle die Scheidung. Mit diesem Schritt ist ihre Hoffnung verbunden, dann frei für eine feste Beziehung mit Tom zu sein. David reagiert zunächst wütend, macht ihr Vorwürfe wegen ihrer Affären und hält ihr vor, was er im Falle einer Scheidung alles gegen sie in der Hand hätte. Doch nach einer Weile sieht er ein, dass die Ehe ohnehin nicht mehr zu retten ist. Er zieht in eine eigene Wohnung nicht weit weg von Susan, und die beiden regeln weitgehend freundschaftlich die gemeinsame Erziehung von Michael und Alex. Susan kann zu diesem Zeitpunkt eine freundschaftliche Beziehung zu David leben, da sie sich in ihren romantischen Zukunftsvorstellungen voll und ganz auf Tom konzentriert. Wie sie bereits erwartet hatte, ist er schnell bereit, die Affäre mit ihr wieder aufleben zu lassen. Da ihre leidenschaftliche Beziehung zu Tom aber auch sehr viel Angst vor möglicher Ablehnung birgt – ein Grundproblem von Susan –, hat sie weiterhin gelegentlich Sex mit David und auch mit ihrem Stiefvater. Dies neben ihrem Beruf als Buchhalterin, ihren Aufgaben als Mutter und einem von ihr neu aufgenommenen Abendschulstudium erzeugt einen zunehmend unüberwindlichen Berg an Stress und Druck.

Gefährliche Entscheidungen

Susan, ich könnte mich wirklich in Dich verlieben. Du hast so viele liebenswerte Qualitäten an Dir, und ich denke, dass Du eine tolle Person bist. Aber wie ich Dir schon gesagt habe, gibt es einige Dinge an Dir, die nicht für mich geeignet sind, und ja, ich spreche von Deinen Kindern.

Aus dem schicksalhaften Brief, mit dem Tom Findlay die Beziehung zu Susan Smith beendete

Susan versucht, ihr Leben neu zu sortieren und vor allem in allen Bereichen gravierend zu verbessern. Dabei merkt sie gar nicht, wie sehr sie sich überfordert. Immer, wenn sie für einen Moment nicht beschäftigt ist, werden ihr die stärker werdenden Ängste und depressiven Empfindungen bewusst. Zwischendurch meldet sie sich auf der Arbeit krank und verbringt die Zeit zu Hause mit dem Konsum von Alkohol, um den auf ihr lastenden Druck und seine psychischen Folgen wenigstens kurzzeitig zu lindern. Den sie umgebenden Stress bekommt auch Tom zu spüren, der sie zunehmend als anstrengend und fordernd empfindet. Hinzu kommt, dass er ihre sexuell verführerische und offensive Art gegenüber anderen Männern auch in seiner Anwesenheit bemerkt und nicht gutheißt. Ein wirklich entscheidender Grund gegen eine feste Beziehung mit Susan sind für ihn aber vor allem ihre Kinder. Tom will grundsätzlich keine Kinder und ist daher nicht bereit, die Vaterrolle für die Kinder eines anderen Mannes zu übernehmen. Im für sie so enorm anstrengenden Herbst des Jahres 1994 kommen in Susans Leben immer mehr belastende Ereignisse zusammen – mehr, als sie zu bewältigen in der Lage ist. Sie reicht im September die Scheidung von David ein, um für Tom frei zu sein. Dieser realisiert, dass Susans Erwartungen an ihn von seiner Seite aus nicht erfüllbar sind, und entscheidet sich, die Beziehung zu beenden.

Einen Anlass bietet eine Party in seinem Haus am Samstag, dem 15. Oktober 1994. Während dieser wird Susan sehr betrunken. Da die allgemeine Stimmung enthemmt und Tom einer anderen Frau offenkundig zugetan ist, beginnt sie, sich mit einem anwesenden Gast – einem verheirateten Mann – im Whirlpool leidenschaftlich zu küssen. Wie immer, wenn sie sich in einer emotionalen Verbindung zu einem Mann frustriert fühlt, kompensiert sie es durch sexuelles Verhalten mit einem anderen. Diese Aktion während seiner Party kreidet ihr Tom später an, obwohl er selbst mit der anderen – allerdings alleinstehenden – Frau während der Party Sex gehabt hat. Susan fühlt sich nach diesem feuchtfröhlichen Abend Tom gegenüber beschämt. Sie weiß, dass er ihr seit einiger Zeit immer wieder verdeutlicht, ihr Verhältnis sei eine Freundschaft plus Sex, jedoch keine Beziehung.

Die zwischen ihnen unmittelbar nach jener Party ausgetauschten Briefe spielen eine entscheidende Rolle für die weiteren Ereignisse und werden auch beim späteren Gerichtsprozess ausführlich thematisiert. Susan kauft am Sonntagnachmittag eine Dankeschön-Karte. Darauf steht: »Danke dafür, dass du sanftmütig, einfühlsam, fürsorglich, verständnisvoll, der allerbeste Freund bist.« In der Karte liegt ein zusammengefalteter kurzer Brief, mit dem Susan versucht, sich für ihr Verhalten bei der Party zu entschuldigen und gleichzeitig Tom den Eindruck zu vermitteln, sie wolle ihn bezüglich einer festeren Beziehung keineswegs unter Druck setzen. Ihre drängenden Bedürfnisse sind jedoch so stark, dass sie auch Tom im Text des Briefes nicht entgehen:

Lieber Tom,
nur eine kleine Notiz, um Dir Danke für alles zu sagen. Ich könnte niemals in Worten ausdrücken, wie viel Du mir bedeutest. Ich werde unsere Freundschaft und all die vielen wunderbaren Erinnerungen, die wir gemacht haben, immer wertschätzen.

Ich möchte, dass Du weißt, dass ich mich noch nie zuvor mit jemandem so gefühlt habe, wie ich es tue, wenn ich bei Dir bin. Ich habe mich noch nie so gebraucht gefühlt. Du bist ein ganz besonderer Mensch, und das ist teilweise der Grund dafür, warum mit Dir Liebe zu machen so wundervoll ist.

Ich weiß, wie Du bezüglich unserer Beziehung empfindest, und das respektiere ich. Ich bin dankbar für Deine Ehrlichkeit mir gegenüber. Ich möchte, dass wir für immer Freunde bleiben, und ich werde nie etwas geschehen lassen, was daran etwas ändern würde.

Ich hoffe, dass wir in der Lage sein werden, miteinander auszugehen und eines Tages wieder zusammen zu sein. Doch auch wenn wir nie wieder Liebe miteinander machen würden, so würden sich meine Gefühle für Dich nicht ändern, weil Dich als meinen Freund zu haben mehr wert ist, als Sex jemals wert sein könnte.

Nochmals, es tut mir leid wegen Samstagnacht, und ich würde es in einem [gemaltes Herz]-Schlag zurücknehmen, wenn ich könnte. Ich wollte wirklich mit Dir zusammen sein und hasste es, dass ich es nicht war.

Danke, dass Du in all den schwierigen Zeiten für mich da warst. Du bist ein wahrer Freund. Ich möchte, dass Du weißt, dass ich Dich für den Rest meines Lebens immer lieben und für Dich da sein werde. Du bist der beste Freund, den ein Mensch jemals haben könnte.

Nun, ich hoffe, ich habe alles richtig gesagt. Die Quintessenz ist: Ich bin froh, dass wir Freunde sind, und wenn das alles ist, was wir sein können, dann müssen wir uns einfach verdammte Mühe geben, das zu tun. Wer weiß, was die Zukunft für unsere Beziehung bereithält? Ich werde einfach einen Tag nach dem anderen leben.

Noch eine Sache, bevor ich gehe: Bitte zögere nicht, mich anzurufen, wenn Du jemals etwas brauchst! Ich werde immer für Dich da sein!

♡ Freunde für immer, ♡
Susan

Obwohl Susan so überaus schmeichelnd und wenig fordernd wie nur möglich zu sein versucht, gelingt ihr dies mehr schlecht als recht. Tom sieht überdeutlich, dass sie so lange warten will, bis er nach ihrer Vorstellung dazu bereit sein wird, sie zu seiner festen Partnerin zu machen. Dies bewegt ihn in seiner Reaktion zu einer sehr deutlich formulierten, wenn auch liebevoll verpackten Abgrenzung von Susans Liebesträumen:

Diesen Brief zu schreiben fällt mir schwer, da ich weiß, wie viel Du von mir hältst. Und ich möchte, dass Du weißt, wie geschmeichelt ich darüber bin, welch hohe Meinung Du von mir hast. Susan, ich schätze unsere Freundschaft sehr. Du bist einer der wenigen Menschen auf dieser Erde, von denen ich denke, dass ich ihm alles erzählen kann. Du bist intelligent, schön, sensibel, verständnisvoll und besitzt viele andere wundervolle Eigenschaften, die ich und viele andere Männer zu schätzen wissen. Du wirst zweifellos einem glücklichen Mann eine großartige Ehefrau sein. Aber leider werde ich nicht dieser Mann sein.

Auch wenn Du glaubst, dass wir viel gemeinsam haben, sind wir sehr verschieden. Wir sind in zwei völlig unterschiedlichen Umgebungen aufgewachsen und denken daher sehr unterschiedlich. Das heißt nicht, dass ich besser erzogen wurde als Du oder umgekehrt, es bedeutet nur, dass wir aus zwei verschiedenen Lebensumwelten stammen ...

Anschließend beschreibt Tom seine bisherigen Erfahrungen mit Liebesbeziehungen und was er daraus gelernt hat. Diesen Abschnitt beginnt er mit dem Satz:

Als ich anfing, mit Laura auszugehen, wusste ich, dass unsere Herkünfte ein Problem sein würden.

Doch bevor er sich näher zu der Beziehung mit Laura auslässt, thematisiert er zunächst seine zwei Jahre während Beziehung während der Studienzeit. Diese beendete er schließlich, da die junge Frau im Gegensatz zu ihm Kinder gewollt habe. Er habe sie zwar sehr geliebt, doch unter diesen Umständen einfach nicht weiter mit ihr zusammen sein können. Dann sei er bewusst für zwei Jahre beziehungslos geblieben, weil er sich weiteren Liebesschmerz ersparen wollte. In der Firma seines Vaters habe er daraufhin die Frau namens Laura kennengelernt, in die er sich wider jede Vernunft stark verliebt habe:

Zuerst war es großartig und blieb lange Zeit so, aber ich wusste tief in meinem Herzen, dass sie nicht die Richtige für mich war. Die Leute sagen, wenn du die Person findest, mit der du den Rest Deines Lebens verbringen willst … wirst du es wissen.

Schließlich erklärt er, dass er Laura sehr mit dem Beziehungsende verletzt habe, welches er als unausweichlich ansah, da sie einfach zu verschieden gewesen seien. Er wolle die vergangenen Fehler nicht wiederholen.

An dieser Stelle konkretisiert Tom, was für ihn seine hauptsächlichen Gründe sind, keine feste Beziehung mit Susan zu wollen:

»Susan, ich könnte mich wirklich in Dich verlieben. Du hast so viele liebenswerte Qualitäten an Dir, und ich denke, dass Du eine tolle Person bist. Aber wie ich Dir schon gesagt habe, gibt es einige Dinge an Dir, die nicht für mich geeignet sind, und ja, ich spreche von Deinen Kindern. Ich bin mir sicher, dass Deine Kinder gute Kinder sind, aber es ist wirklich egal, wie gut sie sind … Tatsache ist, dass ich einfach keine Kinder will. Diese Gefühle mögen sich eines Tages ändern, aber ich bezweifle es. Mit all den verrückten, chaotischen Dingen, die heute in dieser Welt passieren, habe ich einfach nicht

den Wunsch, ein neues Leben in diese zu setzen. Und ich will auch nicht für irgendjemandes Kinder verantwortlich sein. Aber ich bin sehr dankbar, dass es Leute wie Dich gibt, die nicht so egoistisch sind wie ich und die es nicht stört, die Verantwortung für Kinder zu übernehmen. Wenn jeder so denken würde wie ich, dann würde unsere Spezies irgendwann aussterben. Aber die Unterschiede zwischen uns gehen weit über das Kinderproblem hinaus. Wir sind einfach zwei völlig verschiedene Menschen, und diese Unterschiede würden uns letztendlich dazu bringen, uns zu trennen. Weil ich mich selbst so gut kenne, bin ich mir dessen sicher.«

Nun geht Tom dazu über, Susan eine ganze Reihe an Ratschlägen und Empfehlungen zu geben, was sie tun müsse, um doch noch glücklich zu werden:

Aber sei nicht entmutigt. Da gibt es jemanden für Dich da draußen. Wahrscheinlich ist es jemand, den Du zu diesem Zeitpunkt vielleicht nicht kennst oder den Du vielleicht kennst, aber von dem Du niemals erwarten würdest, dass er es ist. Wie auch immer, bevor Du wieder mit jemandem sesshaft wirst, ist da etwas, das Du tun musst. Susan, weil Du so früh schwanger wurdest und geheiratet hast, hast Du viel von Deiner Jugend verpasst. Ich meine, in einer Minute warst Du ein Kind, und in der nächsten Minute hattest Du Kinder. Weil ich aus einer Umgebung komme, in der jeder den Wunsch und das Geld hat, um aufs College zu gehen, ist es für mich unvorstellbar, wie es sein muss, die Verantwortung für Kinder in einem so jungen Alter zu übernehmen. Wie auch immer, mein Rat an Dich ist, zu warten und sehr wählerisch bezüglich Deiner nächsten Beziehung zu sein. Ich kann erkennen, dass dies nicht so einfach für Dich sein mag, weil Du ein bisschen verrückt nach Jungs bist, aber wie das Sprichwort sagt: »*Gute Dinge kommen zu denen, die warten.*« *Ich sage nicht, dass Du nicht ausgehen und eine gute Zeit haben solltest. Tatsächlich denke ich, Du solltest genau das tun ... eine gute Zeit haben und etwas von der Jugend nachholen, die Du verpasst hast. Aber lass Dich nicht ernsthaft auf jemanden ein, bevor Du nicht die Dinge im Leben getan hast, die Du erst mal tun willst. Dann wird der Rest sich schon von allein ergeben.*

Im hierauf folgenden Teil des Briefes zeigt sich Toms Verletzung darüber, Susan einen anderen Mann küssen gesehen zu haben. Hier kann sich Tom einige Bösartigkeiten nicht verkneifen, obwohl er vordergründig weiterhin so tut, als wolle er Susan lediglich gut gemeinte, freundschaftliche Ratschläge geben:

»Susan, ich bin nicht sauer auf Dich wegen dem, was an diesem Wochenende passiert ist. Eigentlich bin ich sogar sehr dankbar dafür. Wie ich Dir schon sagte, begann ich, mein Herz für die Idee zu erwärmen, dass aus uns mehr als nur Freunde werden könnten. Aber zu sehen, wie Du einen anderen Mann küsst, brachte die Dinge wieder ins rechte Licht. Ich erinnerte mich daran, wie ich Laura verletzt habe, und ich werde das nicht noch einmal geschehen lassen; und deshalb kann ich nicht zulassen, Dir noch näher zu kommen. Wir werden immer Freunde sein, aber unsere Beziehung wird nie über Freundschaft hinausgehen. Und was Deine Beziehung zu B. Brown betrifft, musst Du natürlich Deine eigenen Entscheidungen im Leben treffen, aber vergiss nicht ... Du musst auch mit den Konsequenzen leben. Jeder wird für seine Handlungen zur Rechenschaft gezogen, und ich würde es hassen, wenn die Leute Dich als eine unanständige Person wahrnehmen würden. Wenn Du einen netten Kerl wie mich eines Tages für Dich gewinnen willst, musst Du Dich wie ein nettes Mädchen benehmen. Und weißt Du, nette Mädchen schlafen nicht mit verheirateten Männern. Abgesehen davon möchte ich, dass Du Dich mit Dir selbst wohlfühlst, und ich fürchte, wenn Du mit B. Brown oder einem anderen verheirateten Mann schläfst, wirst Du Deine Selbstachtung verlieren. Ich weiß, dass es mir so ging, als wir Anfang des Jahres miteinander herumgealbert haben [zu diesem Zeitpunkt war Susan noch mit David verheiratet; Anmerkung L. B.]. Also bitte, denke über Deine Handlungen nach, bevor Du etwas tust, was Du bereuen wirst. Ich sorge mich um Dich, aber auch um Susan Brown, und ich würde es hassen, wenn jemand verletzt werden würde. Susan

mag sagen, dass es ihr nichts ausmacht, wenn ihr Mann eine Affäre hat, doch Du und ich wissen, dass es nicht wahr ist.

Nach dieser deutlichen Kritik an Susans Sexualverhalten geht Tom erneut zu Schmeicheleien und Zukunftsratschlägen über:

Wie auch immer, wie ich Dir bereits gesagt habe, bist Du eine ganz besondere Person. Und lass Dir von niemandem etwas anderes einreden oder Dir ein anderes Gefühl vermitteln. Ich sehe so viel Potenzial in Dir, aber nur Du kannst es umsetzen. Begnüge Dich nicht mit Mittelmäßigkeit im Leben, strebe nach Höherem, und gib Dich nur mit dem Besten zufrieden ... Ich tue das. Ich habe Dir das nicht gesagt, aber ich bin sehr stolz auf Dich, weil Du wieder zur Schule gehst. Ich glaube fest an höhere Bildung, und sobald Du einen Abschluss vom College hast, kann Dich nichts mehr aufhalten. Und lass Dir nicht von diesen idiotischen Jungs aus Union das Gefühl geben, Du seist nicht leistungsfähig, oder Dir Steine in den Weg legen. Nach Deinem Abschluss wirst Du in der Lage sein, überall auf der Welt hinzugehen, wo auch immer Du hinwillst.

Dann bietet Tom Susan sogar – scheinbar großzügig – an, dass sein Vater und dessen Geschäftskontakte ihr nach einem gelungenen Abschluss gute Möglichkeiten für ihre Karriere eröffnen könnten und dass sie ihn, Tom, jederzeit um seine Unterstützung dahingehend bitten könne. Abschließend erklärt er, wie sehr er ihre Bemühungen um seine »Freundschaft« – wie liebevolle Kärtchen, Notizzettel und ihr Weihnachtsgeschenk an ihn – stets wertgeschätzt habe und dass er nun gewissermaßen an der Reihe sei

... ein wenig in unsere Freundschaft zu investieren. Was mich daran erinnert, dass ich lange darüber nachgedacht habe, Dir etwas für Deinen Geburtstag zu besorgen, aber ich habe mich dazu entschieden, das nicht zu tun, weil ich nicht sicher war, was Du darüber denken würdest. Jetzt tut es mir leid, dass ich Dir nichts geschenkt habe, also kannst Du zu Weihnachten etwas von mir erwarten. Aber kauf

mir nichts zu Weihnachten. Alles, was ich von Dir will, ist eine nette, süße Karte ... Ich schätze das mehr als irgendein im Laden gekauftes Geschenk.

Am Ende des Briefes betont Tom nochmals, dass sie immer Freunde bleiben werden und die Freundschaft zwischen ihnen ihm sehr wichtig sei. Im Gesamtverlauf des Briefes bleibt Tom insgesamt trotz aller betonten Freundlichkeit sehr bestimmend darin, was gut oder nicht gut für Susan und ihn sei sowie was sie seiner Meinung nach zu tun und zu lassen habe. Susan ist es gewohnt, sich einem eher dominant und autoritär auftretenden Mann unterzuordnen, da sie dies bereits von ihrem Stiefvater kennt. Möglicherweise liegt hier auch ein weiterer, unbewusster Grund dafür, warum sie so sehr auf Tom fixiert ist: Sie reinszeniert unbewusst die grundlegende Beziehungsdynamik, die sie als Teenager durch den Missbrauch ihres Stiefvaters vermittelt bekam.

Toms Brief verrät insgesamt einiges über seine Persönlichkeitsstruktur und seine ambivalenten Gefühle Susan gegenüber. So, wie in Susans Brief an ihn überdeutlich hindurchschimmert, dass sie stark an der Hoffnung festhält, irgendwann Toms feste Partnerin sein zu können, so schimmert aus Toms Äußerungen die Widersprüchlichkeit in seinem Fühlen und Denken hindurch. Er will nicht wie ein arrogantes Söhnchen aus reichem Hause klingen und betont dies, indem er schreibt: »Das heißt nicht, dass ich besser erzogen wurde als Du oder umgekehrt ...« Doch seine Arroganz kommt immer wieder in seinen Äußerungen zum Vorschein: »Als ich anfing, mit Laura auszugehen, wusste ich, dass unsere Herkünfte ein Problem sein würden ... Weil ich aus einer Umgebung komme, in der jeder den Wunsch und das Geld hat, um aufs College zu gehen ... Begnüge Dich nicht mit Mittelmäßigkeit im Leben, strebe nach Höherem, und gib Dich nur mit dem Besten zufrieden ... Ich tue das ...« Susan steht für Tom in vielerlei Hinsicht unter ihm: Sie kommt aus einer niedrigeren sozialen Schicht als er, und obwohl er betont, es gehe nicht um »besser« oder »schlechter«, so sprechen viele seiner Äußerungen ganz klar für seine Selbstwahrnehmung als jemand, der am oberen Ende der gesellschaftlichen Hierarchie steht.

Über diese grundsätzliche Haltung seinerseits hinaus zeigt Tom Susan deutlich, dass er ihre flirtende Art und sexuelle Offenheit als Ausschlusskriterium für eine feste Partnerschaft ansieht: »Susan, ich könnte mich wirklich in Dich verlieben. Du hast so viele liebenswerte Qualitäten an Dir, und ich denke, dass Du eine tolle Person bist ... Susan, ich bin nicht sauer auf Dich wegen dem, was an diesem Wochenende passiert ist. Eigentlich bin ich sogar sehr dankbar dafür. Wie ich Dir schon sagte, begann ich, mein Herz für die Idee zu erwärmen, dass aus uns mehr als nur Freunde werden könnten. Aber zu sehen, wie Du einen anderen Mann küsst, brachte die Dinge wieder ins rechte Licht ... Wenn Du einen netten Kerl wie mich eines Tages für Dich gewinnen willst, musst Du Dich wie ein nettes Mädchen benehmen. Und weißt Du, nette Mädchen schlafen nicht mit verheirateten Männern ... Ich kann erkennen, dass dies nicht so einfach für Dich sein mag, weil Du ein bisschen verrückt nach Jungs bist, aber wie das Sprichwort sagt: ›Gute Dinge kommen zu denen, die warten.‹« In diesen Äußerungen wird deutlich, wie sehr sich Tom durch Susans freizügige Verhaltensweisen gekränkt fühlt. Obgleich er nicht wütend oder gekränkt wirken will, kann er entsprechende Äußerungen nicht unterdrücken. Gleichzeitig nimmt er sich selbst aber alle sexuelle Freiheit, die ihm beliebt. Er sieht offenkundig andere Spielregeln für sich als für Susan bestehen und wirft ihr auf eine grausame Art implizit das Übertreten seiner an sie gerichteten Spielregeln vor, als er schreibt: »Wie ich Dir schon sagte, begann ich, mein Herz für die Idee zu erwärmen, dass aus uns mehr als nur Freunde werden könnten. Aber zu sehen, wie Du einen anderen Mann küsst, brachte die Dinge wieder ins rechte Licht.« Um es ganz klar zusammenzufassen: Tom gibt Susan zu verstehen, dass sie durch ihre »Untreue« innerhalb der – seinerseits formal nicht bestehenden – Beziehung zwischen ihnen ihre Möglichkeit auf eine Zukunft mit ihm verspielt habe.

Abgesehen davon, dass das Nichtbestehen einer als solches bezeichneten Beziehung von Tom ausging, war er seinerseits keineswegs treu in Bezug auf Susan. Dass Menschen mit narzisstischen Persönlichkeitsanteilen derlei unlogisch erscheinende Sicht- und Verhaltensweisen zeigen, ist nicht ungewöhnlich.

In einem Fall, in welchem ich tätig war, warf ein unter anderem extrem narzisstischer Mann seiner Partnerin während der Versöhnungsphase nach einer Trennung vor, sie habe ihn während der von ihm ausgesprochenen Trennungsphase betrogen. Seine Partnerin machte ihn darauf aufmerksam, sie seien doch zu jenem Zeitpunkt auf seinen Wunsch hin nicht in einer Partnerschaft gewesen. Hierauf erwiderte er, seine Partnerin habe ihn ja durch »ihre Art« dazu »gezwungen«, die Beziehung mit ihr zu beenden, und daher habe sie quasi implizit die Verpflichtung gehabt, ihm treu zu bleiben, bis sie es sich »wieder verdient« hätte, dass er ihr eine weitere »Chance« gäbe.

Es ist offenkundig, dass Tom einerseits überzeugt davon ist, Susan sei keine standesgemäße, seinen Vorstellungen von einer Partnerin entsprechende Frau, dass er andererseits aber auch Eifersucht in Bezug auf sie empfindet und nicht gut mit der Vorstellung leben kann, sie mit einem anderen Mann glücklich zu sehen. Er zieht die ihm wichtige Grenze, ihre Hoffnungen auf eine Beziehung mit ihm vollständig zu zerstören, beharrt aber gleichzeitig auf dem intensiven Fortbestand der sie verbindenden Freundschaft – egal, ob es Susan emotional guttut, in dieser zu verharren, oder nicht. Auf den Gedanken, dass es Susan nicht guttun könnte, sie über die von ihm definierte Freundschaft so eng, wie es ihm angenehm ist, an sich zu binden, kommt Tom nicht. Besonders auffällig ist, wie viele Anweisungen in dem Brief an Susan enthalten sind, was sie zu tun oder zu lassen habe: »... bevor Du wieder mit jemandem sesshaft wirst, ist da etwas, das Du tun musst ... mein Rat an Dich ist, zu warten und sehr wählerisch bezüglich Deiner nächsten Beziehung zu sein ... Ich sage nicht, dass Du nicht ausgehen und eine gute Zeit haben solltest. Tatsächlich denke ich, Du solltest genau das tun ... Aber lass Dich nicht ernsthaft auf jemanden ein, bevor Du nicht die Dinge im Leben getan hast, die Du erst mal tun willst ... was Deine Beziehung zu B. Brown betrifft, musst Du natürlich Deine eigenen Entscheidungen im Leben treffen, aber vergiss nicht ... Du musst auch mit den Konsequenzen leben. Jeder wird für seine Handlungen zur Rechenschaft gezogen ... Wenn Du einen netten Kerl wie mich eines Tages für Dich gewinnen willst, musst Du Dich wie ein nettes Mädchen benehmen ... möchte ich, dass Du Dich mit Dir selbst wohlfühlst ... Also bitte, denke über Deine Handlungen nach, bevor Du etwas tust, was Du bereuen wirst ... Und lass Dir von niemandem etwas anderes einreden ... Begnüge Dich nicht mit Mittelmäßigkeit im Leben, strebe nach Höherem, und gib Dich nur mit dem Besten zufrieden ... Lass Dir nicht von diesen idiotischen Jungs aus Union das Gefühl geben, Du seist nicht leistungsfähig ... Aber kauf mir nichts zu Weihnachten. Alles, was ich von Dir will, ist eine nette, süße Karte ...«

Es ist beeindruckend, wie sehr Tom allein im Laufe seines »Abschiedsbriefes« noch Kontrolle auf Susan auszuüben versucht. Insgesamt sendet er in dem Brief eine ganze Menge »Doppelbotschaften«. Er wertet Susan an einigen Stellen auf, an anderen aber auch grausam ab. Einerseits behauptet er, eine gewisse Distanz herstellen zu wollen, andererseits übt er sehr offenkundig und deutlich Kontrolle über Susan aus. Er behauptet, ihre Kinder seien ein Ausschlusskriterium für eine feste Beziehung mit ihm, doch gleichzeitig vermittelt er den Eindruck, er habe sich eine solche Beziehung mit ihr vorstellen können. Die vielen Widersprüche im Inhalt seines Briefes wirken auf eine in ihrem Kern instabile Persönlichkeit wie die von Susan zusätzlich destabilisierend. Der Brief lässt aus Susans ohnehin emotional massiv angespannter Perspektive jede Menge Interpretationsspielraum in alle möglichen Richtungen. Tom kann nicht ahnen, welche verheerende Folgen die sich widersprechenden Botschaften innerhalb des Briefes auf Susans weitere Entscheidungsfindung haben werden.

Das Leben ohne Kinder?

*Begnüge Dich nicht mit Mittelmäßigkeit im Leben, strebe
nach Höherem, und gib Dich nur mit dem Besten zufrieden ...
Ich tue das.*

*Aus dem Brief, mit dem Tom Findlay seine Affäre mit
Susan Smith beendete*

In den Tagen nach dem Erhalt des Briefes von Tom wird Susan immer depressiver. Sie merkt, dass sie ihn nicht davon überzeugen kann, seine Meinung bezüglich einer Beziehung zu ändern. Er zeigt ihr überdeutlich, dass er nicht mehr als Freundschaft zwischen ihnen zulässt. Dies löst in Susan das uralte, tief sitzende Gefühl aus, alleingelassen und nicht liebenswert zu sein. Sie hat den Eindruck, dass die Männer in ihrem Leben ihr stets nur Schmerz zugefügt haben. Es scheint ihr, als würde sich dies niemals ändern. Nach rund einer Woche hält sie es nicht mehr aus. Sie fährt am Sonntag zu Toms Haus und versucht verzweifelt, ihn dazu zu bewegen, ihre Beziehung wieder so, wie sie war, aufzunehmen. Tom bleibt bei seiner Haltung. Susan berichtet ihm schließlich sogar von ihrer bis in die Gegenwart bestehenden sexuellen Beziehung zu ihrem Stiefvater. Auch diese schockierende Nachricht bringt Tom nicht von seiner Meinung ab. Susan wird immer klarer, dass sie so, wie die Dinge stehen, keine Möglichkeit hat, die sehnlichst erträumte Zukunft mit Tom Wirklichkeit werden zu lassen. Sie wird immer trauriger und hilfloser. Am Dienstag, dem 25. Oktober 1994, befindet sie sich schon in der zweiten Arbeitswoche nach dem verhängnisvollen Brief. Tom während der Arbeit nahe zu sein ist besonders schmerzlich für sie. Sie geht mit ihren Kollegen und Tom in der Mittagspause zum gemeinsamen Essen, doch dabei wirkt sie unbeteiligt. Ihre Stimmung ist mittlerweile so negativ, dass sie keine Kraft mehr hat, sich fröhlich zu verstellen. Sie will Toms Aufmerksamkeit, so wie früher.

Nach der Mittagspause berichtet sie ihrer unmittelbaren Vorgesetzten, dass es ihr nicht gut gehe. Sie möchte an diesem Tag früher Feierabend machen, weil sie es in der Firma gerade nicht mehr aushalte. Die Vorgesetzte erlaubt es und fragt, was der Grund ihres Unwohlseins sei. Susan erklärt, sie sei unglücklich verliebt in Tom, doch sie habe wegen ihrer Kinder niemals die Chance, mit ihm zusammen zu sein. Nach dem Gespräch mit ihrer Vorgesetzten bleibt Susan noch eine Weile im Büro. Schließlich bittet sie Tom telefonisch um ein Gespräch. Als sie allein sind, erklärt sie, dass David ihr im Rahmen der Scheidung Schwierigkeiten machen werde. Er wolle angeben, dass sie das Finanzamt hintergangen und dass sie eine Affäre mit Toms Vater gehabt habe. Tom ist von der Vorstellung, Susan könne eine intime Beziehung zu seinem Vater gehabt haben, entsetzt. Wenn dieses Gespräch überhaupt eine Wirkung auf ihn hat, so sorgt es für eine weitere Distanzierung seinerseits von Susan. Trotz ihrer vorherigen Bekundung, sie müsse dringend heim, bleibt Susan zwei weitere Stunden in der Firma. Schließlich taucht sie in Toms Büro auf und will ihm ein Sweatshirt mit dem Aufdruck seiner alten Universität zurückgeben. Er lehnt dies ab und sagt ihr, sie solle es behalten. Dies ist für Susan erneut ein missverständliches Signal und am ehesten noch ein Symbol der Herstellung von Nähe. Er distanziert sich von ihr, will aber, dass sie ein persönliches Kleidungsstück von ihm für sich behält.

Die Gedanken in ihrem Kopf sind wie bei dem alten Spiel, in dem es immer abwechselnd heißt: »Er liebt mich, er liebt mich nicht, er liebt mich, er liebt mich nicht ...«

Schließlich muss Susan ihre Söhne von der Kindertagesstätte abholen. Nachdem sie das getan hat, trifft sie zufällig eine Arbeitskollegin aus ihrer Firma, mit der sie sich zu unterhalten beginnt. Im Laufe des Gesprächs bittet Susan darum, die Kollegin möge sie nochmals ins Büro begleiten, damit sie sich bei Tom für die unwahre Geschichte, eine Affäre mit seinem Vater gehabt zu haben, entschuldigen kann. Während die Kollegin auf ihre Kinder aufpasst, versucht Susan – zunehmend emotionaler – die Situation mit Tom zu retten. Tom ist allerdings so genervt vom bisherigen Verlauf des Tages mit ihr, dass er sie seines Büros verweist. Dies ist die finale Geste der Ablehnung, welche in Susan ultimative Verzweiflung auslöst. Von Tom verlassen zu werden fühlt sich in diesem Moment so schmerzhaft an wie damals, als sie mit sechs Jahren von ihrem leiblichen Vater verlassen wurde. Der Kollegin gegenüber, die während des Gesprächs auf die Kinder aufgepasst hatte, äußert sie den Gedanken, »es einfach beenden« zu wollen. Der Kollegin ist nicht klar, dass Susan ernsthaft suizidale Gedanken hegt. Susan hält sich in ihrer Äußerung bewusst vage.

Die nächsten beiden Stunden versorgt Susan ihre Söhne zu Hause. Ihre Gedanken kreisen die ganze Zeit um Tom, den Inhalt des Briefes, der in Bezug auf sie sowohl ermunternde als auch entmutigende Aussagen beinhaltet. Ihr Fühlen und Denken ist völlig fixiert auf Tom. Sie sehnt sich so sehr nach seiner Nähe, dass sie sein graues Sweatshirt mit den orangenen Buchstaben von der Auburn-Universität anzieht. Schließlich ruft sie in dem Restaurant an, in dem ihre Arbeitskollegin, die vorhin ihre Kinder beaufsichtigt hatte, mit einer Gruppe von Kollegen zum Abendessen verabredet ist. Susan möchte von ihr wissen, ob Tom da ist, was die Kollegin bejaht, und ob er nach ihr gefragt habe, was diese verneint. Die Antwort ist für Susan extrem verletzend. Sie kann nicht fassen, dass Tom in dieser Situation gut gelaunt mit seinen Freunden zusammensitzen kann, während sie den Schmerz nicht mehr erträgt, den sie seinetwegen empfindet.

Es ist etwa 20 Uhr, als sie den dreijährigen Michael und den vierzehn Monate alten Alex anzieht und in ihren Kindersitzen auf der Rückbank ihres Wagens festschnallt. Sie fühlt sich so einsam und voller Schmerz, dass es ihr so vorkommt, als habe sie noch nie im Leben derartig intensiv negativ empfunden. Diese Wahrnehmung wird durch ihre depressive Grundstimmung und die in den letzten Wochen kontinuierlich stärker gewordene Belastung erzeugt. Susan hatte ihr Leben lang immer wieder mehr oder weniger starke Phasen der Verzweiflung. Doch diese ist die schlimmste seit Langem, denn es ist niemand in Sicht, an den sie sich auch nur übergangsweise klammern könnte. Völlig allein dazustehen ist für sie unerträglich.

Später beschreibt Susan in ihrem schriftlichen Geständnis, das eine wichtige Rolle in ihrem Prozess einnehmen wird:

Als ich am Dienstag, dem 25. Oktober, meine Wohnung verließ, war ich sehr emotional außer mir. Ich wollte nicht mehr leben! Ich hatte das Gefühl, die Dinge könnten nicht mehr schlimmer werden. Als ich von zu Hause wegging, wollte ich noch ein bisschen herumkurven und dann zu meiner Mutter fahren. Als ich fuhr und fuhr und fuhr, spürte ich noch mehr Angst in mir aufsteigen, dass ich nicht mehr leben wollte. Ich hatte das Gefühl, dass ich keine gute Mutter mehr sein konnte, doch ich wollte nicht, dass meine Kinder ohne eine Mutter aufwachsen. Ich fühlte, dass ich unsere Leben beenden musste, um uns vor jedem Kummer oder Schaden zu schützen. Ich hatte mich in meinem ganzen Leben noch nie so einsam und so traurig gefühlt. Ich war <u>sehr stark verliebt</u> in jemanden, aber er liebte mich nicht und würde es nie tun. Es fiel mir sehr schwer, das zu akzeptieren. Doch ich hatte ihn sehr verletzt, und ich konnte nachvollziehen, warum er mich nie lieben konnte.

Susans Schilderung ihrer suizidalen Empfindungen erscheinen insgesamt glaubhaft. Sie neigt seit ihrer Kindheit zu Depressivität und Suizidalität, was in ihrem Fall sowohl genetisch als auch durch die traumatisierenden Erlebnisse ihrer Kindheit bedingt ist. Es macht im Gesamtbild ihrer Geschichte auch Sinn, dass sie über einen sogenannten erweiterten Suizid nachdenkt, also einen Suizid, bei dem in diesem Fall auch die eigenen Kinder getötet werden sollen. Susan glaubt unter anderem aufgrund ihrer eigenen Erfahrung, sich durch den Suizid ihres Vaters zurückgelassen und ungeliebt zu fühlen, dass es für ihre Kinder besser sei, diese mit in den Tod zu nehmen. Natürlich übersieht sie, dass es egoistisch ist, aus der eigenen, akuten Überforderungssituation heraus den Kindern ihr Leben nehmen zu wollen. Susan erwägt nicht einmal, sich in eine Behandlung zu begeben, um für sich und ihre Kinder eine konstruktive Verbesserung herbeizuführen. Konstruktiv zu denken wird durch ihre intensiven negativen Empfindungen allerdings auch erheblich erschwert. Als sie am See ankommt, hat Susan vor, sich und die Kinder mit dem Auto zu ertränken. Susan will den Wagen die dortige Bootsrampe herunterrollen lassen. Ihre Söhne schlafen währenddessen auf dem Rücksitz:

Als ich am John D. Long Lake ankam, hatte ich mich noch nie so verängstigt und unsicher gefühlt wie in dieser Situation. Ich wollte so sehr mein Leben beenden und war in meinem Auto, bereit dazu, die Rampe hinunter in das Wasser zu rollen, und ich rollte teilweise hinab, aber ich hielt an. Ich rollte wieder ein Stück hinab und blieb wieder stehen. Ich stieg dann aus dem Auto aus und stand neben dem Auto, ein nervöses Wrack. Warum fühlte ich mich so? Warum war alles so schlecht in meinem Leben? Ich hatte keine Antworten auf diese Fragen.

Es ist sehr dunkel, nur das Scheinwerferlicht und das kleine Innenlicht des Wagens bieten etwas Sicht. Susan hat Toms Brief bei sich, den sie immer wieder überfliegt. Sie trägt auch weiterhin sein Sweatshirt, wodurch sie sich ihm näher fühlt. Einerseits empfindet sie einen gewissen Todeswunsch, doch andererseits ist ihr Selbsterhaltungstrieb noch nicht völlig erloschen. Trotz allem spürt sie Angst, als sie mehrfach ein Stück weit die Bootsrampe im Auto herunterrollt. In ihrem Geständnisbrief erwähnt sie nicht, dass sie sich auch noch am See mit Toms Brief beschäftigt. Von ihm verlassen zu werden ist der Auslöser für ihre extremen Empfindungen. Beim Überfliegen des Briefes bleibt ihr Blick an einigen Zeilen hängen. Diese scheinen – aus dem Gesamtzusammenhang des sehr umfassenden Briefes herausgerissen – eine völlig neue Bedeutung zu ergeben:

Susan, ich könnte mich wirklich in Dich verlieben. Du hast so viele liebenswerte Qualitäten an Dir, und ich denke, dass Du eine tolle Person bist. Aber wie ich Dir schon gesagt habe, gibt es einige Dinge an Dir, die nicht für mich geeignet sind, und ja, ich spreche von Deinen Kindern ... Gute Dinge kommen zu denen, die warten ... Tat-

sächlich denke ich, Du solltest genau das tun ... eine gute Zeit haben und etwas von der Jugend nachholen, die Du verpasst hast. Dann wird der Rest sich schon von allein ergeben ... Wenn Du einen netten Kerl wie mich eines Tages für Dich gewinnen willst, musst Du Dich wie ein nettes Mädchen benehmen ... wie ich Dir bereits gesagt habe, bist Du eine ganz besondere Person. Und lass Dir von niemandem etwas anderes einreden oder Dir ein anderes Gefühl vermitteln. Ich sehe so viel Potenzial in Dir, aber nur Du kannst es umsetzen. Begnüge Dich nicht mit Mittelmäßigkeit im Leben, strebe nach Höherem, und gib Dich nur mit dem Besten zufrieden ...

Das Beste, was Susan sich vorstellen kann, ist ein glückliches Leben mit Tom. In ihrer Idealvorstellung wäre eine Beziehung mit ihm nicht nur der ultimative romantische Traum, sondern auch ein enormer sozialer Aufstieg. Tom scheint der Märchenprinz zu sein, von dem sie schon als Mädchen geträumt hat, mit dem alles für immer gut werden wird. In seinem Brief findet Susan ermunternde Worte, die sie als Hoffnungsschimmer wahrnimmt, dass Tom sich durchaus eine Beziehung mit ihr vorstellen kann. Dass er ihr ankreidet, sich mit einem anderen, auch noch verheirateten Mann geküsst zu haben, lässt sich sicherlich aus der Welt schaffen. Der einzige Punkt, der scheinbar unabänderlich zwischen Susan und Tom steht, sind ihre Kinder. Die beiden Kinder, die Susan viel zu früh bekommen hat. So oft hat sie sich schon gefragt, wie ihr Leben wohl ohne sie verlaufen wäre. Sie sind noch so klein; wenn sie sterben würden, würden sie – Susans stark religiös geprägter Vorstellung folgend – unmittelbar in den Himmel kommen. An den Ort, wo es kein Leid und keine Sorgen gibt, wo alles immer nur schön ist. Wäre es nicht vielleicht sogar gut für sie, sie dorthin zu schicken? In diesem Augenblick sieht Susan, verstärkt durch ihre selektive Lesart des Briefes von Tom, eine greifbare Möglichkeit vor sich, ihr Leben zum Besseren zu wenden. Plötzlich erscheint die Fehlentscheidung, zu früh Mutter geworden zu sein, nicht mehr unabänderlich. In einem viel späteren Rückblick wird sie ihre Entscheidung in diesem Moment mit den Worten beschreiben: »Ich bin auf den tiefsten Punkt gefallen, als ich meinen Kindern erlaubte, ohne mich diese Rampe hinunter ins Wasser zu gehen.«

Susans schriftliche Erklärung ist bemerkenswert. Sie schreibt nicht beispielsweise: »… als ich meine Kinder mit dem Wagen die Rampe ins Wasser hinuntergeschickt habe«. Ihre Formulierung »meinen Kindern erlaubte, … diese Rampe hinunter ins Wasser zu gehen« wirkt distanzierend und relativierend. Es ist etwas anderes, Kindern etwas zu erlauben, was ihnen schadet, oder den Schaden selbst unmittelbar und aktiv herbeizuführen. Die Distanzierung, welche Susan hier in ihrer Ausdrucksweise zeigt, ist typisch für Täter, besonders für solche, die ihre Tat nicht mit ihrem Selbstbild vereinbaren können.

Die Staatsanwaltschaft wird im Nachhinein ausführen, dass Susan nicht etwa aufgrund völlig spontan aufkommender Todesangst aus dem rollenden Wagen herausspringt. Stattdessen steht sie neben dem Auto in der kalten Nachtluft und löst ganz bewusst von außen die Handbremse, wodurch sie gezielt ihre Kinder und nicht sich selbst in den Tod im dunklen, kalten Wasser schickt. Auch ihre Entscheidung unmittelbar danach zeigt, dass Susans ursprünglich suizidale Absicht ab dem Zeitpunkt, zu dem sie sich entscheidet, ihre Kinder ganz klar allein in den Tod zu schicken, von etwas anderem abgelöst wird: von dem Versuch, sich als ein Opfer zu inszenieren, dem tragisch und völlig unverschuldet die Kinder entrissen worden seien. Unter Berücksichtigung des tatsächlichen Geschehens erscheint es, als sei Susans folgende schriftliche Ausführung eher der eigenen Entlastung – sowohl vor sich selbst als auch vor ihren Mitmenschen – dienlich, als den wirklich abgelaufenen Tatsachen zu entsprechen: »Ich rannte los und schrie: ›Oh Gott! Oh Gott, nein! Was habe ich getan? Warum hast du das geschehen lassen?‹ Ich wollte mich so sehr umdrehen und zurückgehen, aber ich wusste, dass es zu spät war. Ich war eine absolute Verrückte! Ich konnte nicht glauben, was ich getan hatte.«

In Wirklichkeit geht Susan gezielt weg von dem See, in dem das Auto mit ihren Kindern langsam untergeht. Wie die Staatsanwaltschaft später durch eine Nachstellung der Ereignisse feststellt, hätte Susan etwa sechs Minuten Zeit gehabt, um zu versuchen, ihre Kinder aus dem langsam sinkenden Wagen zu retten. Susan hätte in diesem Zeitraum sowohl versuchen können, selbst noch einzugreifen, als auch, Hilfe zu holen. Doch ihre Kleidung bleibt sauber und trocken. Sie macht nicht den geringsten Versuch, ihre Kinder zu retten, obgleich ihr bewusst sein muss, dass diese nicht unmittelbar tot sind, sondern inzwischen wach und in ihren Kindersitzen festgeschnallt Todesangst durchleben. Michael und Alex müssen durch den Aufprall des Wagens ins Wasser aufgewacht und in Panik geraten sein. Sie müssen nach ihrer Mutter geschrien haben, die sich wahrscheinlich, um ihre Schreie nicht länger hören zu müssen, zügig vom See entfernt. Die Schreie der Kinder nach ihr erwähnt sie immerhin in ihrer späteren Aussage, als sie deren vermeintliche Entführung beschreibt.

Die sechs Minuten, innerhalb derer Susan ihre Entscheidung, die Kinder zu töten, noch hätte bereuen und wenigstens versuchen können, einzugreifen, nutzt sie stattdessen, um gezielt auf das nächstgelegene, etwa vierhundert Meter entfernte Haus zuzugehen. Dies tut sie nicht etwa, um Hilfe zu holen oder um verzweifelt über das, was sie soeben getan hat, zusammenzubrechen. Sie schildert dort dramatisch eine sie selbst entlastende Geschichte, welche sie sich auf dem kurzen Weg zu besagtem Haus ausgedacht hat. Ihre Gedanken gelten nicht ihren Kindern, die langsam und qualvoll in dem dunklen, kalten See ertrinken, sondern allein einer sie möglichst schlüssig entlastenden Version der Ereignisse.

Sehr wahrscheinlich gesteht sich Susan selbst nicht ein, dass sie in dem Moment, als sie neben dem Auto steht und sich hineinbeugt, um von außen die Handbremse zu lösen, die Entscheidung für ihr eigenes Leben, ganz explizit ohne ihre Kinder, trifft. Susan ist sowohl in ihren Gefühlen als auch ihren Gedanken ein immer schon sehr instabiler Mensch gewesen. Ein Teil von ihr will eine liebevolle Mutter sein, ein anderer Teil will endlich frei sein von der Bürde, die Verantwortung für zwei kleine Kinder zu tragen, die sie viel zu früh bekommen hat. Die Art von Mensch, die Susan bewusst sein *will*, ist in einigen Aspekten nicht vereinbar mit den

Bedürfnissen und Wünschen, die sie eigentlich empfindet. Sie will nicht eine Frau sein, die ihre Kinder für ihre vermeintlich große Liebe opfern *würde* – doch tatsächlich ist sie genau das.

In ihrem späteren Geständnisbrief erklärt Susan ihre Liebe für Michael und Alex und ihre Schuldgefühle wegen der beiden: »Ich liebe meine Kinder mit meinem ganzen [gemaltes Herz]. Das wird sich niemals ändern. Ich habe zu ihnen um Vergebung gebetet und hoffe, dass sie diese in ihrem [gemaltes Herz] finden werden, mir zu vergeben. Ich wollte sie niemals verletzen!! Es tut mir leid, was passiert ist, und ich weiß, dass ich Hilfe brauche. Ich glaube nicht, dass ich je dazu in der Lage sein werde, mir zu vergeben, was ich getan habe.«

Sehr wahrscheinlich empfindet Susan diese Gefühle tatsächlich – zumindest grundlegend –, als sie den Brief schreibt. Doch ihre Gefühle sind in jeder Hinsicht weniger stabil, als es bei den meisten anderen Menschen der Fall ist. Direkt im Anschluss an ihre Schuldäußerung liefert sie auch schon die Erklärung dafür, wie sie mit dem, was sie getan hat, insgesamt doch recht gut leben kann: »Meine Kinder, Michael und Alex, sind jetzt bei unserem himmlischen Vater, und ich weiß, dass sie nie wieder verletzt werden. Für eine Mutter bedeutet das mehr, als Worte jemals sagen könnten.«

Vergebliche Suche

Für eine Mutter ist es einfach ein natürlicher Instinkt, deine Kinder zu schützen, vor jedem Schaden.

Susan Smith bei einem Fernsehinterview, als sie noch vorgibt, ihre Kinder seien entführt worden

Der Weg vom See zum nächsten Haus dauert bei normaler Gehgeschwindigkeit rund fünf Minuten. Susan ist emotional aufgelöst, doch ihre Gedanken gelten einzig der Überlegung: »Wie geht es nun weiter?« An dem Haus angekommen, weint sie und schreit: »Bitte helfen Sie mir! Er hat meine Kinder und mein Auto! Ein Schwarzer hat meine Kinder und mein Auto!«

Die Bewohner rufen sofort die Polizei. Währenddessen erzählt Susan, ein afroamerikanischer Mann sei an einer Ampel einfach in ihr Auto gesprungen und habe sie mit einer Schusswaffe bedroht. So habe er sie gezwungen, einige Kilometer lang eine bestimmte Strecke zu fahren, wobei er sie aufforderte, zu schweigen und das zu tun, was er verlangt. Schließlich habe er sie an einem Schild, das auf den John D. Long Lake hinweist, zum Anhalten aufgefordert. Dann habe er ihr gesagt, sie solle sofort aussteigen, wobei er ihr untersagte, ihre Kinder mitzunehmen. Seine Forderung habe er mit vorgehaltener Waffe untermauert und Susan sogar einfach aus dem Wagen geschubst. Auf ihre verzweifelte Nachfrage hin, warum sie die Kinder nicht mitnehmen dürfe, habe er gesagt, dass er es sehr eilig habe und dass er ihren Kindern nichts tun werde. Dann sei er mit dem Wagen, in dem Michael und Alex nach ihr geschrien hätten, davongerast. Susan sei hierauf einfach losgerannt, zum nächsten Haus, das sie finden konnte.

Nach dieser Schilderung bittet sie darum, das Badezimmer benutzen zu können. Anschließend ruft sie bei ihrer Mutter an, die nicht zu Hause ist, dann bei ihrem Stiefvater, den sie erreicht, und schließlich bei David, der noch im Supermarkt arbeitet. Währenddessen trifft der zuständige Sheriff ein, der ein guter Freund ihres Bruders ist. Dieser schaltet eine höhere Ermittlungsbehörde ein, denn sein oberstes Anliegen ist das schnelle und sichere Auffinden der Kinder. Bald treffen einige Angehörige von Susan – darunter ihre Mutter, ihr Stiefvater und David – im Haus in der Nähe des Sees ein, während die Polizei sich auf die Fahndung nach dem scheinbar entführten Auto konzentriert. Gegen Mitternacht fahren die Angehörigen gemeinsam zum Haus von Susans Eltern, wo sie auf Rückmeldung von der Polizei wartend die Nacht verbringen. David fällt auf, dass Susan ihm sagt, Tom könne eventuell vorbeikommen, um nach ihr zu schauen, und David solle deshalb nicht wütend werden. Da er gerade nur an das Wohl seiner Kinder denkt,

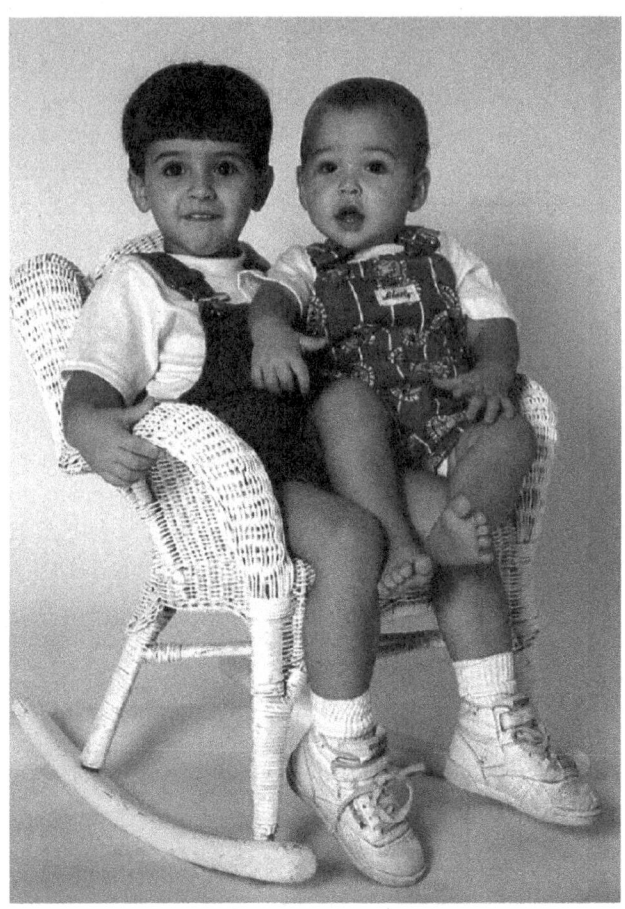

Das Foto, mit dem nach Michael und Alex gesucht wurde.

begreift David nicht, wie Susan in dieser Lage überhaupt derlei Dinge in den Sinn kommen.

In den nächsten Tagen wird das Haus von Linda und Bev Russell zur Zentrale für alle Angehörigen, Freunde und Bekannten, die der Familie in dieser schweren Situation beistehen wollen. Bev organisiert über seine Verbindungen zu christlichen Gruppen Gebetskreise für die Kinder. David und Susan bleiben die nächsten Tage dort und sind rund um die Uhr von Unterstützern umgeben.

So gut wie jeder, der die Familie kennt, kommt vorbei, um Trost zu spenden. Einzig Tom lässt sich nicht blicken. Er ruft lediglich am Tag nach dem Verschwinden der Kinder an und versucht, Susan einige tröstende Worte entgegenzubringen. Es überrascht ihn, dass Susan nicht sonderlich interessiert an einem Gespräch über ihre verschwundenen Kinder ist, sondern mit ihm über ihre Beziehung diskutieren will. Freundlich, aber bestimmt wimmelt er sie damit ab, dass sie sich darum jetzt keine Sorgen machen solle, das Wohl ihrer Kinder sei doch das Wichtigste. Als ihre Arbeitskollegen sie kurz darauf besuchen, Tom aber nicht dabei ist, fragt Susan eine Tom besonders nahestehende Kollegin, wann er sie endlich auch besuchen werde. Trotz all der Hektik erscheint Susans weitere gedankliche Fixierung auf Tom in dieser Situation einigen der Anwesenden merkwürdig.

In den folgenden Tagen fahndet die Polizei mit Hochdruck nach dem vermeintlichen Entführer – geht aber auch anderen Hypothesen nach. Ein Phantombild wird mit Susans Beschreibung angefertigt. Die Medien berichten über die dramatische Geschichte, wobei Susan und David zahlreiche Interviews geben. Während der Interviews macht Susan meistens nur schluchzende Geräusche, selten laufen tatsächlich Tränen über ihr Gesicht, die sie nicht wegwischt – als wolle sie, dass die Kamera sie gut erfassen kann. Immer wieder flehen sie und David, der oder die Entführer mögen die Kinder sicher nach Hause bringen. Mit emotionalen Aussagen in Interviews, bei denen sie verzweifelt wirkt und zu Boden blickt, berührt Susan zunächst viele Menschen, die ihr die traurige Geschichte glauben: »Ich will meinen Babys sagen, dass eure Mama euch so sehr liebt ... und euer Papa und die ganze Familie lieben euch so sehr ... und ihr müsst stark sein, denn ihr seid ... ich weiß, ich fühle einfach in meinem Herzen, dass ihr in Ordnung seid ... und ihr müsst aufeinander aufpassen ... und eure Mama und euer Papa werden genau hier sein, wenn ihr nach Hause kommt ...« In einem anderen Interview sagt sie weinend: »Ich fühle mich, als sei meine ganze Welt weggenommen worden ... ich meine ... meine Kinder, mein Leben ... sie müssen einfach in Ordnung sein ...«

Während die herzergreifende Geschichte viele Menschen im ganzen Land tief betroffen macht, zweifelt die Polizei Susans Aussagen bald zunehmend an. Ihre Beschreibung des Tatverdächtigen kommt dem erfahrenen Polizeizeichner merkwürdig vor, und ihre Schilderung der zeitlichen Abläufe jenes Abends passt nicht zu anderen Ermittlungserkenntnissen. Ein entscheidender Fehler in ihrer Aussage ist die Behauptung, an einer bestimmten roten Ampel gestanden zu haben, als der Entführer in ihr Auto gesprungen sei. Susan sagt, dass weit und breit keine anderen Fahrzeuge zu sehen waren und es daher keine Zeugen für den Vorfall geben könne. Die Polizei findet allerdings heraus, dass die besagte Ampel nur dann auf Rot springt, wenn ein anderes Fahrzeug ebenfalls an der Kreuzung steht.

Insgesamt stellen die Ermittler zunehmend Ungereimtheiten und Verdachtsindizien gegenüber Susan fest. Das Misstrauen wird durch die ihnen bald zugetragene Geschichte mit Tom noch verstärkt. Als die Ermittler fragen, ob Toms kürzliche Trennung von Susan etwas mit dem Verschwinden ihrer Kinder zu tun habe, macht Susan den Fehler zu antworten: »Kein Mann würde mich dazu bringen, meine Kinder zu verletzen. Sie waren mein Leben!« Eine Mutter, die verzweifelt um ihre entführten Kinder bangt, würde eher nicht in der Vergangenheitsform von deren Wichtigkeit für sie sprechen. Die Ermittler glauben ab diesem Moment, dass Susan weiß, dass ihre Kinder tot sind.

Unter anderem fällt ihnen auf, dass Susan immer wieder an passenden Stellen schluchzende Geräusche macht und so tut, als würde sie weinen, jedoch keine Tränen zu erkennen sind. Sie gehen dazu über, Susan mit ihrem Verdacht zu konfrontieren, dass sie ihre Kinder getötet habe. Susan spielt dramatische Entrüstung, fährt den sie konfrontierenden Beamten mit drastischen Worten an und rennt schreiend aus der Polizeidienststelle: »Du Hurensohn! Wie kannst du so etwas denken! Ich kann nicht fassen, dass ihr glaubt, ich hätte es getan!« Wie sie es auch schon in anderen Lebenssituationen getan hat, versucht Susan, mit dem überzeichneten Darstellen von Emotionen ihre Mitmenschen zu manipulieren. Die Polizisten lassen sich hiervon nicht beeindrucken.

Auch die öffentliche Wahrnehmung beginnt im Laufe der Tage in Richtung Misstrauen gegenüber Susan zu kippen. Die Vorgeschichte mit Tom, seinem klaren Bekunden, keine Kinder zu wollen, und Susans Besessenheit vom Traum der perfekten Zukunft mit ihm lassen Erinnerungen an den in den USA sehr bekannten Fall von Diane Downs aufkommen, der gerade elf Jahre zurückliegt.

Der auf Susan einwirkende Druck steigt: Ihre Familie umgibt sie mit Verzweiflung bezüglich der Kinder, die Ermittlungsbehörden holen sie immer wieder zu langen Befragungen ab, die ihr vermitteln, dass sie die Hauptverdächtige ist, selbst Medien und Öffentlichkeit zweifeln zunehmend an ihrer Unschuld. David allerdings hegt niemals einen Zweifel an Susans Version der Ereignisse, wie er später erklären wird. Da er seine Kinder liebt, kann er sich einfach nicht vorstellen, dass ihre Mutter ihnen etwas angetan haben könnte. Daher tritt er am 3. November 1994, neun Tage nach dem Verschwinden der Kinder, gemeinsam mit Susan erneut zu mehreren Fernsehinterviews an, welche in allen Nachrichtensendungen ausgestrahlt werden. Die Aufzeichnung erfolgt im Wohnzimmer von Susans Eltern. David starrt sichtlich bedrückt vor sich hin und hält Susans Hand, während diese auf das ihr entgegengebrachte Misstrauen eingeht: »Meine erste Reaktion ist, dass es wehtut, zu wissen, dass ich beschuldigt werde oder dass man sogar denkt, ich würde jemals irgendetwas tun, um meine Kinder zu verletzen. Für eine Mutter ist es einfach ein natürlicher Instinkt, deine Kinder zu schützen, vor jedem Schaden. Und der schwerste Teil dieser ganzen Geduldsprobe ist, nicht zu wissen, ob deine Kinder bekommen, was sie brauchen, um zu überleben, und es tut weh, es tut wirklich sehr weh.« In einem anderen Interview am selben Tag sagt sie: »Wer auch immer das getan hat, ist eine kranke und emotional instabile Person.«

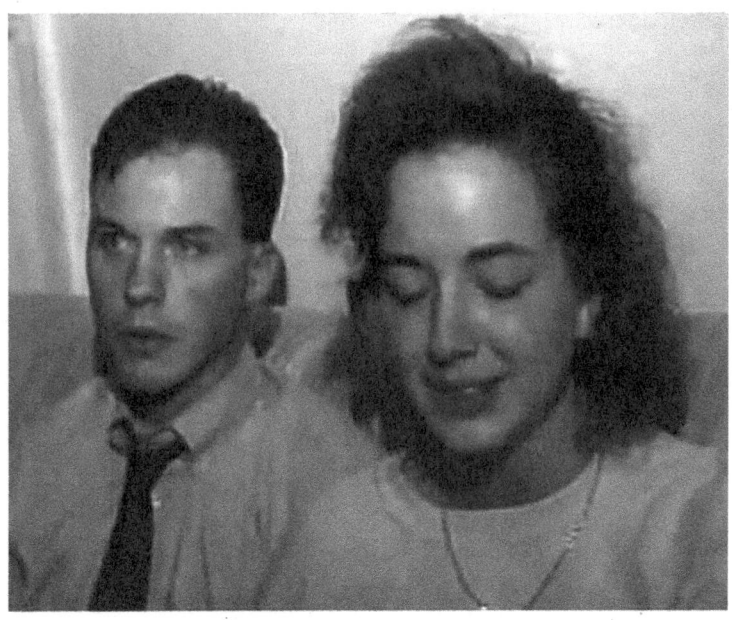

Eines der Interviews während der Suche nach den Kindern.

Die Wahrheit und ihre Folgen

*Meine Kinder verdienen es, das Beste zu haben,
und nun werden sie das.*

Susan Smith in ihrem Geständnisbrief

Die mit unterschiedlichen Ausbildungs- und Berufserfahrungshintergründen ausgestatteten Ermittler, die behördenübergreifend an dem Fall arbeiten, sind sich bald allesamt einig, dass Susan ihre Kinder getötet hat. Doch sie brauchen entweder das Auto und die Leichen der Kinder oder ein Geständnis von Susan, um den Fall zum Abschluss zu bringen. Während ihre Behörden dennoch nach dem afroamerikanischen Tatverdächtigen und Susans Auto fahnden, konzentrieren sie sich auf die Erarbeitung eines psychologischen Plans, um Susan zu einem Geständnis zu bewegen. Hierfür sammeln sie alle Informationen, die sie über Susan von unterschiedlichen Menschen und ihr selbst bekommen können. Ein Spezialist der Verhaltensanalyseeinheit des FBI erstellt ein Profil von Susan. Er beschreibt sie als »kühl«, »gerissen« und »mit einem starken Willen zur Zielerreichung«. Das Ermittlerteam teilt sich in die Rollen »freundlich« und »feindselig« auf, um Susan möglichst effektiv manipulieren zu können.

Am neunten Tag der Suche nach den Kindern wird Susan im Anschluss an ihre morgendlichen Interviews für die Nachrichten erneut zu zwei Befragungen gebeten. Die letzte dieser Befragungen führt besagter Sheriff, welcher gleichzeitig ein Freund ihres Bruders ist und bisher in der Rolle des ihr zugewandten Ermittlers blieb. Er konfrontiert Susan freundlich, aber bestimmt mit all den von ihr geäußerten nachweislichen Unwahrheiten und sagt, dass er keine andere Wahl habe, als diese der Presse mitzuteilen. Susan erkennt, dass es keine Ausrede mehr gibt, mit der sie das Ruder noch für sich herumreißen könnte. Sie fragt den Sheriff, ob sie gemeinsam beten könnten, was sie dann tun. Auch hierbei bleibt der Ermittler besonnen und beendet das Gebet mit den Worten: »Herr, wir wissen, dass uns alle Dinge beizeiten offenbart werden.« Dann sagt er ihr: »Susan, es ist an der Zeit.«

Susan beginnt zu schluchzen, dass sie sich so sehr schäme, und bittet den Sheriff darum, ihr seine Waffe zu geben, damit sie sich erschießen könne. Als er sie nach dem Grund fragt, antwortet sie, dass ihre Kinder nicht in Ordnung seien. Susan beschreibt diese Situation in ihrem Geständnisbrief mit den Worten:

Ich wusste vom ersten Tag an, dass die Wahrheit siegen würde, doch ich hatte solche Angst, dass ich nicht wusste, was ich tun sollte. Es war sehr schwer gefühlsmäßig, dazusitzen und zuzusehen, wie meine Familie verletzt wurde, wie sie es wurden. Es war an der Zeit, allen, einschließlich mir selbst, Seelenfrieden zu bringen.

Seltsam muten die Worte an, mit denen sie in ihrem Brief fortfährt:

Meine Kinder verdienen es, das Beste zu haben, und nun werden sie das. Ich bin am Donnerstag, dem 3. November, zusammengebrochen und habe Sheriff Howard Wells die Wahrheit gesagt. Es war nicht einfach, aber nachdem die Wahrheit raus war, fühlte ich mich, als sei die Welt von meinen Schultern genommen worden.

Susan stellt selbst an diesem Punkt ihrer Ausführungen das, was sie ihren Kindern angetan hat, als etwas Gutes dar. »Das Beste« wäre wohl kaum für Michael und Alex gewesen, von ihrer Mutter auf diese Art getötet zu werden. Tot zu sein ist sicherlich nicht »das Beste«, was ihnen objektiv betrachtet hätte widerfahren können. Doch Susan kann einfach nicht anders, als bezogen auf Gefühle und Wahrnehmungen stets nur bei sich selbst zu bleiben. *Ihr* wurde durch das Geständnis eine schwere Bürde von den Schultern genommen. Die Bürde, damit leben zu müssen, dass sie ihre Kinder getötet hat, findet in diesem Teil ihres Briefes bereits keine Erwähnung mehr. Auch in ihren weiteren Überlegungen, die sie in dem Brief zum Ausdruck bringt, ist Susan eher mit ihrem eigenen weiteren Schicksal beschäftigt:

Ich weiß jetzt, dass es ein harter und langer Weg sein wird, der vor mir liegt. In diesem Moment habe ich nicht das Gefühl, dass ich in der Lage sein werde, mit dem, was kommt, umzugehen, aber ich habe zu Gott gebetet, dass er mir die Kraft gibt, jeden Tag zu überleben und mich diesen Zeiten und Situationen in meinem Leben zu stellen, die extrem schmerzhaft sein werden. Ich habe mein totales Vertrauen in Gott gesetzt, und er wird sich um mich kümmern.

Für Susans Familie und vor allem für David bricht eine Welt zusammen. Er kann einfach nicht begreifen, dass Susan ihre gemeinsamen Kinder getötet hat. Kurz nachdem Susan endlich gesteht, wie sie es getan hat, wird ihr Auto aufgrund ihrer Beschreibung des Ablaufs im See gefunden. Dieser wurde bereits seit Tagen abgesucht, doch man hatte unterschätzt, wie weit der Wagen langsam durch den schlammigen Untergrund rollte: 30 Meter vom Ufer entfernt entdecken Taucher schließlich das auf seinem Dach liegende Auto. Im Inneren sind die bereits in der Verwesung befindlichen Leichen von Michael und Alex noch an ihren Kindersitzen festgeschnallt.

Der anschließende Prozess ist – wie zu erwarten war – ein Medienspektakel. Große Teile der Bevölkerung halten Susan für eine eiskalte, selbstsüchtige Kindsmörderin, ihre Verteidiger hingegen zeichnen das Bild einer seit ihrer Kindheit psychisch belasteten Frau, die aufgrund ihrer Depressionen und ihrer zugespitzten Lebenssituation die tragische Entscheidung für einen erweiterten Suizid traf, der dann letztendlich ungeplant im Tod ihrer Söhne mündete. Wie so oft im Leben liegt die Wahrheit wahrscheinlich irgendwo zwischen diesen Extremen, in der komplexen und instabilen Persönlichkeitsstruktur von Susan Smith. Alle, die Susan kannten, sind bestürzt und fassungslos. Sie haben ein über Jahre aufgebautes Bild von Susan, das nicht zu der von ihr begangenen Tat passt. Die meisten der ihr nahestehenden Freunde und Verwandten halten sie eher für krank als für eine kalkulierende Täterin, die für einen reichen Mann ihre Kinder geopfert hat.

Susan ist eine Persönlichkeit voller widersprüchlicher Gefühle und Gedanken. Sicherlich erklären die vielen Widersprüche innerhalb ihrer Person auch die extrem gespaltene, widersprüchliche Wahrnehmung, die unterschiedliche Menschen im Laufe des Prozesses von ihr gewinnen.

Susans Stiefvater Bev überrascht die Öffentlichkeit mit seinem Geständnis vor Gericht, dass er Susan seit ihrer Jugendzeit missbraucht und die sexuelle Beziehung zu ihr bis kurz vor ihrer Tat weiter aufrechterhalten hat. Er schreibt Susan zum Vatertag einen Brief ins Gefängnis, in dem er die Verantwortung ausdrückt, die er bei sich für den Verlauf ihres Lebens sieht:

Alles, was Du von mir gebraucht hättest, wäre die richtige Art von Liebe gewesen. Ich hatte die Fähigkeit dazu, das Richtige zu tun, und verfehlte dieses Ziel. Ich schütte diese Reue nicht aus, um Dich um Verzeihung zu bitten. Du hast das bereits getan, und ich habe Deine Vergebung akzeptiert. Aber ich will, dass Du weißt, Du trägst nicht die ganze Schuld an dieser Tragödie. Wäre ich Dir und meiner Verantwortung treu gewesen, dann wärest Du stärker in Dir selbst gewesen; hättest es nicht gebraucht, fortan unterstützt und emotional beruhigt zu werden. Ich hätte Dir helfen sollen, Dich darauf vorzubereiten, die Herausforderungen der Welt zu meistern, mehr unabhängig zu sein. Doch nun sehe ich, dass ich eine negative Wirkung hatte. Stattdessen hast Du Dein Zuhause verlassen, ständig auf der Suche nach Liebe und Akzeptanz. Mein Herz zerbricht wegen dem, was ich Dir angetan habe, und wegen des Schmerzes und Deines Verlustes.

Am 22. Juli 1995, fast neun Monate nach ihrem Geständnis, wird Susan Smith von einer Jury des zweifachen Mordes an ihren Söhnen für schuldig gesprochen. Ihre Verteidigung setzt alles daran, sie vor der Todesstrafe zu bewahren. David, der von der Trauer um seine Söhne deutlich gezeichnet ist, spricht sich für die Todesstrafe aus. Susans Familie und viele ihrer Freunde bitten um lebenslange Haft, da sie trotz allem Susans psychischen Zustand und ihre belastende Lebensgeschichte als wichtige Faktoren für ihre letztendliche Entscheidung, Michael und Alex zu töten, ansehen. Am 28. Juli 1995 wird Susan zu einer Haftstrafe von »dreißig Jahren bis lebenslänglich« verurteilt. Ihre früheste Möglichkeit, auf Bewährung entlassen zu werden, ist 2025, wenn sie dreiundfünfzig Jahre alt sein wird.

Susans Persönlichkeitsauffälligkeiten manifestieren sich auch während der nächsten beiden Jahrzehnte im Verlauf ihrer Haft: Sie fällt immer wieder durch Substanzmissbrauch, manipulatives und sexualisiertes Verhalten, Selbstverletzungen und Suizidversuche auf. Im Alltag verhält sie sich wie eh und je – freundlich und vordergründig angepasst. Sie gibt anderen Gefangenen sogar Unterricht. Obwohl Susan als Kindsmörderin eigentlich keine Aussichten auf eine gute Position in der Gefängnishierarchie hat, gelingt es ihr durch ihr einnehmendes Wesen, bei den meisten Mitgefangenen beliebt zu sein. Auch bei unterschiedlichen Arbeitstätigkeiten im Gefängnis ist sie fleißig und fällt eher positiv auf. Im Kontrast hierzu werden ihre Verstöße gegen Gefängnisregeln immer wieder aktenkundig und kosten sie einige ihrer Privilegien: Im Jahr 2000 wird bei ihr eine sexuell übertragbare Krankheit festgestellt, wodurch ihre Affäre mit einem fünfzigjährigen Justizvollzugsbeamten offenbar wird. Dieser muss hierfür selbst drei Monate in Haft. Nur ein Jahr später wird ein vierzigjähriger Justizvollzugsbeamter ebenfalls wegen einer Affäre mit Susan zu einer Bewährungsstrafe verurteilt. Offensichtlich versucht Susan, auch in Haft ihr Bedürfnis nach Nähe durch Sexualität wenigstens vorübergehend zu befriedigen. Neben diesen bekannt gewordenen Affären mit Justizvollzugsbeamten führt Susan sexuelle und romantische Beziehungen mit weiblichen Mitgefangenen. Gleichzeitig pflegt sie aktiv zahlreiche Brieffreundschaften außerhalb des Gefängnisses, die ihr offenbar sogar gelegentlich finanzielle Zuwendungen zukommen lassen. Mehrfach wird sie beim Konsum von Marihuana und diversen anderen Betäubungsmitteln erwischt. Auch ihre wiederholte Selbstverletzung in Form von tiefen Schnittverletzungen an ihren Armen fällt auf. Mit vierzig begeht sie einen Suizidversuch in ihrer Zelle, bei dem sie versucht, sich die Pulsadern aufzuschneiden. Ihr Weinen lenkt hierbei die Aufmerksamkeit auf sie, sodass ihr rechtzeitig medizinische Hilfe zuteilwird. Mitgefangenen gegenüber soll sie mehrfach geäußert haben: »Du fühlst keinen Schmerz, wenn du schneidest. Schneiden nimmt all die Schmerzen fort.«

Im August 2014 nimmt ein Journalist der Tageszeitung »The State« Kontakt mit Susan auf. Er will einen Bericht zum zwanzigjährigen Jubiläum ihrer Tat für seine Zeitung schreiben und Susan die Möglichkeit geben, sich aus ihrer Perspektive dazu zu äußern. Susan schreibt im Januar 2015 einen Antwortbrief an den Journalisten. Darin erklärt sie, seinen Brief aufgrund einer gefängnisinternen Prüfkommission erst im November erhalten zu haben, also nach dem zwanzigsten Jahrestag ihrer Tat. Sie gehe davon aus, dass die Verzögerung Absicht gewesen sei, fügt sie hinzu. Dann führt sie aus, warum sie gerne rechtzeitig geantwortet hätte:

Es war hart, mir Lüge für Lüge anzuhören und nicht in der Lage dazu zu sein, mich zu verteidigen. Es ist frustrierend, um es gelinde auszudrücken. Herr Cahill, ich bin nicht das Monster, für das die Gesellschaft mich hält. Ich bin weit davon entfernt. Etwas ist sehr schiefgelaufen in jener Nacht. Ich war nicht ich selbst. Ich war eine gute Mutter, und ich liebte meine Jungs. Was mich am allermeisten verletzt, ist, dass die Leute denken, ich hätte meine Kinder verletzt, um mit einem Mann zusammen zu sein. Das ist so weit weg von der Wahrheit. Es gab kein Motiv, da es nicht einmal ein geplantes Ereignis war. Ich war nicht recht bei Verstand …

Auch im weiteren Verlauf des recht kurzen Briefes bleibt Susan bei ihren eigenen Gefühlen und Wahrnehmungen. Sie habe nur gelogen, weil sie sich nicht getraut habe, ihren Angehörigen die Wahrheit zu gestehen. Eigentlich habe sie geplant, sich doch noch zu töten und in einem Abschiedsbrief zu erklären, was sie getan habe. Doch in den neun Tagen nach ihrer Tat beging sie keinen Suizidversuch, sondern investierte alle Mühe darin, die Ermittler, die Medien, die Öffentlichkeit und ihre Familie zu täuschen. Den Brief an den Journalisten schließt Susan damit ab, dass sie sehr gerne zur Mitarbeit an einem Artikel bereit sei und dass er beim nächsten Mal lieber persönlich, ohne Hinweis auf seine Zeitung, an sie schreiben solle. Damit komme der Brief wahrscheinlich an der gefängnisinternen Prüfkommission vorbei. Am Ende ihres Briefes nutzt sie die Wendung »sincerely«, was im Englischen als Briefendung sowohl »mit freundlichen Grüßen« als auch »aufrichtig« bedeuten kann. Letztere Bedeutung unterstreicht nochmals die von Susan betonte Botschaft, dass sie inzwischen nicht mehr unehrlich sei.

Sosehr Susan versucht, auch mit diesem Brief ein positiveres Bild von sich zu vermitteln: Es gelingt ihr einfach nicht. Sie wirkt auch hier sehr manipulativ, nur auf ihre eigenen Gefühle, Bedürfnisse und ihr öffentliches Ansehen bedacht. Worte bezüglich eines Lebens mit Schuldgefühlen, bezüglich Gedanken an ihre Söhne und die Auseinandersetzung damit, sie getötet und ihnen die Zukunft geraubt zu haben, bleiben aus. Susan kann auch nach zwanzig Jahren Haft nicht erkennen, dass sie bei all ihrer vordergründigen Freundlichkeit in Wirklichkeit doch nur stets auf sich selbst fixiert ist.

Susan hat zweifellos ein Bild von sich, wie sie sein will und wie sie sich auch selbst – beispielsweise bei einer Anzeige zur Aufnahme von Brieffreundschaften – beschreibt: »Sensibel, fürsorglich und gutherzig.« Offensichtlich verhält sie sich häufig auf eine Art, die genau diesen Eindruck vermittelt und wodurch es ihr seit ihrer Schulzeit gelingt, allseits beliebt zu sein. Doch wie viel davon wirklich authentisches Verhalten ist und wie viel lediglich eine erlernte Strategie, um Menschen möglichst für sich zu gewinnen und zu manipulieren, das ist wahrscheinlich Susan selbst nicht bewusst. Lediglich anhand ihrer Äußerungen ist ableitbar, dass ihre Fähigkeit, sich in andere Menschen tatsächlich einzufühlen und wirklich mit diesen mitzufühlen, begrenzt zu sein scheint. Auch dieses Defizit scheint Susan – wie so vieles an ihr selbst – nicht bewusst zu sein. Alle egoistischen, impulsgesteuerten, nicht mit ihren moralischen und religiösen Grundeinstellungen in Einklang zu bringenden Persönlichkeitsanteile scheint Susan großteils von ihrer Selbstwahrnehmung abzuspalten. Die Fähigkeit, krasse Widersprüche auszublenden, war für das Leben innerhalb ihres von Heuchelei geprägten Elternhauses sehr hilfreich. Doch am Ufer des Sees, auf dem Gipfel ihrer Lebenskrise, war ebendiese Fähigkeit wohl der Grund dafür, dass Susan die – durch eine depressive Episode zweifellos beeinflusste – Entscheidung treffen konnte, ihre Kinder in den Tod zu schicken und sich anschließend selbst vom tatsächlichen Übernehmen der Schuld weitgehend freizusprechen. Dies gelingt ihr, indem sie ihre Tat bis heute als etwas wahrnimmt, das »ungeplant passiert ist« – wie ein Unwetter – und das die Susan, für die sie sich selbst hält, niemals getan hätte.

Vergleich der Persönlichkeitsprofile von Diane Downs und Susan Smith

Ich bin nicht das Monster, für das die Gesellschaft mich hält.

Susan Smith

In der folgenden Tabelle sind die besonderen Merkmale von Diane Downs und Susan Smith gegenübergestellt, die sich auf die Psychopathie-Checkliste in revidierter Version (PCL-R) nach Robert Hare und die Diagnosekriterien des diagnostischen und statistischen Leitfadens psychischer Störungen in fünfter Auflage (DSM-5) beziehen. Die in »fett« gedruckten Merkmale der PCL-R stehen für »deutlich ausgeprägt«, während die normal gedruckten Merkmale für eine eher leichte Ausprägung stehen. Die Tabelle zeigt uns: Diane Downs erzielt einen deutlich höheren Punktwert auf der PCL-R als Susan Smith, die den Grenzwert für Frauen (mindestens 23 von 40 Punkten) höchstens knapp erreicht. Dies hängt unmittelbar mit den unterschiedlich ausgeprägten Persönlichkeitsstörungsmerkmalen der Frauen zusammen, welche anhand der umfassenden Informationen über sie erkennbar sind:

Bei Susan Smith sprechen die – aus den Unterlagen über sie ableitbaren – auffälligen Merkmale dafür, dass sie sowohl eine Borderline- als auch eine histrionische Persönlichkeitsstörung aufweist. In beiden Persönlichkeitsstörungsbereichen sind ihr jeweils sechs Merkmale zuordenbar. Diane Downs hingegen weist überdurchschnittlich viele Merkmale aus allen vier Kategorien der Cluster-B-Persönlichkeitsstörungen auf. Dies erklärt auch ihren bemerkenswert hohen Psychopathiewert, bei dem die meisten der von Robert Hare definierten Psychopathiemerkmale deutlich ausgeprägt sind.

Vergleich der Persönlichkeitsprofile von Diane Downs und Susan Smith mithilfe der PCL-R sowie der Cluster-B-Persönlichkeitsstörungsmerkmale laut DSM-5

	Diane Downs	Susan Smith
(PCL-R, 1991)	Trickreich, sprachgewandter Blender mit oberflächlichem Charme	Trickreich, sprachgewandter Blender mit oberflächlichem Charme
	Erheblich übersteigertes Selbstwertgefühl	
	Pathologisches Lügen	Pathologisches Lügen
	Betrügerisches, manipulatives Verhalten	Betrügerisches, manipulatives Verhalten
	Mangel an Gewissensbissen oder Schuldbewusstsein	Mangel an Gewissensbissen oder Schuldbewusstsein
	Oberflächliche Gefühle	Oberflächliche Gefühle
	Gefühlskälte, Mangel an Empathie	Gefühlskälte, Mangel an Empathie
	Mangelnde Fähigkeit oder Bereitschaft, Verantwortung für eigenes Handeln zu übernehmen	Mangelnde Fähigkeit oder Bereitschaft, Verantwortung für eigenes Handeln zu übernehmen
	Stimulationsbedürfnis (Erlebnishunger), ständiges Langeweilegefühl	
	Parasitärer Lebensstil	
	Unzureichende Verhaltenskontrolle	Unzureichende Verhaltenskontrolle
		Frühe Verhaltensauffälligkeiten
	Fehlen realistischer, langfristiger Lebensziele	Fehlen realistischer, langfristiger Lebensziele
	Impulsivität	Impulsivität
	Verantwortungslosigkeit	
	Verstoß gegen Weisungen und Auflagen	Verstoß gegen Weisungen und Auflagen

	Diane Downs	Susan Smith
	Promiskuität	Promiskuität
	Viele kurzzeitige, (ehe)-ähnliche Beziehungen	Viele kurzzeitige, (ehe)-ähnliche Beziehungen
	Polytrope (= vielgestaltige) Kriminalität	
DSM-5: Borderline PS	1. Verzweifeltes Bemühen, tatsächliches oder vermutetes Verlassenwerden zu vermeiden	1. Verzweifeltes Bemühen, tatsächliches oder vermutetes Verlassenwerden zu vermeiden
	2. Ein Muster instabiler und intensiver zwischenmenschlicher Beziehungen, das durch einen Wechsel zwischen den Extremen der Idealisierung und Entwertung gekennzeichnet ist	2. Ein Muster instabiler und intensiver zwischenmenschlicher Beziehungen, das durch einen Wechsel zwischen den Extremen der Idealisierung und Entwertung gekennzeichnet ist
	3. Identitätsstörung: ausgeprägte und andauernde Instabilität des Selbstbildes oder der Selbstwahrnehmung	3. Identitätsstörung: ausgeprägte und andauernde Instabilität des Selbstbildes oder der Selbstwahrnehmung
	4. Impulsivität in mindestens zwei potenziell selbstschädigenden Bereichen	4. Impulsivität in mindestens zwei potenziell selbstschädigenden Bereichen
	5. Wiederholte suizidale Handlungen, Selbstmordandeutungen oder -drohungen oder Selbstverletzungsverhalten	5. Wiederholte suizidale Handlungen, Selbstmordandeutungen oder -drohungen oder Selbstverletzungsverhalten
	6. Affektive Instabilität infolge einer ausgeprägten Reaktivität der Stimmung	6. Affektive Instabilität infolge einer ausgeprägten Reaktivität der Stimmung

	Diane Downs	Susan Smith
	7. Chronische Gefühle von Leere	
	8. Unangemessene, heftige Wut oder Schwierigkeiten, die Wut zu kontrollieren	
	9. Vorübergehende, durch Belastungen ausgelöste paranoide Vorstellungen oder schwere dissoziative Symptome	
DSM-5: Histrionische PS	1. Fühlt sich unwohl in Situationen, in denen er/sie nicht im Mittelpunkt der Aufmerksamkeit steht	
	2. Die Interaktion mit anderen ist oft durch ein unangemessen sexuell verführerisches oder provokantes Verhalten charakterisiert	2. Die Interaktion mit anderen ist oft durch ein unangemessen sexuell verführerisches oder provokantes Verhalten charakterisiert
	3. Zeigt rasch wechselnden und oberflächlichen Gefühlsausdruck	3. Zeigt rasch wechselnden und oberflächlichen Gefühlsausdruck
	4. Setzt durchweg die körperliche Erscheinung ein, um die Aufmerksamkeit auf sich zu lenken	
		5. Hat einen übertrieben impressionistischen, wenig detaillierten Sprachstil

	Diane Downs	Susan Smith
	6. Zeigt Selbstdramatisierung, Theatralik und übertriebenen Gefühlsausdruck	6. Zeigt Selbstdramatisierung, Theatralik und übertriebenen Gefühlsausdruck
		7. Ist suggestibel (das heißt, leicht beeinflussbar durch andere Personen oder Umstände)
		8. Fasst Beziehungen enger auf, als sie tatsächlich sind
DSM-5: Narzisstische PS	1. Hat ein grandioses Gefühl der eigenen Wichtigkeit	
	2. Ist stark eingenommen von Fantasien grenzenlosen Erfolgs, Macht, Glanz, Schönheit oder idealer Liebe	2. Ist stark eingenommen von Fantasien grenzenlosen Erfolgs, Macht, Glanz, Schönheit oder idealer Liebe
	5. Legt ein Anspruchsdenken an den Tag	
	6. Ist in zwischenmenschlichen Beziehungen ausbeuterisch	
	7. Zeigt einen Mangel an Empathie: ist nicht willens, die Gefühle und Bedürfnisse anderer zu erkennen oder sich mit ihnen zu identifizieren	7. Zeigt einen Mangel an Empathie: ist nicht willens, die Gefühle und Bedürfnisse anderer zu erkennen oder sich mit ihnen zu identifizieren
	8. Ist häufig neidisch auf andere oder glaubt, andere seien neidisch auf ihn/sie	
	9. Zeigt arrogante, überhebliche Verhaltensweisen oder Haltungen	9. Zeigt arrogante, überhebliche Verhaltensweisen oder Haltungen

	Diane Downs	Susan Smith
DSM-5: Antisoziale PS	1. Versagen, sich in Bezug auf gesetzmäßiges Verhalten gesellschaftlichen Normen anzupassen, was sich in wiederholtem Begehen von Handlungen äußert, die einen Grund für eine Festnahme darstellen	
	2. Falschheit, die sich in wiederholtem Lügen, dem Gebrauch von Decknamen oder dem Betrügen anderer zum persönlichen Vorteil oder Vergnügen äußert	
	3. Impulsivität oder Versagen, vorausschauend zu planen	3. Impulsivität oder Versagen, vorausschauend zu planen
	5. Rücksichtslose Missachtung der eigenen Sicherheit oder der Sicherheit anderer	5. Rücksichtslose Missachtung der eigenen Sicherheit oder der Sicherheit anderer
	6. Durchgängige Verantwortungslosigkeit, die sich im wiederholten Versagen zeigt, eine dauerhafte Tätigkeit auszuüben oder finanziellen Verpflichtungen nachzukommen	
	7. Fehlende Reue, die sich in Gleichgültigkeit oder Rationalisierung äußert, wenn die Person andere Menschen gekränkt, misshandelt oder bestohlen hat	

Sowohl in den Lebensgeschichten als auch in den Taten von Diane Downs und Susan Smith finden sich einige Parallelen: Beide erfuhren sexuellen Missbrauch durch Vaterfiguren, beide lernten früh, sowohl freundliches, charmantes als auch sexualisiertes Verhalten zu nutzen, um Zuwendung zu bekommen und Menschen in ihrem Sinne zu manipulieren. Beide neigten zu instabilen On-Off-Beziehungen, die durch einen Wechsel von Idealisierung und Abwertung gekennzeichnet waren, und beide kompensierten ihre Verlassensängste unter anderem dadurch, mehrere sexuelle Beziehungen gleichzeitig zu führen, obwohl sie ihrerseits zu starker Eifersucht neigten. In beiden Lebensgeschichten spielten zu frühe Hochzeiten und zu frühe Mutterschaften sowie konflikthafte Beziehungen und unerfüllte Karriereträume eine wichtige Rolle, die zur kontinuierlichen Überlastung und Frustration beitrugen. Beide Frauen kennen ihr Leben lang Stimmungsschwankungen und depressive Phasen sowie selbstschädigende Verhaltensweisen wie Alkoholkonsum oder Selbstverletzung. In beiden Fällen entwickelte die jeweilige Frau eine Traumvorstellung von einem greifbaren »Happy End«, welches in starkem Kontrast zur realen unglücklichen Lebenssituation stand und an die ideale Liebe mit dem scheinbar perfekten Partner gekoppelt war.

Allerdings gibt es auch gravierende Unterschiede zwischen den beiden Fällen: Diane Downs zeigte vielfältige kriminelle Energie, deutlich mehr Lust auf Abwechslung und abenteuerliche Erlebnisse in ihrem Leben sowie ein ausgeprägt übersteigertes Selbstwertgefühl, welches ihr negatives Selbstbild zumindest vorübergehend kompensierte. Susan hingegen verhielt sich bis zur Tat an ihren Kindern insgesamt gesetzestreu, war besser in der alltäglichen Versorgung ihrer Kinder, suchte deutlich weniger Kicks oder narzisstische Aufwertung, beispielsweise durch immer neue Karriereideen, als Diane.

Entscheidend sind auch die Unterschiede zwischen den beiden Taten: Während sehr viel dafür spricht, dass Dianes Tat geplant ablief und sie diese mit dem klaren Ziel, ihren Geliebten zurückzuerobern, insgesamt planvoll durchführte, erscheint Susans Tat wesentlich spontaner. Sehr wahrscheinlich war Susan – im Gegensatz zu Diane – tatsächlich ursprünglich einer suizidalen Absicht folgend zum See gefahren und hatte erst dort gespürt, dass sie nicht den Mut oder Willen aufbringen konnte, sich selbst zu töten. Im Kontext dieser Einsicht scheint ihr der Gedanke gekommen zu sein, ihr Leben könne ohne ihre Kinder einfacher sein und ihr vielleicht sogar die Beziehung mit Tom ermöglichen. Wie auch Diane konnte sich Susan ihre Entscheidung damit schönreden, dass Kinder – ihrem christlichen Glauben folgend – unmittelbar nach ihrem Tod in den Himmel kämen und es dort gut hätten. Nicht nur die Art der Entscheidung für die Tat und ihre Umsetzung divergieren zwischen Susan und Diane. Auch die Tatsache, dass Susan nach neun Tagen unter starkem Druck einknickte und ihre Tat gestand, während Diane dies bis heute nicht tut, ist ein wesentliches Unterscheidungsmerkmal. Da Susan insgesamt in ihrem Fühlen und Denken noch instabiler als Diane zu sein scheint, ließ sie sich von dem durch die Ermittlungsbehörden gegen sie aufgebauten Druck schließlich so weit einschüchtern, dass sie – erschöpft und verzweifelt durch die anstrengende, ausweglose Situation – gestand.

Schließlich zeigt auch das Verhalten in Haft deutliche Unterschiede zwischen Diane und Susan: Während Diane insgesamt gut angepasst in Haft erscheint und hauptsächlich durch ihren einmaligen Ausbruch für Schwierigkeiten sorgte, weist Susan über Jahre eine Reihe von Verstößen gegen Haftregeln auf. Besonders auffällig ist hierbei, dass Susan versucht, in Haft ihre negativen Gefühle mit Drogen, Selbstverletzung und Sexualität zu kompensieren. Ihre dahingehenden Bedürfnisse scheinen in Haft stärker ausgeprägt zu sein, als es bei Diane der Fall ist.

Kapitel 5
SÜCHTIG NACH ZUWENDUNG

Zwei Dinge, die ich im Leben haben wollte, waren, mit jemandem verheiratet zu sein, der sich um mich kümmert, und Kinder zu haben ...

Marybeth Tinning bei ihrer Bewährungsanhörung 2007

Marybeth Roe wird am 11. September 1942 in Duanesburg im Bundesstaat New York geboren. Ihr Vater kämpft während ihrer ersten Lebensjahre als Soldat im Zweiten Weltkrieg, die Mutter muss arbeiten, um sich und Marybeth in dieser Zeit zu versorgen. Marybeth wird somit während ihrer ersten Lebensjahre von diversen Babysittern beaufsichtigt. Als ihr Vater aus dem Krieg zurückkehrt, ist sie drei Jahre alt. Er nimmt eine Arbeit in einer Firma als Bediener der Druckpresse an. Als sie fünf Jahre alt ist, wird ihr jüngerer Bruder Alton Junior geboren. Die Kinder werden materiell versorgt, doch das Klima in der Familie ist kühl. Da beide Eltern berufstätig sind, werden die Kinder währenddessen bei Verwandten untergebracht. Von klein auf lernt Marybeth, dass sie ihre Eltern und andere Angehörige möglichst wenig stören soll. Sie fühlt sich ungeliebt und nutzlos. Dies wird noch durch Kommentare ihrer Tante verstärkt, die ihr sagt, sie sei ein ungeplantes und ungewolltes Kind. Ihr Leben lang wird Marybeth das Gefühl haben, dass ihre Eltern eigentlich ihren Bruder wollten und dass sie selbst nur ein unglücklicher »Unfall« gewesen sei.

Marybeth sehnt sich wie jedes Kind nach emotionaler Zuwendung und Geborgenheit, doch sie hat nicht den Eindruck, diese in ihrem Elternhaus zu finden. Der Kontakt mit den Eltern bleibt oberflächlich, auf sachliche Inhalte und Strafen beschränkt. Wenn sie zum Schulbus geht, steht ihr Vater regungslos und mit ernstem Gesichtsausdruck auf der Veranda des Hauses. Er zeigt keinen Funken positiver Zuwendung, einer auch nur im Entferntesten liebevollen Verabschiedung. Dies ist selbst für die damalige Zeit so ungewöhnlich, dass es einem Schulbusbegleiter noch Jahrzehnte später in Erinnerung bleibt. Um sie zu bestrafen, schlägt ihr Vater Marybeth oder sperrt sie in ihrem Zimmer ein. Weint sie oder reagiert irgendwie emotional, bestraft er sie dafür, weil er dies als ungezogenes Verhalten ansieht. Ihrem Bruder gegenüber führt er Marybeth gerne als abschreckendes Beispiel für unterschiedliches Fehlverhalten an. Sie hasst es, dass ihr Vater durch die Arbeit in der Druckerei gewohnt ist, sehr laut zu sprechen. Dies wird mit den Jahren immer schlimmer. Es verstärkt ihren Eindruck, immer etwas falsch zu machen und unerwünscht zu sein. Marybeth erlebt sich als ständigen Störfaktor in ihrem Elternhaus, einzig dazu da, möglichst wenig Aufwand zu verursachen, da bereits ihre Existenz eine Belastung zu sein scheint.

Nach einem mittelmäßigen Schulabschluss lebt sie von unterschiedlichen Aushilfsjobs, obgleich sie eigentlich von einer höheren Bildung am College träumt. Schließlich arbeitet sie als Schwesternhelferin in einem Krankenhaus, wobei sie nur positiv auffällt. Bei einem von Freunden initiierten Blind Date begegnet die knapp Einundzwanzigjährige, 1,64 Meter kleine, zierliche Marybeth dem zwei Jahre jüngeren Joey Tinning. Zunächst ist sie abgeschreckt davon, dass er so jung und dünn ist, so extrem schüchtern und unsicher wirkt. Joey Tinning ist zwar auf den ersten Blick nicht der Typ, von dem eine junge Frau wie Marybeth träumt, doch er ist freundlich, geduldig, in seinem Wesen weder Gewalt noch Alkohol zugeneigt. Außerdem hat er eine feste Stelle als Fabrikarbeiter. Gute Voraussetzungen für einen soliden Ehemann, denn genau diesen sucht Marybeth entsprechend der Normen ihrer Zeit und Kultur. Mit zweiundzwanzig heiratet sie Joey und führt das, was man als ein normales, ruhiges Kleinstadtleben bezeichnen kann.

Zwei Jahre nach der Eheschließung, am 31. Mai 1967, kommt ihr erstes gemeinsames Kind zur Welt: Barbara Ann. Marybeth hat scheinbar alles erreicht, was sie sich wünschen könnte, und doch fühlt sie sich nicht glücklich. Zwei Jahre lang konzentriert sie sich auf ihre Mutterrolle, wird 1969 erneut schwanger und bekommt am 10. Januar 1970 einen Sohn, Joseph. Ihre Eltern schenken Marybeth trotz des vorbildlichen Lebenswandels so wenig emotionale Zuwendung wie eh und je. Marybeth verbringt ihre Tage in einer gemütlich eingerichteten Wohnung, mit zwei gesunden, süßen Kindern, einem berufstätigen, liebevollen Ehemann und merkt, dass sie einfach nicht die Zufriedenheit empfindet, welche sie empfinden sollte. Bald nach der Geburt ihres zweiten Kindes wird sie wieder schwanger. Während dieser Schwangerschaft fühlt sie sich krank und schwach. So schwach, dass sie ihre Schwiegermutter um Unterstützung bei der Versorgung ihrer beiden Kinder bittet.

Wenn Todesfälle zu Glücksfällen werden

Der Tod lächelt uns alle an.
Das Einzige, was man machen kann, ist zurücklächeln.

Marcus Aurelius

Während sie hochschwanger ist, stirbt Marybeths Vater im Oktober 1971 an einem Herzinfarkt. Marybeth wirkt sehr betroffen, weint viel, wird von ihren Freunden und Nachbarn getröstet. Besonders verzweifeln lässt sie die Tatsache, dass er ihr bis zu seinem Tod nie die Liebe und Anerkennung zuteilwerden ließ, die sie sich so sehr gewünscht hat. Sie steigert sich in die Idee hinein, ihr Kind am Weihnachtstag bekommen zu wollen, da sie glaubt, das hätte ihrem verstorbenen Vater besonders gefallen. Da sie katholisch erzogen wurde, wäre es außerdem eine Ehre für sie, vermeintlich am selben Tag ein Kind zu bekommen wie die Jungfrau Maria. Doch ihr Wunsch geht nicht in Erfüllung, ihr drittes Kind wird am 26. Dezember 1971 geboren. Jennifer kommt krank zur Welt und wird daher unmittelbar im Krankenhaus behalten. Die Ärzte stellen bei ihr eine schwere Infektion, gefolgt von einer Hirnhautentzündung, fest, an der sie nach acht Tagen stirbt. Marybeth bekommt die Möglichkeit, ihre tote Tochter nochmals in den Arm zu nehmen. Sie legt sich mit der Leiche in ihr Krankenzimmerbett, zieht die Decke über sich und die tote Jennifer und bleibt eine Weile so liegen. Das Krankenhauspersonal empfindet dies als ungewöhnlich, doch natürlich sind Trauerreaktionen individuell sehr unterschiedlich. Joey, der stets und in allen Situationen ein schweigsamer Mensch ist, sitzt blass in einer Ecke und starrt vor sich hin.

Die Beerdigung ihrer Tochter bringt Marybeth sehr viel Anteilnahme. Jennifer ist in einem weißen Kleidchen aufgebahrt, was die Anwesenden besonders bewegt. Alle haben volles Verständnis dafür, dass Marybeth heftig weint. In so kurzer Zeit ihren Vater und ihre Tochter zu verlieren ist ein herber Schicksalsschlag. Viele versuchen Marybeth damit zu trösten, dass sie ja noch zwei wunderbare, gesunde Kinder habe. Marybeth erlebt so viel Mitgefühl, Zuwendung und Aufmerksamkeit wie noch nie zuvor. Auf eine paradoxe Art ist dies der schönste Tag in ihrem bisherigen Leben. Was sie durch freundliches Auftreten und die Erfüllung der gesellschaftlich von ihr erwarteten Mutterrolle nicht bekommen konnte, das erhält sie jetzt, und zwar in einem Ausmaß, welches ihr ein gutes Gefühl verschafft. Wenn ein Mensch etwas als angenehm empfindet, wird er dazu neigen, es zu wiederholen. Die Lernerfahrung, die Marybeth durch den Tod ihrer Tochter macht, ist für ihre weitere Entwicklung verheerend.

Marybeth versucht in den nächsten Tagen, wieder in ihren Alltag zurückzufinden. Joey geht arbeiten, sie sitzt mit Barbara und Joseph in ihrer Wohnung. Als Erstes wäscht Marybeth sorgfältig die Sachen ihres verstorbenen Kindes und packt sie zusammen. Sie gibt alles von Jennifer fort. In der Anfangszeit nach der Beerdigung erhält sie noch unterstützende Besuche und Nachfragen, wie es ihr gehe. Doch diese lassen bald nach. Marybeth spürt den Kontrast zum Tag der Trauerfeier sehr deutlich. Nun ist sie zurück in ihrem scheinbar idyllischen Familienleben, doch das alte Unwohlsein stellt sich wieder ein. Barbara und Joseph sind aufgeweckte Kinder, die Marybeths Aufmerksamkeit fordern. Sie kleidet die beiden stets hübsch und ordentlich, kauft ihnen schönes Spielzeug, doch der Alltag als Mutter macht sie nicht glücklich. Die Anstrengung, die zwei kleine Kinder mit sich bringen, geht ihr immer wieder auf die Nerven. Sie fühlt sich alleingelassen, wie schon als Kind. Besonders unangenehm ist ihr, wenn die Kinder schreien. Sie erträgt das Schreien nicht, da es sie an die immerwährende Lautstärke ihres Vaters ihr gegenüber erinnert und die hiermit für sie verbundene Empfindung der Unzulänglichkeit. Wenn die Kinder weinen oder schreien, dann fühlt Marybeth sich als wertlose Versagerin, die nicht einmal eine gute Mutter sein kann.

Siebzehn Tage nach dem Tod von Jennifer erscheint Marybeth mit dem zweijährigen Joseph auf dem Arm im örtlichen Krankenhaus. Sie sagt, er habe einen Krampfanfall gehabt. Es ist ein verzweifelter Versuch, ihrer Einsamkeit und ihrem Gefühl der Wertlosigkeit zu entkommen. Die Ärzte behalten ihn einige Stunden unter Beobachtung, doch Joseph scheint völlig in Ordnung zu sein. Daher schicken sie Marybeth mit ihm wieder heim. Dort fängt er nach einiger Zeit wieder an zu weinen. Dies empfindet Marybeth als immer unerträglicher. Nur wenige Stunden, nachdem die Ärzte Joseph mit seiner Mutter heimgeschickt haben, taucht Marybeth panisch mit dem leblosen Jungen in der Notaufnahme des Krankenhauses auf. Sie wirkt verzweifelt und erzählt, Joseph habe einfach wie üblich ein Nickerchen gemacht. Als sie nach ihm gesehen habe, sei er in seine Laken eingewickelt gewesen und bereits blau angelaufen. Eine eindeutige Todesursache, die über einen nicht in seiner Ursache definierten Herzstillstand hinausgeht, kann nicht festgestellt werden. Dennoch wird keine Autopsie durchgeführt.

Marybeths soziales Umfeld ist schockiert, als es von dem unerwarteten Tod des kleinen Joseph erfährt. Sie selbst wirkt sehr bedrückt. Zu diesem Zeitpunkt kann sich niemand vorstellen, dass Marybeth selbst die Ursache für ihre neuerliche Familientragödie sein könnte. Zwei tote Kinder innerhalb von siebzehn Tagen scheinen zunächst eine grausame Fügung des Schicksals zu sein. Umso mehr versuchen alle, Marybeth beizustehen. Wie sie es schon bei Jennifer getan hat, säubert und packt Marybeth alles, was Joseph gehörte, sorgfältig in Kartons. Auch bei seiner Beerdigung wird der kleine Junge aufgebahrt. Das Mitgefühl ist hierdurch besonders groß. Bereits zu diesem Zeitpunkt fällt dem ein oder anderen Anwesenden jedoch auf, dass Marybeth trotz aller Trauer die Beerdigung auf eine seltsame Art zu genießen scheint. Sie steht im Zentrum der Aufmerksamkeit, alle wollen sie trösten und sind übermäßig freundlich und zugewandt. Für Marybeth ist diese zweite Beerdigung wie eine weitere Dosis der Droge, die sie endlich alle schlechten Gefühle vergessen lässt. In der Zeit nach Josephs Tod ist die Anteilnahme etwas intensiver und langanhaltender als nach Jennifers Tod. Doch naturgemäß lässt auch diese nach einiger Zeit nach. Marybeth ist nun mit ihrer inzwischen vierjährigen Tochter Barbara zu Hause, einem hübschen und fröhlichen Kind. Doch wie alle Vierjährigen hat auch Barbara ihre schwierigen Phasen, und als die Anteilnahme ihres Umfelds nachlässt, fühlt sich Marybeth durch Trotz und Tränen ihrer Tochter erneut besonders belastet. Sie scheint sich allerdings noch eine Weile zusammenzureißen. Barbara ist nicht mehr so klein, und außerdem könnte ein weiterer Tod verdächtig wirken. Doch der intensive Wunsch, das gute Gefühl der vergangenen Beerdigungen wieder zu erleben, kombiniert mit der latent unangenehmen Alltagsbelastung, ergibt das unheilvolle Rezept für die nächste Tragödie.

Auf den Tag genau sechs Wochen nach Josephs Tod läuft Marybeth emotional aufgelöst mit Barbara auf dem Arm in die Notaufnahme. Sie sagt, Barbara habe zu Hause plötzlich nach ihr gerufen und einen Krampf gehabt. Die Ärzte stabilisieren ihren Zustand und wollen sie zumindest über Nacht im Krankenhaus behalten. Doch Marybeth besteht darauf, Barbara solle zu Hause schlafen. Einige Stunden später kehrt sie wieder emotional agierend mit Barbara auf dem Arm zurück. Diesmal ist ihre Tochter bewusstlos. Barbara stirbt kurz darauf im Krankenhaus. Eine genaue Todesursache wird nicht festgestellt. Die Ärzte vermuten, die Todesursache könne das seltene Reye-Syndrom sein. Zu dessen Symptombild gehören bei einem schweren Verlauf heftige Krampfanfälle, die bis zum Koma und Tod führen können. Es erscheint zwar sehr unwahrscheinlich, dass alle drei Kinder einer Familie in völlig unterschiedlichen Altersstufen mit verschiedenen Symptomen innerhalb von neun Wochen sterben, aber noch wagt niemand, Marybeth explizit zu verdächtigen. Sie scheint oberflächlich betrachtet kein Motiv zu haben: Es gibt keine hohen Versicherungssummen, die auf die Leben der Kinder abgeschlossen wurden. An ihnen sind auch keine Spuren körperlicher Misshandlungen erkennbar. Zu keinem Zeitpunkt erschienen die Kinder vernachlässigt, sondern ganz im Gegenteil fielen sie stets durch ein besonders gepflegtes Äußeres auf. Marybeth selbst wirkt auf den ersten Blick emotional betroffen über die Todesfälle und bringt die Kinder ja auch selbst in die Notfallambulanz. Dass dies dem typischen Bild eines ganz bestimmten Tätertyps entspricht, ist damals noch weitgehend unbekannt.

Das Münchhausen-by-proxy-Syndrom

Der Herr im Himmel und ich wissen, dass ich unschuldig bin.
Eines Tages wird die ganze Welt wissen, dass ich unschuldig bin,
und vielleicht kann ich dann mein Leben wiederhaben
oder was davon übrig ist.

Marybeth Tinning in ihren Abschlussworten vor Gericht 1987

Der Begriff »Münchhausen-Syndrom« wurde erstmals von dem britischen Arzt Richard Asher in seinem 1951 veröffentlichten Fachartikel über das entsprechende Phänomen eingeführt. Er lehnte den Begriff an die fantastischen, erfundenen Geschichten des Barons Münchhausen an und führte in seinem Artikel aus, warum er gerade diesen Namen als passend empfand: »Hier wird ein häufiges Syndrom beschrieben, das die meisten Ärzte gesehen haben, über das aber wenig geschrieben wurde. Wie der berühmte Baron von Münchhausen sind die Betroffenen immer weit gereist, und ihre Geschichten, wie die ihm zugeschriebenen, sind sowohl dramatisch als auch unwahr. Das Syndrom ist dem Baron respektvoll gewidmet und nach ihm benannt.«

Sowohl das Münchhausen-Syndrom als auch das Münchhausen-by-proxy-Syndrom werden den sogenannten artifiziellen, also vorgetäuschten Störungen zugeordnet. Bei beiden Münchhausen-Varianten täuscht der Betroffene körperliche und/oder psychische Symptome vor oder erzeugt diese künstlich und absichtlich. Beim Münchhausen-Syndrom ist diese Täuschung auf Symptome bei der eigenen Person bezogen, während beim Münchhausen-by-proxy-Syndrom, das auch Münchhausen-Stellvertreter-Syndrom genannt wird, die Symptome bei einer anderen Person vorgetäuscht oder erzeugt werden. Diese andere Person ist zumeist ein Kind in der Obhut des vom Münchhausen-by-proxy-Syndrom Betroffenen. Die häufigste Variante des Münchhausen-by-proxy-Syndroms betrifft die Konstellation einer Mutter, die Krankheitssymptome bei ihrem Kind vortäuscht und auch selbst herbeiführt, um anschließend massiv medizinische Behandlungen bis hin zu operativen Eingriffen am Kind zu fordern. Es kann sich aber auch um die Pflegemutter, Großmutter oder einen Babysitter des Kindes beziehungsweise der Kinder handeln.

Bei einer anderen Variante des Münchhausen-by-proxy-Syndroms schädigt eine erwachsene Person stellvertretend andere Erwachsene, wie zum Beispiel alte oder kranke Menschen.

Auch wenn dieses Phänomen noch lange nicht abschließend wissenschaftlich geklärt ist, so wird innerhalb der Fachliteratur weitgehend davon ausgegangen, dass die Betroffenen (meist Frauen) krankhaft übersteigerte Bedürfnisse nach Aufmerksamkeit und Zuwendung haben. Häufig scheinen diese Grundbedürfnisse im Rahmen ihrer Kindheit und Jugend massiv frustriert worden zu sein, was sie durch ihre späteren Auffälligkeiten mehr oder weniger bewusst zu kompensieren versuchen. Auch spielt offenbar der Wunsch eine Rolle, Kontrolle über andere Menschen wie das medizinische Helfersystem auszuüben. Die entsprechenden Frauen sind häufig medizinisch belesen. Einige von ihnen üben oder übten sogar eine medizinische Assistenztätigkeit oder einen medizinischen Beruf aus. Sie scheinen sich unter anderem darüber aufzuwerten, indem sie höher qualifizierten medizinischen Berufsgruppen scheinbar unlösbare Rätsel durch die von ihnen verursachte, komplizierte Krankheitsgeschichte aufgeben. Typischerweise sind solche Personen Mütter, die sich dann beispielsweise damit brüsten, dass ihr Kind bereits von zahlreichen hochqualifizierten Experten untersucht worden sei und dass es eine besonders umfassende Krankenakte habe.

Das Münchhausen-by-proxy-Syndrom tritt oft mit anderen

psychischen Störungen zusammen auf. Am häufigsten sind bei den Betroffenen die Borderline-Persönlichkeitsstörung, die histrionische und/oder narzisstische Persönlichkeitsstörung sowie depressive Erkrankungen und Essstörungen zu finden. In ihren frühen Lebensgeschichten finden sich emotionale, körperliche und/oder sexuelle Misshandlungen. Sehr typisch sind hier unzuverlässige, emotional kühle und feindselige Ursprungsfamilien, in denen vor allem die gefühlsmäßigen Bedürfnisse der Kinder ignoriert wurden. Die Kinder erlebten sich oft als einsam, ausgegrenzt, unerwünscht und auf vielen Ebenen vernachlässigt. Eine solche Familienatmosphäre ist der ideale Nährboden für spätere Bindungsstörungen. Dementsprechend findet sich bei Münchhausen-by-proxy-Betroffenen häufig eine auffällige Beziehungsgestaltung zu Mitmenschen. Sie sind misstrauisch, manipulativ, unehrlich und halten andere auf Distanz. In Liebesbeziehungen und Freundschaften sind sie diejenigen, die Grenzen setzen und die Regeln bestimmen. Eine gesunde Form der Beziehungsführung mit wirklicher Gegenseitigkeit und emotionaler Nähe ist ihnen kaum möglich.

Sehr auffällig ist, wie kalt und gleichgültig sie gegenüber dem emotionalen oder körperlichen Leiden anderer Menschen sind. Aufgrund des früh und lang selbst erfahrenen Leids, das ihren Mitmenschen in ihrem Erleben gleichgültig war, stumpfen sie gegenüber dem Ausdruck des Leidens anderer Menschen ab. Diese gefühlsmäßige Stumpfheit, besonders im Bereich des Mitgefühls, bezieht sich auf alle und somit auch auf die eigenen Kinder. Da ihnen häufig bewusst ist, dass von ihnen Ausdrücke des Mitgefühls erwartet werden, zeigen die Betroffenen zuweilen übertrieben theatralische Gefühlsdarstellungen. Diese wirken bei genauem Hinsehen schlicht unglaubwürdig.

Obgleich es ihnen selbst an Mitgefühl fehlt, sind sie sehr gut darin, das Mitgefühl anderer Menschen für ihre Zwecke zu nutzen. Sie wissen genau, was sie tun müssen, um solches Mitgefühl zu erzeugen. Manipulation ist in vielen Bereichen ihre

Stärke. Sie schaffen es häufig, komplexe und umfassende Lügengebilde über lange Zeit und verschiedenen Personen gegenüber aufrechtzuerhalten.

Eine vom Münchhausen-by-proxy-Syndrom betroffene Mutter präsentiert sich als besonders fürsorglich und intensiv mit ihrem Kind verbunden. Die Beziehung wirkt häufig geradezu ungesund symbiotisch, als kenne die Mutter die Grenze zwischen sich und ihrem Kind als Individuum nicht. Sie opfert sich scheinbar auf, verbringt so viel Zeit wie möglich mit ihrem Kind bei Ärzten oder im Krankenhaus, weicht ihm quasi nie von der Seite. In ihrer Selbstdarstellung ist ihr einziges Lebensziel die Mutterrolle, für die sie vermeintlich alles zu geben bereit ist. Sie verstrickt andere Eltern, Nachbarn, Ärzte und das Pflegepersonal in eine schnell intensiver werdende, gefühlsmäßige Beziehung zu ihr und ihrem Kind. In Krankenhäusern ist sie geradezu übermäßig vorbildlich, stimmt Vorschlägen zur Untersuchung und Behandlung ihres Kindes bereitwillig zu und scheut dabei scheinbar auch keine Risiken. Solche Mütter fallen höchstens negativ dadurch auf, immer noch mehr Tests und auch eigentlich unnötige Behandlungsmethoden zu fordern, bei denen ihr Kind zusätzlichen Risiken ausgesetzt wäre oder vermeidbare Schmerzen erleiden würde.

Ihr medizinisches Wissen, gepaart mit ihren allgemein guten manipulativen Fähigkeiten, befähigt sie dazu, Ärzte zumindest für eine Weile erfolgreich zu täuschen. Ihnen ist klar, welche Symptome wie beschrieben werden müssen, was medizinische Tests aufzeigen können und was nicht. Ist das Kind alt genug, um selbst sprechen zu können, bringen sie es dazu, anderen gegenüber die erwünschten Symptome zu benennen oder auch zu zeigen. Sie können so weit gehen, mit der Verabreichung bestimmter Substanzen jene Symptome bei ihrem Kind zu erzeugen, die sie den Behandlern präsentieren möchten. Hierbei informieren sie sich vorher, welche Mittel in welcher Form durch Tests nachgewiesen werden könnten.

In den meisten Fällen ist ihre Absicht nicht der Tod ihres

Kindes, sondern ein möglichst lang inszenierter und anderen gegenüber dramatisch dargestellter Leidensweg. Während dieses Leidensweges inszenieren sie sich selbst in ihrer Rolle als aufopfernde Mutter. Für diese erhalten sie die Zuwendung und Anerkennung, nach der sie süchtig sind.

Diese Mütter fallen allerdings dadurch auf, dass sie beim Tod ihres Kindes oder ihrer Kinder – abgesehen von theatralisch wirkenden Gefühlsdarstellungen – insgesamt unberührt bleiben.

Merken sie, dass man ihnen auf die Schliche kommt oder kommen könnte, suchen sie sich einen anderen Behandler. So werden sie typischerweise bei unterschiedlichsten Ärzten und Kliniken vorstellig und wechseln schnell, wenn sie nicht bekommen, was sie wollen. Dass ihre psychischen Probleme die Ursache für ihr Verhalten sind, können und wollen sie nicht einsehen. Daher ist es schwer, bei ihnen eine authentische Motivation für eine Psychotherapie zu erzeugen. Bei den Betroffenen aller artifiziellen Störungen liegt die tiefgreifende Tragik darin, dass sie stets auf der Suche nach professioneller Hilfe und Unterstützung sind, es jedoch zu ihrem Störungsbild gehört, eben die Art von professioneller Hilfe zu scheuen, die ihnen tatsächlich bei der Bearbeitung ihrer tieferliegenden Probleme helfen könnte.

Nach Barbaras Tod erlebt sich Marybeth erneut im Zentrum der Aufmerksamkeit und Zuwendung. Ihr soziales Umfeld glaubt, sie und ihr Mann seien die Opfer einer unerkannten, besonders tragischen Erbkrankheit, welche die Kindersterblichkeit auf unbekannte Weise beeinflusst. Das nun kinderlose Ehepaar beschließt umzuziehen. Marybeth präsentiert sich in der Zeit nach dem Tod ihrer drei Kinder den Menschen gegenüber sehr unterschiedlich. Im Stammrestaurant ihrer Familie, wo sie oft mit den verstorbenen Kindern zu Gast war, wirkt sie sehr traurig und bittet um einen Job als Kellnerin, da sie sich mit Arbeit gedanklich etwas ablenken wolle. So gelingt es ihr nach einer Weile, in Teilzeit als Kellnerin angestellt zu werden, wobei sie sich fleißig zeigt. An diesem Arbeitsplatz fällt lediglich etwas auf, was auch später immer wieder Menschen in ihrem Umfeld bemerken: Marybeth ist nicht kritikfähig und reagiert oftmals übermäßig. Dies wird allerdings zunächst auf ihre emotionale Belastung durch den Tod ihrer Kinder zurückgeführt. Parallel zu ihrer neuen Arbeitsstelle überzeugt sie ihren Mann davon, sich um die Aufnahme eines Pflegekindes zu bewerben, welches allerdings schon dem Kleinkindesalter entwachsen sein soll. Die zuständige Sozialarbeiterin nimmt Marybeth als starke und mit ihrer familiären Tragödie gefasst umgehende Person wahr. Ihr gegenüber zeigt sich Marybeth nicht so sehr von Trauer zerfressen wie im selben Zeitraum anderen Menschen gegenüber. Personen aus Marybeths sozialem Umfeld berichten später, dass sie – über einen längeren Zeitraum betrachtet – in unterschiedlichen Situationen und verschiedenen Menschen gegenüber in der Tat auffällig widersprüchlich wirkt. Fast so, als sei sie keine nach den üblichen Regeln der Erfahrung in sich einheitliche Person.

Schaurige Routine

Der Tod ist, ebenso wie die Geburt, ein Geheimnis der Natur, hier Verbindung, dort Auflösung derselben Grundstoffe.

Marcus Aurelius

Zwischen 1972 und 1973 nehmen die Tinnings zunächst einen Jungen und später ein Mädchen auf. Marybeth entscheidet sich gegen den Wunsch ihres Mannes dafür, das Mädchen wieder fortzuschicken, als sie ihre erneute Schwangerschaft bemerkt. Am 21. November 1973, ausgerechnet am US-amerikanischen Familienfest Thanksgiving, kommt Timothy zur Welt. Er hat eine leichte Gelbsucht, doch abgesehen hiervon ist er gesund. Marybeth lehnt es ab, ihn wegen der leichten Neugeborenengelbsucht im Krankenhaus zu behalten, und nimmt ihn nach zwei Tagen mit nach Hause. Stolz zeigt sie ihren Sohn den Nachbarn und kleidet ihn so niedlich und sorgsam wie ihre vorherigen Kinder. Keine drei Wochen nach seiner Geburt stürzt sie mit dem toten Baby im Arm erneut in die Notaufnahme des Krankenhauses. Sie erklärt emotional aufgewühlt, Timothy habe einfach tot in seiner Krippe gelegen. Dieser Vorfall wird als plötzlicher Kindstod gewertet.

Spätestens jetzt kommen einigen Menschen, die von Marybeths Schicksal erfahren, bedrückende Gedanken über ihre Rolle bei den vielen Kindstoden. Doch es gibt keinen hinreichend greifbaren Anhaltspunkt, und niemand will sich eines falschen Verdachts schuldig machen.

Timothy ist eines von dreien ihrer Kinder, zu denen Marybeth Jahre später aussagen wird, sie habe es mit einem Kissen erstickt, als es weinte. Seine Beerdigung hinterlässt bei einigen Gästen einen nachhaltig unangenehmen Eindruck. Marybeth wirkt von Beerdigung zu Beerdigung routinierter. Sie weint nicht, als sie vor dem aufgebahrten toten Säugling steht, und auch nicht, als sie ihm ein Spielzeug in den Sarg legt. Sobald die Trauergemeinde in der Wohnung der Tinnings ist, wirkt die Trauerfeier eher wie ein normales Familienfest. Marybeth genießt es, die Gastgeberin zu sein, sorgt für das Essen und wirkt entspannt. Erneut erntet sie Bewunderung und Anteilnahme. Jenen, die noch keinen Verdacht schöpfen, erscheint sie wie eine zutiefst in ihr Schicksal ergebene und auf Gott vertrauende, starke Frau.

In der Folgezeit häufen sich Auffälligkeiten in Marybeths Leben. So bemerken viele Menschen, die sie näher kennenlernen, Unstimmigkeiten bei kleineren und größeren emotionalen Anekdoten, die Marybeth zum Besten gibt, und die bei genauerer Prüfung nicht stimmen können. Entweder nimmt sie im Rahmen eines unglücklichen Erlebnisses die Opferrolle ein oder aber, indem sie anderen Menschen im rechten Augenblick zur Seite steht, die Heldenrolle. Zuweilen färbt sie sich die Haare in auffälligen Farben und benutzt ungewöhnliches Make-up. Dies ist stets nur phasenweise der Fall, so als wisse sie selbst nicht, wie sie aussehen wolle. Auch trägt sie gelegentlich Umstandskleidung, ohne schwanger zu sein. All dies wird von ihren Mitmenschen noch als ungewöhnliche Form der Verarbeitung ihrer familiären Tragödie gewertet.

Ehestreitigkeiten mit Joey häufen sich, in denen es auffallend laut zugeht. Meistens ist das Thema Geld. Marybeth neigt zu völlig sinnlosen, impulsiven Einkäufen. Teilweise kauft sie sich willkürlich Kleidung, die sie anschließend nie anzieht, weil ihr diese zu Hause nicht mehr gefällt. Ihre vielfältigen Einkäufe deckt sie mit dem Scheckheft ihres Mannes, sodass Joey es häufig zu spät bemerkt, wenn Marybeth sein ganzes Geld ausgegeben hat. Zuweilen leiht sie sich Geld von Verwandten. Als das nicht mehr reicht, geht sie offenbar zu Diebstählen über. Sie stiehlt, wie sie später zugibt, ihrer Schwägerin vierzig Dollar aus deren Handtasche. Bei einer anderen Gelegenheit meldet sie einen Einbruch, bei dem das Innere der Wohnung verwüstet ist, jedoch keine Einbruchsspuren zu finden sind. Marybeth gibt an, das komplette Ersparte von Joeys Kegelverein sei von den Dieben entwendet worden, eine höhere Summe, die sie als Kassenwartin verwaltet hat. Die Polizei vermerkt, dass die Szenerie nach einem fingierten Diebstahl aussehe.

Auf dem Höhepunkt der Ehekrise ruft Marybeth eines Nachts um drei Uhr ihren Schwager und dessen Frau an. Sie weint und sagt, Joey sei tot. Als dessen Bruder mit seiner Frau kurz darauf voller Sorge am Haus der Tinnings ankommt, steht Marybeth komplett angekleidet und weinend im Schlafzimmer, während Joey blau angelaufen auf dem Schlafzimmerboden liegt. Sein Bruder nimmt Erste-Hilfe-Maßnahmen vor und verständigt den Krankenwagen sowie die Polizei. Marybeth wiederholt nur immer wieder, sie habe »es nicht getan«. Joey wird knapp vor dem Tod bewahrt. Im Krankenhaus wird eine starke Überdosis Phenobarbital festgestellt, ein Medikament, das der kranke Stiefsohn von Joeys Bruder wegen seiner Epilepsie einnehmen muss, und von dem eine Packung aus dem Haushalt des Schwagers verschwunden ist. Da Joey kurz zuvor seinem Bruder gegenüber den »seltsam bitteren Geschmack« eines von Marybeth zubereiteten Essens erwähnt hat, hegen dieser und seine Frau keinen Zweifel daran, dass sie für diesen Vorfall verantwortlich ist. Doch als Joey im Krankenhaus zu sich kommt und sich tatsächlich nicht an die genauen Ereignisse der betreffenden Nacht erinnern kann, stimmt er der ihm vorgeschlagenen Version zu, aus Verzweiflung über die toten Kinder und seine Geldsorgen einen Suizidversuch begangen zu haben. Zum Entsetzen der Familienmitglieder, die an Marybeth als Verursacherin glauben, kehrt Joey zu ihr nach Hause zurück, fast als sei nichts gewesen. Nach diesem Ereignis geht er den Konflikten mit seiner Frau nur noch mehr aus dem Weg und versucht, es ihr stärker als zuvor recht zu machen. Ein verzweifelter Versuch der Familie, Marybeth einem Psychiater im Krankenhaus vorzustellen, scheitert daran, dass sie zunächst vordergründig einwilligt, dann aber aus dem Krankenhaus flieht, ohne auch nur ein Gespräch geführt zu haben. Da sowohl sie als auch Joey offiziell zu allen Merkwürdigkeiten schweigen, wird nichts weiter unternommen.

Kurz darauf wird Marybeth schwanger. Am 30. März 1975, zufällig der Ostersonntag, kommt Nathan zur Welt. Erneut hat Marybeth ein gesundes, hübsches Baby, das sie stolz herumzeigt. Inzwischen fragen sich etliche Menschen, die sie kennen, wie lange dieses Kind wohl überleben wird. Nathan ist fünf Monate alt, als Marybeth an einem Dienstagnachmittag schreiend in das Restaurant rennt, in dem sie als Kellnerin arbeitet. Sie ruft, ihr Kind sei im Wagen und brauche Hilfe. Der Geschäftsführer eilt hinaus und entdeckt den leblosen Nathan im Auto. Während er versucht, das Kind wiederzubeleben, ruft eine Mitarbeiterin den Krankenwagen. Marybeth erklärt aufgeregt, sie sei mit Nathan einkaufen gefahren und habe bei einem Gemüsestand bemerkt, dass er seltsame Geräusche mache. Da sei sie in Panik geraten und zu ihrer etwa vier Kilometer entfernten Arbeitsstelle gefahren. Dies erscheint seltsam, da Marybeth in einem nahegelegenen Haus einen Krankenwagen hätte rufen oder selbst direkt ins Krankenhaus hätte fahren können. Dass sie ihr totes Kind an ihrem Arbeitsplatz geradezu präsentiert, verstört einige ihrer Kolleginnen. Der bald eintreffende Krankenwagen bringt Nathan in die Notaufnahme, doch alle Wiederbelebungsversuche sind vergebens. Bei der nun angeordneten Autopsie wird ein »akutes Lungenödem« festgestellt. Die Ursache hierfür kann vielfältig sein und wird nicht eingegrenzt. Es kann beispielsweise auch durch Ersticken auftreten. Dennoch wird nicht weiter nach der Ursache gesucht. Die Annahme, ein Todesgen könne die tragische Familiengeschichte der Tinnings erklären, reicht offenbar aus.*

Wie bei den vorherigen Todesfällen säubert, verpackt und verschenkt Marybeth alle Sachen, die Nathan gehörten. Auch seine Beerdigung folgt dem gewohnten Muster: Das Kind liegt im offenen Sarg, Marybeth und Joey wirken gefasst. Diesmal sind aufgrund der inzwischen berühmt-berüchtigten Geschichte von den vielen toten Tinning-Kindern noch mehr Gäste als bisher zur Trauerfeier erschienen. Die Traueranzeige in der Zeitung hat Schaulustige angelockt. Marybeth bekommt entsprechend mehr Beileidsbekundungen und Umarmungen als bei den letzten Malen. Als sie kurz darauf ihre Arbeit wiederaufnimmt, erzählt sie ausgiebig sämtliche Details von Nathans Tod. Es wirkt wie eine der vielen emotionalen Geschichten, für die sie bekannt ist. Ihre Arbeitskolleginnen finden es befremdlich, dass sie selbst vom Tod des kleinen Nathan mehr emotional berührt sind, als es seine Mutter zu sein scheint. Während der nächsten beiden Jahre konzentriert sich Marybeth auf ihre Arbeit als Kellnerin und soziale Aktivitäten. Es scheint ihr auch ohne Kinder insgesamt gut zu gehen. Als ihr Schwager und seine Frau im September 1977 ein Baby adoptieren, ist dieses plötzlich der Mittelpunkt der familiären Aufmerksamkeit. Offenbar aus Neid darüber überzeugt Marybeth Joey, sich ebenfalls um die Adoption eines Babys zu bemühen. Während sie noch auf ein Adoptivkind warten, wird Marybeth ein weiteres Mal schwan-

---

* Ein 1972 veröffentlichter medizinischer Fachartikel, der die Annahme eines »Todesgens« bei vom plötzlichen Kindstod betroffenen Kindern bekannt machte, wird im Sonderkapitel »Die verheerende Theorie vom Plötzlichen-Kindstod-Gen – Der Fall Waneta Hoyt« beschrieben. Dieses steht im Internet auf meiner Homepage www.benecke-psychology.com zum Herunterladen bereit. Um die PDF-Datei mit diesem Sonderkapitel herunterzuladen, geben Sie bitte das folgende Passwort ein: dum_spiro_spero.

ger. Sie möchte diesmal beide Kinder behalten. Kurz nach seiner Geburt am 3. August 1978 kommt der schwarzhaarige Michael in die Familie. Er sieht deutlich anders aus als die bisherigen blonden Kinder der Tinnings. Marybeth ist zu diesem Zeitpunkt im sechsten Monat schwanger. Michaels etwas dunklere Haut erklärt Marybeth mit seinem vermeintlich italienischen biologischen Vater. Dass Michael einige Zeit später zunehmend deutlicher wie ein afroamerikanisches Kind aussieht, verleugnet Marybeth vehement.

Als am 29. Oktober 1978 ihre Tochter Mary Frances geboren wird, ist Marybeth euphorisch. Beide Kinder sind sehr niedlich, und Marybeth erhält viel Bewunderung bei ihren Spaziergängen, die sie zum Präsentieren der Kinder nutzt. Insgeheim hoffen ihre Bekannten, Mary Frances werde ihren Geschwistern nicht auch noch ins Grab folgen. Doch wie immer spricht niemand Marybeth gegenüber aus, was er denkt. Mary Frances ist keine drei Monate alt, als Marybeth mit ihr am 20. Januar 1979 hektisch und um Hilfe schreiend in die Notaufnahme des Krankenhauses rennt. Sie habe ihre Tochter leblos an ihrem Schlafplatz gefunden. Die Ärzte schaffen es, das Kind wiederzubeleben. Dieser Vorfall wird als »abgebrochener, plötzlicher Kindstod« vermerkt. Mary Frances bleibt zur Beobachtung im Krankenhaus. Ihre Mutter sitzt die ganze Zeit an ihrem Bett, wiegt sie, füttert sie, fragt die Ärzte, ob alles in Ordnung sei. Sie wirkt besorgt und liebevoll. Den Krankenschwestern erzählt sie umfassend die tragische Geschichte ihrer toten Kinder. Hierbei betont Marybeth, als wie unerträglich sie es empfinde, zu wissen, dass die Leute tuscheln, ob sie ihre Kinder am Ende selbst getötet habe. Durch ihre Art zu erzählen gelingt es ihr, bei vielen Krankenschwestern erfolgreich Mitgefühl für sie zu wecken. Dieses überdeckt beinahe den Argwohn, der inzwischen auf der gesamten Kinderabteilung des Krankenhauses ihr gegenüber herrscht. In der Hoffnung, den angenommenen genetischen Defekt und von ihm ausgelöste medizinische Komplikationen vielleicht noch rechtzeitig identifizieren zu können, wird Mary Frances in ein besonders qualifiziertes Kinderkrankenhaus überführt. Dort werden vielfältige Untersuchungen durchgeführt, doch allesamt bleiben sie ergebnislos. Die medizinischen Befunde deuten auf ein völlig gesundes Kind hin. Somit wird Mary Frances schließlich wieder mit ihrer Mutter nach Hause geschickt. Genau einen Monat nach Marybeths letztem dramatischen Erscheinen in der Notaufnahme, diesmal am 20. Februar 1979, wiederholt sich die Szene. Mary Frances hat bei ihrer Ankunft bereits einen Herzstillstand. Die Ärzte können sie zwar wiederbeleben, doch ihr Hirn ist irreversibel geschädigt. Der Hirntod wird festgestellt, und Marybeth willigt am 22. Februar ein, die lebenserhaltenden Maßnahmen abzustellen. Da ihr die Ärzte dringend davon abraten, weitere Kinder zu bekommen, behauptet sie, sich operativ sterilisieren zu lassen. Eine Lüge, wie so vieles in Marybeths Leben.

Erneut folgt der gewohnte Ablauf: Die Sachen des verstorbenen Kindes werden gewaschen, verpackt und verschenkt, die tote Mary Frances wird aufgebahrt, und im Mittelpunkt der Trauerfeier stehen überschwängliche Beileidsbekundungen für Marybeth. Diese setzt alles daran, möglichst schnell wieder schwanger zu werden. Währenddessen bleibt immerhin ihr Adoptivsohn Michael für eine ganze Weile gesund. Er ist ein lebhaftes, fröhliches Kind, das schnell die Herzen seiner Mitmenschen gewinnt. Marybeths soziales Umfeld hofft, dass das Adoptivkind – vom scheinbar genetischen Fluch der Familie unberührt – eine Chance hat, das Kleinkindalter zu überstehen. Als bei Michael ein Leistenbruch festgestellt wird und eine kleine Operation deswegen ansteht, willigt Marybeth nicht in einen wichtigen Bluttest ein. Für eine Frau, die so viele Kinder verloren hat, erscheint dieses Verhalten leichtsinnig. Dennoch verläuft die Operation ohne Komplikationen, und Marybeth zeigt sich abgesehen von diesem Vorfall weiter als liebevolle Mutter, die sich intensiv um ihren Adoptivsohn kümmert, während in ihr das nächste leibliche Kind heranwächst. Als ihre neueste Schwangerschaft nicht mehr zu verbergen ist, erzählt sie den Leuten, ihre Sterilisation sei offenbar nicht erfolgreich gewesen. Marybeth, die im Zweifelsfall immer gern ihren christlichen Glauben für die Begründung ihrer immer neuen Schwangerschaften heranzieht, stellt dies als eine Entscheidung des Allmächtigen dar. Die Menschen in ihrem sozialen Umfeld glauben ihr aufgrund zu vieler Ungereimtheiten längst so gut wie nichts mehr, doch niemand kann Marybeth verbieten, immer neue Kinder in die Welt zu setzen.

Am 19. November 1979 wird Jonathan geboren, das nun achte Kind der Tinnings. Er kommt einen Monat zu früh und mit einigen medizinischen Komplikationen zur Welt. Dennoch wird sein Zustand bald stabilisiert und die medizinischen Probleme erscheinen nicht lebensgefährlich. Dennoch ist keiner mehr überrascht, als Marybeth wie schon so oft zuvor im Februar 1980 schreiend mit dem reglosen Jonathan in die Notaufnahme des örtlichen Krankenhauses rennt. Jonathan ist noch nicht tot und kann wiederbelebt werden. Marybeth erklärt, ihr Mann habe den reglosen Jonathan in seinem Bettchen gefunden. Weil die Tragödie der Tinning-Familie bekannt ist, wird eine Genetikexpertin hinzugezogen. Diese weist die Überführung Jonathans in eine Spezialklinik an. Jonathan wird mit einem Sonderflug in die Klinik gebracht, wo ihm die beste medizinische Versorgung und Diagnostik zur Verfügung steht. Alle zur damaligen Zeit zur Verfügung stehenden genetischen Untersuchungen werden durchgeführt, und alle bleiben ergebnislos. Mit einem Apnoe-Monitor ausgestattet, wird Jonathan schließlich wieder seinen Eltern übergeben. Dieses Gerät hatte bereits seine Geschwister Mary Frances und Nathan nicht vor dem Tod bewahren können. Nach nur drei Tagen findet sich Marybeth wiederum emotional aufgelöst mit Jonathan in der Notaufnahme ein. Er ist im quasi identischen Zustand wie Mary Frances bei ihrer zweiten Notsituation. Sein Hirn ist schwer geschädigt. Die Ärzte halten Jonathans Körper noch vier Wochen lang an den lebenserhaltenden Maschinen, um in dieser Zeit möglichst viele Tests durchzuführen, welche die unerklärliche Tragödie irgendwie fassbar machen könnten. Doch sie finden einfach nichts. Marybeth sitzt wie zuvor neben ihrem bewusstlosen Kind und erzählt dem Krankenhauspersonal immer wieder von der Tragödie ihrer toten Kinder und den falschen Beschuldigungen gegen sie. Schließlich gibt Marybeth die Erlaubnis, die lebenserhaltenden Maßnahmen abzustellen. Jonathan wird am 24. März 1980 für tot erklärt, als Todesursache wird Herzstillstand eingetragen.

Marybeth gibt diesmal kurz nach Jonathans Tod überraschend an, man habe seine Babysachen aus ihrer Wohnung gestohlen. Es sei offenbar jemand, der nicht wolle, dass sie mehr Kinder bekomme. Kurz darauf werden die Sachen in der Nähe des Hauses verstreut gefunden. Die Verwandten gehen davon aus, dass Marybeth einmal mehr in eine unberechenbare »Trauerreaktion« geraten ist und die Sachen selbst weggeworfen hat.

Die baldige Trauerfeier läuft nach dem altbekannten Muster ab. In der Zeit nach Jonathans Tod äußert Marybeth mehrfach den Wunsch, Bestatterin zu werden. Michael, das einzige nicht biologische Kind der Tinnings, ist zu diesem Zeitpunkt anderthalb Jahre alt und kerngesund. Dies scheint zunächst weiterhin für die These des »Todesgens« in der Tinning-Familie zu sprechen.

Wachsende Zweifel

> *Wenn ich zurückblicke, sehe ich eine sehr beschädigte und verkorkste Person ... Manchmal versuche ich, nicht in den Spiegel zu schauen und wenn ich es tue, dann ... gibt es keine Worte, die ich jetzt sagen kann. Ich fühle nichts. Ich bin einfach, einfach nichts.*
>
> *Marybeth Tinning bei ihrer Bewährungsanhörung 2011*

Fast ein Jahr lang verläuft das Familienleben der Tinnings auffällig unauffällig. Michael wächst heran und alles scheint in Ordnung. Im Februar 1981, als er zweieinhalb Jahre alt ist, ruft Marybeth einen Notarzt. Michael hat eine Kopfverletzung, die sie damit erklärt, er sei beim Spielen die Treppe hinuntergefallen. Da Michael ein sehr aufgewecktes, lebendiges Kind ist, erscheint diese Geschichte durchaus schlüssig. Es ist gut ein Jahr nach dem ersten Notfall von Jonathan. Die Situation erscheint nicht lebensbedrohlich, das hauptsächlich Auffällige an dem Vorfall jedoch ist Marybeths Verhalten: Sie ist so nervös, dass sie nicht ohne Begleitung ins Krankenhaus will. Auch äußert sie die Sorge, man könne fälschlich annehmen, sie habe Michael schlecht behandelt. Da die Verletzung nicht schwer ist, darf Michael am selben Tag wieder nach Hause. In den folgenden Tagen klagt er über Kopfschmerzen und hat Gleichgewichtsprobleme. Außerdem fängt er sich eine Erkältung ein, die allerdings keine großen Sorgen auslöst. Zwei Wochen nach seinem Unfall, am Sonntag, dem 1. März 1981, ist Michael noch aufgeweckt und fröhlich beim Besuch seiner Großeltern. Am folgenden Morgen ruft Marybeth um halb acht ihre Schwägerin an und fragt sie um Rat. Michael liege in seinem Bettchen und sei nicht aufzuwecken. Die Schwägerin sagt, sie solle ihn sofort in die nahe gelegene Notaufnahme bringen. Stattdessen ruft Marybeth in der Praxis ihres – im Vergleich zum Krankenhaus weiter entfernten – Kinderarztes an und fragt nach einem Termin für die um 10 Uhr beginnende Kindersprechstunde. Sie erwähnt nicht, in welchem Zustand Michael ist, und bekommt die Information, einfach möglichst früh in die Praxis zu kommen. Um 09:45 Uhr taucht Marybeth mit dem in Decken gewickelten Michael beim Kinderarzt auf und schreit, sie brauche Hilfe – als sei erst gerade ein überraschender Notfall eingetreten. Michael ist offensichtlich tot, dennoch werden Wiederbelebungsversuche durchgeführt, die erfolglos bleiben. Marybeth rennt währenddessen schreiend in der Praxis umher. Als sie schließlich gefragt wird, was geschehen sei, erklärt sie, Michael habe in der Nacht Fieber gehabt, und sie habe ihn daher am Morgen zum Arzt bringen wollen. Im Auto habe er seltsame Geräusche von sich gegeben, da habe sie so schnell wie möglich den ohnehin bereits eingeschlagenen Weg zum Kinderarzt fortgesetzt. Noch am selben Nachmittag ruft Marybeth einige Menschen aus ihrem sozialen Umfeld an und erklärt in ruhigem Ton, Michael sei tot. Er sei krank geworden, sie habe ihn zum Arzt gebracht und dort sei er dann gestorben. Dies entspricht nur teilweise der Wahrheit, denn Michael war bereits tot, als er in der Kinderarztpraxis ankam.

Mit Michael stirbt auch die Theorie vom Todesgen der Familie. Es gibt fast niemanden mehr, der an Marybeths Unschuld glaubt, doch eine Schuld muss gegen alle Zweifel belegt werden. Michael wird obduziert. Zum Zeitpunkt seines Todes hatte er eine leichte Lungenentzündung. Eigentlich erscheint diese nicht ausreichend als Todesursache für einen ansonsten gesunden Zweieinhalbjährigen, doch es gibt auch keinen handfesten Beweis für ein Tötungsdelikt. Daher wird als Todesursache eine akute Lungenentzündung angegeben. Marybeth teilt ihrem Umfeld diese Todesursache, die sie ja belegen kann, mit. Dennoch ist ihr bewusst, dass kaum jemand ihr noch glaubt. Zahlreiche Menschen geben anonym oder nicht anonym telefonische Hinweise an das Sozialamt und pochen darauf, dass Marybeth für den Tod ihrer Kinder verantwortlich sein müsse. Es scheint so offensichtlich, doch es gibt einfach keinen handfesten Beweis. Marybeth ist sich der gegen sie kippenden Stimmung bewusst. Sie bekommt zwar vom engsten Kern ihres sozialen Umfelds auch bei dieser Beerdigung noch Unterstützung, doch aus mehrheitlicher Sympathie ist nun mehrheitlicher Argwohn ihr gegenüber geworden. Daher überredet sie ihren Mann, der wie schon seit Jahren alles stoisch hinnimmt, zu einem Umzug. Von ihrem bisherigen Wohnort Schenectady ziehen sie ins Haus von Joeys Eltern im etwa zwanzig Kilometer entfernten Duanesburg. Diese glauben trotz allem an die Unschuld ihrer Schwiegertochter, die sie stets als liebende und fürsorgliche Mutter der Kinder erlebt haben.

Ihre Schwiegereltern wollen Marybeth beim Neuanfang unterstützen. Sie helfen ihr dabei, sich in soziale Aktivitäten einzubringen. Marybeth tritt dem kirchlichen Frauenverein bei und meldet sich als freiwillige Helferin für den örtlichen medizinischen Notdienst. Aktivitäten, die mit dem christlichen Glauben und medizinischen Tätigkeiten zu tun haben, gefielen Marybeth von jeher. Beim medizinischen Notdienst ist es ihre Aufgabe, die ausgebildeten Rettungskräfte assistierend zu unterstützen. Obwohl Marybeth sich sehr engagiert und begeistert von der Tätigkeit zeigt, fällt ihren Kollegen bald auf, dass sie schier unerklärliche und extreme

Schwankungen in ihrem Verhalten während ihrer freiwilligen Arbeit zeigt. Manchmal ist sie bei Noteinsätzen völlig sachlich, konzentriert, ruhig und effizient – dann macht sie ihre Arbeit hervorragend. An anderen Tagen wirkt sie wie das Gegenteil, geradezu panisch und völlig überfordert. Ihre Kollegen bemerken, dass diese extremen Schwankungen von ihrer Tagesform abhängen und nicht mit den konkreten Notfällen an sich zu tun haben. Da die Arbeit Marybeth viel bedeutet und freiwillige Mitarbeiter gebraucht werden, lässt sich das Team auf die Schwankungen ihrer Arbeitsqualität ein und versucht, diese so gut wie möglich zu kompensieren. Marybeth braucht in jeder ihrer Verfassungen viele positive Rückmeldungen, fragt beispielsweise nach jedem Einsatz, ob sie alles gut gemacht habe. Wie auch schon ihre früheren Arbeitskollegen, bemerkt ihr aktuelles Team, dass sie selbst mit vorsichtiger Kritik nicht umgehen kann und sehr viel unmittelbare, positive Zuwendung braucht. Ihre neuen Kollegen wissen im Groben, dass Marybeth viele Kinder verloren hat, und nehmen ihre psychischen Auffälligkeiten als Folge ihrer Lebenstragödie wahr, nicht als mögliche Begleiterscheinungen der tatsächlichen Ursachen für ihren ungewöhnlichen Lebenslauf.

Auch hier fällt Marybeth bald durch eine sich häufende Anzahl fantastischer und dramatischer Geschichten auf, in denen sie das Opfer oder die Heldin in abenteuerlichen, überraschenden Situationen ist. Passend zu ihrer aktuellen Tätigkeit erzählt sie von vielen Fällen, in denen sie mithilfe ihrer medizinischen Kenntnisse Menschen in akuten Notsituationen spontan helfen konnte, bis der Notarzt kam. Immer scheinen die Fälle vage angelehnt an Ereignisse, die sie in der Zeitung gelesen oder von Bekannten gehört hat und aus denen sie sich ihre ganz eigene Geschichte zusammenstrickt. Jede Erzählung für sich genommen klingt schlüssig, doch es ist die Masse an Anekdoten, welche Marybeth zunehmend unglaubwürdig dastehen lässt. Auch diese Eigenart verzeihen ihr die Kollegen, da Marybeth ja einen harten Lebensweg hinter sich hat und abgesehen von ihren Auffälligkeiten meist überschwänglich freundlich und engagiert auftritt. Wird sie beim Lügen eindeutig ertappt oder kann einen Fehler wirklich nicht leugnen, so entschuldigt sie sich, wobei sie die Körperhaltung und Stimmlage eines kleinen Mädchens einnimmt. Ihre Entschuldigungen wirken dann übertrieben und bei genauerer Betrachtung unglaubwürdig. Dies macht es ihrem Gegenüber allerdings geradezu unmöglich, streng mit ihr zu sein oder Probleme ernsthaft auszudiskutieren. Hier zeigt Marybeth offenbar eine – bewusste oder unbewusste – Verhaltensstrategie, die sie schon ihr Leben lang zur Abwendung ernsterer Konflikte mit Menschen nutzen konnte. Auch ihren neuen Kollegen fällt auf, dass Marybeths Verhalten in vielerlei Hinsicht über längere Zeiträume betrachtet unglaubwürdig wirkt. Sie ist überschwänglich zugewandt und freundlich, um Menschen für sich einzunehmen, was ihr bald ermöglicht, diese um Gefallen zu bitten, oder dass man ihr Fehler nachsieht. Vor allem erzeugt sie mit ihrer Art zu agieren das Bedürfnis bei Mitmenschen, für sie da zu sein und ihr Aufmerksamkeit zu schenken.

Marybeth nimmt sich vor, eine Prüfung als medizinisch-technische Assistentin für die Nothilfe-Ambulanz zu machen. Das würde ihr mehr Freiheiten in ihrem bisherigen Tätigkeitsbereich geben. Den praktischen Teil der Prüfung besteht Marybeth problemlos, doch sie scheitert am Theorieteil. Hier zeigt sie ein Defizit, dass sie stets voller Scham vor ihrer Umgebung zu verschleiern versucht: ihre Schwierigkeiten beim Lesen und Schreiben. Obwohl sie sich Mühe gibt und intensiv vorbereitet, fällt sie drei Mal durch die theoretische Prüfung. Sie schämt sich lange, dies zuzugeben, doch nach einer Weile hat sie keine Ausreden in dieser Sache mehr. Marybeth ist deswegen deprimiert, nimmt aber die Möglichkeit dankend an, sich auf die Tätigkeit als Krankenwagenfahrerin zu konzentrieren. Hierbei zeigt sie sich sehr begeistert von der Möglichkeit, mit Blaulicht und Martinshorn an den anderen Verkehrsteilnehmern vorbeizurasen. Das schnelle Fahren bereitet ihr sichtlich Freude. Offenbar benutzt sie gelegentlich sogar Wege, die nicht die kürzesten zum Zielort sind, um dieses »Vergnügen« etwas länger auskosten zu können.

Marybeth nähert sich zunehmend einem verheirateten evangelischen Priester an, der mit ihr in einem Team zusammenarbeitet. Er sieht sie als psychisch labile, hilfebedürftige Frau an, für die er Mitgefühl empfindet. Marybeth will immer mehr und mehr Aufmerksamkeit von ihm und erfindet hierfür sogar Notsituationen. Der Geistliche glaubt, dass Marybeths Auffälligkeiten auf eine komplizierte unverarbeitete Trauerreaktion zurückzuführen seien, und sucht vergeblich nach einer Möglichkeit, sie an eine Psychotherapie anzubinden. Natürlich sieht Marybeth bei sich keinen Bedarf für derlei Interventionen. Stattdessen erfindet sie Joey gegenüber Abendtermine, während derer sie sich in Wirklichkeit in unterschiedlichen Kneipen am Stadtrand herumtreibt. Dort flirtet sie mit diversen Männern und erfindet offenbar traurige Geschichten, um ihr Verhalten zu rechtfertigen. Sie behauptet, ihr Mann habe eine junge Geliebte, die er sogar nach Hause mitbringe, und sie selbst erdulde dies, wolle sich aber ihrerseits wenigstens etwas Freiheit nehmen. Diese Geschichten von Marybeth bei unterschiedlicher Männergesellschaft kommen bald auch Joey zu Ohren. Nach allem, was er mit ihr erlebt hat, scheint dies sein kleinstes Problem zu sein.

Anfang 1982, nach einigen Monaten des Zusammenlebens mit Joeys Eltern, kauft dieser einen gebrauchten Wohnwagen für sich und Marybeth. Er soll als kleine, aber immerhin eigene Wohnmöglichkeit dienen. Marybeth ist von dem Wohnwagen und seinem Standplatz nicht begeistert, doch Joey kann sich nicht ihrem Wunsch gemäß ein eigenes Haus leisten. Sie sind noch nicht fertig mit dem Einzug, als der Wohnwagen komplett abbrennt. Das Feuer bricht in der Nähe eines Elektrokastens aus, kurz nachdem Marybeth den Wohnwagen als Letzte verlassen hat, um ihre Schwiegermutter zu besuchen. Brandexperten äußern den Verdacht, es handle sich um Brandstiftung, können dies aber nicht hinreichend belegen. Somit wird eine defekte Stromleitung als Ursache für hinreichend möglich befunden, um die auf den Wagen abgeschlossene Versicherungssumme auszuzahlen. Erneut ziehen Marybeth und Joey für einige Monate bei seinen Eltern ein. In dieser Zeit wird in der Notfallambulanz, in der Marybeth tätig ist, eine Babypuppe gestohlen. Diese wird zur Übung lebensrettender Maßnahmen an Babys genutzt und ist hierfür speziell ausgestattet. Der Verdacht fällt schnell auf Marybeth, doch es gibt keinen Beleg dafür, dass sie die Diebin ist. Mit der Zeit fallen auch andere verschwundene medizinische Bedarfsmaterialien auf. Da Marybeth für die Verwaltung und Auffüllung der Bestände zuständig ist, liegt auch hier der Verdacht nahe, dass sie hinter den Diebstählen steckt. Doch lange ist einfach kein eindeutiger Beleg ihrer Schuld greifbar.

Im Sommer 1982 ziehen sie und Joey in eine Wohnung nach Schenectady zurück. Marybeth möchte unbedingt weiter in der Notfallambulanz arbeiten, und ihr dort sozial sehr angesehener Schwiegervater setzt sich hierfür ein. Sie führt ihre Tätigkeit, während derer sie auf Abruf Zeit im Haus ihrer Schwiegereltern verbringt, noch zwei Jahre fort. Dann wird in der Nähe des Hauses ihrer Schwiegereltern ein Kästchen mit einigen der gestohlenen medizinischen Gegenstände gefunden. Das Kästchen gehört bekanntermaßen Marybeth. Sie versucht sich herauszureden, indem sie behauptet, die Gegenstände hätten nie der Ambulanz gehört. Die Ausrede ist so unglaubwürdig, dass ihr mit einer Anzeige gedroht wird, wenn sie nicht freiwillig bereit ist, ihren Dienst niederzulegen. Marybeth tut dies, reicht eine Kündigung ein und legt dieser ein Schreiben bei, in dem sie behauptet, die eigentlich ihr gehörenden Gegenstände als Abschiedsspende der Ambulanz zu überlassen. Da alle inzwischen froh sind, dass Marybeth ihre Kündigung eingereicht hat, werden keine weiteren Schritte gegen sie eingeleitet.

Im September 1984 wird Marybeth Schulbusfahrerin in Schenectady, eine Tätigkeit, die sie nicht so sehr auszufüllen scheint wie ihre vorherige Beschäftigung mit medizinischen Notfällen. Wahrscheinlich deshalb wird sie kurz darauf erneut schwanger. Marybeth ist zweiundvierzig Jahre alt, als sie ihre Tochter Tami Lynne am 22. August 1985 zur Welt bringt. Trotz der mehr als besorgniserregenden Familiengeschichte, die besondere Fürsorge Tami Lynne gegenüber nahelegen würde, wird ihr Kinderbettchen im vom Elternschlafzimmer am weitesten entfernten Zimmer aufgestellt. Nicht nur dies weist darauf hin, dass Marybeths Verhältnis zu Tami Lynne gestört zu sein scheint. Marybeth vergleicht ihr Baby häufig mit dem ihrer Nachbarin Cynthia, mit der sie inzwischen befreundet ist. Deren Sohn erscheint Marybeth viel pflegeleichter als ihre Tochter. Besonders frustriert es sie zu sehen, dass Cynthia – die hauptberuflich Krankenschwester ist – scheinbar besser mit Tami Lynne umgehen kann als sie selbst. Marybeth zeigt oberflächlich viele Verhaltensweisen, die eine liebevolle Mutter ausmachen, doch ihr fehlt der gefühlsmäßige Zugang zu diesem Verhalten. Eine wirklich empathische Beziehung mit ihrer Tochter aufzubauen gelingt ihr nicht. Dies wird ihr umso deutlicher, wenn sie Cynthia in Interaktion mit den beiden Babys beobachtet. Marybeths ohnehin starke Selbstwertzweifel werden hierdurch noch verstärkt.

Kurz vor Weihnachten, am 19. Dezember 1985, geht sie mit Cynthia und Tami Lynne noch Weihnachtseinkäufe machen. Sie beklagt sich über den Stress: Die Weihnachtsfeier für einige Verwandte muss in diesem Jahr sie ausrichten, Joey und sie haben kürzlich ein Haus in einer anderen Stadt gekauft und der Umzug bereitet viel Arbeit, außerdem weint Tami Lynne Marybeths Meinung nach überdurchschnittlich viel. Cynthia versucht, Marybeth so gut sie kann zu unterstützen und ihr Mut zu machen. Nach dem Einkauf sitzen sie noch ein wenig in der Wohnung der Tinnings zusammen. Marybeth wird plötzlich wütend, als sie sieht, dass Tami Lynne sehr positiv auf die Zuwendung der anderen Frau reagiert, und fordert diese auf, ihr sofort das Kind zu übergeben. Überrascht und verletzt von der vollkommen überzogenen Reaktion Marybeths, verlässt Cynthia die Wohnung. Kurz nach ein Uhr nachts ruft Marybeth emotional aufgelöst bei ihrer Nachbarin an und schreit, sie müsse sofort kommen. Cynthia erkennt, dass es sich um einen medizinischen Notfall handeln muss. Sie findet Tami Lynne reglos und blau angelaufen auf ihrem Wickeltisch. Marybeth erklärt hektisch, sie habe bereits den Notarzt verständigt und vergeblich versucht, ihre Tochter wiederzubeleben. Tami Lynne habe einfach reglos in ihre Laken verheddert im Bettchen gelegen, als sie nach ihr gesehen habe. Während Cynthia unaufhörlich versucht, Tami Lynne wiederzubeleben, rennt Marybeth panisch schreiend durch die Wohnung, Joey steht nur starr und stumm da.

Cynthia führt verzweifelt unentwegte Wiederbelebungsversuche durch, bis schließlich der von Marybeth gerufene Krankenwagen eintrifft. Warum Marybeth selbst bis zu ihrem Eintreffen keine kontinuierliche Wiederbelebung an dem Kind durchzuführen versuchte, kann Cynthia einfach nicht begreifen. Als das neunte tote Kind der Tinnings im Krankenhaus ankommt, setzen die Ärzte alles daran, die Ursache dieses Todes zu finden. Die Polizei und das Sozialamt werden verständigt, eine sehr gründliche Autopsie wird durchgeführt. Der renommierte Gerichtsmediziner Dr. Michael Barden wird als Experte zum Fall hinzugezogen. Nach Sichtung des Falles erklärt er, dass er zumindest in einigen der Fälle Anzeichen dafür sehe, die Kinder seien erstickt worden. Hierzu gehört besonders der aktuelle Fall der verstorbenen Tami Lynne. Währenddessen fällt Cynthia, die Marybeths frühere Familientragödien noch nicht miterlebt hat, deren Umgang mit dem Tod ihrer Tochter als äußerst ungewöhnlich auf. Bereits am Morgen nach Tami Lynns Tod trifft sie Marybeth und Joey beim völlig normal wirkenden Frühstück. Sie scheinen wenig emotional betroffen zu sein. Bei der drei Tage später folgenden Beerdigung – einen Tag vor Heiligabend – empfindet Cynthia die Familienfeier-Atmosphäre als befremdlich. Marybeth unterhält sich scheinbar gut gelaunt mit den Gästen und wirkt, als habe sie Tami Lynne bereits vergessen. Ihre Stimmung scheint deutlich besser zu sein als noch vor wenigen Tagen, als sie mit ihrer Tochter und Cynthia beim Einkaufen war.

Am 4. Februar 1986 werden Marybeth und Joey getrennt voneinander zur Befragung bei der Polizei geholt. Marybeth berichtet teils mehr, teils weniger ausführlich von den Todesumständen und den jeweils festgestellten Todesursachen ihrer Kinder. Den Polizisten fällt auf, dass sie wenig Persönliches über die Kinder berichten kann. Ihre Ausführungen wirken eher wie eine sachliche Aufzählung von Fakten denn wie die Erinnerungen einer Mutter.

Überzeugt von Marybeths Schuld, lassen die Beamten nicht locker. Nach sieben Stunden Befragung gesteht Marybeth schließlich, Tami Lynne mit einem Kissen erstickt zu haben. Der Grund sei gewesen, dass ihre Tochter sie nachts durch ihr Weinen geweckt habe. Marybeth habe sich als schlechte Mutter empfunden, weil Tami Lynne sich nicht beruhigen ließ. Da sei sie ins Schlafzimmer gegangen, habe neben ihrem schlafenden Mann ihr Kissen aufgehoben und sei damit zurück in Tami Lynns Zimmer gegangen. Dort habe sie das Kissen so lange auf das Kind gedrückt, bis es still gewesen sei. Anschließend sei sie mit dem Kissen ins Wohnzimmer gegangen und habe es so auf der Couch arrangiert, dass es aussah, als habe Marybeth dort liegend ferngesehen. Erst als sie die Szenerie entsprechend der von ihr erdachten Geschichte hergerichtet habe, sei sie ins Schlafzimmer zu Joey gestürzt und habe geschrien, mit Tami Lynne sei etwas nicht in Ordnung.

Die Beamten fragen nach ihren anderen Kindern. Hierbei gibt Marybeth an, sie habe Timothy und Nathan – welche sie in ihrer Erinnerung ohnehin nicht mehr auseinanderhalten kann – auf dieselbe Art und aus demselben Grund getötet wie Tami Lynne. Doch alle anderen Kinder seien ohne ihr Zutun gestorben. Dies erklärt sie kurz darauf auch Joey. Sie unterschreibt das entsprechende Geständnis.

Der Prozess gegen Marybeth wird Anfang Juni 1987 eröffnet. Sie wird lediglich wegen Mordes an ihrer Tochter Tami Lynne angeklagt, da es nicht genug handfeste Belege für ihre Schuld an den anderen Todesfällen gibt. Während der Voruntersuchung widerruft Marybeth ihr Geständnis. Nun besteht sie darauf, zu dem Geständnis durch emotionalen Druck der Beamten genötigt worden und eigentlich unschuldig zu sein. Während des Prozesses verweigert sie die Aussage. Belastend gegen Marybeth sagen unter anderem die damals führende Expertin für plötzlichen Kindstod, Dr. Marie Valdez-Dapena, und der Tami Lynne obduzierende Gerichtsmediziner Dr. Thomas Oram aus. Beide sind davon überzeugt, dass Tami Lynne nicht an plötzlichem Kindstod starb, sondern mit einem weichen Objekt erstickt wurde. Nach sechs Prozesswochen wird Marybeth im Alter von vierundvierzig Jahren des Mordes mit bedingtem Vorsatz für schuldig gesprochen. Einige Wochen später wird sie zu einer Haftstrafe von zwanzig Jahren bis lebenslänglich verurteilt.

Seit 2007 tritt Marybeth alle zwei Jahre vor die Bewährungskommission und bittet um eine Entlassung auf Bewährung. Ihre Aussage zum Tod von Tami Lynne im Jahr 2007 zeigt deutlich, dass sie auch die zwanzig Jahre in Haft nicht dazu genutzt hat, sich mit der Verantwortung für mindestens einen von ihr verursachten Tod ernsthaft auseinanderzusetzen: »Ich muss ehrlich sein, und das Einzige, was ich Ihnen sagen kann, ist, dass ich weiß, dass meine Tochter tot ist. Ich lebe jeden Tag damit. Ich habe keine Erinnerung, und ich kann nicht glauben, dass ich sie verletzt habe. Ich kann nicht mehr als das sagen.« Auch in den folgenden zehn Jahren hat sich Marybeths Auseinandersetzung mit ihrer Schuld nicht merklich vertieft. Bis Januar 2017 lehnt die Bewährungskommission ihre Anträge insgesamt sechs Mal mit der Begründung ab, die von ihr gezeigte Reue wirke »bestenfalls oberflächlich«. Im Kontrast hierzu beschreiben einige Mitgefangene Marybeth als »liebevollste, großzügigste, fürsorglichste Person«, die sie »jemals getroffen haben«.

Ein Extremfall von »Münchhausen by Internet«

Ich habe meinen Sohn nicht ermordet,
ich habe meinen Sohn nicht verletzt
und dass mir gesagt wurde, ich wurde für schuldig befunden,
meinen eigenen Sohn ermordet zu haben ...
Es gibt keine Worte, um das zu beschreiben!

Lacey Spears bei einem Interview für die Sendung »48 Hours«

Wenn man die Motive und die Dynamik des Münchhausen-Stellvertreter-Syndroms versteht, so verwundert es nicht, dass die Möglichkeiten des Internets für einige hiervon betroffene Menschen außerordentlich verlockend sind. Das Internet bietet einfache und gleichzeitig sehr effektive Methoden, um eine gezielte Selbstdarstellung zu betreiben und erwünschte Reaktionen bei Mitmenschen zu erzeugen. Naheliegend also, dass dieses Kommunikationsmittel einigen Menschen ganz neue Möglichkeiten zur Befriedigung der eigenen Bedürfnisse aufzeigt, die sich über das vermeintlich eigene Leid oder aber das dargestellte Leid naher Angehöriger in ihrer öffentlichen Selbstdarstellung Aufmerksamkeit, Zuwendung und Anerkennung verschaffen wollen. Wie erschreckend effektiv sich das klassische Münchhausen-Stellvertreter-Syndrom mit den Möglichkeiten des Internets auf eine ganz neue Stufe heben lässt, demonstriert der Fall von Lacey Spears.

Das Leben als Seifenoper

Lacey hat ein Problem mit der Wahrheit.

Aussage von Lacey Spears' Großmutter

Lacey Spears wird am 16. Oktober 1987 geboren. Sie wächst mit ihrer drei Jahre älteren Schwester Rebecca und ihrem anderthalb Jahre älteren Bruder Daniel auf. Über die Atmosphäre innerhalb der Familie ist nur wenig bekannt. Lacey ist ein hübsches und kontaktfreudiges Kind, das gerne mit Puppen spielt. Puppen sind ihre liebsten Spielzeuge, sie nimmt sie überallhin mit und spielt am liebsten Puppenmutter. Zu Hause ist sie offenbar schon früh unglücklich. Zu ihren Eltern hat sie kein gutes Verhältnis, beide leiden an chronischen Erkrankungen und sind eher mit dem materiellen Auskommen der Familie beschäftigt als mit emotionalen Bedürfnissen ihrer Kinder. Außerdem scheint es regelmäßig Streit zu Hause zu geben, worunter Lacey leidet. Ihre Mutter wird als abwertend und dominant im Umgang mit Lacey beschrieben, und sie schreckt auch nicht davor zurück, ihr beispielsweise durch Kniffe wehzutun, wenn sie wütend ist. Weil sie emotional nach Nähe sucht, die sie zu Hause nicht findet, knüpft Lacey schon früh übermäßig enge Kontakte zu anderen Menschen. Sie geht offensiv auf andere zu und verbringt sehr gerne Zeit außerhalb ihres Elternhauses. Häufig schläft sie bei Freunden und wird praktisch zu einem Teil von deren Familie. Offenbar um einen Kontrast zu ihrer lieblosen Realität zu haben, schaut sie sehr gerne die Serie »Eine himmlische Familie«, in der ein besonders liebevolles und engagiertes Elternhaus dargestellt wird.

Mit etwa zwölf verbringt sie immer mehr Zeit in der Familie einer guten Freundin. Sie scheint einfach nicht nach Hause zu wollen. Der Mutter jener Freundin erzählt Lacey, ihr Vater missbrauche sie sexuell. Ob das den Tatsachen entspricht, wird nie geklärt. Die Mutter der Freundin informiert zwar eine Kinderschutzstelle, doch die Thematik wird aus unbekannten Gründen nicht weiterverfolgt. Lacey wohnt anschließend für einige Wochen bei der Familie ihrer Freundin und beginnt, deren Mutter »Mutti« zu nennen, was die Familie seltsam findet. Schließlich zieht Lacey wieder in ihr Elternhaus. Die Geschichte vom sexuellen Missbrauch erzählt sie im Laufe ihres Lebens noch unterschiedlichen Personen, darunter ihren Nachbarn, zu denen sie gelegentlich auch flieht, wenn sie mit ihren Eltern Probleme hat. Ihre ältere Schwester sagt später der Presse gegenüber, ihr sei nicht bekannt, dass Lacey jemals innerhalb der Familie missbraucht worden sei. Gerade bei innerfamiliärem Missbrauch kommt es allerdings immer wieder vor, dass selbst Geschwister nichts davon wissen, das allein lässt also keinerlei Schlüsse auf den Wahrheitsgehalt von Laceys Aussagen zu. Es ist sowohl möglich, dass Lacey entsprechende Erfahrungen gemacht hat, als auch, dass sie derartig unglücklich in ihrer Familie war, dass ihr dies als einzig effektive Geschichte erschien, mit der sie immer wieder Zuflucht bei anderen Familien suchen konnte.

Das Erzählen unwahrer Geschichten wird ein überdauerndes Muster in ihrem Umgang mit anderen Menschen. Lacey erfindet unterschiedliche Geschichten von Krankheiten und Unfällen, die teils leicht als Lügen zu enttarnen sind. Wird sie ertappt, erfindet sie Ausreden, gibt die Lügen jedoch nicht zu. Irgendwann kommen auch erfundene Geschichten über Schwangerschaften hinzu. Neben den kleinen Geschichten-Dramen, die niemand besonders ernst nimmt, fällt Lacey vor allem durch gute Schulleistungen und Perfektionismus auf. Sie versucht in allen schulischen und sozialen Aktivitäten durch besondere Leistungen aufzufallen und erntet hierfür tatsächlich viel Anerkennung seitens der Lehrer. Im Gegensatz zu anderen Gleichaltrigen scheint sie nicht sonderlich interessiert an Romanzen zu sein. Lacey erzählt zwar häufig, dass sie unbedingt Mutter werden wolle, doch an Partnerschaften zeigt sie kein Interesse. Stattdessen kauft sie schon während ihrer Schulzeit Babysachen und zeigt diese ihren Klassenkameraden. Es wirkt zwar merkwürdig, wie sehr Lacey sich bereits als Jugendliche mit der Rolle als Mutter identifiziert, doch zwischen ihren anderen aufmerksamkeitsheischenden Geschichten fällt dies nicht sonderlich auf.

Am Ende ihrer Schulzeit arbeitet Lacey nebenbei in einem Restaurant. Dort gilt sie als außerordentlich freundlich, fröhlich und hilfsbereit. Zur selben Zeit engagiert sich Lacey als ehrenamtliche Helferin in einer christlichen Tagesstätte für Kleinkinder. Mit achtzehn macht sie ihren Schulabschluss, beginnt in einem Kindergarten zu arbeiten und zieht in eine kleine Wohnung, zusammen mit ihrer älteren Schwester. Die Arbeit mit den Kindern macht ihr sichtlich Freude, Lacey scheint ein natürliches Talent zu besitzen. Gelegentlich geht sie mit dem ein oder anderen Mann aus, doch es entwickelt sich nie eine ernsthafte Beziehung. In dieser Zeit hat sie auch einige Verabredungen mit einem Polizeibeamten namens Blake. Die Treffen bleiben eher oberflächlich, und sie scheint abrupt das Interesse an ihm zu verlieren. Dass er später zur Vorlage für eine von Laceys größten Lügengeschichten werden wird, kann Blake nicht ahnen.

Lacey interessiert sich für Kinder und medizinische Themen, daher beginnt sie eine Ausbildung zur Krankenschwester – die sie allerdings nie beendet. In dieser Zeit knüpft sie enge Freundschaft mit einer jungen Mutter. Es ist die erste von mehreren ähnlich verlaufenden Freundschaften: Stets tritt Lacey als extrem hilfsbereite und sympathische Freundin auf, der es Freude macht, sich um die kleinen Kinder anderer zu kümmern. Weil die Kinder schnell eine gute Beziehung zu ihr aufbauen, erscheint Lacey als die perfekte, vertrauenswürdige Babysitterin. Immer wieder gibt Lacey die Kinder in der Öffentlichkeit als ihre eigenen aus, besorgt Babyutensilien für sie, die sie bei sich zu Hause aufbewahrt, und seltsamerweise werden die Kinder in genau der Zeit, als Lacey sich regelmäßig um sie kümmert, wiederholt krank. Die Jungen im Säuglings- und Kleinkindalter, um die sich Lacey im Verlauf mehrerer Jahre kümmert, entwickeln Erkrankungen wie chronische Ohrinfektionen. Stets werden die Symptome schlimmer, wenn Lacey auf die Kinder aufgepasst hat. Doch aufgrund der freundschaftlichen Verbindung zu den Kindsmüttern kommt lange keine von ihnen auf die Idee, Lacey könnte unmittelbar mit den häufigen Erkrankungen ihrer Kinder zu tun haben. Die erste der entsprechenden Geschichten endet damit, dass Lacey zwei Tage lang ohne Absprache mit dem Kind, auf das sie nur einige Stunden aufpassen sollte, verschwindet. Nach diesem Ereignis ist die Mutter des kleinen Jungen so entsetzt, dass sie Lacey den weiteren Umgang mit ihrem Sohn verweigert.

Lacey braucht nicht lange, um die nächste junge, berufstätige Mutter zu finden, die dankbar für Unterstützung bei der Versorgung ihres kleinen Sohnes ist. Sie heißt Autumn und ist begeistert, als Lacey sich nicht nur während ihrer Arbeitszeiten, sondern sogar am Wochenende mehr als bereitwillig um ihren kleinen Sohn Jonathan kümmern möchte. Autumn glaubt, Lacey – die ja hauptberuflich in einer Kindertagesstätte arbeitet – sei schlicht übermäßig kinderlieb, und vertraut ihr bald völlig. Lacey gibt auch diesen kleinen Jungen in der Öffentlichkeit als ihren Sohn aus, postet sogar auf einer eigens erstellten Internetseite zahlreiche Fotos zusammen mit ihm, die den Eindruck erwecken, er sei ihr Kind. Sie nutzt Jonathan auch, indem sie ihn zu kirchlichen Wohlfahrtsorganisationen mitnimmt, sich als mittellose, alleinstehende Mutter ausgibt und somit zahlreiche Utensilien für Kleinkinder kostenlos erhält, die sich bald in ihrer Wohnung stapeln. Bald betreut sie zwei weitere kleine Jungen einer anderen Mutter namens Shawna. Laceys gesamtes Leben kreist um das Versorgen der kleinen Kinder und ihre öffentliche Selbstdarstellung mit diesen – sowohl im Alltag als auch auf ihren Internetseiten.

Die Freundschaft zu Shawna wird bald enger, und Lacey erzählt ihr von dem sexuellen Missbrauch innerhalb ihrer Familie. Sie behauptet, der Täter komme sie weiterhin besuchen und führe den Missbrauch an ihr fort. Mit dieser Darstellung schafft sie es, regelmäßig bei Shawna übernachten zu dürfen. Lacey scheint ein Teil des Familienlebens werden zu wollen, was Shawna dann aber doch zu viel wird. Gleichzeitig behauptet sie, schwanger zu sein, und belegt dies mit einem rundlich wirkenden Bauch, welcher bei ihrer sehr schlanken Figur deutlich zu sehen ist. Sie fotografiert ihn sogar als Beleg ihrer Schwangerschaft – die in Wirklichkeit gar nicht vorhanden ist. Dann beginnt sie zu erzählen, mit einem Polizisten namens Blake verlobt gewesen zu sein, der bei einem Autounfall gestorben sei – eine Geschichte, die sie später auch im Internet noch ausbauen wird. Shawnas Familie erscheint Laceys Art, mit der sie versucht, ein Teil des Familienlebens zu werden, zunehmend suspekt. Schließlich beschließt Shawna, Lacey einige zeitliche und räumliche Grenzen aufzuzeigen, worauf diese mit einem Wutanfall reagiert und kurz darauf zu ihrer Großmutter in einen anderen Bundesstaat reist. Als sie wiederkommt, behauptet sie, eine Fehlgeburt erlitten zu haben.

Ein Kind als neuer Hauptdarsteller

Ich kann nicht erwarten, bis er endlich hier ankommt.

Bildunterschrift von Lacey Spears unter einem im Internet veröffentlichten Foto des Kinderbettchens ihres Sohnes

Die zwanzigjährige Lacey wohnt nun wieder in der Zweizimmerwohnung mit ihrer Schwester zusammen, kümmert sich wie zuvor um den kleinen Jonathan und postet weiterhin Fotos mit ihm auf ihrer Internetseite. Darin schreibt sie inzwischen unmissverständlich, er sei ihr Sohn, die »Liebe ihres Lebens«, ihre »Welt« ihr »Ein und Alles« und er mache sie »vollständig«. Autumn wird schließlich auf Laceys Darstellungen im Internet angesprochen. Sie ist zunächst schockiert, ordnet Laceys seltsames Verhalten dann allerdings eher als einen »Schrei nach Aufmerksamkeit« ein. Da Lacey sich weiterhin als die perfekte und auch kostenlose Tagesmutter für Jonathan gibt, verzeiht Autumn ihr die merkwürdige Selbstdarstellung. Parallel zur Intensivierung ihrer im Internet dargebotenen Fantasiewelt beginnt Lacey eine Affäre mit dem drei Jahre älteren Nachbarn Chris Hill. Dieser hat bald den Eindruck, sie vermeide den Aufbau einer tatsächlichen Beziehung. So scheint Lacey eher zielgerichtet an Sexualität interessiert als an Vertrauensaufbau oder einer intensiveren, menschlichen Ebene. Da Lacey das Thema Verhütung nicht anbringt, geht Chris schlicht davon aus, sie kümmere sich schon darum. Ihm ist nicht klar, dass das einzige Ziel dieser Affäre für Lacey die langersehnte Schwangerschaft ist.

Im März 2008 wird Lacey von Chris schwanger. Als sie dies Chris eröffnet, halten beide es für eine gute Idee, aus der bisher eher oberflächlich verlaufenden Beziehung eine Ehe zu machen. Sie sind sich scheinbar einig, dass ihr Kind eine Familie mit Mutter und Vater haben soll. Chris glaubt, die Beziehung mit Lacey könnte sich intensivieren. Er wird Laceys Familie nun als ihr Verlobter vorgestellt. Doch kurz darauf verkehrt Lacey ihre anfängliche Meinung ins Gegenteil. Nicht nur, dass sie Chris nicht wiedersehen, geschweige denn heiraten will, nun behauptet sie, er sei gar nicht der Vater des Kindes. Sie sei schwanger von Blake, mit dem sie schon früher zusammen gewesen sei, und Chris solle sich von ihr fernhalten. Chris ist überrascht und verletzt. Er kann nicht glauben, dass Lacey von jemand anderem als von ihm schwanger ist, und sieht dies als eine Masche, mit der Lacey ihn von seinem Kind fernhalten will. Er versucht sich mit ihr auszusprechen, doch sie droht damit, ihn von der Polizei abführen zu lassen. Ihre Schwester, welche von Laceys perfidem Vorgehen gegenüber Chris nichts ahnt, sieht nur, wie er wütend vor ihrer Tür steht, und glaubt, Lacey habe ihn zu Recht verlassen. Chris muss hilflos mitansehen, wie Lacey ihm die Beziehung und das gemeinsame Kind entzieht. Er erkennt, dass er nie etwas anderes als ein unfreiwilliger Samenspender für sie war.

Lacey nutzt die ersehnte, tatsächliche Schwangerschaft, um Ultraschall- und Babybauchfotos von sich ins Netz zu stellen und die freudige Nachricht all ihren Freunden und Bekannten zu verkünden. Als sie im siebten Monat schwanger ist, veranstaltet sie parallel zu ihrem einundzwanzigsten Geburtstag eine Babyparty, von der sie auch wieder zahlreiche Fotos auf ihrer Seite postet. Zu diesem Zeitpunkt berichtet sie allen, der Vater sei ein Polizist namens Blake. Einige ihrer Freunde wissen, dass dies nicht stimmt, doch sie wollen Lacey nicht bloßstellen. Ab dem Zeitpunkt unmittelbar nach seiner Geburt am 03.12.2008 postet Lacey unentwegt Fotos von ihrem Sohn Garnett-Paul und ihnen beiden gemeinsam. Die Fotobeschreibungen enthalten Texte wie »Ein echter Segen«, »Er hat mich für immer verändert«, »Mein Leben, meine Welt, mein Herz« und »Er ist ganz mein«. Am 05.12.2008 werden Mutter und Sohn aus dem Krankenhaus entlassen. Garnett scheint ein kerngesundes Baby zu sein. Doch nur zwei Tage später kehrt Lacey ins Krankenhaus zurück und behauptet, Garnett habe hohes Fieber. Die Ärzte können nichts Ungewöhnliches feststellen und schicken sie mit dem Baby heim. In den Wochen danach konzentriert sich Lacey darauf, möglichst viele Fotos von Garnett und Jonathan zu posten und dabei gelegentlich zu behaupten, sie seien ihre beiden Söhne. Drei Wochen nach seiner Geburt, an Weihnachten, kehrt Lacey erneut ins Krankenhaus zurück und behauptet, Garnett sei schwer krank. Auf ihre Aussagen hin werden Garnett intravenöse Infusionen verabreicht. Lacey fotografiert ihren Sohn mit den Infusionsschläuchen, macht sogar Nahaufnahmen von diesen und postet alles mit Unterschriften wie »Armer Babyjunge« und »Er zeigt seine neue intravenöse Infusion«.

Dies ist der Anfang einer jahrelangen Reihe von Krankenhausaufenthalten und diversen medizinischen Behandlungen.

Lacey kann auch bei Garnett nie enden wollende Ohrinfektionen vorweisen, zusätzlich klagt sie darüber, er wolle nicht essen und wenn er esse, erbreche er das meiste. Die Ärzte erleben Lacey als unangemessen emotional und bestimmend in ihren Vorstellungen, was mit ihrem Kind zu geschehen habe. Bereits im Januar 2009 beschreibt eine behandelnde Ärztin den Verdacht, Lacey könne unter dem Münchhausen-Stellvertreter-Syndrom leiden. Der Fall wird dem medizinischen Sozialdienst gemeldet, welcher wiederum eine Sozialarbeiterin mit der Überprüfung betraut. Da Lacey die Zusammenarbeit verweigert und die Anhaltspunkte für eine Gefährdung ihres Kindes nicht konkret genug sind, verläuft der Verdacht gegen sie im Sande.

Lacey bringt Garnett von da an in ein anderes Krankenhaus. Obwohl er nie in Anwesenheit einer anderen Person erbricht, vertrauen die Ärzte dort auf die ausführlichen Aussagen der scheinbar besorgten Mutter. Lacey schafft es mit ihrem medizinischen Wissen und ihrer Hartnäckigkeit, dafür zu sorgen, dass Garnett im Alter von sechs Wochen zum ersten Mal wegen seiner vermeintlichen Verdauungsbeschwerden operiert wird. Wie bereits gewohnt, postet sie unmittelbar danach Fotos von ihrem kranken Kind. In der Zeit darauf beobachten unterschiedliche Personen, wie Lacey Garnett scheinbar grundlos anschreit und ihm wehtut. Kurz nach der Operation bringt Lacey Garnett zu einem Spezialisten für innere Medizin bei Kindern. Sie veranlasst ihn, Garnett im Alter von neun Wochen einer weiteren Operation zu unterziehen, die es ihm unmöglich macht, sich zu übergeben. Von da an wird Garnett immer wieder von Lacey ins Krankenhaus und zu unterschiedlichen Ärzten gebracht, stets mit dramatischen Schilderungen scheinbar unerklärlicher Symptome.

Eine Woche nach der letzten Operation taucht Lacey mit der Behauptung auf, Garnett nehme keine Nahrung zu sich. Bei anschließenden Testungen wird ein gefährlich erhöhter Natriumspiegel in seinem Blut festgestellt, der sogar zu einem kurzzeitigen Herzstillstand führt. Die vielen Testungen passen nicht mit den von Lacey geschilderten Symptomen überein. Abgesehen von dem völlig unerklärlichen Natriumspiegel finden sich keine Auffälligkeiten. Während Lacey behauptet, Garnett verweigere ständig die Nahrungsaufnahme, können ihn die Krankenschwestern problemlos füttern. Auch hier entsteht der Verdacht, Lacey könne die Ursache für Garnetts andauernde medizinische Probleme sein. Der behandelnde Arzt stellt die These auf, dass eine übermäßig salzhaltige Nahrung zwar normalerweise durch Erbrechen vom Körper des Kindes abgestoßen würde, durch die Operation ebendiese Reaktion aber nicht mehr erfolgen könne. Somit wäre es möglich, dass Garnett einfach durch ungeeignete Nahrung einen derart hohen Natriumspiegel aufbauen könnte. Doch erneut gibt es keine handfesten Belege.

Vermarktung des selbstinszenierten Familiendramas

Er war ein kranker kleiner Mann.

Bildunterschrift von Lacey Spears unter einem Krankenhausfoto ihres wenige Wochen alten Sohnes

Mit den nie enden wollenden, unerklärlichen Ohrinfektionen und ständigen Geschichten vom Kind, das nicht essen wolle, bleiben Lacey und Garnett Dauergäste in diversen medizinischen Einrichtungen. Derweil bekommt Lacey finanzielle Zuschüsse als Mutter eines chronisch kranken Kindes. In den folgenden Monaten sucht Lacey unterschiedliche Krankenhäuser auf, da sie durchsetzen will, dass Garnett eine Magensonde zur künstlichen Ernährung erhält. Sie beharrt darauf, dass er kaum Nahrung zu sich nimmt. Krankenschwestern und Babysitter können allerdings keine Auffälligkeiten in seinem Essverhalten feststellen. Schließlich findet Lacey einen Arzt, der ihren Angaben glaubt und bereit ist, eine entsprechende Sonde zu legen. Erneut muss der nun zehn Monate alte Garnett eine Operation über sich ergehen lassen, und wieder hat

Lacey neuen Stoff für ihre Internetdokumentation der Leiden ihres Sohnes. Krankenhausfotos wechseln sich mit Fotos fröhlicher Familienunternehmungen ab. Unbedarfte Besucher ihrer Internetseite müssen den Eindruck gewinnen, dass Lacey trotz eines schwer chronisch kranken Kindes alles tut, um ihm ein glückliches und erfülltes Leben zu bieten.

Bald erstellt Lacey neben ihrer Myspace-Seite auch einen Twitter-Account und eine Facebook-Seite. Überall schreibt sie, wie sehr sie ihren Sohn liebe, wie krank er immer wieder sei, und bittet um Gebete für ihn. Die Posts, in denen sie dramatische Erkrankungen schildert, scheinen mehr Aufmerksamkeit, Likes und Zuwendung zu bringen als Fotos fröhlicher Familienausflüge. Kurz vor seinem ersten Geburtstag ist Garnett zum dreiundzwanzigsten Mal im Krankenhaus. Lacey teilt dies ihren Internetlesern mit und bittet um Gebete für seine Genesung. Natürlich bekommt die vermeintlich tapfere Mutter viele freundliche Rückmeldungen, erntet Zuspruch und Aufmerksamkeit. Neben diesen psychologischen Effekten der Selbstaufwertung nutzt Lacey aber auch sehr gezielt ihr Kind und ihre manipulativen Fähigkeiten, um finanzielle Zuwendungen zu bekommen. Sie fährt diverse christliche Gemeinden und Vereine ab, erzählt dort dramatische Geschichten von ihrem bisherigen Leben und dem schwer kranken Kind, dem sie verschiedene Krankheiten andichtet. So erbeutet sie umfangreiche Geld- und Sachspenden. Auch vor Diebstählen und Betrügereien macht sie nicht halt, weswegen sie aus mindestens einer Gemeinde ausgeschlossen wird.

Es gibt immer wieder Anzeichen dafür, dass Lacey Garnett schadet. Neben der offensichtlich nur bei ihr und niemandem sonst auftretenden Essensproblematik, wegen derer sie ihren Sohn beinahe ausschließlich über seine Magensonde ernährt, rastet Lacey auch immer wieder ihm gegenüber aus. Ein Mal wird sie so wütend, als sie ihn badet, dass sie ihn unter Wasser drückt, bis eine in der Wohnung anwesende Freundin dazwischengeht. Ein andermal postet Lacey auf Twitter, dass sie sich selbst als fürchterliche Mutter fühlt. Sie habe ihren Sohn kurz zuvor angeschrien, als er sie anschrie, und ihm ein »eiskaltes Bad« gegeben, weil er auf ihre Aufforderung hin nicht aufhörte, mit dem Wasserhahn zu spielen. Immer wieder geben unterschiedliche Personen über mehrere Jahre Hinweise darauf, dass Garnetts Wohl durch seine Mutter gefährdet werde. Doch es kommt keine ausführliche Untersuchung in Gang, die über kurze Gespräche mit Lacey, welche sich perfekt als engagierte Mutter darstellen kann, hinausgeht.

Als Garnett anderthalb Jahre alt ist, zieht Lacey von Alabama zu ihrer Großmutter nach Florida. Dort freundet sie sich bald mit einer Nachbarin namens Kim an, welche selbst als Kind sexuelle Missbrauchserfahrungen machte. Wieder erzählt Lacey ihre Geschichte vom andauernden sexuellen Missbrauch durch ihren Vater. Sie behauptet schließlich sogar, ihr Vater sei der biologische Vater von Garnett. Dies sei auch eine Erklärung für Garnetts zahlreiche medizinische Probleme. Und tatsächlich scheint sie ihren Eltern bei Besuchen aus dem Weg zu gehen. Auf Kim wirkt dies anhand der Geschichte, welche Lacey ihr erzählte, nachvollziehbar. Kurz nach einem solchen Besuch behauptet Lacey Kim gegenüber, erneut von ihrem Vater schwanger zu sein. Kim bietet an, ihr eine Abtreibung zu organisieren, doch bevor es dazu kommen kann, sagt Lacey, sie habe eine Fehlgeburt erlitten. Da Kim selbst sexuellen Missbrauch erlebte, treibt Lacey die Geschichten in diesem Bereich ihr gegenüber auf die Spitze. Sie weiß, dass sie hierdurch bei Kim maximale Anteilnahme und Unterstützung erreicht. Wie ein Gentest später beweisen wird, ist niemand anderes als Laceys ehemaliger Nachbar Chris Garnetts Vater, und es ist davon auszugehen, dass Lacey dies immer bewusst war. Die Situation mit Kim eskaliert, als es zu einem Familienstreit kommt, bei dem sie Laceys Großmutter von dem Missbrauch erzählt. Diese sagt wütend, Laceys Behauptungen seien nicht wahr und Lacey habe »ein Problem mit der Wahrheit«. Offenbar ist Laceys engsten Verwandten ihre starke Neigung zu umfassenden Lügen bewusst, doch wie auch andere Probleme innerhalb der Familie wird dieses Thema so gut es geht verdeckt und totgeschwiegen.

Während sie noch bei ihrer Großmutter wohnt, unentwegt im Internet und in persönlichen Gesprächen über Garnetts medizinische Probleme klagt, die außer ihr niemand beobachten kann, und immer neue Ärzte mit ihm aufsucht, beginnt Lacey allmählich, sich sogenannten alternativen Heilmethoden zuzuwenden. Alles, was ihr aus dieser Richtung angeboten wird, nimmt sie dankend an, postet darüber und schreibt von scheinbar fantastischen, sich schnell einstellenden Erfolgen. So verkündet sie stolz, sie sei »fertig mit der modernen Medizin« und habe »alle Beweise gesehen, die sie brauche«. Bald nutzt Lacey für sich und Garnett einen ausgeklügelten, veganen Ernährungsplan, den sie ihm mittels seiner Magensonde zuführt. Parallel hierzu erstellt sie drei unterschiedliche »Versionen« ihrer selbst im Internet, die sie mit gezielt eingesetzten Freigaben unterschiedlichen Zielgruppen präsentiert. So postet sie auf einem Account viel über die von ihr erdachte, tragische Liebesgeschichte mit Garnetts vermeintlichem Vater, dem Polizisten Blake, welcher durch einen Autounfall ums Leben gekommen sei. Sie verbreitet über das Internet jede Menge dramatischer und heldenhafter Lügengeschichten, in denen sie selbst stets die Hauptdarstellerin ist: von Fehlgeburten über angebliche Muttermilchspenden für andere Mütter bis hin zu früheren schweren Unfällen und Erkrankungen, die sie selbst erlitten haben will. Einige Elemente der Geschichten, wie ihr schwer krankes Kind, bleiben stets gleich. Andere unterscheiden sich deutlich, was dank der Privatsphäre-Einstellungen auf ihrer Facebook-Seite lange weitestgehend unentdeckt bleibt. Anhand dieses Verhaltens wird deutlich, dass Lacey sich des großen Betrugsnetzes, welches sie webt, vollkommen bewusst ist und genau darauf achtet, dass nur bestimmte Personen auf bestimmte Weisen von ihr manipuliert werden.

Garnett wird dreieinhalb, und Lacey unterstreicht ihre alternativen Erziehungsmethoden weiterhin im Internet: »Nein, mein Kind isst nicht von Plastikgeschirr, bekommt sein Essen nicht in der Mikrowelle gekocht, spielt nicht mit Plastikspielzeug, das blinkt und spricht ... Er ist nicht geimpft, folgt nicht der westlichen Medizin ...« Natürlich lassen trotz ihrer neuen, offensiv vertretenen Lebensphilosophie die gesundheitlichen Rückschläge nicht lange auf sich warten. Dramatische Geschichten über Garnetts Ohrinfektionen und Verdauungsprobleme sind neben ihrem hochgradigen Manipulationstalent die einzige Konstante in Laceys Leben. Kurz vor Garnetts viertem Geburtstag zieht Lacey erneut mit ihrem Sohn um, diesmal in eine alternative Lebensgemeinschaft im Bundesstaat New York, welche der Weltanschauung des Anthroposophen Rudolf Steiner folgt. Die Bewohner leben eng zusammen, Türen werden auf dem Gelände nicht abgeschlossen, alle arbeiten gemeinsam und versorgen sich weitgehend selbst in eigener Landwirtschaft. Schon kurz nach ihrer Ankunft bestiehlt Lacey ihre Zimmernachbarin, hat starke Stimmungsschwankungen und wird schnell wütend. Sie schreit Garnett an, schubst und schlägt ihn, drückt ihn beim Baden unter Wasser. Doch diese Misshandlungen gegenüber ihrem Sohn begeht sie hauptsächlich – wie unterschiedliche Zeugen über die Jahre aussagen –, wenn sie sich unbeobachtet fühlt. Ihre impulsiven Wutreaktionen kann sie also in gewissem Umfang steuern, in Gegenwart anderer bremst sie sich, um den Schein aufrechtzuerhalten, die perfekte Mutter zu sein.

Schließlich behauptet Lacey mehrfach, Männer aus der Gemeinschaft hätten sie sexuell belästigt. So beklagt sie sich bei anderen Mitgliedern der Gemeinschaft, ein bestimmter Mann habe sich zwei Mal vor ihr exhibitioniert. Einige Zeit später behauptet sie, auch von einem anderen Mann sexuell bedrängt worden zu sein. Es gibt nie Zeugen für die Vorfälle und keine anderen Personen, die entsprechende Erfahrungen mit den benannten Männern gemacht hätten. Gleichzeitig versucht Lacey, sich weiter als besonders guten Menschen und herausragende Mutter zu präsentieren. Sie verkündet, sich und teilweise auch ihren Sohn nicht mehr »nur« vegan zu ernähren, sondern fortan ausschließlich »roh-vegan« – also mit Lebensmitteln, die nicht über 45 Grad Celsius erhitzt wurden. Gleichzeitig versorgt sie Garnett mit etwa zweihundert homöopathischen Mitteln und bringt ihn zu unterschiedlichen Ärzten. Einer der Ärzte wird später in einem Interview aussagen, er habe ihr immer wieder dazu geraten, seine Magensonde entfernen zu lassen, was Lacey durch Verzögerungstaktiken konsequent verhindert habe. Garnett kommt in den zur Gemeinschaft gehörenden Waldorfkindergarten. Dort lässt Lacey ihn nur das von ihr zubereitete Essen zu sich nehmen, was sie mit der Sorge um seine Gesundheit und seine vermeintlichen Lebensmittelunverträglichkeiten begründet. Garnett ist ein aufgeweckter, freundlicher Junge, der leicht in Kontakt mit seinen Mitmenschen kommt. Durch seine fröhliche Art fällt es ihm leicht, Beziehungen zu anderen Menschen aufzubauen. Kurz bevor er im September 2013 in die Waldorfschule kommen soll, äußert Lacey Ängste, dass er »zu schnell groß werde«. Sie spürt, dass sie mit zunehmendem Alter und der kaum zu verhindernden Unabhängigkeit ihres Kindes langsam, aber unvermeidlich die Kontrolle über ihn verlieren wird. Doch wie soll er ohne ihre absolute Kontrolle weiter der perfekte Hauptdarsteller in ihrem Drehbuch bleiben? Wahrscheinlich ist diese Erkenntnis ein entscheidender Faktor für das sich nun zuspitzende Drama, in welchem Lacey wie schon ihr ganzes Leben lang selbst Drehbuchschreiberin, Regisseurin und Darstellerin ist.

Das Drama wird zur Tragödie

Bitte betet für meinen kleinen Prinzen.

Eine von zahlreichen Aufforderungen von
Lacey Spears an ihre zahlreichen Leser im Internet

Das Weihnachtsfest dieses Jahres verbringt Lacey wieder bei ihrer Großmutter in Florida. Zunächst postet sie glückliche Bilder und Kommentare von der perfekten Familienweihnacht, doch schon am 27. Dezember informiert sie ihre Freunde aus der Gemeinschaft darüber, dass Garnett mit hohem Fieber auf einer Kinderintensivstation sei. Dies ist frei erfunden. Zu Neujahr sind Lacey und er zurück in der Gemeinschaft, wo Garnett kerngesund und aufgeweckt wie immer seinen Schulbesuch in der Waldorfschule fortsetzt. Nach nur drei Schultagen meldet Lacey ihn krank. Sie erträgt es nicht, wie gesund, kontaktfreudig, gesprächig und völlig außerhalb ihrer Kontrolle er in der Schule ist. Ihr Plan, die Kontrolle über ihn wiederzuerlangen, ist unglaublich. In den nächsten Tagen postet sie mehr dramatische Krankheitssymptome und bringt Garnett zum Kinderarzt, welcher die von Lacey beschriebenen Symptome nicht bei ihm feststellen kann. Sie führt in dieser Zeit mehrere Internetsuchanfragen durch, die allesamt von den Folgen eines erhöhten Natriumspiegels bei Kindern handeln. Aufgrund der Recherche muss ihr klar sein, dass ein deutlich erhöhter Natriumspiegel den langsamen und qualvollen Tod eines kleinen Kindes auslösen kann. Kurz vor Mitternacht am 14. Januar 2014 bringt sie Garnett in die Notaufnahme eines Krankenhauses, wo sie während der Wartezeit Fotos macht und im Internet postet. Der behandelnden Ärztin zählt sie eine Vielzahl von Symptomen ihres Sohnes auf, Kopfschmerzen, Durchfall, Krampfanfälle. Einen solchen Krampfanfall habe er sogar eben im Wartezimmer gehabt. Lacey gibt an, dass Garnett als Baby bereits ähnliche Symptome im Zusammenhang mit einem erhöhten Natriumspiegel gehabt habe. Zu diesem Zeitpunkt ist sein Natriumspiegel nur leicht erhöht. Es gibt keine Anzeichen für Krampfanfälle oder andere von Lacey berichtete Symptome. Lacey nimmt Garnett wieder mit nach Hause, beklagt sich im Internet über die schlechte Behandlung im Krankenhaus und beschreibt in den nächsten Tagen immer mehr Symptome, die Garnett weiterhin habe – inklusive eines massiv erhöhten Natriumspiegels, welcher für ein so kleines Kind lebensbedrohlich sein könne. Auch ein weiterer Besuch beim Kinderarzt und im Krankenhaus erbringen keine Ergebnisse. Derweil beschreibt Lacey zunehmend dramatisch im Internet, wie ihr Sohn vor Schmerzen schreie und sie ihn nicht beruhigen könne.

Am 17. Januar bringt Lacey Garnett, der sichtbar unter extremen Schmerzen leidet, scheinbar panisch ins Krankenhaus. Kurz zuvor fällt seiner Lehrerin, die aus Sorge um ihn nach dem Unterricht bei Lacey vorbeischaute, im Wohnzimmer ein Infusionsständer mit einer Fütterungstasche auf, in der eine milchig trübe Flüssigkeit zu sehen ist. Später wird sich herausstellen, dass Lacey die Flüssigkeit in dieser und auch anderen Fütterungstaschen von Garnett mit einer übermäßigen Menge an Salz versehen hat. In der betreffenden Tasche werden bei späteren Ermittlungen noch Salzreste gefunden, die fünfeinhalb vollen Teelöffeln entsprechen. Im Krankenhaus berichtet Lacey sowohl den Ärzten als auch ihren die ganze Zeit live mit Informationen versorgten Lesern im Internet, dass Garnett seit Stunden zahlreiche Krampfanfälle habe. Diese treten allerdings nie in Anwesenheit anderer Personen auf. Im Krankenhaus schildert sie bereitwillig und mit umfassenden medizinischen Fachworten versehen Garnetts komplexe Krankengeschichte, wobei sie erneut erwähnt, dass er früher ähnliche Symptome im Zusammenhang mit einem erhöhten Natriumspiegel gehabt habe. In einer Privatnachricht an eine Freundin äußert sie ihre Angst, Garnett könne dieses Mal tatsächlich sterben. Der Arzt in der Notaufnahme findet bei seiner Untersuchung des Kindes keine Erklärung für Laceys Schilderungen. Er holt Informationen von Garnetts Kinderarzt ein, welcher längst einen Verdacht gegenüber Lacey hegt, den er allerdings nie handfest belegen konnte. Der Arzt in der Notaufnahme entscheidet, dass Garnett zur ausführlichen neurologischen Untersuchung und Beobachtung in ein anderes Krankenhaus überführt wird. Er übermittelt dem anderen Krankenhaus seinen Eindruck, dass er bei Garnetts Mutter das Münchhausen-Stellvertreter-Syndrom vermute.

Lacey willigt bereitwillig in alle Vorschläge ein. Sie ist damit einverstanden, dass Garnett zur Überprüfung der von ihr behaupteten Krampfanfälle an ein Langzeit-EEG im Krankenhaus angeschlossen wird, das konstant seine Hirnströme misst, und dass in seinem Krankenbett eine Kamera aufgestellt wird, um mögliche Krampfanfälle per Video aufzeichnen zu können. Lacey glaubt, dass sie trotz dieser hochgradigen Überwachung ihren Plan unentdeckt bis zum Ende durchführen kann. Sie meint einschätzen zu können, was die Kamera aufzeichnet. Auch diese neue Situation stellt sie ihren Internetlesern umfassend mit Fotos und emotionalen Posts dar. Nach zwei Tagen mit unauffälligen Werten und einem dem Verhalten nach gesunden Kind wird Lacey mitgeteilt, dass es keine Hinweise für Krampfanfälle oder irgendeine Form von Erkrankung gebe und Garnett voraussichtlich am nächsten Tag entlassen werden könne. Sie reagiert nicht erleichtert oder erfreut, sondern sehr still und emotionslos. Kurz darauf zeichnet die Kamera zum ersten Mal einen Ablauf auf, der später sowohl Polizeibeamte als auch Richter und Schöffen beim Gerichtsverfahren zutiefst schockieren wird: Lacey bringt den im Bett spielenden Garnett ins Badezimmer. Sie kommt ohne ihn heraus, holt aus ihrer Tasche eine Tasse und einen Verbindungsschlauch für seine Magensonde. Als sie einige Zeit später Garnett aus dem Badezimmer zurück zum Bett trägt, wirkt er völlig verändert, ängstlich und bewegt sich kaum. Lacey beobachtet ihren auf dem Bett liegenden Sohn, als würde sie auf etwas warten. Einige Minuten später beginnt Garnett sich in Schmerzen zu winden und versucht sich zu übergeben, was wegen seiner Operation unmöglich ist. Nun betätigt Lacey den Notruf über seinem Bett und sieht zu, wie erst die Krankenschwester und kurz darauf der Arzt ins Zimmer eilen und völlig überrascht versuchen, dem Jungen zu helfen.

Während die Krankenhausmitarbeiter mühevoll Garnetts Zustand stabilisieren und versuchen, die Ursache für seinen mysteriösen Anfall zu finden, nutzt Lacey den neuesten dramatischen Moment, um im Internet über die Situation zu berichten und um »Gebete« und positiven Zuspruch zu bitten. Einige Stunden später wiederholt sich derselbe Vorgang in noch dramatischerer Weise. Garnett hat nun tatsächlich einen schweren Krampfanfall, während Lacey laut um Hilfe schreit. Er fällt in einen akut lebensbedrohlichen Zustand, für den niemand eine Erklärung findet. Lacey berichtet weiterhin über SMS und Internet von den aktuellen dramatischen Entwicklungen. Während um das Leben ihres Sohnes gekämpft wird, verlässt Lacey zwischendurch den Raum, um zu telefonieren. Kurz darauf fragt sie, ob Garnetts Natriumspiegel überprüft worden sei. Als die Ergebnisse kurz darauf vorliegen, ist der Wert so hoch, dass es keine medizinische Erklärung dafür zu geben scheint. Lacey sagt der Ärztin, dass sie einen Zusammenhang mit dem Natriumwert vermutet habe, da sie die entsprechenden Symptome aus einer Erkrankungsphase aus seiner frühen Kindheit noch kenne. Dass sie dabei lächelt, verstört die Ärztin sehr.

Kurz darauf wird Lacey mitgeteilt, dass Garnett mit einem Helikopter zur Kinderintensivstation eines anderen Krankenhauses gebracht werden muss. Er wird künstlich beatmet. Sie fragt, ob er im Sterben liegt. Ihr wird rückgemeldet, dass seine Situation zumindest weiterhin lebensbedrohlich ist. Vollkommen unnachvollziehbar für die mit ihr sprechende Krankenschwester sagt Lacey, sie werde nicht mit ihrem Sohn fliegen, sondern sich von einem Freund zum anderen Krankenhaus mit dem Auto fahren lassen. Es scheint unbegreiflich, dass sie ihr Kind, dessen Leben am seidenen Faden hängt, während des Fluges allein lassen will. Lacey erklärt dies damit, Angst vor einem Helikopterflug zu haben. Sie lässt sich schließlich aber doch dazu überreden, Garnett auf dem Flug zu begleiten – und berichtet darüber erneut im Internet.

Der behandelnde Arzt im nächsten Krankenhaus kommt auf den Gedanken, der medizinisch nicht erklärbare Natriumspiegel könne über die Magensonde des kleinen Jungen künstlich erzeugt worden sein. Er fragt Lacey, wann Garnett das letzte Mal über seine Magensonde ernährt worden sei, worauf sie antwortet, es sei länger als eine Woche her. Trotz des gegen sie bestehenden Verdachts gibt es weiterhin keine Beweise dafür, dass Lacey für den Zustand ihres Sohnes verantwortlich ist. Während sich sein Zustand langsam, aber stetig verbessert, ist sie weiterhin intensiv mit ihren Internetaktivitäten beschäftigt, bittet um Gebete und diskutiert mit den vielen besorgten Lesern die bisherige medizinische Entwicklung. Am Montag, dem 20. Januar, drei Tage nach seiner Einlieferung in das erste Krankenhaus, verbessert sich Garnetts Zustand so weit, dass er wieder wach und ansprechbar ist. Als die künstliche Beatmung entfernt werden soll, ist Lacey nicht froh, sondern deutlich dagegen. Die Ärzte setzen den Schritt jedoch durch, da alles andere als größeres Risiko erscheint. Laceys Freunde rufen zu einer Spendenaktion im Internet auf, um ihr dabei zu helfen, die hohen medizinischen Kosten zu tragen. Da sie viele Leser mit ihrer dramatischen Geschichte seit geraumer Zeit emotional mitreißt, kommen schnell über eintausend Dollar zusammen, zudem diverse Sachspenden. Laceys Texte und Fotos im Internet bleiben dramatisch, obgleich sich der Zustand ihres Sohnes kontinuierlich verbessert.

Am Dienstagmorgen, kurz vor halb acht, erwartet Lacey die Ankunft ihrer Eltern im Krankenhaus. Diese haben eine zweitägige Autofahrt auf sich genommen, um ihren kranken Enkelsohn zu sehen. Auf dem später entscheidenden Beweisvideo ist zu sehen, dass Lacey Garnett auf ihrem Arm ins Badezimmer trägt. Wie schon in früheren Videos erscheint sie ohne ihn wieder im Zimmer, um den Verbindungsschlauch zu seiner Magensonde zu holen. Kurz darauf trägt sie Garnett wieder auf sein Bett, sitzt da und schaut ihn abwartend an. Als sie sieht, dass er einen heftigen Krampfanfall erleidet, beginnt sie zu schreien und drückt den Notfallknopf. Garnett schreit, hält seinen schmerzenden Kopf fest und zuckt, bis er wenig später bewegungslos in sich zusammenfällt. Einer der Ermittler sagt über das entsprechende Video: »Dieses Video wird mich für den Rest meines Lebens verfolgen ... Was auch immer sie in dem Badezimmer mit ihm getan hat, war das, was ihn getötet hat. Es war das Schlimmste, was ich in meinem ganzen Leben gesehen habe.« Die Ärzte stellen fest, dass Garnett nicht mehr atmet, und versuchen verzweifelt, erneut sein Leben zu retten. Derweil informiert Lacey über ihr Handy ihre Internetleser darüber, dass ihr Sohn aufgehört habe zu atmen und Gebete brauche. Kurz darauf treffen ihre Eltern in eben dieser dramatischen Situation im Krankenhaus ein. Drei Stunden später sind bei Garnett keine Hirnaktivitäten mehr erkennbar, sodass die Ärzte Lacey mitteilen, dass er wohl in Kürze für hirntot erklärt werde. Lacey bricht weinend zusammen und schreit immer wieder: »Mein Baby, mein Baby!«

Der letzte behandelnde Arzt glaubt, dass Lacey für den Tod ihres Sohnes verantwortlich ist, und verständigt die zuständigen Behörden. Er bespricht den Fall auch mit Experten aus unterschiedlichen medizinischen Fachgebieten. Alle sind sich einig, dass es keine medizinische Erklärung für den tragischen Verlauf von

Garnetts Erkrankung geben kann. Schließlich informiert der Arzt Lacey darüber, dass er eine Untersuchung des Falls initiiert habe. Lacey beklagt sich bei einer Freundin darüber, zu Unrecht verdächtigt zu werden. Sie postet kurz darauf die tragische Nachricht über Garnetts Zustand und schreibt, sie werde am folgenden Tag veranlassen, die lebenserhaltenden Maschinen abzustellen. Währenddessen beginnen die polizeilichen Ermittlungen, bei denen Lacey sich vordergründig kooperativ zeigt. Den Beamten fällt auf, dass sie stärker am Austausch mit ihnen interessiert ist, als – wie zu erwarten wäre – daran, die letzten Stunden neben ihrem Sohn auszuharren. Lacey scheint sich über den Stand der Ermittlungen ein Bild verschaffen und gleichzeitig durch aktive Kommunikation Einfluss nehmen zu wollen. Sie willigt in eine Durchsuchung ihrer Wohnung ein und gibt vor, nichts zu verbergen zu haben. Kurz darauf ruft sie eine Freundin aus der alternativen Lebensgemeinschaft an, die sich im Schock und tiefer Trauer über Garnetts Zustand befindet. Ohne eine Erklärung dafür abzugeben, bittet Lacey sie inständig darum, sofort in ihre Wohnung zu gehen und Garnetts Fütterungstasche mit der milchig trüben Flüssigkeit darin außerhalb der Wohnung zu entsorgen. Die Freundin müsse ihr versprechen, dass sie niemandem davon erzählen werde. Verwundert über Laceys Wunsch geht die Freundin mit einer anderen Frau aus der Gemeinschaft in Laceys Wohnung und entfernt die Fütterungstasche. Sie entscheidet sich jedoch, diese nicht wegzuwerfen. Nach Rücksprache mit der Leitung der Gemeinschaft übergibt sie die Tasche kurz darauf der Polizei.

Bei den Polizeibefragungen fällt den Ermittlern auf, dass Laceys Emotionen auffällig oberflächlich und wechselhaft zu sein scheinen. Sie weint bitterlich über das Schicksal ihres Sohnes, als aber eine für sie interessante Frage gestellt wird, hört das Weinen abrupt auf. Von Anfang an macht sie das Krankenhaus für den Tod ihres Sohnes verantwortlich. Die Mitarbeiter hätten nicht auf sie gehört und seinen Zustand nicht ernst genug genommen. Da ihr bewusst ist, dass sie dennoch als Hauptverdächtige angesehen wird, nimmt sie sich unverzüglich einen Anwalt. Während die Ermittlungen laufen, wird Garnett am 23. Januar 2014 offiziell für hirntot erklärt, und die Maschinen werden abgestellt. Zwei Minuten später postet Lacey ein Foto von Garnett im Internet und schreibt darunter: »Garnett der Große reiste heute um 10:20 Uhr weiter«.

In den Monaten nach seinem Tod laufen die Ermittlungen gegen Lacey an, die derweil intensiv über ihre Trauer im Internet schreibt, Erinnerungsfotos an Garnett postet und sogar überraschend Kontakt zu seinem biologischen Vater Chris aufnimmt und ihn bittet, für sie da zu sein. Im April 2014 gibt der mit dem Fall betraute Gerichtsmediziner bekannt, dass es sich bei Garnetts Tod weder um einen Unfall noch eine natürliche Ursache gehandelt habe, sondern dass eine Person für seinen Tod verantwortlich sein müsse. Beim anschließenden Gerichtsprozess wird Lacey am 2. März 2015 wegen Totschlags schuldig gesprochen und am 8. April 2015 zu einer zwanzigjährigen Haftstrafe verurteilt.

Vergleich der Persönlichkeitsprofile von Marybeth Tinning und Lacey Spears

Ich bitte Gott darum, mich einfach durch jeden Moment, jede Stunde und jeden Tag zu tragen.

Lacey Spears bei einem Fernsehinterview nach ihrer Verurteilung

In dem umfangreichen über Marybeth Tinning und Lacey Spears vorliegenden Informationsmaterial befinden sich deutliche Hinweise auf das Vorhandensein einiger ausgeprägter, typischer Persönlichkeitsstörungsmerkmale aus dem Cluster-B-Bereich. Hiermit übereinstimmend sind auch einige der von Robert Hare definierten Psychopathiemerkmale bei beiden Frauen zu finden. Beide sind trickreiche, sprachgewandte Blenderinnen mit oberflächlichem Charme, die stark zu pathologischem Lügen sowie betrügerischen, manipulativen Verhaltensweisen neigen. Sie zeigen einen deutlichen Mangel an Gewissensbissen oder Schuldgefühlen sowie oberflächlich und theatralisch wirkende Gefühlsausdrücke. In verschiedenen Situationen werden sie als mitleidslos beschrieben. Trotz deutlich gegen sie sprechender Fakten zeigen sie sich unfähig, Verantwortung für ihr eigenes Handeln zu übernehmen. Durch die selbst erzeugten Dramen kommt neben dem Bedürfnis nach Kontrolle, Aufmerksamkeit und Zuwendung auch ein gewisses Stimulationsbedürfnis zum Ausdruck. In unterschiedlichen Situationen erscheinen sie impulsiv und verantwortungslos. Beide zeigen neben den an Kindern verübten Straftaten in ihren Lebensgeschichten auch finanziell betrügerisches Vorgehen, das die Neigung zu einem parasitären Lebensstil verdeutlicht, sowie Diebstähle. Obgleich sie beide mit ihren manipulativen Fähigkeiten versuchen, Kontrolle über ihre Mitmenschen auszuüben und konkrete Ziele zu erreichen, fehlen bei genauerer Betrachtung beiden Frauen realistische, langfristige Lebensziele. Sowohl Marybeth Tinning als auch Lacey Spears wirken mit dem Leben, das sie sich selbst so gezielt erschaffen haben, konstant latent unzufrieden. Die Dramen, die Manipulation der Mitmenschen und hierdurch erzeugte, kurzzeitige Zuwendung lenken beide mehr schlecht als recht davon ab, dass sie, egal was sie tun, vor den schlechten Gefühlen in ihrem Inneren nicht davonrennen können.

Beide Frauen sind als insgesamt selten vorkommende Extrembeispiele von Müttern mit dem Münchhausen-Stellvertreter-Syndrom anzusehen. Sie sind keineswegs repräsentativ für dieses Phänomen, da die meisten Mütter mit dem entsprechenden Syndrom nicht so weit gehen würden, ihre Kinder zu töten. Dementsprechend ist auch die Vielzahl ihrer Merkmale aus dem Cluster-B-Bereich als extreme und nicht in dieser Form typische Ausprägung im Rahmen des Münchhausen-Stellvertreter-Syndroms anzusehen. Artifizielle Störungen, zu denen sowohl das Münchhausen- als auch das Münchhausen-Stellvertreter-Syndrom gehören, werden zwar in der Literatur immer wieder mit den Cluster-B-Persönlichkeitsstörungen in Verbindung gebracht, doch es bedarf noch einiger Forschung, bevor auch in diesem Bereich die unterschiedlichen Untergruppen und Schweregrade hinreichend systematisch beschrieben und verstanden sein werden.

Der Fall von Lacey Spears verdeutlicht, dass für den entsprechenden Tätertyp das Internet eine gefährliche, neue Ausdrucksform sowie eine Aufforderung zur Verstärkung der eigenen Muster darstellen kann. Ihr Fall ist für diese Form der Internetnutzung besonders, da er tatsächlich im Tod ihres Kindes mündete. Zahlreiche nicht derartig tragisch endende Fälle von Menschen, die erfundenes oder selbst induziertes Leid von sich oder Angehörigen im Internet zielgesteuert nutzten, sind inzwischen bekannt. Sie stehen für das Phänomen, welches der Psychiater Marc Feldman im Jahr 2000 unter dem Begriff »Münchhausen by Internet« beschrieb. Er betont, dass die vielen Informationsmöglichkeiten zu medizinischen Fragestellungen, die Menschen durch das Internet zur Verfügung stehen, gepaart mit der großen Bühne, die das Internet bieten kann, für Menschen mit einem krankhaft übersteigerten Bedürfnis nach Aufmerksamkeit, Zuwendung und Drama im Leben allzu verführerische Möglichkeiten bieten. Dies scheint die Vielzahl an Fällen, in denen Menschen mithilfe dramatischer Geschichten im Internet teils über lange Zeiträume psychologische und manchmal sogar finanzielle Zuwendung erlangen, zu erklären.

Kapitel 6

EXTREMFÄLLE WEIBLICHER PSYCHOPATHIE

Ich will all die Lügen klären und die Wahrheit herauskommen lassen.
Ich habe Hass, der durch mein System kriecht.

Aileen Wuornos

Psychopathie ist ein komplexes Phänomen mit vielen unterschiedlichen Auswirkungen auf die Lebensläufe der betroffenen Menschen. Dies gilt für Männer ebenso wie für Frauen, für mildere Formen ebenso wie für schwerere Ausprägungen. Zum Abschluss dieses Buches möchte ich auf einige Extremfälle dieses Phänomens bei weiblichen Betroffenen eingehen. Sie bilden seltene und daher auch umfassend bekannt gewordene Ausnahmefälle, in denen der Zusammenhang zwischen den Symptomenbereichen und deren Auswirkungen auf das Verhalten der Betroffenen ganz besonders deutlich wird.

Aileen Wuornos: Männerhass

Für mich ist diese Welt nichts anderes als böse,
und mein eigenes Böses ist einfach herausgekommen,
aufgrund der Umstände dessen, was ich tat.

Aileen Wuornos

Aileen Wuornos ist die wahrscheinlich bekannteste weibliche Serienmörderin der Welt. Ihre Lebensgeschichte wurde 2003 unter dem Titel »Monster« verfilmt, die südafrikanische Hauptdarstellerin Charlize Therone für ihre Darstellung der Mörderin mit einem Oscar ausgezeichnet. Zu diesem Zeitpunkt war die tatsächliche Aileen Wuornos bereits durch die Giftspritze hingerichtet worden.

Aileens Leben begann unter den denkbar ungünstigsten Umständen am 29. Februar 1956. Ihre Mutter Diane war knapp zwei Jahre zuvor vierzehnjährig mit dem sechzehnjährigen Leo Dale Pittman durchgebrannt und hatte ihn gegen den Willen ihrer Eltern geheiratet. Am 14. März 1955 brachte sie Aileens älteren Bruder Keith zur Welt. Die überstürzt geschlossene Ehe verlief unglücklich, sodass Diane zwei Monate vor der Geburt ihrer Tochter die Scheidung einreichte.

Als Aileen Carol Pittman geboren wird, sitzt ihr Vater gerade im Gefängnis. Leo Pittmann lernt seine Tochter nie kennen. Sein kurzes Leben ist von Haftstrafen wegen Kindesmissbrauchs und seiner als Schizophrenie diagnostizierten psychischen Erkrankung gekennzeichnet. Mit einunddreißig Jahren erhängt er sich in seiner Zelle.

Aileens Mutter Diane ist bei ihrer Geburt knapp sechzehn Jahre alt und fortan alleinerziehende Mutter von zwei kleinen Kindern. Es ist für sie unmöglich, ihre Kinder allein durchzubringen, daher entscheidet sie sich 1960, als Keith fünf und Aileen vier Jahre alt ist, die beiden in die Obhut ihrer eigenen Eltern zu geben. Die Großeltern adoptieren ihre Enkelkinder, wodurch diese den Mädchennamen ihrer Mutter Wuornos erhalten. Der Großvater ist ein gewalttätiger Alkoholiker, der die Kinder heftig schlägt und Aileen von früher Kindheit an sexuell missbraucht. Dies führt dazu, dass Aileen bereits mit elf Jahren sexualisiertes Verhalten gegenüber Nachbarsjungen und auch ihrem eigenen Bruder zeigt. Es ist wahrscheinlich, dass der besonders unter Alkoholeinfluss impulsiv Aggressionen und sexuelle Bedürfnisse ausagierende und seine Familie massiv dominierende Großvater den Missbrauch der Enkelin kaum gegenüber ihrem Bruder geheim hielt, sodass auch dieser sexuelle Verhaltensweisen als etwas Normales zwischen Kindern, Erwachsenen und auch Verwandten vermittelt bekommt. Die Großmutter ist ebenfalls schwer alkoholabhängig und ihrem Mann passiv ergeben. Aileens auffälliges sexuelles Verhalten ist in der Nachbarschaft bekannt, ebenso wie ihre sexuellen Aktivitäten mit Keith und anderen Jungen. Sie ist schlecht in der Schule und fällt dort ebenfalls durch ihr Verhalten auf. Die Familie und besonders Aileen gelten als asozial, doch niemand will sich in ihre Angelegenheiten einmischen.

Der Großvater misshandelt und missbraucht Aileen nicht nur über Jahre schwer, sondern lässt sie sogar von mindestens einem seiner Freunde missbrauchen. Das Mädchen ist massiv multipel traumatisiert. Die hiermit zusammenhängenden Symptome versucht sie schon früh durch den Konsum von Alkohol und Zigaretten zu kompensieren. Da sie gelernt hat, bei der Ausübung von Sexualität innerlich abzuschalten und diese als etwas zu erleben, was sie einfach über sich ergehen lassen muss, ist es für sie als Jugendliche naheliegend, sich für Geld, Alkohol oder Zigaretten zu prostituieren. Sexualität ist für sie bereits zu diesem Zeitpunkt ein Mittel, um Zuwendung oder Geld zu bekommen. Mit vierzehn wird sie schwanger, und ihre Großeltern schicken sie in ein Heim für alleinstehende Mütter. Der Sohn, den sie dort zur Welt bringt, wird ihr unverzüglich entrissen. Später wird sie sagen, sie habe es bedauert, ihn nicht wenigstens kurz in den Arm nehmen zu können. Wieder zurück bei ihren Großeltern ist sie so verzweifelt, traurig und wütend, dass die Lage bald eskaliert. Kurz darauf stirbt ihre Großmutter an Leberversagen. Ihr Großvater merkt, dass er Keith und Aileen auch mit Gewalt nicht mehr dazu zwingen kann, sich ihm zu unterwerfen. Er setzt beide auf die Straße. Keith kommt für eine Weile bei Freunden unter und schlägt sich mit Aushilfstätigkeiten durch. Aileen lebt von da an auf der Straße, schläft teilweise im Wald und lebt von dem, was sie als minderjährige Straßenprostituierte erwirtschaften kann.

Mit achtzehn beginnt ihre umfangreiche kriminelle Karriere. Sie wird wegen Fahrens unter Alkoholeinfluss, Belästigung der Allgemeinheit und des Abfeuerns einer Pistole aus einem fahrenden Auto verhaftet. Weil sie nicht zu ihrer Anhörung erscheint, wird das Strafmaß erhöht, und sie tritt ihre erste Gefängnisstrafe an. Zwanzigjährig aus der Haft entlassen, zieht sie nach Florida weiter. Dort beginnt sie eine Affäre mit dem neunundsechzigjährigen Besitzer eines Jachtclubs, der von der gutaussehenden und sexuell überaus freizügigen Aileen zunächst sehr angetan ist. Er macht ihr mit einem großen Diamantring nach wenigen Monaten einen Heiratsantrag, den Aileen mehr als dankend annimmt. Doch Aileen hat trotz des vermeintlichen Glücksstreffers weder ihre Gefühle noch ihren Alkoholkonsum im Griff. In einem Streit prügelt sie mit dem Gehstock ihres frischgebackenen Ehemannes auf diesen ein, sodass er umgehend eine einstweilige Verfügung gegen sie erlässt und die Ehe nach nur neun Wochen annullieren lässt. Im selben Zeitraum begeht ihr Großvater Suizid, und ihr Bruder stirbt an Speiseröhrenkrebs. Keith hinterlässt Aileen zehntausend Dollar durch seine Lebensversicherung. Innerhalb von nur zwei Monaten hat sie das komplette Geld für unnötige Luxusgüter ausgegeben und kurz darauf ihr neu angeschafftes Auto zu Schrott gefahren. Ihre nächsten Jahre sind geprägt von diversen Straftaten: Ob Körperverletzung, Sachbeschädigung, Betrug, Diebstahl, unerlaubter Waffenbesitz oder Raubüberfälle, Aileen geht jedem Impuls nach und lässt sich nie durch die zahlreichen gegen sie verhängten Haftstrafen abschrecken. Neben all diesen kriminellen Aktivitäten geht sie kontinuierlich weiterhin der Prostitution nach und trinkt übermäßig Alkohol. Mit zweiundzwanzig begeht sie einen Suizidversuch, indem sie sich in den Unterleib schießt.

Mit fünfundzwanzig versucht sie zwei Monate lang, eine ansatzweise normale Beziehung mit einem Zweiundfünfzigjährigen einzugehen. In dieser Zeit scheint sie ihre ansonsten immer wieder zu Schwierigkeiten führenden Wutausbrüche im Griff zu haben. Doch bei einem eher harmlosen Streit missversteht sie eine Aussage ihres Partners, glaubt, er wolle die Beziehung beenden und sie rausschmeißen. Daraufhin fährt sie zum Strand, betrinkt sich und beschließt in diesem Zustand, nur mit einem Bikini bekleidet einen Raubüberfall zu begehen. Aileen erklärt dies später damit, sie habe gehofft, ihr Partner werde sie aus der Untersuchungshaft holen, damit seine Liebe zu ihr beweisen und sie wieder bei sich einziehen lassen. Für diesen bewaffneten Raubüberfall kommt sie – angesichts ihrer zahlreichen Vorstrafen – drei Jahre in Haft. Nach einem Jahr beendet der Mann, der trotz ihres bizarren Verhaltens anfänglich noch zu ihr stand, die Beziehung, und Aileen sucht unmittelbar mittels Zeitungsannoncen nach einem neuen Partner.

In der Folgezeit lebt sie wieder das unstete Leben zwischen Straße und Gefängnis. Gelegentlich findet sie Unterschlupf bei Bekannten, doch ihre unvorhersehbaren Wutausbrüche setzen solchen Aufenthalten meist ein rasches Ende. Mit neunundzwanzig hat Aileen ihre erste Beziehung mit einer Frau. Diese scheitert bald, doch von da an geht Aileen gezielt in Bars für lesbische Frauen, wo sie sich »Lee« nennt. Dort lernt sie mit dreißig die Liebe ihres Lebens kennen: die vierundzwanzigjährige Tyria Moore, genannt »Ty«. Aileen genießt es, die dominante Rolle in der Beziehung einzunehmen und Tyria gegenüber als die starke Beschützerin aufzutreten. Die beiden leben zunächst ein nomadenhaftes Leben in billigen Absteigen, während Tyria als Zimmermädchen in Motels arbeitet und Aileen weiterhin der Prostitution nachgeht. Nach einigen Monaten ziehen sie in einen Wohnwagen. Aileen trinkt weiterhin viel Alkohol, doch trotz all ihrer schwierigen Eigenschaften gelingt es beiden, die Beziehung über insgesamt viereinhalb Jahre aufrechtzuerhalten. In dieser Zeit wechselt Aileen mehrfach ihre Decknamen und begeht weiterhin diverse kleinere Straftaten, von denen Tyria zumindest teilweise weiß und bei denen sie manchmal auch anwesend ist.

Am dreißigsten November 1989 trifft Aileen in ihrer Tätigkeit als Prostituierte auf den einundfünfzigjährigen Richard Mallory. Sie wird später schildern, er habe sich nicht an die Absprache gehalten und versucht, sie zu vergewaltigen. Daraufhin habe sie in Notwehr dreimal auf ihn geschossen. Tatsächlich ist es gut möglich, dass diese erste Schilderung grundsätzlich der Wahrheit entspricht, denn später stellt sich heraus, dass Mallory wegen versuchter Vergewaltigung während eines Einbruchs vorbestraft war. Unstrittig ist, dass er Aileen an der Straße in sein Auto steigen lässt und ihr Marihuana und Alkohol anbietet. Er stoppt das Auto an einer ungestörten Stelle. Dazu, was dann geschieht, gibt es von Aileen selbst unterschiedliche Aussagen. Zu diesem Zeitpunkt ist sie trotz der bestehenden Beziehung zu Tyria voller Wut. Warum, das weiß sie selbst nicht genau. Sie versteht die komplexen Zusammenhänge der Auffälligkeiten in ihrem Fühlen, Denken und Handeln nicht. Richard Mallory hat irgendetwas an sich, das diese Wut explodieren lässt. Ob es tatsächlich ein versuchter sexueller Übergriff ist oder irgendetwas eigentlich Harmloses, wird niemals zu klären sein. Eine so massiv und multipel traumatisierte Person wie Aileen kann durch einen für Außenstehende als solches nicht erkennbaren »Trigger«, also Auslösereiz – sei es ein Geruch, ein Satz, eine

Frisur oder etwas anderes, eigentlich völlig Unbedeutendes –, in das lebhafte Wiedererleben einer früheren traumatischen Situation hineingeschleudert werden. Heftige Gefühle wie Wut können hierdurch ausgelöst werden und blitzartig durchbrechen; in drei Schüssen gegen Richard Mallory findet ihre aufflammende Wut ihren Ausdruck.

Diese Erfahrung muss sich für Aileen positiv anfühlen, denn sie löst eine in dieser Form absolut außergewöhnliche Mordserie aus. Es ist gut möglich, dass Aileen mit ihrer gereizten Grundstimmung und durch einen akut aufgetretenen Auslöser mehr oder weniger bewusst den früheren Missbrauch durch ihren Großvater gedanklich und gefühlsmäßig wiedererlebt. Die Gefühle der Hilflosigkeit und Angst werden blitzschnell von extremer Wut abgelöst – ein emotionaler Mechanismus, der bei früh traumatisierten Gewaltstraftätern immer wieder zu beobachten ist. Es ist ungefähr so, als laufe derselbe albtraumhafte Film aus der Vergangenheit erneut ab, mit dem Unterschied, dass er dieses Mal für Aileen glücklich endet, nämlich mit dem Sieg über den Menschen, der nun stellvertretend für ihren früheren Täter ist. Dieses »alternative Ende« einer als traumatisch empfundenen Situation stellt ein positives Erlebnis für Aileen dar: Ihre Wut hat ein Ventil gefunden, sie war in der Situation nicht wie früher hilflos unterlegen, sondern geht nun als gefühlte Siegerin aus dieser hervor. Menschen neigen dazu, sich gute Gefühle wieder verschaffen zu wollen. Dies ist wahrscheinlich der Grund dafür, warum genau dieses Erlebnis in Aileen den Wunsch nach fortwährender Wiederholung ihrer persönlichen, alternativen Traumareinszenierung weckt.

Nachdem sie Richard Mallory erschossen hat, versteckt sie seine Leiche in dem Wald, an dessen Rand er sein Auto abgestellt hatte. Aileen stiehlt sein Geld und seine Wertsachen, die sie kurz darauf in ein Pfandhaus bringt. Dort nutzt sie den Ausweis, welchen sie von einer früheren Mitbewohnerin Tyrias gestohlen hat, und hinterlässt – weil es gesetzlich vorgeschrieben ist – ihren Fingerabdruck. Letztendlich werden diese im Pfandhaus hinterlassenen Informationen zu ihrer Festnahme führen. Aileen nutzt das

Auto ihres Opfers zur Flucht und lässt es an einer weiter entfernten Stelle stehen. Noch am selben Abend erzählt sie angetrunken Tyria während des gemeinsamen Fernsehens, dass sie einen Mann getötet und bestohlen habe. Warum sie einen Mann tötete, erwähnt sie nicht. Tyria will hiervon jedoch nichts wissen und blockt das Gespräch ab. Die nächsten sechs Monate verlaufen wie die Zeit zuvor. Am neunzehnten Mai 1990 trifft sie als Straßenprostituierte den dreiundvierzigjährigen David Spears, mit dem sie offenbar bereits zu sexuellen Handlungen übergegangen ist, als irgendetwas an der Situation ihre plötzliche, heftige Wut entfacht. Sie tötet ihr nacktes Opfer mit neun Schüssen und beraubt ihn, wie sie es bereits mit Richard Mallory getan hat. In den nächsten sechs Monaten tötet Aileen fünf weitere Männer, einer von ihnen vierzig, die anderen zwischen fünfzig und fünfundsechzig Jahre alt. Es ist augenfällig, dass die meisten der Männer in etwa dem Alter sind, in welchem ihr Großvater war, als er sie missbrauchte.

Die Polizei geht zunächst nicht von einer weiblichen Serienmörderin aus, doch die Hinweise auf die eher unvorsichtige und sich auffällig verhaltende Aileen häufen sich bald. Sie wird am neunten Januar 1991 – zwei Monate nach ihrer letzten bekannten Tat – in einer Bikerbar, die ironischerweise »Letzte Zuflucht« heißt, festgenommen. Zahlreiche Indizien sprechen für ihre Schuld, und die Polizei setzt Tyria ein, um Aileen in abgehörten Telefonaten dazu zu bringen, sich selbst zu belasten. Tyria macht Aileen vor, man wolle sie unschuldig für Aileens Verbrechen zur Verantwortung ziehen. Da Aileen in Tyria die Liebe ihres Lebens sieht, beschließt sie am sechzehnten Januar, die sieben Tötungsdelikte zu gestehen, um ihre Partnerin zu schützen. Da Tyria die Vereinbarung mit der Polizei eingehalten hat, wird ihr wie zugesagt Immunität vor jeglicher mit Aileen zusammenhängender Strafverfolgung gewährt. Aileen behauptet bei ihrem Geständnis, jeder einzelne der Männer habe sie angegriffen und vergewaltigen wollen, sie habe also sieben Mal in Notwehr gehandelt. Aus offensichtlichen Gründen erweist sich diese Verteidigungsstrategie als nicht sonderlich erfolgreich.

Psychiatrische Begutachtungen ergeben, dass Aileen sowohl an einer schweren Form der Borderline-Persönlichkeitsstörung als auch der Antisozialen Persönlichkeitsstörung leidet. Sie erreicht damit logisch übereinstimmend einen Psychopathiewert von 32, was einer Psychopathieausprägung von 80 % entspricht. Am einunddreißigsten Januar 1992 wird sie wegen des Mordes an Richard Mallory für schuldig befunden und vier Tage später zur Todesstrafe verurteilt. Im Mai 1992 werden drei weitere Todesurteile gegen sie ausgesprochen. Während ihrer Haft konvertiert Aileen zum evangelikalen Christentum, unterhält einen regen Briefwechsel mit Menschen, denen sie mehr oder weniger vertraut, und gibt Interviews, aus denen Dokumentarfilme gemacht werden. Eine evangelikale Christin und ihr Ehemann adoptieren die erwachsene Aileen im November 1991, wobei einiges dafür spricht, dass eher finanzielle Interessen der Vermarktung als religiöse oder persönliche Überzeugungen die Motivation sind.

Aileen, die immer schon mehr oder weniger stark zu selbstzerstörerischem und suizidalem Verhalten tendierte, nimmt die Todesstrafe an. Zehn Jahre später dreht sie mehrere Interviews mit einem Filmemacher. Als sie glaubt, er habe die Kamera bereits ausgeschaltet, erzählt sie ihm, dass sie ihre Tatversion von Notwehr hin zu Verdeckungsmord geändert habe, weil sie so bald wie möglich hingerichtet werden wolle. Auch in unterschiedlichen Briefen drückt sie aus, dass sie ihr irdisches Leben leid sei und sich als wiedergeborene Christin auf eine andere Existenz im Himmel bei Gott und Jesus freue. Am neunten Oktober 2002 wird sie durch die Giftspritze hingerichtet. Ihre letzten Worte sind: »Ich möchte nur sagen, dass ich mit dem Felsen segle, und ich werde zurückkommen wie bei Independence Day, mit Jesus, 6. Juni. Wie der Film, das große Mutterschiff und alles, ich werde zurückkommen, ich werde zurückkommen.«

Juana Barraza: Frauenhass

*Als ich sie sah, fühlte ich viel Wut
und mehr noch, wenn sie sich hochmütig verhielten
oder glaubten, dass sie mich wegen ihres Geldes
demütigen könnten.*

Juana Barraza

Eine sehr ähnliche psychologische Dynamik wie im Fall von Aileen Wuornos spielt offenbar auch im Fall der mexikanischen Serienmörderin Juana Barraza eine Rolle. Juana wird am siebenundzwanzigsten Dezember 1957 als Tochter der schwer alkoholabhängigen Gelegenheitsprostituierten Justa Barraza und ihres Mannes Trinidad, eines Polizeibeamten, geboren. Kurz nach ihrer Geburt scheitert die Ehe, und ihre Mutter lebt fortan in einer Affäre mit einem verheirateten Mann. Um ihr Kind kümmert sie sich mehr schlecht als recht. Juana wird emotional und körperlich vernachlässigt und misshandelt. Sie erhält keine ausreichende Schulbildung und bleibt Analphabetin. Als sie zwölf Jahre alt ist, stellt ihre Mutter sie für drei Bier einem Mann namens José Lugo zur freien Verfügung, der Juana vier Jahre lang missbraucht. In dieser Zeit wird sie zweimal von ihm schwanger und erleidet im Alter von dreizehn und sechzehn Jahren Fehlgeburten. Dann stirbt ihre Mutter an Leberversagen, und Juana zieht in die Metropole Mexiko-Stadt. Aus gescheiterten Beziehungen und Ehen gehen in den nächsten Jahren vier Kinder von drei unterschiedlichen Vätern hervor. Mit Mitte zwanzig beginnt sie eine etwa zehn Jahre währende Laufbahn als Wrestlerin unter dem Künstlernamen »La Dama del Silencio« (»Die Dame der Stille«).

Mit Ende dreißig ist sie finanziell am Ende und allein mit vier zu versorgenden Kindern. In dieser Situation beginnt sie, Diebstähle und bald auch Einbrüche zu begehen. Sie findet eine Komplizin, die sie überredet, alleinstehende, ältere Frauen in ihren Wohnungen zu bestehlen. Als Krankenschwestern verkleidet klingeln sie unter einem Vorwand bei ihren Opfern und berauben sie einiger Wertsachen. Ihre Komplizin hat jedoch eine Affäre mit einem Polizisten und erpresst Juana bald mit diesem gemeinsam, und Juana muss Geld für ihr Schweigen bezahlen. Juana versucht von da an, wieder genug Geld als Wrestlerin zu erwirtschaften, doch dies kann sie mit über vierzig nicht mehr erfolgreich fortführen. Sie geht wieder zu Raubüberfällen an älteren Frauen über, diesmal ohne Komplizen. Ihren ersten Mord begeht sie am fünfundzwanzigsten November 2002. Die alte Dame, die sie ausrauben will, stellt ihr viele Fragen. Sehr wahrscheinlich hat sie etwas an sich, das Juana an ihre Mutter erinnert, denn im Gegensatz zu früheren Raubüberfällen fühlt sie sich durch die Fragen der Frau so provoziert, dass sie in heftige Wut gerät und diese mit ihren bloßen Händen erwürgt. Dann raubt sie wie ursprünglich geplant die Wohnung aus. Niemand verdächtigt zunächst eine Frau einer solchen Tat, sind Überfälle mit tödlichem Ausgang in Mexiko-Stadt doch keine Seltenheit und werden in der Regel von männlichen Tätern begangen. Ähnlich wie im Fall von Aileen Wuornos ist diese erste, spontan begangene Tat, in der sich die Wut über früher erlittene Verletzungen durch eine Bezugsperson gegenüber einem stellvertretenden Opfer manifestiert, der Beginn einer außergewöhnlichen Mordserie. Auch Juana bleibt von nun an dabei, die stets älteren Damen zu töten und anschließend zu berauben. Sie erwürgt sie oder schlägt sie zu Tode, beides Tötungsarten, welche ihrer enormen Wut Ausdruck verleihen. Der emotionale ebenso wie der finanzielle Gewinn wirken hier als Verstärker ihres Verhaltens.

Nach einiger Zeit verdichten sich die Hinweise der Ermittler, dass es sich bei dem Serientäter um eine weibliche Person handeln könnte, welche sich als Krankenschwester oder Sozialarbeiterin verkleidet. Dennoch gelingt es Juana, über vier Jahre als Serienmörderin aktiv zu sein. Am fünfundzwanzigsten Januar 2006 wird sie verhaftet, nachdem ein Zeuge sie beim Verlassen der Wohnung ihres letzten Mordopfers beobachtet hat. Zwei ihrer Kinder im Alter von dreizehn und elf Jahren leben zu diesem Zeitpunkt noch bei ihr. In ihrer Wohnung wird eine Sammlung mit Zeitungsartikeln über ihre Taten gefunden. Für dreißig Taten wird sie vor Gericht gestellt, aufgrund der Beweislage kann sie schließlich nur für sechzehn Morde und zwölf Raubüberfälle verurteilt werden. Sie wird zu siebenhundertneunundfünfzig Jahren Haft verurteilt.

Gertrude Baniszewski: Eifersucht auf die Pflegetochter

Ich bin mir nicht sicher, welche Rolle ich darin hatte ...
denn ich stand unter dem Einfluss von Substanzen.
Ich habe sie nie wirklich gekannt ...

Gertrude Baniszewski während ihrer Bewährungsanhörung.

Gertrude Van Fossan wird am neunzehnten September 1929 als drittes von sechs Kindern geboren. Zu ihrer Mutter baut sie nie eine gute Beziehung auf, sie hängt sehr an ihrem Vater. Als sie elf Jahre alt ist, erleidet dieser in ihrer Anwesenheit einen Herzinfarkt und stirbt. Aufgrund der fehlenden Bindung zur Mutter schafft sie es nicht, diesen Verlust angemessen zu verarbeiten. Sie sehnt sich nach Liebe und will weg von der Mutter, die nun die einzig erwachsene Person im Haushalt ist. Daher heiratet sie mit sechzehn Jahren den zwei Jahre älteren Polizeibeamten John Baniszewski. Die Ehe gestaltet sich unglücklich, John schlägt Gertrude. Diese leidet zeitlebens unter psychischen und körperlichen Problemen. Aufgrund einer Essstörung neigt sie zu Untergewicht, raucht große Mengen Zigaretten, ist mal depressiv, mal aggressiv und wird von chronischen Atemwegserkrankungen gequält. Das Paar bleibt zehn Jahre lang verheiratet, Gertrude bekommt in dieser Zeit vier Kinder. Als sie sechsundzwanzig ist, eskaliert die seit Jahren unglück-liche Ehesituation, John zieht aus und lässt sie mit der Versorgung der Kinder allein. Diese sind zu diesem Zeitpunkt acht, sechs, drei und zwei Jahre alt.

Gertrude merkt bald, dass sie partnerlos sowohl emotional als auch finanziell nicht zurechtkommt. Sie ist eine attraktive und charmante Frau, sodass es ihr leichtfällt, in Kontakt mit potenziellen Partnern zu kommen. Bald beginnt sie eine Beziehung mit Edward Guthrie, der sie sogar zu heiraten bereit ist. Doch das Zusammenleben mit Gertrude und ihren vier Kindern strengt den neuen Ehemann an, im stressigen Familienalltag bleibt von dem schönen Schein der attraktiven Frau, in die er sich verliebte, nicht viel übrig. Nach nur drei Monaten erklärt er die Ehe für gescheitert. Gertrude ist sehr enttäuscht und nähert sich nun wieder ihrem ersten Ehemann John an. Trotz der über zehn Jahre unglücklich verlaufenen Ehe zwischen ihnen versuchen es die beiden nochmals miteinander. Die erneute Eheschließung zwischen ihnen hält immerhin sieben Jahre an. In dieser Zeit werden Gertrudes psychische Probleme immer sichtbarer und manifestieren sich unter anderem in einer schlimmer werdenden Magersucht. Bei einer Körpergröße von 1,70 m wiegt sie häufig nur 45 Kilogramm. Diese, ihr Kettenrauchen und der nicht enden wollende Stress der sie überfordernden Lebenssituation tragen dazu bei, dass Gertrude während der sieben Ehejahre fünf Fehlgeburten erleidet. Zwei Kinder kommen in dieser Phase ihres Lebens gesund zu Welt.

Als sie vierunddreißig Jahre alt ist, erfolgt die dritte Scheidung. Gertrude sitzt nun mit sechs Kindern zu Hause, die sie allein versorgen muss. Sie nutzt ihr weiterhin gutes Aussehen und ihren Charme, um eine Affäre mit dem zwanzigjährigen Dennis Lee Wright zu beginnen. Aus dieser Affäre wird eine etwa anderthalb Jahre andauernde, ebenfalls von Streitigkeiten und Gewalt geprägte Beziehung. Zweimal wird Gertrude von Dennis schwanger. Eine Fehlgeburt erleidet sie, nachdem er sie misshandelt. Kurz nachdem sie den gesunden Sohn Dennis junior zur Welt bringt, macht sich Dennis senior aus dem Staub. Gertrude fühlt sich entehrt, weil sie nun ein uneheliches Kind hat, und behauptet, Dennis habe sie vor seinem Verschwinden noch geheiratet. Deshalb beharrt sie auch darauf, nun Frau Wright genannt zu werden. Mit fünfunddreißig Jahren ist sie alleinerziehende Mutter von sieben Kindern, von ihrem Leben zutiefst enttäuscht und mit der Gesamtsituation völlig überfordert. Dennis ist nicht mehr auffindbar, und ihr Exmann John zahlt nur unregelmäßig für seine Kinder. Gertrudes körperliche Beschwerden sowie offenbar immer wieder aufkommende Depressionen und Wutanfälle verschlimmern sich deutlich.

In dieser Situation hält sich Gertrude nur mit Aushilfsarbeiten für Nachbarn finanziell über Wasser. In der viel zu engen Wohnung fehlt es an ausreichend Betten, Geschirr und Essen für all die Kinder. Als sei dies alles für sie nicht unerträglich genug, offenbart ihr die siebzehnjährige Tochter Paula, durch die Affäre mit einem deutlich älteren, verheirateten Mann schwanger geworden zu sein. Gerade als es scheint, als könne die Situation für Gertrude nicht mehr schlimmer werden, lernt Paula am dritten Juli 1965 die sechzehnjährige Sylvia Likens und ihre fünfzehnjährige, an den Folgen einer Kinderlähmung leidende Schwester Jenny kennen. Deren Mutter Betty hat sich während einer Ehekrise kurzzeitig von ihrem Mann Lester getrennt und die beiden Töchter – zwei von insgesamt fünf Geschwistern – mitgenommen. Als Betty dann wegen eines Ladendiebstahls kurzzeitig festgenommen wird, sind Sylvia und Jenny unerwartet sich selbst überlassen. In dieser Situation nimmt die kontaktfreudige Paula ihre neuen Bekannten zu sich nach Hause mit und lässt sie sogar bei sich übernachten. Gertrude, die von allen nur »Gertie« genannt wird, stellt sich als überaus freundliche Gastgeberin dar, ist sie doch stets darauf bedacht, auf ihre Mitmenschen möglichst positiv zu wirken. Selbst in ihren schlimmsten Lebenskrisen achtet sie penibel darauf, was die Mitmenschen von ihr halten, kleidet sich hübsch und macht sich mit Schminke und einer gepflegten Frisur schön zurecht. Sie ist vor allem bei den männlichen Jugendlichen der Nachbarschaft dafür bekannt, mit diesen eher freundschaftlich umzugehen, sie bei sich auch Zigaretten rauchen und etwas Alkohol trinken zu lassen. Zuweilen scheint es, als wolle Gertrude ihre verlorene Jugend in Anwesenheit der Jugendlichen etwas nachholen. Dies wird von anderen Phasen abgewechselt, in denen sie ihre Kinder tagsüber aus dem Haus wirft, weil sie Ruhe braucht und allein sein will.

Jenny und Sylvia erleben Gertrude bei ihrem recht kurzen Besuch von ihrer besten Seite. Als am fünften Juli der Vater der Mädchen erscheint, um sie abzuholen, kommen er und Gertrude ins Gespräch. Diese stellt sich als sehr kinderliebe und gesellige Frau dar. Es ist unklar, wer die Idee aufbringt, doch schließlich kommt Gertrude mit dem Vater der Mädchen überein, sich für einige Monate um diese zu kümmern. Lester hat sich mit seiner Frau versöhnt, und gemeinsam wollen sie für eine Weile als Mitarbeiter einer Kirmes umherreisen. Für die Versorgung seiner Töchter in dieser Zeit bietet Lester Gertrude an, ihr zwanzig Dollar pro Woche zu schicken. Die in schweren Geldnöten steckende Gertrude nimmt dieses Angebot begeistert auf, kann sie damit doch mehr als ihre Monatsmiete decken. Wie stark Gertrude in Geldnöten ist und dass ihre Kinder häufig deshalb hungern, verbirgt sie vor Lester Likens.

Als sechs Tage nach Lesters Abreise die erwartete Geldsendung noch nicht angekommen ist, lässt Gertrude ihre aufgestaute Wut zum ersten Mal an den Pflegetöchtern aus. Sie schreit: »Ich habe mich eine Woche lang umsonst um euch beide Schlampen gekümmert!« Die beiden müssen sich mit nacktem Gesäß auf Gertrudes Bett legen, wo diese die Mädchen mit einem hölzernen Paddel, welches eigens zur Züchtigung von Kindern im Haushalt ist, schlägt. Dies ist der Beginn einer Reihe sich kontinuierlich aufschaukelnder Gewaltexzesse, welchen hauptsächlich Sylvia in den nächsten beinahe vier Monaten zum Opfer fällt. Eine mögliche Grundlage dafür, dass Sylvia zum Fokus der Gewaltausbrüche von Gertrude wird, ist ihr Aussehen: Sie ist ein hübsches, schlankes Mädchen mit blonden Locken und einem freundlichen Lächeln. Gertrude selbst gibt sich große Mühe, attraktiv auszusehen, doch sie weiß, dass ihre Jugend längst vorbei ist und ihr hartes Leben ihre frühere Schönheit deutlich reduziert hat.

Spieglein, Spieglein an der Wand ...

Ich könnte für eine Zwanzigjährige durchgehen. Ich könnte meine schicken Klamotten anziehen und die Straße hinunterschlendern und die Jungs dazu bringen, mir hinterherzupfeifen und hinterherzurufen, ganz wie du es tust, Sylvia.

Gertrude Baniszewski

In der folgenden Zeit findet Gertrude zunehmend mehr Anlässe, um besonders Sylvia mit Schlägen auf ihr nacktes Gesäß zu bestrafen. Bald darauf zwingt sie Sylvia vorgeblich als Strafe für übermäßiges Essen bei einer Kirchenveranstaltung dazu, einen stark mit Gewürzen bestreuten Hotdog zu sich zu nehmen. Als diese sich übergibt, muss sie auch ihr Erbrochenes essen. Gertrude sporrt bald auch ihre Kinder an, Sylvia für vermeintliches Fehlverhalten zu schlagen und zu schubsen. Als Gertrude im August Sylvia nötigt zuzugeben, einem Jungen erlaubt zu haben, sie zwischen den Beinen anzufassen, eskaliert ihre Wut auf eine neue Stufe. Gertrude beschimpft Sylvia von da an regelmäßig, eine Prostituierte zu sein, und behauptet, sie sei schwanger, weil sie sich von einem Jungen habe anfassen lassen. Gleichzeitig verleugnet sie völlig die Schwangerschaft ihrer Tochter Paula. Gertrude tritt Sylvia vermeintlich zur Strafe für ihre Unsittlichkeit immer wieder in die Genitalien. Paula ist das erste der Baniszewski-Kinder, welches bereitwillig an den verbalen und körperlichen Misshandlungen teilnimmt. Als ältestes Kind hatte sie früh Verantwortung übernehmen und ihre überforderte Mutter in vielen Bereichen unterstützen müssen. Durch die uneheliche Schwangerschaft, welche die ohnehin zu Übergewicht neigende Paula mit weiter Kleidung zu verstecken versucht, hat sie sich zusätzlich in Schwierigkeiten gebracht. Den auch in ihr aufgestauten Frust gegen Sylvia zu entladen fühlt sich gut an. Sie tritt Sylvia von da an von Stühlen herunter, und Gertrude spricht die Regel aus, Sylvia dürfe sich nur noch auf Stühle setzen, wenn ihr dies explizit erlaubt werde. Gertrude nimmt Sylvia zum Anlass, um ihren Kindern immer wieder von den Lastern solch »leichter Mädchen« zu predigen und Sylvia als Anschauungsmaterial zu nehmen. Offenkundig projiziert sie die eigentlich unleugbar von ihrer Tochter Paula ausgelebte Sexualität im Jugendalter komplett auf Sylvia.

Als sich die Gelegenheit bietet, beginnt Gertrude auch Jugendliche aus der Nachbarschaft in Sylvias »Bestrafungen« einzubinden. Der fünfzehnjährige Coy Hubbard, fester Freund der gleichaltrigen Stephanie Baniszewski, ist eines Tages wütend, als er in der Schule hört, Sylvia habe Stephanie als Prostituierte bezeichnet. Offenbar hatte Sylvia dies leichtfertig aus Ärger über die vielen Bestrafungen und Vorwürfe durch Gertrude gesagt. Coy nimmt Judounterricht und nutzt seine diesbezüglichen Fähigkeiten, um Sylvia aus Rache zusammenzuschlagen. Gertrude schreitet nicht ein, sondern wertet dies als »angemessene Bestrafung«. Sie findet Gefallen daran zuzusehen, wie Sylvia von anderen Kindern und Jugendlichen verprügelt wird. Gertrude, die sich den anderen Minderjährigen stets wie eine Freundin präsentiert, streut gezielt Gerüchte über Sylvia. Sie berichtet mal hier und mal da dem ein oder anderen Mädchen, welch bösartige Dinge Sylvia über sie oder ihre Familien gesagt habe. Die Mädchen glauben Gertrude, die ihnen gegenüber sowohl als erwachsene Autoritätsperson wie auch eine vertrauenswürdige Freundin erscheint. Die Gerüchte, welche Gertrude bewusst über Sylvia streut, haben immer wieder Wutausbrüche der anderen Mädchen Sylvia gegenüber zur Folge. Gertrude schaut zu, wie die Mädchen Sylvia – welche sich kaum je wehrt – schlagen, treten, boxen und kratzen. Durch das gutheißende Betrachten dieser Szenen ebenso wie durch ihre eigenen »Bestrafungsaktionen« zeigt sie, dass Sylvia dieses Verhalten der anderen ihr gegenüber selbst verschuldet hat und daran nichts Falsches ist.

Eine weitere Gelegenheit, um die sogenannten Bestrafungen auf eine neue Stufe zu heben, bietet sich durch Sylvias Bitte um Kleidung für den Sportunterricht. Sie sagt Gertrude, dass sie für den Sportunterricht in der Schule eine bestimmte Kleidung brauche, worauf Gertrude erwidert, dafür sei kein Geld da. Weil Sylvia am Sportunterricht teilnehmen möchte, stiehlt sie aus der Turnhalle Kleidung eines anderen Mädchens. Als Gertrude Sylvia mit den fremden Sportsachen erwischt, peitscht sie diese zunächst mit einem dicken Ledergürtel ihres Exmannes aus. Anschließend beginnt sie wieder, ihr einzutrichtern, dass vorehelicher Sex eine Sünde sei, und unterstreicht ihre Worte mit Tritten in Silvias Unterleib. Ihre Kinder sind durch das laute Geschrei teilweise herbeigeeilt und sehen zu, wie Gertrude Sylvias Finger zur Strafe für ihren Diebstahl an brennende Streichhölzer hält. Anschließend peitscht sie mit dem Ledergürtel noch einige Male auf Sylvia ein, während sie schreit: »Ich hasse dich! Du ruinierst mein Leben!«

Die alltägliche Gewalt gegenüber Sylvia wird zur scheinbaren Normalität. Vor allem Paula macht reichlich von der Möglichkeit, Sylvia als Ventil für ihre Wut zu nutzen, Gebrauch. Sie schlägt Sylvia mit Fäusten und unterschiedlichen Gegenständen, tritt sie und schubst sie mindestens einmal eine Treppe hinunter. Gertrude macht weiter von ihren Bestrafungen mittels Ledergürtel und Holzpaddel gegenüber Sylvia Gebrauch, wobei sie dieser zunehmend auch mit den Zigaretten, die sie massenhaft raucht, Verbrennungen zufügt. Auch die anderen Kinder und Jugendlichen, welche in Gertrudes Anwesenheit freizügig rauchen dürfen, werden dazu ermutigt, ihre Zigaretten auf Sylvias Körper auszudrücken. Gertrude findet unterschiedliche Möglichkeiten, das Ausmaß ihrer Misshandlungen zu verdecken. Teilweise, wenn Sylvias Verletzungen zu deutlich zu sehen sind, wird sie schlicht zu Hause behalten. Der Schule und den Nachbarn gegenüber behauptet Gertrude, Sylvia sei eine notorische Schulschwänzerin, Lügnerin und Diebin, die sich auf Sex mit Jungen einlasse. Sie tue ihr Bestes, um die Pflegetochter auf den rechten Weg zu bringen, doch all ihre Aufopferung für das schwierige Kind sei bisher vergebens gewesen. Das habe dazu geführt, dass Gertrudes Asthma sich verschlimmert habe. Sie müsse immer mehr teuer bezahlte Medikamente nehmen, wegen des ganzen Ärgers, den dieses anstrengende Pflegekind ihr bereite. Dies gemischt mit den entsprechend von ihr gestreuten Geschichten den anderen Kindern und Jugendlichen gegenüber vermittelt dem konservativ geprägten Umfeld den Eindruck, Gertrude tue den Erziehungsvorstellungen der Zeit entsprechend alles, um Sylvia zu einem anständigen Mädchen zu erziehen. Hierzu gehören den Normvorstellungen der Kultur und Zeit entsprechend eben auch körperliche Bestrafungen. Dass das, was Sylvia erleidet, weit über das Ausmaß dessen, was zur damaligen Zeit als normal angesehen wird, hinausgeht, bekommt das soziale Umfeld dank Gertrudes gezielten Manipulationen nicht mit.

Der sechste Oktober ist der Tag, an dem Sylvia zuletzt lebend in der Schule gesehen wird. Die anschließenden drei Wochen stellen einen unvorstellbaren Gewaltexzess gegen das Mädchen dar, an dem sich auf Aufforderung »Gerties« sowohl die eigenen Kinder als auch andere Jugendliche beteiligen.*

Das Mädchen wird im Keller gefangen gehalten, wo Gertrud es mit dem Paddel fast totschlägt. Hoch manipulativ bringt Gertrud die Jugendlichen dazu, zu Mittätern zu werden. Als Sylvia am sechsundzwanzigsten Oktober schließlich stirbt, bindet sie den ihr hörigen vierzehnjährigen Nachbarsjungen Richard Hobbs in die Verdeckung ein, wobei sie völlig skrupellos vorgeht. Als er ins Nachbarhaus rennen will, um einen Notarzt anzurufen, da der Baniszewski-Haushalt über kein funktionierendes Telefon verfügt, hält Gertrude ihn auf. Er solle die Polizei rufen und sagen, Sylvia sei in erbärmlichem Zustand und halbnackt in Gertrudes Garten aufgetaucht, nachdem sie etwa zwei Wochen lang verschwunden

---

* Die außergewöhnliche Grausamkeit, welche Sylvia initiiert durch Gertrude erleiden musste, ist der Grund dafür, dass dieser Kriminalfall bis heute sehr vielen Menschen in den USA in Erinnerung ist. Es liegt in der eigenen Entscheidung des mündigen Lesers, ob er die genauen, grausamen Vorgänge der letzten drei Wochen im Hause Baniszewski wirklich umfassend nachlesen möchte oder nicht. Deshalb beinhaltet dieses Buch ein im Internet herunterladbares Sonderkapitel mit dem Titel »Gertrude Baniszewski: Grenzenloser Hass«, welches die letzten Wochen, die zu Sylvias Tod führten, genauer beschreibt. Dieses Kapitel steht im Internet auf meiner Homepage www.benecke-psychology.com zum Herunterladen bereit. Um die PDF-Datei mit diesem Sonderkapitel herunterzuladen, geben Sie bitte das folgende Passwort ein: dum_spiro_spero

war. Richard tut dies, während Gertrude ihre im Haus befindlichen Kinder alle auf eine Linie bezüglich der Geschichte bringt, welche sie soeben erdacht hat. Als die Polizei erscheint, präsentiert sich Gertrude angemessen entsetzt, aber auch wütend über das traurige Schicksal ihrer Pflegetochter. Sie zeigt den Beamten einen Brief, welchen sie Sylvia zu schreiben zwang, und erklärt, eine Jungenbande müsse Sylvia so zugerichtet haben. Von Anfang an sind die Polizisten skeptisch bezüglich dieser Geschichte. Als Jenny befragt wird, flüstert sie dem Beamten zu: »Bringen Sie mich hier weg, und ich werde Ihnen alles sagen.«

Bald werden Gertrude, ihre drei ältesten Kinder sowie Richard und Coy wegen Mordes an Sylvia angeklagt. Gegen eine Reihe von Nachbarskindern wird Anklage wegen Körperverletzung erhoben. Der Prozess ist aufsehenerregend und gestaltet sich kompliziert, da fast jeder der Angeklagten einen eigenen Anwalt erhält und die Anwälte versuchen, die Angeklagten gegenseitig zu belasten. Gertrude behauptet, sie sei unschuldig, die Kinder und Jugendlichen hätten ohne ihr Zutun Sylvia systematisch gefoltert. Aufgrund ihrer chronischen, körperlichen Erkrankung und ihrer stetigen Depressionen habe sie den Kindern keinen Einhalt gebieten können. Vor Gericht macht sich Gertrude zunächst so attraktiv wie nur möglich zurecht: Mit einem hübschen, enganliegenden Kleid, dessen Rock über den Knien endet, einer perfekten Frisur und schickem Makeup sagt sie aus. Sie bleibt bei ihrer Geschichte, eine liebende und lediglich überforderte Mutter zu sein, die schlicht ihr Pflegekind nicht hinreichend schützen konnte. Im Laufe des Prozesses wird ihre Lage jedoch immer aussichtsloser, da alle beteiligten Kinder und Jugendlichen unabhängig voneinander konsistent berichten, wie Gertrude die Folterungen von Sylvia selbst durchgeführt und bei den anderen Beteiligten kontinuierlich angestachelt hat. Als ihr klar wird, dass sich ihre Aussichten verschlechtern und ihr die Todesstrafe droht, beginnt sich Gertrudes Aussehen sichtlich zu wandeln. Die perfekte Aufmachung verschwindet, und sie magert erneut sichtlich ab. Im Januar 1966, während der medienträchtige Prozess bereits in vollem Gange ist, bringt Paula eine Tochter zur

Welt, die sie Gertrude nennt. Fast bis zur Geburt hatte sie abgestritten, schwanger zu sein, und Gertrude war dabei geblieben, Paula sei Jungfrau. Gertrudes Anwalt ist klar, dass seine Verteidigungsmöglichkeiten begrenzt sind. Sein einziges Ziel ist es, seine Mandantin vor der Todesstrafe zu bewahren. Dementsprechend beharrt er darauf, dass die völlig uneinsichtige Frau, welche zu derartig unvorstellbaren Taten fähig war, psychisch krank und daher für ihre Entscheidung nicht voll verantwortlich sei. In seinen Abschlussworten sagt er: »Ich verurteile sie dafür, eine Mörderin zu sein … aber ich sage, dass sie nicht verantwortlich ist, weil sie sie nicht mehr alle beisammenhat!«

Die Leben danach

Ich will, dass niemand glaubt, ich hätte irgendetwas damit zu tun gehabt.

Stephanie Baniszewski nach dem Gerichtsprozess

Sieben Monate nach der Gerichtsverhandlung wird Gertrude Baniszewski wegen Mordes zu lebenslanger Haft verurteilt. Vierzehn Jahre lang ist sie im Gefängnis eine vorbildliche Gefangene. Sie arbeitet in der Näherei und hat immer ein offenes Ohr für die Sorgen ihrer Mitgefangenen. Besonders neue Insassinnen werden von ihr mütterlich behandelt und unterstützt. Aufgrund dieses überaus hilfsbereiten Auftretens und ihrer sehr sympathischen Art im Alltag ist ihr Spitzname im Gefängnis »Mutti«. Während der Haft beschäftigt sie sich intensiv mit dem christlichen Glauben und wird schließlich sogar von einem Pfarrer bei ihrer Bemühung, die Haft noch lebend verlassen zu dürfen, unterstützt. Im Dezember 1985 wird sie wegen guter Führung auf Bewährung entlassen. Zahlreiche öffentliche Proteste, besonders unterstützt von Sylvias Familie, vermögen dies nicht abzuwenden. Gertrude macht aus ihrem zweiten ihren ersten Vornamen und nimmt ihren Mädchennamen an. Somit lebt sie als Nadine Van Fossan viereinhalb Jahre in Freiheit, bis sie im Juni 1990 sechzigjährig an Lungenkrebs verstirbt. Niemals ändert sich ihre Haltung, eigentlich nur das unschuldige Opfer unglücklicher Umstände geworden zu sein.

Paula wird wegen Mordes mit bedingtem Vorsatz zu einer lebenslangen Haftstrafe verurteilt. Sie gibt ihre Tochter zur Adoption frei. Zwei Mal versucht sie, aus dem Gefängnis auszubrechen. Derweil geht ihr Anwalt in Revision, und Paula wird das Recht auf einen neuen Prozess zugesprochen. Diesmal bekennt sie sich des Totschlags für schuldig und wird auch deswegen verurteilt. Nach nur zwei Jahren wird sie auf Bewährung entlassen. Sie heiratet, bekommt zwei Kinder und arbeitet ab 1998 als Aushilfslehrerin in einer Schule. 2012 findet die Schule heraus, dass Paula bei ihrer Einstellung ihre Vergangenheit bewusst verheimlicht hat. Daraufhin wird sie entlassen.

Stephanie ist die wichtigste Zeugin im Prozess und wird aufgrund ihrer Bereitschaft, gegen ihre Familienangehörigen auszusagen, zu keiner Haftstrafe verurteilt. Stets distanziert sie sich von den Folterungen Sylvias und sagt, sie habe niemals daran teilhaben wollen. Den Kontakt zu ihrer Mutter und Paula bricht sie ab und zieht zu ihrem Vater. Später zieht sie nach Florida, wird Lehrerin und gründet eine Familie. Ihr Bruder John, obgleich während der Vorgänge in seinem Elternhaus erst zwölf Jahre alt, wird wegen Totschlags zu einer Haftstrafe von einundzwanzig Jahren verurteilt. Nach zwei Jahren in einer Besserungsanstalt für Jugendliche wird auch er auf Bewährung entlassen, zieht zu seinem Vater und beendet seine Schulausbildung. Er nimmt einen anderen Nachnamen an, heiratet mit zweiundzwanzig und gründet eine Familie. Bei der Verarbeitung der Ereignisse half ihm offenbar der christliche Glaube, dem er sich für den Rest seines Lebens intensiv zuwendet. So wird er sogar Diakon in einer Gemeinde. 1998 äußert er sich öffentlich zu einem Schulmassaker. Er plädiert dafür, dass junge Straftäter Hilfe brauchen, da auch er es geschafft habe, seine Vergangenheit zu verarbeiten und ein besserer Mensch zu werden.

2005 stirbt er zweiundfünfzigjährig und nach dreißig Ehejahren an den Folgen seiner Diabetes-Erkrankung.

Richard Hobbs und Coy Hubbert werden ebenso wie John wegen Totschlags zu einundzwanzig Jahren Haft verurteilt und nach zwei Jahren auf Bewährung aus der Besserungsanstalt entlassen. Richard bleibt Kettenraucher und stirbt mit einundzwanzig Jahren an Lungenkrebs. Coy wird im Laufe seines Lebens noch mehrfach straffällig. Als einziger Beteiligter ändert er nie seinen Namen. Er gründet eine Familie und stirbt 2007 sechsundfünfzigjährig an einem Herzinfarkt.

Theresa Knorr: Eifersucht auf die eigenen Töchter

Es war eine schöne Frau,
aber sie war stolz und übermütig und konnte nicht leiden,
dass sie an Schönheit von jemand sollte übertroffen werden.

Aus dem Märchen Schneewittchen

Das Verbrechen an Sylvia Likens erscheint wegen des Ausmaßes an Grausamkeit und der Manipulationen, durch die eine rechtzeitige Rettung Sylvias verhindert wurde, einzigartig. Doch wie bei allen Verbrechen gibt es vergleichbare Fälle, sowohl was die psychologischen Hintergründe, als auch was die Tatdurchführung angeht. Eine psychologisch in einigen Aspekten mit Gertrude Baniszewski vergleichbare Täterin ist Theresa Knorr. Sie wird am 14. März 1946 als Theresa Jimmie Francine Cross geboren. Ihre Mutter Swannie Gay hat bereits einen Sohn und eine Tochter aus erster Ehe sowie eine drei Jahre alte Tochter mit Theresas Vater James zusammen. Clara, die Tochter aus erster Ehe, muss neben ihrer Schulausbildung ihre jüngeren Halbschwestern beaufsichtigen und mit Nebenjobs Geld verdienen, das sie ihrem Stiefvater als Kostgeld zu übergeben hat. Dieser hatte die Witwe Swannie geheiratet, weil er sich einen

Sohn wünschte. Dass ihm nur zwei leibliche Töchter geboren werden, enttäuscht ihn sehr. Daher schenkte er allen drei Mädchen, die in seinem Haushalt leben, keine Beachtung, ist allerdings freundlich und nachsichtig gegenüber seinem Stiefsohn William. Dieser tut sich schon als Jugendlicher durch Diebstähle und Betrugsdelikte hervor, was beide Eltern ihm immer wieder nachsehen, da er der gewünschte Sohn ist. Als er mit achtzehn illegal eine Fünfzehnjährige gegen den Willen ihrer Eltern heiratet, sieht das Ehepaar Cross ein, dass es so nicht weitergehen kann, und schicken ihn zur Marine. Er wird jedoch auch dort wegen Diebstählen unehrenhaft entlassen und verbringt den Rest seines Lebens zwischen kurzfristiegn Jobs und Gefängnisaufenthalten. Seine kriminelle Karriere umfasst so gut wie alle Deliktbereiche: Einbrüche Körperverletzungen, mindestens einen sexuellen Übergriff, Raubüberfälle, Tierquälerei und schließlich sogar ein Tötungsdelikt, für das er eine lebenslange Haftstrafe verbüßen muss.

Das Ehepaar Cross arbeitet hart, da sie sich ein besseres Leben aufbauen wollen. Als Theresa acht Jahre alt ist, kann sich die Familie ein größeres Haus leisten. Mit ihren Eltern und der elfjährigen Schwester Rosemary ziehen sie zu diesem Zweck in eine neue Stadt. Swannie steht ihrer jüngsten Tochter besonders nahe und bevorzugt diese auch deutlich gegenüber Rosemary. Sie macht kein Geheimnis daraus, dass Theresa ihre Lieblingstochter ist. Die Nachbarn erinnern Swannie als ihnen gegenüber stets freundlich, hart arbeitend und den Töchtern gegenüber eher streng. James ist ein sehr stiller Mann, dessen Lebensinhalt seine Arbeit ist und der ansonsten lieber für sich bleibt. Umso härter trifft es James, als bei ihm Ende der Fünfzigerjahre Parkinson diagnostiziert wird. Er wird bald arbeitsunfähig und hadert mit seinem Schicksal, die Familie nun nicht mehr versorgen zu können. Während Theresas Mutter nun umso härter arbeitet, um ihre Familie zu ernähren und das Haus weiter zu unterhalten, sitzt ihr Mann zu Hause, wird depressiv und bekommt zunehmend Wutanfälle. Theresa, welche sich ihrem Vater nie besonders nahe fühlte, leidet unter dieser Situation, die sich über einige Jahre hinzieht. Sie verbringt so viel Zeit wie möglich außer Haus und wendet sich verstärkt dem Flirten mit Jungs zu. Ihre Schulfreundinnen finden es ungewöhnlich, wie viel Theresa schon als Jugendliche über Sex zu wissen scheint und wie freizügig sie dieses Wissen mit ihnen teilt.

Swannie ist übergewichtig, hat Herzprobleme und leidet an Diabetes. Acht Tage vor Theresas fünfzehntem Geburtstag erleidet die Dreiundfünfzigjährige einen Herzinfarkt, als sie mit ihrer Tochter beim Einkaufen ist. Sie stirbt in Theresas Armen. Für die Jugendliche, die nie eine wirkliche Beziehung zu ihrem Vater aufbauen konnte und zu ihrer Schwester in stetiger Rivalität lebte, ist dieses Ereignis verheerend. Sie wird depressiv und will unbedingt fort aus dem Haushalt, in dem sie keine Bezugsperson mehr für sich sieht. Wenige Wochen nach dem Tod ihrer Mutter versucht sie, mit einem jungen Mann durchzubrennen. Dies scheitert an einem von ihm verursachten Autounfall, aufgrund dessen die Polizei sie zu ihrem Vater zurückschickt. Kurz darauf heiratet Rosemary und verlässt den Haushalt. Der mittellose Vater muss das Haus unter Wert verkaufen, und es ist nun an Theresa, sich um ihn zu kümmern. Völlig überfordert mit dieser Situation will sie nur fort, einen Ehemann finden, der sie liebt und das Gefühl von Glück in ihr Leben zurückbringt.

Mit sechzehn heiratet Theresa den einundzwanzigjährigen Clifford Sanders. Zehn Monate nach der Hochzeit kommt ihr Sohn Howard zur Welt, der nach dem Vater ihres Mannes benannt wird. Die Ehe ist von Anfang an belastet, da Theresa heftige Stimmmungsschwankungen und Wutanfälle hat. Clifford arbeitet hart, geht anschließend gerne in die Kneipe und flirtet vor allem betrunken auch mit anderen Frauen. Ständig wirft Theresa Clifford daher vor, ihr untreu zu sein, was dieser vehement abstreitet. Häufig eskalieren die Streitereien in körperlichen Auseinandersetzungen, wobei die kleine zierliche Theresa ihrem kräftigen Mann deutlich unterlegen ist. Neben der unglücklichen Ehesituation kann sich Theresa mit der Rolle als Hausfrau und Mutter nicht identifizieren. Sie macht nur das Allernötigste im Haushalt und hat kein Interesse an der Versorgung ihres Kindes. Howard ist abgemagert und wird von seiner Mutter vernachlässigt. Im Frühjahr 1964 wird sie erneut schwanger, und Clifford glaubt, das Kind könne nicht von ihm sein. Theresa zieht schließlich wütend in eine andere Stadt, doch Clifford will seinen Sohn nicht verlieren und setzt kurz darauf alles daran, um sich mit Theresa zu versöhnen. Nachdem sie erneut zusammengezogen sind, gehen die Streitereien weiter wie zuvor, Clifford bleibt immer länger, manchmal auch für Tage, fort. Im Juni 1964 zeigt Theresa Clifford nach einem Streit wegen häuslicher Gewalt an, da sie sichtbare Spuren der letzten Konfrontation mit ihm vorweisen kann. Doch kurz darauf zieht sie ihre Anzeige zurück, und die beiden versöhnen sich wieder. Am fünften Juli feiert er seinen dreiundzwanzigsten Geburtstag ganz bewusst ohne sie. Als die Streiterei in dieser Nacht ein weiteres Mal eskaliert, beschließt Clifford, sich von Theresa zu trennen. Am nächsten Morgen packt er einen Koffer und einen Karton mit seinen Sachen. Theresa merkt, dass er es ernst meint. Sie geht ins Schlafzimmer, holt das dort verstaute Gewehr, kehrt damit ins Wohnzimmer zurück und richtet es auf Clifford, gerade als er im Begriff ist, das Haus zu verlassen. Er dreht sich zu ihr um, bewegt die Hand in einer abwehrenden Haltung nach oben, doch noch bevor er etwas sagen kann, drückt Theresa ab. Die Kugel durchschießt seine Hand und trifft ihn direkt ins Herz. Er bricht tot zusammen.

Theresa nimmt den kleinen Howard, steigt mit ihm ins Auto und fährt die Straße hinauf, zum Wohnhaus des örtlichen Sheriffs. Dieser und seine Frau sind Bekannte von Theresa, die von den häufigen, gewalttätigen Auseinandersetzungen innerhalb ihrer Ehe wissen. Theresa weint, das Kind auf dem Arm haltend, und schluchzt, sie habe Clifford beim Streit in den Arm geschossen, als er sie wieder schlagen wollte. Er brauche Hilfe. Der Sheriff fährt zu ihrem Haus, während seine Frau den Notarzt verständigt. Als Theresa kurz darauf erfährt, dass Clifford tot ist, schreit sie so laut und hysterisch, dass es die ganze Nachbarschaft hört, und wiederholt immer wieder, dass sie das nicht wollte. Sie habe ihn nur davon abhalten wollen, sie wieder zu schlagen und dabei vielleicht ihr ungeborenes Kind zu verletzen. Da sei das Gewehr plötzlich losgegangen.

Theresa kommt in Untersuchungshaft, organisiert die Beerdigung ihres Mannes und darf dieser mit Polizeibegleitung auf ihren Wunsch hin sogar beiwohnen. In der Zeitung gibt sie eine Todesanzeige auf, die mit den Worten beginnt: »Clifford Clyde Sanders, geliebter Ehemann von Theresa Sanders, liebevoller Vater von Howard Clyde Sanders«. Für Theresa ist Cliffords Tod ein tragischer Unfall, eine schiefgegangene Form von Notwehr. Dies vertritt sie auch vor Gericht. Während der Verhandlung sieht die zierliche Achtzehnjährige fast noch aus wie ein Kind. Sie wirkt ängstlich, weint und hält die Hand auf ihren Bauch, der bereits deutlich schwanger aussieht. Sie habe Clifford geliebt, auch wenn er ein gewalttätiger, untreuer Alkoholiker gewesen sei, schildert Theresa. Unterschiedliche Zeugen bestätigen, dass Clifford seiner körperlich deutlich unterlegenen Frau gegenüber mehrfach handgreiflich geworden sei. Die Geschworenen können nicht anders, als Mitgefühl für sie zu empfinden. Eine Tatsache, die sich Theresa und ihr Anwalt wohl wissend zu Nutze machen. Zweieinhalb Monate nach der Tat werten die Geschworenen diese als Notwehr, und Theresa darf als freie Frau den Gerichtssaal verlassen. Einige der Geschworen umarmen sie nach dem Prozess sogar und versuchen, ihr Trost zuzusprechen. Theresa hat erreicht, was sie wollte: Clifford wird kein Leben ohne sie haben, und sie selbst wird nicht einmal für ihre Tat bestraft. Am Tag nach ihrem Freispruch erscheint Theresa im Büro des Staatsanwaltes und verlangt ihr Gewehr zurück.

Nach ihrem Freispruch zieht sie bei Bekannten ein: einem älteren Ehepaar, das sich um Howard während ihrer Inhaftierung gekümmert hatte. Diesem war aufgefallen, dass der Junge bei der Ankunft in ihrem Haus unterernährt war und so gut wie keine Kleidung besaß. Da sie den kleinen Jungen ins Herz geschlossen hatten, versuchen sie seiner scheinbar überforderten Mutter zu helfen. Doch Theresa schafft es nicht, sich auch nur an die grundlegendsten Regeln zu halten. Sie hilft nicht im Haushalt, interessiert sich kaum für ihren Sohn und auch nicht dafür, ihren Schulabschluss nachzuholen. Stattdessen verbringt sie Zeit mit Freunden, geht eine Affäre ein, von der sie gelegentlich Geld zugesteckt bekommt, und investiert dieses ausschließlich in ihr gutes Aussehen, welches ihr über alles geht. Über eine Freundin, mit der sie ausgeht, lernt Theresa den jungen Veteranen Estelle Lee Thornsberry, genannt Lee, kennen, welcher im Rollstuhl sitzt. Er besitzt einen nagelneuen, dunkelblauen Pontiac Bonneville und ist großzügig, was Theresa ausreicht, um ihm vorzumachen, sich wirklich in ihn verliebt zu haben. Ihn schreckt es nicht ab, dass sie vor wenigen Monaten ihren letzten Ehemann erschossen hat und nun mit dessen Kind schwanger ist. Immerhin verkauft sie ihm wie all den anderen die Geschichte von der Notwehr und ihrem tragischen Ende. Hierbei wirkt sie allerdings niemals traurig, sondern eher wütend bei der Erinnerung an Clifford, so, als habe er aus ihrer Sicht die gerechte Strafe für seine Untaten ihr gegenüber erhalten. Lee glaubt seiner neuen Freundin und hält seinen Vorgänger für ein Monster.

Theresa ist nicht nur sehr hübsch und stets perfekt zurechtgemacht, sondern gibt sich auch äußerst charmant, freundlich und liebevoll. Lee leiht ihr seinen imposanten Wagen und macht ihr großzügige Geschenke, darunter einen teuren Ring mit auffälligem Diamantenbesatz. Der Haushalt des netten, älteren Ehepaares, das sich um ihren Sohn kümmert, ist für Theresa nichts anderes als ein kostenloses Hotel mit integrierten Rund-um-die-Uhr-Babysittern. Aus Liebe zu dem kleinen Howard beklagt sich das Ehepaar eine ganze Weile lang nicht. Schließlich fordern sie aber doch von Theresa, auszuziehen, da diese inzwischen nur noch teure Kleidung und Schmuck trägt, mit denen ihr Partner sie überhäuft und die sie zum Stadtgespräch machen. Dies stellt für Theresa kein großes Problem dar, zieht sie doch umgehend bei Lee ein. Fortan übernimmt seine jüngere Schwester das Babysitten, während Theresa und Lee ihre gemeinsame Zeit genießen, als seien sie ungebundene Jugendliche. Lee mietet ein Haus, in dem er Theresa auch durch die letzte Zeit ihrer Schwangerschaft begleitet. Er ist dabei, als ihre Tochter am 16. März 1965 geboren wird. Theresa gibt ihr den Namen Sheila Gay, in Erinnerung an ihre verstorbene Mutter Swannie Gay.

Von da an nutzt Theresa ihren Partner ebenso dreist aus, wie sie es mit dem netten, älteren Ehepaar vor ihm tat. Sie überredet ihn, immer wieder auf ihre Kinder aufzupassen, während sie vermeintlich zu »Mädchenabenden« mit seinem schicken Auto fährt. Diese »Mädchenabende« werden zur Regel, und Lee geht bald davon aus, dass Theresa ihn anlügt, denn sie macht sich deutlich sexuell aufreizend zurecht und kommt stets erst mitten in der Nacht betrunken heim. Tatsächlich hat Theresa in dieser Zeit mit mehreren Männern Affären. Darunter auch Lees bester Freund sowie Robert Knorr, der ihr späterer Ehemann werden wird. Tagsüber versorgt sie ihre Kinder mit Essen und sauberer Kleidung, doch von Anfang an zeigt sie ein deutlich ungesundes Erziehungsverhalten: Theresa ist liebevoll zu Howard, Sheila gegenüber jedoch kühl und strafend. Als Lees Schwester dies auffällt und sie Theresa darauf anspricht, erwidert diese, dass sie ihre Kinder so erziehen wolle, wie sie erzogen wurde. Sie habe sich entschieden, dass Howard ihr bevorzugtes Kind sei und sie dies ihre Kinder auch spüren lassen werde. Lees Schwester ist fassungslos, wie grausam unverblümt Theresa dies äußert, doch sie selbst kann nichts dagegen tun. Kurz darauf entdeckt Lee eines Morgens, als Theresa noch ihren Rausch der letzten Partynacht ausschläft, in seinem Wagen benutzte Kondome. Er findet unabänderlich bestätigt, was er intuitiv schon lange vermutete.

Lee wird immer klarer, dass Theresa eine notorische Lügnerin ist. Er konfrontiert sie zunehmend, doch egal wie unumstößlich der Nachweis ihrer Lügen ist, sie weigert sich, diese zuzugeben, und beschuldigt stattdessen Lee, sie schlecht zu behandeln. Obwohl sich die Beziehung als Albtraum entpuppt, ist Lee noch nicht bereit, die hübsche und in guten Zeiten so zauberhafte Frau hinauszuwerfen. Er erträgt seinen Kummer in Alkohol und fährt fort, Theresa mit seinem Auto und Geld zu versorgen. Manchmal nimmt sie abends ihre Kinder zu den vermeintlichen »Mädchenabenden« mit und lässt sie stundenlang auf dem Rücksitz des Wagens allein, während sie in der Kneipe feiert. Nach fast einem Jahr Beziehung erkennt Lee, dass Theresa sich niemals ändern wird. Er zieht aus und setzt ihr ein Ultimatum, bis wann sie mit den Kindern das Haus zu verlassen habe. Als Lee später die Wohnung, in der er alles allein bezahlt hat, schließlich auflösen will, muss er feststellen, dass Theresa alle seine Sachen zu Geld, und sich anschließend mit ihren Kindern aus dem Staub gemacht hat. Das Einzige, was er vorfindet, ist Schmutz und Gerümpel. Kurz darauf wird ihm für den Telefonanschluss des von Theresa verlassenen Hauses eine fünfhundert Dollar hohe Telefonrechnung zugestellt. Diese weist zahlreiche Telefonate nach Hawaii auf – wo Theresas nächste männliche Beute gerade als Marinesoldat stationiert ist: der achtzehnjährige, lebensunerfahrene Robert Knorr, genannt Bob. Theresa hat mit dem großen, attraktiven Mann seit Monaten eine Affäre. Sie zieht in ein Apartment, lässt ihre Kinder immer wieder von Freunden versorgen und nistet sich zielgerichtet in Bobs Leben ein. Durch ihre Affäre, in der sich Theresa zunächst als perfekte Geliebte und bezaubernde Person präsentiert, glaubt der junge Mann, die ideale Ehefrau in ihr finden zu können. Ein verheerender Irrtum, wie er bald herausfinden wird.

Zu schön, um wahr zu sein

Die Leute sagen, ich war eine Menge, als ich jung war.
Ich war die meiste Zeit über ein Arschloch. Aber Junge,
ich glaube nicht, dass ich sie jemals verdient habe.

Robert Knorr über Theresa

Theresa wird schwanger, Bob muss vorübergehend nach Vietnam, wo er verletzt wird, weswegen er anschließend einige Monate medizinisch behandelt werden muss. Theresa drängt auf eine Heirat, in die der naive Bob einwilligt, obgleich seine Eltern ihm dringend davon abraten. Die Hochzeit findet am neunten Juli 1966 statt, als Theresa bereits im siebten Monat schwanger ist. Bob ist gerade achtzehn und kann die Eheschließung daher gegen den elterlichen Willen durchführen. Am siebenundzwanzigsten September wird die gemeinsame Tochter Suesan Marlene Knorr geboren. Sie ist für Theresa nur eine Absicherung, mit der sie Bob an sich binden will. Er sieht gut aus, ist von ihr leicht zu manipulieren, hat einen angesehenen Job mit solidem Einkommen: der perfekte Fang für die stets zielorientierte Theresa. Bob überlässt ihr sein Gehalt zur Verwaltung, sie teilt sich selbst ein großzügiges »Taschengeld« für Kosmetik, Friseurbesuche, Maniküre, Kleider und Schmuck zu. Die nun drei kleinen Kinder lässt sie sooft sie kann bei einer Tante und einem Onkel von Bob, den Workses. Diesen fällt auf, dass die kleine Sheila deutliche Verhaltensauffälligkeiten zeigt. Sie schweigt und starrt vor sich hin, wenn ihre Mutter im Raum ist. Für ein Kind ihres Alters ist sie unnatürlich reinlich und ansonsten passiv. Langsam kommt das Paar dahinter, dass Theresa vor allem ihre Tochter misshandelt. Sheila ist zwar stets gut genährt und sauber gekleidet, doch sie hat wundgelegene Stellen am Körper, da Theresa sie häufig stundenlang in ihrem Gitterbettchen allein lässt. Die passive Art wird, wie die Workses bald herausfinden, durch häufige Bestrafungen an Sheila bewirkt. Ihre Mutter schreit sie an, schlägt sie und ignoriert sie stundenlang, wenn sie sich von Sheila verärgert fühlt. Theresa ist eine Frau, die sehr häufig heftigen Ärger empfindet, und Sheila ist das konstante Ziel ihrer Aggressionsabfuhr.

Es erscheint offensichtlich, dass Sheila nicht gut versorgt wird, doch die Workses wollen nicht die Frau ihres Neffen anzeigen. Außerdem fürchten sie, aufgrund der sauberen Kleidung der Kinder und Sheilas nicht übermäßig auffälligen Verletzungen keine Chance zu haben, eine wirkliche Kindswohlgefährdung nachweisen zu können. Als Suesan geboren wird, teilt sie bald das Schicksal ihrer Schwester. Auch sie ist ein Mädchen, und Theresa spürt Mädchen gegenüber eine unwillkürliche Abneigung, die ihre Töchter automatisch zu Zielen ihrer häufigen Wutanfälle macht. So schert sie der kleinen Sheila einmal mit einer Rasierklinge den Kopf komplett kahl, wobei überall blutige Kratzer zurückbleiben. Als die Workses Theresa darauf ansprechen, sagt sie, Sheila habe sie wieder mit ihrem unartigen Verhalten zur Weißglut gebracht. Sie habe ihr nur die Haare dafür geschoren, doch in ihren Gedanken habe sie sich vorgestellt, ihr die Rasierklinge bis ins Gehirn zu stoßen. Ihr habe dazu nur »der Mut gefehlt«. Die Workses sind entsetzt und schlagen vor, Sheila für eine Weile zu sich zu nehmen, um Theresa zu entlasten. Diese ist zunächst froh darüber, ihre Tochter los zu sein. Dennoch behält sie die Halbwaisenrente ein, die sie monatlich für Sheila bekommt.

Bob erlebt ab dem Tag seiner Hochzeit eine völlig verwandelte Theresa. War sie bis zu diesem Zeitpunkt liebevoll, verführerisch und fürsorglich ihm gegenüber, wird sie von da an fordernd, vorwurfsvoll und zunehmend egoistisch. Sie geht aus, verprasst sein Geld, bringt die Kinder sooft sie kann anderweitig unter. Bob zieht sich in seine Arbeit zurück, da er sich nicht zu helfen weiß. Das Einzige, was er von seiner Ehefrau noch hat, sind gelegentliche positive Phasen, in denen sie kurzzeitig wieder so verführerisch wie früher ist und ihm eine sexuelle, wenn auch nicht emotionale Befriedigung verschafft.

Theresa weiß, dass ihr kaum ein besseres Schicksal widerfahren kann, als die Ehefrau von Bob Knorr zu bleiben. Daher versucht sie, die Bindung zwischen ihnen durch noch mehr Kinder zu festigen. Knapp ein Jahr nach Suesan wird im September 1967 William Robert Knorr geboren, den sie nach ihrem älteren Bruder und ihrem Ehemann benennt. Einen Monat später stirbt Bobs Mutter an Krebs. Kurz vor ihrem Tod bittet sie die Workses, Theresa unverzüglich Sheila wiederzugeben, sollte sie dies jemals fordern. Sie erklärt dies mit den Worten: »Wenn ihr das nicht tut, wird Bob getötet werden.« Nur einen Monat nach ihrem Tod stellt Theresa tatsächlich in einem Streit die Forderung, ihr Kind zurückzubekommen. Sie begründet dies damit, die Workses seien ein schlechter Einfluss für Sheila. In Wirklichkeit scheint sie eher von der Sorge getrieben zu sein, nach einem Jahr der Pflege könnten die

Workses versuchen, Sheila zu adoptieren. Dann nämlich könnten sie das bis zu Sheilas achtzehntem Lebensjahr monatlich gezahlte Geld für sich fordern. Traurig, aber wohl wissend, wozu Theresa in der Lage sein könnte, übergeben sie Sheila ihrer Mutter.

Robert meldet sich immer häufiger für berufliche Tätigkeiten, in denen er lange Reisen machen muss, um seiner Ehe zu entkommen. Theresa wird immer eifersüchtiger und macht ihm konstant Vorwürfe, gepaart mit Unterstellungen, die ihn immer weiter dazu bringen, sich emotional und körperlich der Ehe mit ihr zu entziehen. Er ist sicher, dass Theresa ihrerseits untreu ist, doch dies ist ihm zunehmend egal. Theresa glaubt, der sicherste Kitt für die offenkundig immer schneller eskalierende Ehe seien immer mehr Kinder. Die Zeit dazwischen ist geprägt von Bobs beruflichen Reisen, den ständigen Streitereien, kurzzeitigen Trennungen und Wiederversöhnungen. Fünfzehn Monate nach William Robert folgt ihr dritter Sohn, Robert Wallace junior. Auch mithilfe der von ihr gewählten Namensgebung will sie ihren Mann daran erinnern, dass sie die Mutter seiner Söhne und er durch diese unauflöslich mit ihr verbunden ist. Nach außen hin sind die Knorrs trotz des übermäßigen Kindersegens die scheinbar perfekte Familie. Befreundete Ehepaare erleben Theresa als stets äußerst attraktiv aussehende, freundliche Person und liebevolle Mutter. Ihre Kinder sind hübsch gekleidet und zurechtgemacht. Bei sozialen Aktivitäten mit befreundeten Familien verhält sich Theresa scheinbar liebevoll und engagiert ihren Kindern gegenüber. Sie hat im Laufe der Jahre gelernt, den Schein nach außen zu perfektionieren. Von der tatsächlichen Ehehölle der Knorrs wissen nur die engsten Angehörigen und Freunde.

Mitte 1970 ist Theresa erneut schwanger, als es zum finalen Streit kommt. Ihr ist es wichtig, selbst zu entscheiden, wann eine Beziehung endet. Mit dem vierten Kind von Bob auf dem Weg weiß die Vierundzwanzigjährige, dass dieser in den nächsten Jahren eine solide Summe für den Unterhalt der Kinder wird zahlen müssen, wenn sie sich scheiden lassen. Theresa entscheidet im Mai 1970, dass die Beziehung beendet ist. Sie packt Bobs Sachen, tut sie in sein Auto und lässt ihm durch einen Freund auf einem kleinen Zettel die Mitteilung zukommen, dass sie die Scheidung will. Diese wird am dritten Juli 1970 ausgesprochen. Bob muss Theresa Unterhalt für die Kinder in Höhe von hundertfünfzig Dollar monatlich zahlen. Dies entspricht etwa dem Wert von neunhundertsiebzig US-Dollar oder achthundertzehn Euro im Jahr 2018. Außerdem bekommt Theresa eines der beiden Familienautos. Zwar trägt Theresa selbst die Entscheidung, sich von Bob scheiden zu lassen, doch dies ist in ihrer Wahrnehmung noch lange kein Grund, sich auch emotional von ihm losgelöst zu fühlen. Während der Trennungsphase lernt Bob Georgia kennen, in die er sich verliebt. Theresa bekommt dies mit und beginnt, Bob immer wieder mit ihrem Auto zu verfolgen. Sie macht ihm und Georgia in der Öffentlichkeit Szenen, findet die Telefonnummer von Georgias Eltern heraus und schreit diesen ebenso wie Bobs Angehörigen gegenüber wilde Beschimpfungen ins Telefon. Georgia sei eine verdammte Hure, und wenn Bob seine Kinder wiedersehen wolle, so müsse er sich von ihr trennen. Theresa hat selbst die extreme Distanzierung von Bob herbeigeführt, deren exaktes Gegenteil nun ihr stärkster Wunsch ist. Nun bettelt sie ihn an, die Beziehung mit ihr wiederaufzunehmen, damit sie wieder eine Familie sein können. Bob aber will nichts anderes als Kontakt zu seinen Kindern erreichen – unabhängig von der Beziehung zwischen ihm und Theresa. Er redet sich ein, dass das Kind, welches sie bald zur Welt bringen wird, nicht seines ist und er daher mit diesem emotional nichts zu hat, auch wenn er die Unterhaltsforderungen für dieses Kind anerkennt, um weiteren Eskalationen mit Theresa aus dem Weg zu gehen.

Ein steiler Fall

Als ich aufwuchs, hasste ich die Brady-Familie, denn ich wusste, dass niemand so lebte. Ich wusste das, weil ich wusste, wie mein Familienleben war. Nichts konnte weiter entfernt sein von der

Wahrheit als diese beschissene Fernsehsendung. Im Grunde bin ich in einer Irrenanstalt aufgewachsen, doch am schlimmsten daran ist, dass wir nicht wussten, dass es eine Irrenanstalt war.

Theresas Sohn Robert

Knapp einen Monat nach der Scheidung bringt Theresa am achten August 1970 eine weitere Tochter zur Welt, die sie nach sich selbst benennt. Theresa Marie Knorr wird von ihrer Mutter nur Terry gerufen. Wie sich später herausstellen wird, ist sie Bobs leibliche Tochter. Dieser macht Georgia einen Heiratsantrag. Hierfür rächt sich Theresa mit dem dauerhaften Entzug seiner Kinder. Bob hat zwar ein Besuchsrecht, doch sie wendet sämtliche Tricks an, um ihn fernzuhalten, behauptet, sie seien krank oder weigerten sich, mit Bob zu gehen, oder sie seien nicht in Sicherheit, wenn er sie dem Kontakt mit Georgia aussetze. Die Liste ihrer Ausreden ist lang und effektiv. Da Bob nicht lockerlässt, muss sie ihm wenigstens kurze Besuche der Kinder in ihrer Wohnung gestatten. Bob sieht, wie Theresa ihre Kinder weiterhin ungerechtfertigt anschreit und schlägt. Außerdem beginnt sie, absurde Geschichten zu erzählen. So behauptet sie, die vierjährige Suesan habe sich vor ihren kleinen Brüdern ausgezogen, in der Absicht, diese sexuell zu verführen. Die deutliche Überforderung als alleinerziehende Mutter von sechs kleinen Kindern macht sich auch in deren Entwicklung bemerkbar. Ihr jüngster Sohn kann mit zwei Jahren weder sprechen noch laufen. Theresa merkt, dass ihr die Kontrolle über alles entgleitet. Sie kann nicht verhindern, dass Bob im Dezember 1970 Georgia heiratet, und sie hasst den Alltag mit den vielen Kindern. Als ihr der besonders verhaltensauffällige und in seiner Entwicklung leicht zurückgebliebene Robert junior zu anstrengend wird, liefert sie ihn schließlich doch für zwei Wochen bei Bob und Georgia ab. Diese kümmern sich intensiv und liebevoll um den Zweijährigen, der in der kurzen Zeit deutliche Entwicklungsfortschritte macht. Als Bob dies Theresa erzählt und sie bittet, den Jungen zur Erziehung bei sich behalten zu dürfen, erleidet diese erneut einen

Wutanfall und nimmt den kleinen Jungen unverzüglich wieder zu sich.

In Wirklichkeit will Theresa ihre Kinder nicht, doch sie Bob zu überlassen würde bedeuten, das Einzige, womit sie ihn verletzen kann, loszulassen. Dies ist sie um keinen Preis der Welt bereit zu tun. Somit bleiben die Kinder verwahrlost, emotional und körperlich misshandelt bei Theresa, welche fast jede Nacht in Kneipen verbringt und ihre Kinder – wenn sie keinen Babysitter findet – auch unbeaufsichtigt zu Hause lässt. Da Bob nun anderweitig verheiratet ist, sucht sie den möglichst baldigen, nächsten Ehemann. Bei einer ihrer Kneipentouren lernt Theresa den drei Jahre älteren Ronald Pulliam kennen. Sie geht nach dem alten Muster vor, sich als perfekte Geliebte und Partnerin zu präsentieren. Ihr dahingehendes Talent bringt Ronald dazu, darüber hinwegzusehen, dass die knapp Fünfundzwanzigjährige sechs Kinder, einen von ihr selbst erschossenen Ehemann und eine Scheidung hinter sich hat. Ende März 1971 heiraten die beiden und kaufen fünf Monate später auf Theresas Drängen hin ein Haus. Ronald ist kinderlieb und bereit, die Vaterrolle für Theresas Kinder zu übernehmen. Er kümmert sich liebevoll um sie, macht mit der ganzen Familie regelmäßige Ausflüge und überredet Theresa sogar dazu, Bob und Georgia die vier ältesten Kinder für einige wenige Wochenendbesuche mitzugeben. Zu diesen Gelegenheiten schärft sie den Kindern ein, dass sie nicht mit der »bösen«, neuen Frau ihres Vaters reden sollen – was diese aber nicht durchhalten. Sie trichtert ihren Kindern ein, Bob sei ein drogensüchtiger Gewalttäter, der die Familie im Stich gelassen habe, und seine neue Frau sei ein Flittchen. Außerdem beauftragt sie ihren ältesten Sohn, sich alles zu merken, was getan und von wem gesagt wurde, und es ihr unmittelbar nach dem Besuch zu berichten. Die Kinder sind auch in dieser Situation nichts anderes als ihre persönlichen Waffen, die sie gegen Bob und Georgia richtet. Das emotionale oder körperliche Wohl der Kinder spielt für Theresa ohnehin keine Rolle. Bald lässt sie sich immer neue Forderungen einfallen, die Bob erfüllen soll, um seine Kinder weiterhin sehen zu dürfen. Es ist ein offensichtliches Machtspiel, das ihn zunehmend zermürbt. Nach Monaten entschließt er sich, auf den schmerzhaften Kampf um Kontakt zu seinen Kindern zu verzichten. Er realisiert, dass Theresa ansonsten niemals aufhören wird, Kontrolle über sein Leben auszuüben.

Derweil ist Theresa intensiv damit beschäftigt, mit Ronald ein scheinbar perfektes Familienleben zu führen. Doch trotz Ronalds gutem Einfluss auf die ganze Familie und seinen aufrichtigen Bemühungen kann Theresa nicht aus ihren tief sitzenden Mustern ausbrechen. Auch Ronald macht zunehmend dieselbe Erfahrung mit Theresa wie seine Vorgänger. Sie überlässt ihm immer häufiger abends die Kinder, während sie behauptet, Freundinnen zu besuchen. Tatsächlich feiert sie wie eh und je in Kneipen und kommt bald auch regelmäßig betrunken heim. Schließlich verdichtet sich der Verdacht, dass sie mindestens eine Affäre hat. Da Theresa nicht bereit ist, ihr Verhalten zu ändern, trennt sich Ronald nach elf Monaten Ehe von ihr und reicht im März 1972 die Scheidung ein. Hierauf reagiert Theresa mit schneller und intensiver Wiederannäherung und versucht, ihn wiederzugewinnen. Sie gelobt Besserung, und er zieht erneut mit ihr zusammen, weigert sich aber, den Scheidungsantrag zurückzuziehen. Im September wird die Scheidung ausgesprochen, auch wenn Theresa und Ronald wieder im gemeinsamen Haus leben. Ronald nennt sie weiter seine Frau und versucht, die Familie zu retten.

Doch Theresa kann einen Mann, der eine solch stabile Beziehung leben will, nicht wirklich ertragen. Anfang 1973 teilt sie ihm mit, einen jüngeren Mann kennengelernt zu haben und mit diesem zusammenziehen zu wollen. Sie erpresst Ronald, die Scheidung anfechten und ihn kostspielig verklagen zu wollen, wenn er ihr nicht als Startkapital ein Haus kaufe. Ronald will Theresa zu diesem Zeitpunkt nur noch loswerden und erfüllt ihre Forderung. Dies ist Theresa allerdings nicht genug, und sie bringt ihren neuesten Liebhaber dazu, die Einrichtung aus dem ehemals gemeinsamen Haus, welches nun Ronald allein gehört, auszuräumen, während dieser bei der Arbeit ist. Ronald zeigt sie wegen Diebstahls an, doch da das Haus und die Einrichtung während der Ehe angeschafft wurden, fühlt sich die Polizei nicht zuständig und verweist auf den zivilrechtlichen Klageweg. Beim zivilrechtlichen Verfahren behauptet Theresa, Ronald sei ein gewalttätiger Ehemann gewesen, der sogar gedroht habe, sie zu töten. Er habe zunächst hinter ihrem Rücken eine Scheidung beantragt und ihr schließlich alle Möbel, die sie abholen ließ, als ihren Anteil zugesichert. Seine Klage sei nur Rache dafür, dass sie nun mit einem neuen Partner zusammenlebe. Theresa ist so überzeugend, dass sie erneut vor Gericht gewinnt. Die nächsten Jahre isoliert sie sich und ihre Kinder immer mehr in dem Haus, welches sie sich durch Erpressung erschlichen hat. Natürlich geht sie weiterhin auf ihre Kneipentouren, die Liebhaber kommen und gehen, doch es entwickelt sich eine Weile keine feste Partnerschaft mehr. In dieser Zeit kümmert sich Theresa darum, einen Berufszweig zu finden, mit dem sie sich und die Kinder versorgen kann. Bald entdeckt sie, dass ihr die Arbeit in Pflegeheimen und Krankenhäusern Freude macht. Sie arbeitet erst als ungelernte Aushilfe und wird später Krankenpflegehelferin. Diese Tätigkeit, die sie in den nächsten Jahren immer wieder in unterschiedlichen Einrichtungen ausübt, verschafft ihr neben Geld auch eine gewisse Anerkennung und Macht über andere Menschen. Nebenbei nutzt sie dieses Berufsfeld, um sich zu Hause einen kontinuierlichen Vorrat gestohlener Medikamente und medizinischer Utensilien zusammenzustellen.

Im August 1976 lernt die mittlerweile dreißigjährige Theresa den neunundfünfzigjährigen Chester Harris, genannt »Chet«, kennen. Er arbeitet als Zeitungsredakteur und ist langjähriger Alkoholiker, was sich auch in seinem etwas ungepflegten Äußeren niederschlägt. Mit Theresa hat er sowohl die Leidenschaft für Alkohol und Bars als auch den Hang zu spontanen Eheschließungen mit kurzem Verfallsdatum gemeinsam. Nur drei Tage nach dem Kennenlernen in einer Kneipe heiraten die beiden. Theresa möchte endlich wieder finanziell von einem Mann versorgt werden, und ihr ist klar, dass die Chancen auf dem Heiratsmarkt für sie von Jahr zu Jahr schlechter werden. Chet hat ein sicheres Einkommen und ist schnell heiratswillig, dies ist alles, was sie zu dieser Zeit von einem Mann will. Theresa verkauft überstürzt ihr Haus und zieht mit ihren sechs Kindern bei Chet ein. Unverzüglich fordert sie den neuesten Ehemann auf, sein Haus auszubauen, da es ihr für die Großfamilie zu eng erscheint. Chet versteht sich sehr gut mit der zehnjährigen Suesan. Dies ist Theresa ein besonderer Dorn im Auge. Unabhängig davon ist sie natürlich auch in dieser Ehe nicht treu. Innerhalb kürzester Zeit kommt es auch in dieser Ehe zu heftigen Konflikten. Offenbar vor allem, da sie die enger werdende Bindung zwischen Chet und Suesan verärgert, reicht Theresa nach nur zwei Monaten die Scheidung ein. Erneut setzt sie alles daran, auch aus dieser Scheidung möglichst gewinnbringend hervorzugehen.

Tödliche Kontrollsucht

Wenn du jemals versuchst, hier abzuhauen, werde ich dich töten, denn ich kann es nicht ertragen, meine Kinder nicht zu haben.

Theresa zu ihrem Sohn William, am Morgen nach der Ermordung von Suesan

Mit dreißig Jahren hat Theresa vier Ehen hinter sich, sechs Kinder zu versorgen und bemerkt, dass sie schnell an Gewicht zunimmt. Ihre Attraktivität von früher schwindet merklich. In dieser Phase ihres Lebens eskaliert ihr Alkoholkonsum ebenso wie ihre Gewalt vor allem den Töchtern gegenüber. Wenn die Töchter sie umarmen wollen, wirft sie ihnen vor, nur so zu tun, als würden sie ihre Mutter lieben. Versuchen sie länger nicht, Theresa zu umarmen, wirft diese ihnen vor, ihre Mutter nicht zu lieben. Theresa wird immer depressiver, immer zurückgezogener und immer aggressiver. Sie geht nicht mehr aus und schaltet das Telefon ab. In ihren Wutanfällen beginnt sie, Messer nach ihren Kindern zu werfen und ihnen eine Pistole an den Kopf zu halten. Wenn sie eines der Kinder prügeln will, müssen die anderen es festhalten. Ihr ältester Sohn Howard ist inzwischen ein schwer verhaltensauffälliger, übergewichtiger Jugendlicher. Er verschwindet immer wieder von zu Hause, wissend, dass seine Mutter ihm als ältestem Sohn mehr Freiheiten lässt als seinen Geschwistern. Bald nimmt und verkauft Howard alle Arten von Drogen, die in seiner Gegend zu finden sind. Er führt auch seine Geschwister an diese heran und missbraucht sie sexuell. Die enorme, vielgestaltige Gewalt, welche er seit seiner Kindheit erlebt und beobachtet hat, nutzt er nun seinerseits in der Täterrolle, um sich positive Gefühle zu verschaffen. Derweil werden seine Schwestern zur hauptsächlichen Zielscheibe der psychischen und körperlichen Gewalt ihrer Mutter. Theresas Gedankenwelt wird durch die Mischung aus konstantem Alkoholkonsum und der Daueranspannung, unter der sie sich befindet, immer wahnhafter. Sie entwickelt die Vorstellung, dass Chet ihre Tochter Suesan zu einer Hexe gemacht habe. Suesan macht den Fehler, sich darüber lustig zu machen, indem sie ihrer Mutter erzählt, dass sie tatsächlich eine Hexe sei. Dies beantwortet die in einem psychischen Dauerausnahmezustand befindliche Theresa mit noch extremerer Gewalt, die sie auf Suesan fokussiert.

Die Fünfzehnjährige reißt aus, wird bald darauf von der Polizei aufgegriffen und vorübergehend in eine Psychiatrie gebracht. Dort berichtet sie von den schweren Misshandlungen durch ihre Mutter. Als Theresa einbestellt wird, läuft sie zu ihrer manipulativen Hochform auf. Sie kommt gut gekleidet und hübsch zurechtgemacht als scheinbar besorgte Mutter in die Psychiatrie und berichtet, Suesan habe schon länger psychische Probleme und sei schwer zu erziehen. Hierbei ist Theresa so überzeugend, dass Suesan mit ihr heimgeschickt wird. Dort inszeniert Theresa eine ganz besondere Bestrafung: Sie zieht sich Lederhandschuhe an und schlägt – umringt von den anderen Kindern – auf Suesan ein. Anschließend muss jedes der Geschwisterkinder der Reihe nach die Handschuhe anziehen und Suesan mehrfach hart boxen. Theresa kettet Suesan mit Handschellen ans Bett und teilt die restlichen Kinder zu »Bewachungsschichten« ein. In der Schule wird Suesan krankgemeldet.

Erst als Theresa der Meinung ist, Suesans Willen gebrochen zu haben, bekommt sie langsam wieder mehr Freiheit.

Im Laufe der folgenden Monate entwickelt Theresa die wahnhafte Vorstellung, Suesan habe einen Fluch auf sie gelegt, durch den sie immer dicker werde. Um sich an ihr zu »rächen«, zwingt Theresa sie, große Portionen Nudeln mit Käse zu essen. Sie verbietet ihren Töchtern, die Wohnung zu verlassen, und drückt vor allem auf Suesan gelegentlich Zigaretten aus. Dann erzählt sie den Kindern erfundene Horrorgeschichten darüber, dass ihr Vater Bob und seine Familie einem mächtigen Satanistenorden angehören würden, der Frauen vergewaltigt und Babys rituell opfert. Diese Idee übernimmt sie offenbar aus einer entsprechende Vorstellungen transportierenden Fernsehsendung der damaligen Zeit. Immer wieder fordert Theresa, Suesan solle aufhören, sie »dick zu hexen«. Eines Tages im Juni 1983 streiten sich Suesan und Theresa lauthals über Theresas nicht enden wollende Vorwürfe und Bestrafungen. Als Suesan im Flur neben der Badezimmertür steht und die Wohnung verlassen will, schießt ihre Mutter ihr plötzlich mit einer Pistole in die Brust. Suesan stolpert rückwärts ins Badezimmer und fällt in die hinter ihr befindliche Wanne. Sofort ändert sich Theresas Stimmung. Aus der wütenden Furie wird eine scheinbar besorgte Mutter. Sie weist die anderen Kinder an, was sie ihr holen sollen. Theresa hat eine große Sammlung an Medikamenten und medizinischen Geräten im Haus. Sie stellt fest, dass die Kugel noch in Suesans Brust ist und diese nicht nur am Leben, sondern auch ansprechbar ist. Der Gedanke, einen Notarzt zu rufen, kommt Theresa erst gar nicht. Schließlich ist sie keinesfalls bereit, für ihre Tat vor Gericht gestellt zu werden. Eher ist sie bereit, ihre Tochter sterben zu lassen. Die in der Wanne liegende Suesan wird von Theresa verbunden, mit Antibiotika und Schmerzmitteln versorgt. Plötzlich ist Theresa liebevoll und zugewandt. Sie bringt Suesan Kissen und eine Decke und pflegt sie über die nächsten Wochen in der Wanne liegend gesund. Ihre Tochter Terry sagt später aus, sie könne sich an keinen Zeitraum erinnern, in dem ihre Mutter jemals so lange aufgehört hätte, Suesan zu misshandeln, wie während dieser Zeit in der Wanne. Terry und Sheila werden in Schichten eingeteilt, um Suesan zu waschen und ihr Essen zu bringen. Wie durch ein Wunder überlebt Suesan die Schussverletzung und erholt sich langsam davon, wenn auch die Kugel in ihrem Körper verbleibt.

Im November 1983 entscheidet sich Theresa, mit ihren Kindern in eine andere Stadt zu ziehen. Howard hat sich mittlerweile durch eine Heirat ihrem Einfluss entzogen und lebt mit seiner Frau zusammen. Der Ortswechsel der Familie ändert nichts daran, dass Theresa sich immer älter und hässlicher fühlt, während sich ihre Töchter vor ihren Augen zunehmend zu attraktiven Teenagern entwickeln. Das Einzige, worauf Theresa so lange bei sich Wert legte, ihr extrem gutes Aussehen, schwindet unwiderruflich und deutlich. Je größer Theresas Frustration wird, desto heftiger werden ihre Wutanfälle und ihre Bestrafungsideen gegenüber den Töchtern. Suesan ist klug und nicht bereit, den Horror ihres Elternhauses schweigend hinzunehmen. Sie sieht, wie ihre Brüder Freunde und Nebenjobs haben dürfen und sogar von Theresa Geschenke bekommen, während sie und ihre Schwestern wie Sklavinnen zu Hause eingesperrt und täglich misshandelt werden. Da sie als einzige der Töchter immer wieder gegen ihre Mutter zu rebellieren versucht, indem sie die Einnahme der überdimensionierten Mahlzeiten verweigert oder ihre Mutter ebenfalls anschreit, fokussiert sich Theresas Hass weiter auf sie. Suesan ist minderjährig, und egal wie rebellisch sie zuweilen auftritt, es gibt für sie kein Entkommen, wie sie seit ihrer Erfahrung mit der Psychiatrie weiß. Ihre Mutter geht dazu über, Suesan mit einem Kissen und einer Decke auf dem Boden des Esszimmers schlafen zu lassen, während sie angekettet ist. Da die Familie in chronischem Geldmangel lebt, kommt Theresa 1984 auf die Idee, ihre beiden ältesten Töchter durch Prostitution die Haushaltskasse aufbessern zu lassen. Sie gibt ihnen Anweisungen, wie sie vorgehen und wo sie hingehen sollen. Die achtzehnjährige Sheila und die sechzehnjährige Suesan bekommen genaue Geldsummen genannt, die sie für ihre Mutter pro Nacht verdienen sollen. Theresa schickt die dreizehnjährige Terry als Beobachterin mit, die ihre Schwestern aus einer gewissen Entfernung kontrollieren soll. Die Lage wird immer unerträglicher.

Bei einem weiteren heftigen Streit im Juli 1984 bewirft Theresa Suesan mit einer Schere, die in ihrem Rücken stecken bleibt. Wie schon beim letzten Mal wandelt sich ihre Stimmung abrupt von hasserfüllt zu fürsorglich. Auch diese Verletzung behandelt Theresa selbst mit den im Haushalt gesammelten Medikamenten. Nachdem sie die Wunde versorgt hat, bietet sie Suesan an, mit ihr im Wohnzimmer Alkohol zu trinken und Marihuana zu konsumieren. Suesan will um jeden Preis der von ihrer Mutter bereiteten Hölle entkommen. Sie fleht darum, an ihrem achtzehnten Geburtstag nach Kanada auswandern zu dürfen, und schwört, niemals jemandem von ihren Erlebnissen zu Hause zu erzählen. In Kanada wolle sie als Prostituierte arbeiten und so für sich selbst sorgen. Theresa willigt ein und verspricht Suesan sogar, ihr für den »Neustart« ein Flugticket nach Kanada zu schenken. Doch um ihre Freiheit zu erhalten, muss Suesan einwilligen, sich von ihrer Mutter die weiterhin in ihrem Körper befindliche Kugel herausoperieren zu lassen.

Suesan weiß, dass dies ihre einzige Möglichkeit ist, Theresa zu entkommen, und willigt daher ein. Theresa gibt ihr eine selbst zusammengestellte Mischung aus Schmerzmitteln und hochprozentigem Alkohol. Suesan wird bewusstlos, während sie auf ihrem Bauch auf dem Esszimmerboden liegt, der seit einiger Zeit als ihr Schlafplatz dient. Ein aus einem Krankenhaus gestohlenes Skalpell dient als Operationswerkzeug. Theresa weist Robert an, mit dem Skalpell auf eine bestimmte Weise in Suesans Rücken zu schneiden und schließlich mit seinem Finger die Kugel herauszuholen, während Terry wie eine OP-Schwester Dinge anreicht, die Theresa für notwendig erachtet. Die Kugel wird entfernt und von Theresa die Toilette heruntergespült. Die bewusstlose Suesan wird nach der Versorgung ihrer Wunde auf ihrem Bodenlager liegen gelassen. Als sie einige Zeit später aufwacht, wirkt sie benommen. Die Wunde entzündet sich und verursacht eine schleichende Blutvergiftung. Theresa füttert Suesan mit allerlei zu Hause gehorteten

Medikamenten, vor allem Antibiotika und Schmerzmittel. Doch Suesans Zustand verschlimmert sich in den nächsten Tagen, sie wird immer schwächer und beginnt zu halluzinieren. Sheila fleht ihre Mutter an, Suesan zu einem Arzt zu bringen. Darauf erwidert Theresa kühl und sachlich, dass Suesan offenbar an einem Wundstarrkrampf leide und sie nichts mehr für sie tun könne. Immerhin habe sie ihr großzügig die Freiheit schenken wollen. Dass die Hausoperation nicht erfolgreich gewesen sei, könne sie eben nicht ändern. Keinesfalls werde sie wegen der Misshandlungen, die sie ihrer Tochter zugefügt habe, ins Gefängnis gehen. Daher werde sie den Dingen ihren Lauf lassen.

Obwohl Terry und Sheila ihre Schwester so gut pflegen, wie sie nur können, verschlechtert sich ihr Zustand rapide. Ihre Augen verfärben sich gelb, und sie beginnt, einzunässen und einzukoten. Deshalb legen ihre Schwestern ihr schließlich Windeln an. Am fünfzehnten Juli, zehn Tage nach der Hausoperation, fällt Suesan ins Koma. Theresa packt alle Dinge, die Suesan gehören, in zwei große Müllsäcke. Am Abend weist sie ihre verbleibenden Söhne und Töchter an, gemeinsam mit ihr ins Auto zu steigen und auch Suesan ins Auto zu legen. Theresa erklärt nicht, was sie vorhat. Sie fahren eine ganze Weile, bis zu einem bewaldeten Gebiet. Dort müssen William und Robert ihre bewusstlose Schwester auf ein Feld tragen, Theresa schüttet die Müllsäcke mit Suesans Habseligkeiten über ihr aus, und die Söhne werden angewiesen, Suesan und die Habseligkeiten mit Benzin zu übergießen. Schließlich reicht sie den Brüdern eine Schachtel Streichhölzer und befiehlt ihnen, damit den Haufen anzuzünden. Gleich nachdem das große Feuer brennt, steigt Theresa mit ihren übrigen vier Kindern in den Wagen und fährt nach Hause, als sei nichts gewesen. Später wird sich herausstellen, dass Suesan zwar im Koma lag, doch zu diesem Zeitpunkt noch lebte, also bei lebendigem Leibe verbrannt wurde. Die Polizei findet kurz darauf den grotesken Ort mit der stark verkohlten Leiche. Es gibt keine Vermisstenanzeige und keine Hinweise auf ihre Identität. Somit wird die Leiche als unbekannte Tote zu den Akten gelegt.

Das Leben im Haushalt geht weiter, als habe Suesan nie existiert. Sheila wird von ihrer Mutter weiterhin zur Prostitution gezwungen, und an der Grundsituation ändert sich nichts. Kurz nach Suesans Tod wird William von Theresa in einem spontanen Wutausbruch aus der Wohnung geworfen. Er nutzt die Gelegenheit, um der Hölle seines Zuhauses zu entkommen, und zieht bei seiner Freundin ein, mit der er sich bald darauf eine gemeinsame Wohnung sucht. Um die Rachsucht seiner Mutter nicht überzustrapazieren, besucht William sie regelmäßig und ist immer für sie da, wenn sie etwas braucht. Mit diesem Zustand findet sich Theresa zähneknirschend ab. Derweil erwirtschaftet Sheila als Gelegenheitsprostituierte und Putzhilfe für ihre Mutter größere Geldsummen. Als Gegenleistung darf sie gelegentlich ihre Freizeit außerhalb der Wohnung verbringen. Doch dieses kleine Zugeständnis an Freiheit erzeugt in Theresa nach wenigen Wochen Panik vor dem Kontrollverlust über ihre Tochter. Sie fürchtet, Sheila könnte endgültig fliehen und sich ihren Lebensunterhalt als Prostituierte selbst verdienen. Dies und die Tatsache, dass sie ihre attraktive Tochter kommen und gehen sieht, während sie selbst immer dicker und älter wird und kaum noch in den Spiegel schauen kann, sorgt für eine erneute Steigerung von Theresas Anspannung und den damit einhergehenden Symptomen. Sheila werden ihre Freiheiten entzogen, und sie muss von Theresa gefesselt stundenlang still und starr auf dem Wohnzimmerboden knien. Die Bestrafung löst Theresas Probleme natürlich nicht. Wie immer versucht sie, ihre schlechten Gefühle mit Alkohol zu beruhigen, was – ebenfalls wie immer – einen gegenteiligen Effekt hat. Theresa entwickelt neuerlich eine wahnhafte Vorstellung. Sie wirft Sheila vor, sich bei einem Freier mit einer Geschlechtskrankheit infiziert zu haben. Dann habe sie ihre Mutter über den gemeinsam genutzten Toilettensitz mit ebendieser Geschlechtskrankheit angesteckt. Dies sei die Ursache dafür, dass Theresa sich immer schlechter fühle und immer dicker werde. Wie sich später herausstellt, liegt weder bei Sheila noch bei Theresa eine Geschlechtskrankheit vor.

Zur Strafe dafür, dass Sheila sich einmal mit einem Tritt wehrt, als Theresa erneut auf sie einschlägt, befiehlt diese Robert und William in einem heftigen Wutanfall, Sheila so sehr zusammenzuschlagen wie noch nie zuvor. Dann wird die verletzte Sheila auf Theresas Befehl hin mit auf dem Rücken gefesselten Händen in einen kleinen, stickigen Schrank gesperrt, wo sie weder sitzen noch stehen, sondern nur zusammengekauert hocken kann. Theresa weist ihre übrigen drei Kinder an, Sheila nicht aus dem Schrank zu lassen und ihr weder Essen noch Trinken zu geben. Sheila schreit und fleht verzweifelt um Gnade, doch Theresa dreht einfach den Fernseher lauter, um dies zu übertönen.

Als Theresa etwa zwei Tage später kurzzeitig einkaufen geht und ihrer vierzehnjährigen Tochter Terry die Aufsicht in der Wohnung überlässt, schleicht sich diese entgegen der ihr auferlegten Regeln an den Schrank heran und öffnet die Tür. Ihre Schwester fällt einfach auf den Boden vor ihr. Sie ist zu schwach, um sich selbst aufzurichten, und von Schweiß völlig nass. Terry holt schnell das erste Getränk, welches sie in der Wohnung herumstehend findet: ein Bier. Sie gibt Sheila davon zu trinken, die extrem durstig ist. Sheila flüstert Terry zu, sie wisse, dass ihre Mutter sie ebenso töten werde, wie sie es mit Suesan getan habe. Sie bittet Terry, ihr zu versprechen, in diesem Fall so schnell wie möglich zu fliehen. Denn Sheila ist sicher, dass Terry nach ihrem Tod die Nächste sein wird, gegen die sich Theresas Wut richten wird. Bevor sie noch überlegen kann, was zu tun ist, hört Terry das Auto ihrer Mutter vor dem Haus vorfahren. Panisch hievt Terry Sheila in den Schrank zurück und verschließt die Tür, gerade noch rechtzeitig, bevor ihre Mutter wieder die Wohnung betritt. Es ist das letzte Mal, dass Sheila lebend gesehen wird. Ihre gelegentlichen Schreie, ihr Hämmern und Kratzen an der Schranktür werden merklich schwächer. Dann dringen keine Geräusche mehr aus dem Schrank. Theresa tut so, als sei nichts, und keines ihrer Kinder wagt, nach Sheila zu fragen.

Bald breitet sich ein Fäulnisgestank in der Wohnung aus. Etwa zwei Wochen, nachdem Sheila in den Schrank gesperrt wurde, hat Theresa genug von dem stärker werdenden Geruch. Sie weist ihre

Söhne an, den Schrank zu öffnen. Sheilas Leiche darin ist durch die Hitze und Feuchtigkeit in dem Schrank bereits deutlich verwest. Theresa holt einen großen Karton, welchen sie von William bei seinem Aushilfsjob in einem Kino mitnehmen ließ. Dorthinein legen Robert und William Sheilas Körper und bedecken ihn nach Theresas Anweisung mit Decken. Terry wird angewiesen, den Schrank mit scharfen Desinfektionsmitteln so sauber zu schrubben, dass nichts mehr auf die Tat hinweist. Später berichtet Terry, dass sie verwesende Körperstücke ihrer Schwester, welche teils am Boden festklebten, mit einem Lappen und Wasser entfernte und so viel Desinfektionsmittel wie möglich im Schrank verteilte. Die Erinnerung daran wird sie für immer verfolgen. Derweil sitzt Theresa mit ihren Söhnen und der Leiche ihrer Tochter im Auto. Wieder wird eine längere Strecke zurückgelegt, bevor Theresa ein bewaldetes Gebiet für den richtigen Ablageort findet. Robert und William müssen den Karton unter Laub verstecken. Der Leichnam wird kurz darauf gefunden und kann ebenfalls keiner Vermisstenmeldung zugeordnet werden. Aufgrund der unterschiedlichen Todesursachen, Ablageumstände und Ablageorte stellt die Polizei zunächst keinen Zusammenhang zwischen den beiden unbekannten Toten her, welche im Juli 1984 und im Juni 1985 gefunden werden.

Wieder zu Hause, ist Theresa kurzzeitig etwas entspannter. Ihre Wut richtet sich nicht in gleicher Weise gegen Terry wie gegen ihre Schwestern, vielleicht, weil diese etwas übergewichtig ist und Theresa nicht als das Abbild ihrer vergangenen Jugend und Schönheit erscheint. Terry wagt es zunächst nicht, zu fliehen. Sollte die Polizei sie aufgreifen, so weiß sie, was ihr bevorsteht.

Für Theresa ist in dieser Phase – die beiden älteren Töchter sind tot, der älteste Sohn William ist ausgezogen – besonders wichtig, nicht allein zu bleiben, und sie bindet ihren jüngsten Sohn Robert extrem stark an sich. In den nächsten Monaten sorgt sich Theresa zunehmend, dass der trotz aller Maßnahmen weiterhin nach Verwesung stinkende Schrank ein allzu gefährliches Beweismittel gegen sie sein könnte. Parallel hierzu fleht Terry sie an, ihr die Freiheit zu schenken. Dies nutzt Theresa, um auch ihrer jüngsten

Tochter ein Angebot im Tausch für ihre Freiheit zu machen: Im September 1986 gibt sie Terry den Auftrag, die Wohnung abzubrennen. Wenn ihr dies gelinge, sei sie frei. Terry führt den Auftrag aus und trifft ihre Mutter sowie Robert anschließend in einem Motel. Sie will nun die Erlaubnis ihrer Mutter, gehen zu dürfen, doch Theresa zieht ihr Angebot zurück. Als Terry und Theresa hierüber in Streit geraten, greift überraschend Robert ein. Er sagt seiner Mutter, er werde bei ihr bleiben und sie solle bitte ihr Versprechen einhalten und Terry ihre Freiheit schenken. Theresa lässt sich von ihrem Sohn überzeugen. Terry flieht mit dem Ausweis ihrer toten Schwester Sheila, mit dem sie sich als Volljährige ausgeben kann.

Theresa macht sich mit Robert im vollbepackten Familienwagen aus dem Staub. Die beiden leben mal in diesem, mal in jenem billigen Motel. Robert gibt sich mit einem gefälschten Ausweis als Volljähriger aus und verdient etwas Geld mit Aushilfsjobs. Theresa denkt nicht daran, selbst zum gemeinsamen Einkommen beizutragen. Sie behauptet Robert gegenüber, wegen der vermeintlichen Geschlechtskrankheit nicht arbeitsfähig zu sein und bald sterben zu müssen. Es ist offensichtlich, dass sie lügt, aber Robert geht dem Konflikt aus dem Weg und fügt sich wie immer ihrem Willen. Bei der Arbeit in einem Restaurant verliebt sich Robert in eine Arbeitskollegin. Dies bemerkt seine Mutter bald, gerät in einen Eifersuchtsanfall und stellt ihn unter strengste Regeln. Er muss pünktlich nach Arbeitsschluss zu ihr kommen, was sie mit Kontrollanrufen im Restaurant prüft. Robert hält das wahnsinnige Zusammenleben unter der Kontrolle seiner Mutter nicht aus und wendet sich Drogen zu, um die Wirklichkeit zu vergessen. Er probiert unterschiedliche Drogen aus, beginnt seine Arbeit zu vernachlässigen und kommt deutlich berauscht zum Dienst. Nach kürzester Zeit verliert er jeden seiner Aushilfsjobs, findet aber immer wieder schnell eine neue Arbeitsmöglichkeit. Der Drogenkonsum und damit einhergehende Geldknappheit sind die Grundlagen für Roberts früh beginnende kriminelle Karriere. Er wird immer wieder wegen Drogenkonsums, Diebstählen, Einbrüchen und Vandalismus festgenommen. Theresa sieht ein, dass sie Robert nicht mehr bändigen kann. Der Verfall seines Lebens macht ihr weniger Sorgen als ihre hierdurch bedingte Geldnot. Schließlich muss sie sich in Armenküchen Nahrung besorgen und selbst Aushilfsarbeiten nachgehen. An diesem Punkt sieht sie ein, dass die seit Jahren funktionierende Ausbeutung ihrer Kinder nun nicht mehr greift. Diese Erkenntnis und Roberts Zustand bringen sie dazu, sich neu zu erfinden. Sie lässt Robert im Sommer 1988 zurück und beginnt ein neues Leben als alleinstehende Frau.

(K)ein Ende des Albtraums

*Wenn du genug Informationen über ein Thema hast,
werden die Leute das sehen, was sie zu sehen erwarten.*

Theresa Knorr zu ihrem Sohn Robert

Theresa zieht in den nächsten fünf Jahren umher, besorgt sich diverse Perücken und verwendet unterschiedliche Namen. Sie nutzt ihre alten Fähigkeiten als Altenpflegehelferin, um sich als Pflegeperson für ältere Menschen Anstellungen zu verschaffen. Weil sie sich so unglaublich sympathisch darstellen kann, bekommt sie so gut wie jede Stelle, auf die sie sich bewirbt. Immer wieder zieht sie bei unterschiedlichen Familien ein und pflegt die im Haushalt befindlichen, älteren Familienangehörigen. Dabei ist sie kompetent und freundlich, ja sogar kinderlieb. Negativ fällt lediglich auf, dass sie zur Unehrlichkeit neigt, was von den jeweiligen Familien als plumpe Form, unangenehme Themen zu überspielen, gewertet wird. Außerdem legt sie auffällig Wert auf Privatsphäre, nutzt ein Postfach anstelle der Hauszustellung und Telefonzellen anstelle des Festnetztelefons. Bei unterschiedlichen Arbeitgebern ist sie abgesehen von diesen kleinen Marotten sehr beliebt, bis sie zumeist unangekündigt eines Tages einfach verschwindet und zur nächsten Familie weiterzieht.

Während Theresa in ihrem neuen Leben als alleinstehende, kinderlose Frau über vierzig hervorragend zurechtkommt, ergeht es ihren erwachsenen Kindern deutlich schlechter. Howard gelingt es nicht, seinen Wunsch, eine glückliche Familie zu gründen, in die Tat umzusetzen. Er hat starke Gefühlsschwankungen und aggressive Ausbrüche, sodass seine Ehe schließlich scheitert. Sein frühes Erwachsenenalter ist ebenso wie das seines Bruders Robert geprägt von diversen Straftaten und Gefängnisaufenthalten. Robert wird nach dem Fortgang seiner Mutter zum drogenabhängigen Gewohnheitsverbrecher. Mit zwei Komplizen überfällt er im November 1991 eine Bar. Bei diesem Raubüberfall wird der Kneipenwirt mit einem Kopfschuss regelrecht hingerichtet. Wer diesen Schuss abfeuert, kann nie geklärt werden. Für seine Beteiligung an der Tat wird Robert im Juli 1993 zu fünfzehn Jahren Haft in einem Hochsicherheitsgefängnis verurteilt. Er nutzt die Zeit, um seinen Schulabschluss nachzuholen und ein neues Leben ohne Straftaten zu planen.

Lediglich William gelingt es, sich ein von Jugend an straffreies Leben aufzubauen. Er geht einer geregelten Berufstätigkeit nach und heiratet. Allerdings scheitert auch seine Ehe nach wenigen Jahren. Terry lebt ein unstetes, von ihrer schweren, nie aufgearbeiteten Traumatisierung geprägtes Leben. Sie konsumiert ihr Leben lang phasenweise Alkohol und Drogen, um ihre Gefühle und Erinnerungen zu betäuben. Von dem Tag an, als ihre Mutter sie gehen ließ, lebt sie abwechselnd in kurzen Beziehungen und Ehen mit teils deutlich älteren Männern und auf der Straße. Immer wieder fällt sie mit kleineren Eigentumsdelikten und Beteiligung an Kneipenschlägereien auf, Depressionen und Suizidversuche begleiten sie.

Gelegentlich erzählt sie stark alkoholisiert unterschiedlichen Bekannten von ihrer unvorstellbaren Vergangenheit. Doch lange Zeit nimmt dies niemand ernst. Im Oktober 1993 schaut sie die Sendung »America's Most Wanted« – was seine deutsche Entsprechung in der Sendung »Aktenzeichen XY« findet –, in der über die unbekannte, verbrannte Leiche berichtet wird, welche 1984 aufgefunden und nie identifiziert wurde. Dieser Bericht ist ein so starker

Auslösereiz für Terry, dass sie die Hotline anruft. Diese verweist sie an die zuständige Polizeidienststelle. In einem Redeschwall berichtet Terry alles, was sie über Suesans Tod weiß. Hierbei nennt sie viele Details, die nur eine involvierte Person wissen kann. Dieser Anruf bei der Polizei löst endlich eine Ermittlung gegen Theresa Knorr aus. Terrys Aussagen sind umfassend, schlüssig und decken sich genau mit den Erkenntnissen, die zu den beiden unbekannten Leichen aktenkundig sind. Dies ist ausreichend, um Theresa festzunehmen und einen Prozess gegen sie zu eröffnen.

Es dauert allerdings fast zwei Wochen, bis Theresas Aufenthaltsort ausfindig gemacht werden kann. Hierbei wird offenbar, welch geschickte Fluchtroute sie in den letzten Jahren hinter sich gebracht hat. Am 10. November 1993 wird Theresa im Haus einer Familie in Salt Lake City, in dem sie die Großmutter pflegt, festgenommen. Dabei werden ihre Habseligkeiten beinahe vollständig gepackt für die nächste Flucht entdeckt. Offenbar war Theresa der Fernsehbeitrag über Suesans Tod nicht entgangen. Wahrscheinlich ahnte sie, dass eines ihrer Kinder dies zum Anlass nehmen könnte, sie zu verraten, und wollte sich mit einer neuen Perücke und Identität endgültig der Strafverfolgung entziehen. Die Familie, für die sie zuletzt arbeitete, ist fassungslos. Niemand kann sich vorstellen, dass die nette Pflegerin zu den ihr vorgeworfenen Straftaten in der Lage sein könnte.

Bei den Polizeibefragungen tut Theresa zunächst ahnungslos. Bald wird ihr allerdings klar, wie erdrückend die Beweislast und die Aussagen ihrer Kinder gegen sie sind. Nicht nur Terry, sondern auch ihre Brüder offenbaren alles und belasten ihre Mutter schwer. Ein Brief, den Robert aus seiner eigenen Haft heraus an Theresas Richter schickt, beeindruckt diesen besonders. Darin drückt Robert aus, was er und seine Geschwister in all den Jahren mit sich selbst ausmachen mussten: »Grausam und mit Kalkül folterte sie ihre Opfer sowohl körperlich als auch psychisch über viele Jahre hinweg, tötete sie auf jede Art, die nur möglich ist, immer und immer wieder.« Theresa wird klar, dass ihr die Todesstrafe für zweifachen Mord droht. Um dieser zu entgehen, bekennt sie sich auf Anraten ihres Anwalts schuldig. Am 17. Oktober 1995 wird die Neunundvierzigjährige schuldig gesprochen und zu zwei lebenslänglichen Haftstrafen für die Morde an ihren Töchtern verurteilt. Sie kann frühestens 2027 einen Antrag auf vorzeitige Entlassung stellen.

Ihrer Tochter Terry gelingt es nie, sich ein wirklich stabiles Leben aufzubauen. Scheiternde Beziehungen und Alkoholrückfälle begleiten sie bis zu ihrem Herztod im Dezember 2011. Sie wird nur einundvierzig Jahre alt. Die Folgen des Verhaltens ihrer Mutter haben auch ihr nicht nur sehr viel Leid im Leben, sondern ebenso einen zu frühen Tod beschert. Auch Robert gelingt es nicht, sich dauerhaft das straffreie Leben aufzubauen, von dem er träumte. 2014 lebt er in Saint Joseph, Missouri, als Ermittlungsbehörden auf seinem Computer kinderpornographisches Material entdecken. Offenbar hatte er sich im Internet entsprechendes Material, hauptsächlich mit der Darstellung minderjähriger Mädchen, verschafft und getauscht. Wegen Besitzes und Verbreitung kinderpornographischer Schriften wird er im August 2016 zu acht Jahren Haft verurteilt.

Vergleich der Persönlichkeiten von Gertrude Baniszewski und Theresa Knorr

> *Wir wurden alle zu Lebenslänglich ohne Aussicht auf Bewährung verurteilt, unsere eigenen privaten Albträume immer wieder erlebend in den frühen Stunden, eingekerkert in unseren Erinnerungen.*
>
> *Aus einem Brief, den Theresas Sohn Robert dem Gericht zu ihrer Verhandlung wegen Mordes an ihren Töchtern zukommen ließ*

Die Lebensläufe, Taten und Persönlichkeiten von Theresa Knorr und Gertrude Baniszewski weisen bemerkenswerte Parallelen auf. Beide entstammen Elternhäusern, in denen die familiären Bindungen belastet waren, und beide erlebten früh den überraschenden Tod des einzig geliebten Elternteils in ihrer Anwesenheit. Beide Frauen entwickelten sehr auffällige Persönlichkeiten, deren Kern eine Mischung mehrerer Cluster-B-Persönlichkeitsstörungen bildet:

Theresa und Gertrude zeigen beide stark histrionische Persönlichkeitszüge, manipulieren solange sie können durch Attraktivität und sexuell verführerisches Verhalten. Die Aufmerksamkeit von Männern ist ihnen sehr wichtig, sie suchen gezielt immer neue Partner, die ihnen finanzielle Zuwendung, aber auch Bewunderung entgegenbringen sollen. Theresa verführt und instrumentalisiert zahllose Männer, bis ihre äußerliche Veränderung das vorher überbordende Selbstwertgefühl zerstört und sie sich zurückzieht. Gertrude will sich selbst unbedingt als jugendliche Frau wahrnehmen, deshalb versucht sie den Jugendlichen der Umgebung auch eher als Freundin denn als Mutterfigur gegenüberzutreten. Offenbar passend zu dieser Selbstwahrnehmung ist sie sexuell auch an deutlich jüngeren Männern und sogar Jugendlichen interessiert. Im Zuge der Aufarbeitung ihrer Geschichte kommt mehrfach der Verdacht auf, dass der zu Beginn ihrer Bekanntschaft vierzehnjährige Richard Hobbs sich hauptsächlich ihretwegen immer wieder im Baniszewski-Haushalt aufhielt. So äußert er in einer frühen Befragung zum Grund seiner Anwesenheit, er habe seine »Freundin Gertie« besucht. Später dementiert Richard vor Gericht, jemals sexuelle Erlebnisse mit Gertrude gehabt zu haben. Doch Berichte, dass Gertrude beispielsweise gerne für ihn zu von ihr aufgelegter Musik erotisch tanzte und sich dabei teilweise auszog, verstärken den Verdacht, sie habe ein sexuelles Interesse an ihm gehabt.

Erwachsene Frauen, die an minderjährigen Jungen sexuell interessiert sind, werden bis heute gesellschaftlich erstaunlich wenig beachtet. Führen sie sexuelle Handlungen vor, an oder mit Jungen durch, so wird dies in Medienberichten gerne als »Verführung« verharmlost und nicht als das dargestellt, was es eigentlich ist: sexueller Missbrauch. Entsprechende Handlungen von Frauen werden gesellschaftlich und medial nicht ansatzweise so negativ gewertet wie eine gleichgeartete Geschichte, die von einem erwachsenen Mann und einem minderjährigen Mädchen handelt. Als Junge von sexuell übergriffigem Verhalten bis hin zu sexuellen Missbrauchshandlungen durch eine Frau zu berichten ist dementsprechend auch im Jahre 2018 noch sehr schwierig. Besonders männliche Opfer haben die Fehlannahme im Kopf, Frauen würden nicht sexuell missbrauchen, sie dürften sich nicht als »Opfer« in solchen Situationen fühlen und niemand werde sie ernst nehmen. Bedauerlicherweise hat sich hieran in den letzten fünfzig Jahren so gut wie nichts geändert, sodass die Schwierigkeiten, welche Richard Hobbs wahrscheinlich daran hinderten, zu diesem Teil seiner Bekanntschaft mit Gertrude Baniszewski wahrheitsgemäße Angaben zu machen, auch heute noch quasi unverändert wirksam sind. Das Thema sexueller Übergriffe und sexuellen Missbrauchs durch Täterinnen ist bis heute nicht ausreichend wissenschaftlich erforscht und gesellschaftlich aufgearbeitet.*

Theresa und Gertrude verbinden auch ihre emotional-instabilen Persönlichkeitszüge. Beide haben starke Verlassensängste, wobei dies in Theresas Fall sowohl gegenüber all ihren Kindern als auch gegenüber ihren Partnern deutlichere und brutalere Ausdrucksformen findet. Die Leben beider Frauen sind gekennzeichnet durch ein Muster intensiver, instabiler zwischenmenschlicher Beziehungen. Beide haben ein in gewissem Umfang gestörtes Selbstbild, versuchen ständig etwas nach außen hin darzustellen, ohne eine wirklich stabile, in sich konsistente Identität aufzuwei-

---

* Auch wenn es nicht zwangsläufig und unmittelbar mit dem Thema weiblicher Psychopathie verknüpft ist, so sehe ich den sexuellen Missbrauch durch Frauen – sowohl an männlichen als auch an weiblichen Opfern – doch als einen wichtigen Aspekt des Themengebiets weiblicher Täterschaft. Deshalb beinhaltet dieses Buch ein Sonderkapitel mit dem Titel »Sexueller Missbrauch durch Frauen – Eines der letzten Tabus unserer Zeit«, welches im Internet auf meiner Homepage www.benecke-psychology.com zum Herunterladen bereitsteht. Um die PDF-Datei mit diesem Sonderkapitel herunterzuladen, geben Sie bitte das folgende Passwort ein: dum_spiro_spero.

sen. Theresa und Gertrude sind impulsiv, neigen zu Störungen ihres Essverhaltens und dem Gebrauch unterschiedlicher Substanzen zur Emotionsregulation. Heftige Stimmungsschwankungen und unkontrollierte Wutanfälle prägen ihren Alltag. Im Rahmen ihrer Borderline-Persönlichkeitsstörung wird auch plausibel, dass beide Frauen vorübergehende, durch Belastungen ausgelöste paranoide Vorstellungen entwickeln. Diese treten in Theresas Fall häufiger und intensiver auf als bei Gertrude, wobei der stärkere Alkohol- und Drogenkonsum von Theresa diesen Symptombereich wahrscheinlich deutlich verstärkt und zu einer Chronifizierung beiträgt. In beiden Lebensläufen fällt auf, dass ihre paranoiden Symptome zurückgehen, wenn ihre akute Stressbelastung sich verringert.

Milder ausgeprägt, doch eindeutig vorhanden sind bei beiden Frauen auch narzisstische Persönlichkeitszüge. Sie neigen dazu, die eigenen Fähigkeiten zu überschätzen, sehnen sich nicht nur nach Aufmerksamkeit, sondern auch nach Bewunderung. Beide wollen stets nach außen hin sehr gut dastehen, achten auf ein sehr gepflegtes Äußeres und darauf, dass andere Menschen sie nicht als arm wahrnehmen. Sie erwarten von anderen Menschen, ihren Wünschen unmittelbar nachzukommen, und verhalten sich in Beziehungen deutlich ausbeuterisch. Beide versuchen, ihr Auskommen großteils über die Arbeitstätigkeiten ihrer Kinder und finanzielle Zuwendungen von Männern zu sichern. Gefühle und Bedürfnisse anderer sind für ihr eigenes Wohlbefinden völlig irrelevant. Neid, nicht nur auf das Aussehen jugendlicher Mädchen, sondern auch auf den Wohlstand anderer Menschen spielt im Motivsystem beider Frauen eine merkliche Rolle. Dass ihre überhöhten Erwartungen an das eigene Leben zunehmend schneller von ihrer tatsächlichen Lebensführung abweichen, ist ein entscheidender Auslöser für die wachsende Frustration, welche sich bei beiden Frauen in zunehmend häufigen und unkontrollierten Wutausbrüchen äußert.

Schließlich tragen auch antisoziale Persönlichkeitszüge zum Gesamtbild von Theresas und Gertrudes ungewöhnlichen Lebensläufen bei. Auch hierin übertrifft Theresas Ausprägung der Auffälligkeiten jene von Gertrude. Beide Frauen sind gekonnte Lügnerinnen, die keine Scheu vor Betrügereien und der Nutzung falscher Namen haben. Ihre Unfähigkeit, vorausschauend zu planen, trägt maßgeblich zu ihren unglücklichen Lebensgeschichten bei. Ihre Reizbarkeit und Aggressivität mündet zunehmend in den schweren Straftaten, wegen derer sie letztendlich verurteilt werden. Beiden Frauen fällt es schwer, einer dauerhaften Tätigkeit nachzugehen, und vor allem Theresa ist kaum in der Lage dazu, kontinuierlich finanziellen Verpflichtungen nachzukommen. Theresa sieht im Gegensatz zu Gertrude keinerlei Grund, sich in irgendeiner Form gesetzlichen Vorgaben oder gesellschaftlichen Normen anzupassen. Ganz im Gegenteil scheint es Theresa sogar Vergnügen zu bereiten, das System auszutricksen und sich immer wieder trotz gesetzeswidriger Handlungen vor Strafverfolgung in Sicherheit bringen zu können.

Die Sicherheit und das Wohlergehen Minderjähriger, für die sie die Verantwortung tragen, ist beiden Persönlichkeiten völlig egal. Gertrude fixiert ihre Gewaltausbrüche zwar auf die Pflegetochter, doch dass sie ihre eigenen – teils noch sehr jungen – Kinder kontinuierlich damit traumatisiert, sie zur Teilhabe an ihren Folterungsritualen zu zwingen, ist ihr schlicht gleichgültig. Bei beiden Frauen fällt auf, dass sie wesentliche Teile ihrer kriminellen Handlungen an ihnen untergeordnete Personen wie ihre Kinder oder in Gertrudes Fall auch Nachbarskinder delegieren. Theresa leitet beispielsweise ihren Sohn an, die Kugel aus Suesans Rücken zu schneiden, ebenso wie Gertrude den ihr hörigen Nachbarsjungen Richard anleitet, Sylvia mit einer heißen Nadel zu brandmarken. Beide Frauen scheinen hierbei die Macht, anderen derartige Verhaltensweisen aufzwingen zu können, zu genießen und gleichzeitig rational daran interessiert zu sein, bei einigen Handlungen nicht selbst Hand anzulegen, um sich eventuell besser aus ihrer Verantwortung ziehen zu können. Beide Frauen weisen ein bemerkenswertes Defizit in den Bereichen Mitgefühl und Schuldgefühl auf. Sie sehen sich stets als Opfer der Umstände oder anderer Menschen und können nicht im Geringsten Verantwortung für ihr Handeln und ihre Lebensläufe übernehmen.*

In jeder Zeit, in jeder Kultur

Beide Täterinnen, Baniszewski ebenso wie Knorr, kamen so bemerkenswert und grauenvoll weit in ihren grausamen Handlungen, weil nichts in ihrer jeweiligen sozialen Umgebung ihrer destruktiven Entwicklung Einhalt gebot. Hätten Behörden wie Jugendämter rechtzeitig und gründlich geprüft, was in den Haushalten der Frauen vor sich ging, hätten Nachbarn sich mehr engagiert und die Behörden wiederholt auf Missstände aufmerksam gemacht, dann hätte es in beiden Fällen nicht so weit kommen müssen.

Es ist davon auszugehen, dass Frauen mit Persönlichkeiten wie jenen von Theresa Knorr und Gertrude Baniszewski auch heutzutage mitten unter uns leben. Sie werden an der Möglichkeit, die destruktiven Seiten ihrer Persönlichkeiten voll auszuleben, allerdings durch ein deutlich besseres Sicherheitssystem innerhalb unserer Gesellschaft gehindert. In Deutschland gibt es die Schulpflicht, Kinder mit körperlichen Misshandlungsanzeichen werden eher wahr- und ernst genommen als früher, Maßnahmen zum Schutz des Kindeswohls können im Ernstfall schnell durchgeführt werden.

---

* Zwei historische Extrembeispiele für die Ausschöpfung noch grenzenloserer, destruktiver Möglichkeiten, als sie Gertrude Baniszewski und Theresa Knorr zur Verfügung standen, sind die berühmtberüchtigten Fälle von Elizabeth Báthory und Delphine LaLaurie. Diese historischen Fälle zeigen auf, wie weit entsprechende Täterinnen gehen können, wenn keine soziale Grenze sie daran hindert und wie schwierig die Frage nach der Diagnosestellung von gefährlichem, sexuellem Sadismus bei Täterinnen zu beantworten ist. Diesen Themen ist das im Internet herunterladbares Sonderkapitel mit dem Titel »Historische Seelenverwandte von Gertrude Baniszewski und Theresa Knorr« gewidmet. Das Kapitel steht auf meiner Homepage www.benecke-psychology.com bereit. Um die PDF-Datei mit diesem Sonderkapitel herunterzuladen, geben Sie bitte das folgende Passwort ein: dum_spiro_spero.

Natürlich ist auch dieses System nicht perfekt, und es gibt zweifellos noch viele Verbesserungsmöglichkeiten. Doch insgesamt funktioniert das System zum Schutz von Kindern und Jugendlichen im Deutschland der Gegenwart deutlich besser als das System, in dem Theresa Knorr und Gertrude Baniszewski ihre Verbrechen begingen. Es kommt bei der Begehung derartiger Verbrechen also nicht nur auf die Persönlichkeitsstruktur eines Menschen an, sondern auch auf seine soziale Umgebung und die ihm zur Verfügung stehenden Möglichkeiten.

Zum Ende dieses Buches möchte ich eine Schlussfolgerung betonen, die für das Verständnis schwerer Straftaten essenziell ist: Es gibt bestimmte Arten von Verbrechen im Zusammenhang mit bestimmte Arten von Persönlichkeitsausprägungen in allen Zeiten und Kulturen. Verbrechen sind nicht einzigartig, und die zugrunde liegende Logik bestimmter Verbrechen findet sich in ähnlichen Vorfällen wieder. Aufklärung und ein geeignetes Maß an sozialer Kontrolle sind die wirksamsten Schutzmechanismen dagegen.

Nachwort

Alle Monster sind menschlich.

Aus der US-amerikanischen Horror-Fernsehserie
American Horror Story

Seit einem Vierteljahrhundert beschäftige ich mich mit Grausamkeiten, die Menschen anderen Menschen antun. Es ist ernüchternd zu wissen, dass sich tragische Geschichten, Traumata und psychische Störungen nicht selten durch mehrere Generationen von Familien ziehen und dass die Erfahrung von Leid häufig auf unterschiedlichen Ebenen immer neues Leid erzeugt. Obwohl ich als Straftätertherapeutin ausschließlich mit männlichen Tätern arbeite, habe ich in meinem Beruf doch immer wieder unterschiedliche Berührungspunkte mit Formen destruktiven, weiblichen Verhaltens.

Da war die Geschichte des Sexualstraftäters, dessen Mutter ihn in seiner Kindheit in die Rolle des emotionalen Ersatzpartners drängte und später sogar mit einem dramatisch inszenierten Suizidversuch eine bösartige Form der emotionalen Erpressung ausübte: Als Rechtshänderin schnitt sie sich – vermeintlich in suizidaler Absicht – nicht in den linken, sondern den rechten Unterarm. Die anschließende Verletzung, aufgrund derer sie meinte, ihre rechte Hand nicht mehr richtig nutzen zu können, unterstrichen durch Aussagen wie »schau, wozu du mich getrieben hast«, diente als Druckmittel, mit dem sie ihre Kinder dazu zwingen wollte, möglichst für immer für sie da zu sein.

In einem anderen Fall schickte eine Frau Mitte dreißig einem fünfzehnjährigen Jungen vom Handy seines Freundes aus Nachrichten, mit denen sie ihn – vorgebend, sein gleichaltriger Freund zu sein – überredete, ihr ein Foto von seinem Penis zu schicken.

Dieses Verhalten wurde selbst von der Mutter des betroffenen Jungen nicht ernst genommen, verharmlost und relativiert. Hätte es sich um einen Mann Mitte dreißig gehandelt, der ein fünfzehnjähriges Mädchen auf die gleiche Art überredet hätte, ihm ein Foto von ihrer Vagina zu schicken, so wäre dieser Mann mit großer Wahrscheinlichkeit angezeigt worden. In meiner Arbeit habe ich immer wieder mit Männern zu tun, die in ihrer Kindheit und Jugend sexuelle Übergriffe durch ältere Mädchen oder sogar deutlich ältere Frauen erlebten, ohne diese als solche richtig einzuordnen. Entsprechende Erfahrungen aus der Biografiearbeit mit Straftätern bestätigen auch viele meiner Berufskollegen. Besonders emotionale und sexuelle Misshandlungen, die von Frauen begangen werden, bleiben auch in unserer scheinbar aufgeklärten Gesellschaft häufig unentdeckt.

Auch in einem anderen Randgebiet meiner Arbeit habe ich immer wieder mit grausamen Handlungen von Frauen zu tun, die von diesen selbst nicht als solche wahrgenommen werden. Eine dahingehend immer wieder menschliche Herausforderung sind für mich Fälle, in denen Frauen vom Missbrauch ihres Kindes oder ihrer Kinder durch den Lebenspartner erfahren und dann direkt oder nach einer kurzen Trennungsphase entscheiden, mit diesem zusammenzubleiben. Eine derartige Konstellation, wie sie sowohl in der Lebensgeschichte von Diane Downs als auch in jener von Susan Smith eine Rolle spielte, ist auf vielen Ebenen psychisch verletzend für das Opfer des sexuellen Missbrauchs. Häufig hadert das Missbrauchsopfer mit seiner Liebe zum Vater oder Stiefvater, welchen es trotz des Missbrauchs nicht als Bindungsperson verlieren möchte. Gleichzeitig hat es Angst, die Familie mit einer Offenbarung der Ereignisse zu zerstören, auch wenn die Verantwortung hierfür ganz eindeutig beim Missbrauchstäter und niemals beim Opfer liegt. Wenn Mütter dann wie die Mutter von Diane Downs mit Verdrängung oder wie die Mutter von Susan Smith mit Relativierung auf den Missbrauch reagieren, so wird die gefühlsmäßige Traumatisierung des Opfers deutlich vergrößert. Das erfahrene Leid wird von der Mutter als wichtiger Bezugsperson nicht als solches wahrgenommen und anerkannt. Es wird auch kein stabiler, gefühlsmäßiger Schutz von der Mutter geboten. Durch die weitere Partnerschaft mit dem Täter wird eine kontinuierliche Retraumatisierung des Opfers, mindestens auf der emotionalen Ebene, fortgeführt. Die Folgen sind häufig eine Verstärkung der typischen Effekte des Missbrauchs.

Während der Arbeiten an diesem Buch hatte ich mit einem Fall zu tun, bei dem ein ehemaliger Klient sich nach einer ganzen Weile wieder meldete. Jemand, dessen Fall schon lange Unbehagen beim gesamten Behandlerteam auslöste, da er stets und entgegen unserem wiederholten, expliziten Rat an der Fortführung der langjährigen Beziehung zur Mutter seines jugendlichen Missbrauchsopfers festhielt. Während der Therapie war zwar eine formale, räumliche Trennung erfolgt, doch wurde bei uns Behandlern niemals der Eindruck erweckt, dass diese nach der Volljährigkeit des Opfers fortgeführt werden würde. So kam es denn auch. Mit einem schlechten Gefühl auf Behandlerseite lief die Therapie aus, und mit wenig Überraschung nahmen wir den späteren Anruf des Klienten entgegen. Er sei »fast« wieder rückfällig geworden, »die Dinge« hätten »sich hochgeschaukelt«, doch er habe sein ehemaliges, wieder mit ihm in einem Haushalt lebendes Opfer dieses Mal »nur an den Oberschenkeln und am Dekolleté gestreichelt« und »noch rechtzeitig die Kurve gekriegt«. Leider ebenso wenig wie die Entwicklung in diesem Fall an sich war für uns überraschend, dass der Anruf wohl nur auf Druck durch die aktuelle Offenbarung des Opfers gegenüber seiner Mutter erfolgte. Unserer Einschätzung nach bewegte den ehemaligen Klienten nicht etwa die Einsicht, tatsächlich immer weiter falsch zu handeln und in seiner Familie Schaden anzurichten, dazu, uns anzurufen, sondern lediglich der Versuch, seiner Partnerin gegenüber vertreten zu können, ja etwas zu tun, um die Lage vermeintlich zu verbessern.

Sehr viel mehr als die leider zu erwartende Entwicklung dieses Klienten – der einen von glücklicherweise in der Minderheit befindlichen, wirklich negativ verlaufenden Fällen darstellt – bedrückte mich persönlich die Reaktion der Mutter des Opfers. Bei unserem Rückruf ging die Mutter ans Telefon. Auf die freundliche Anmerkung unsererseits, dass eine räumliche Trennung zwischen ihrem Partner und ihrer nun volljährigen Tochter angesichts der aktuellen Entwicklung dringend geboten sei, erwiderte die Frau: »Ich kann sie doch nicht rausschmeißen.« Dieser Satz sagt eigentlich alles. Auf den Gedanken, es sei nach alldem angebracht, ihren Partner umgehend der Wohnung zu verweisen, kam diese Frau nicht. Ebenso vielsagend war der kurz darauf von ihr geäußerte Satz: »Es ist ja noch nichts passiert!« Dieser Vorfall ließ mich intensiv an das erst kurz zuvor geschriebene Kapitel über Susan Smith denken. Natürlich ist es sehr unwahrscheinlich, dass der völlig kontraproduktive Umgang mit dem Missbrauch und seinen Folgen innerhalb der besagten Familie dazu führen wird, dass die Lebensgeschichte des Opfers in einer vergleichbaren Tragödie endet wie die von Susan Smith. Doch ich möchte die seelischen Verletzungen, die durch solche Reaktionen und Entscheidungen von Müttern in entsprechenden Fällen an ihren Kindern begangen werden, nicht schmälern. Es sind nicht immer nur die unmittelbaren Täter, die Schaden in der Seele von Opfern anrichten.

Der Kreislauf des sich über Generationen hinziehenden Leids kann nur durch zunehmende, wissenschaftliche Erkenntnisse, Präventionsprogramme, die auf unterschiedlichen Ebenen ansetzen, sowie effektive, therapeutische Maßnahmen für Opfer und für Täter gewährleistet werden. Wir leben in einer Zeit und an einem Ort, der in diesen Bereichen auf einem grundlegend ganz guten Weg ist. Doch es gibt noch verdammt viel zu tun.

Danksagung

Es gibt zahlreiche wertvolle Menschen in meinem Leben, die mich seit Jahren und teils Jahrzehnten begleiten. Sehr viel habe ich von euch gelernt. So manche tragische Lebensgeschichte war darunter, aber auch Berichte vom konstruktiven Umgang mit harten Schicksalen und dem persönlichen Wachstum daran. Die vielen menschlichen Begegnungen und Erkenntnisse, welche durch sie kontinuierlich entstehen, stellen für mich den Sinn des Lebens dar. Danke euch allen, auch wenn ihr hier nicht namentlich erwähnt seid.

Mein größter Dank gilt meinem Lebensgefährten Sebastian Burda und der besten Lektorin, die ich mir vorstellen kann, Susanne Haffner. Nur dank eurer wunderbaren Unterstützung in den letzten Jahren konnten meine bisherigen Bücher entstehen.

Speziell möchte ich für die Unterstützung durch Texte im Rahmen dieses Projektes Rüdiger Thust, Dr. Susanne Cordes-Welzel und den anonymen Frauen danken, die mir ihre Perspektive auf sich und ihre Leben zukommen ließen. Auch wenn die Texte nicht alle im Buch abgedruckt werden konnten, so werden sie definitiv eine Verwendung finden, die anderen Menschen persönliche Einblicke in die Innenwelten dieser beeindruckenden, klugen und selbstreflektierten Frauen geben wird. Ebenfalls danke Angela Kuepper, die sehr hilfreiche, zusätzliche Unterstützung bei der Buchbearbeitung bot.

Vielen Dank meinem extrem kompetenten Manager Jan Diercksen und seiner Frau Antje für die menschlich und organisatorisch hervorragende Zusammenarbeit. Danke für langjährigen IT-Support in unterschiedlichen Bereichen Andreas Guse, Carl-Eric Menzel und Frank Samirae. Danke meinen Ausbildern, Supervisoren und Arbeitskollegen, die ich nicht nur fachlich als große Bereicherung in meinem Leben empfinde.

Hier möchte ich ganz besonders erwähnen:
Danke an das Institut für Psychologische Psychotherapie Bochum unter der Leitung von Prof. Dr. Rainer Sachse.

Danke, liebe Arbeitskollegen aus der Sozialtherapeutischen Anstalt Gelsenkirchen, in der ich seit 2008 tätig sein darf. Speziell danke ich den Kollegen aus dem psychologischen Dienst Klaus Lennartz, Nicole Reuter, Claudia Hector-Rullkötter, Jonas Schacht, Susanne Schön, Hedwig Sonnabend und Astrid Stein; meinen Kollegen im Leitungsteam der Gewaltstraftätergruppe Jürgen Taege, Deniz Kinikarslan und Michael Kolenda; meinen ehemaligen Kolleginnen Ilse Bessler, Tanja Browarski und Martina Metsemakers sowie unserem geschätzten Supervisor Klaus-Peter David.

Ebenso danke liebe Arbeitskollegen aus der »Brücke Dortmund e.V.«, wo ich sehr gern seit 2013 tätig bin. Insbesondere danke ich dem Prototypen eines guten Vorgesetzten, Volker Schattenberg; meiner Kollegin in der Therapieabteilung für Sexualstraftäter, guten Freundin und Nachbarin in Köln, Ruth Habeland; meinem Partner im Leitungsteam unserer »Sexualstraftätergruppe I«, Herbert Fila, unserer ehemaligen studentischen Hilfskraft Laura Kill, unserem geschäftsführenden Vorstand Peter Finkensiep sowie unserer geschätzten Supervisorin Dr. Magdalena Stemmer-Lück.

Ganz persönlicher Dank geht an mein »psychologisches Patenkind« Firdevs Clara Bil und ihre sehr sympathische Familie, meine »sozialen Geschwister« in Deutschland Vanessa Windeck, Edith Fitzek, Steph Benecke, Boris Adam, Henrik Hoemann und Max Heiliger sowie mein Patenkind Joris Windeck - die Zukunft steckt in der nächsten Generation.

Happiness can be found, even in the darkest of times, if one only remembers to turn on the light.
(Aus »Harry Potter and the Prisoner of Azkaban« von Joanne K. Rowling)

Literaturhinweise und Quellen

Dies ist eine unvollständige Literaturliste. Sie dient nur dazu, die direkt mit dem Text zusammenhängenden Quellen erkennbar und prüfbar zu machen. Quellen, die an mehreren Stellen im Buch genutzt wurden, sind, um Wiederholungen zu vermeiden, nur einmal angegeben. Eine umfassendere Literaturliste zu den einzelnen für das Buch genutzten Quellen ist auf meiner Internetpräsenz www.benecke-psychology.com im Abschnitt »Extras zum Buch: Psychopathinnen« zu finden. Das Passwort lautet: dum_spiro_spero.

Einleitung
Filme
The Silence of the Lambs. Dir. Jonathan Demme, 1991.
Basic Instinct. Dir. Paul Verhoeven, 1992.
Basic Instinct 2. Dir. Michael Caton-Jones, 2006.

Kapitel 1: Die Liebe einer Mutter
Diane Downs
Literatur
Downs, Elizabeth Diane (1989). *Diane Down's: Best Kept Secrets.* Danmark Pub.
Rule, Ann (1987). *Small Sacrifices.* Signet, New York.

Artikel
Bumiller, Elisabeth. »Mothers for Others.« *The Washington Post.* 9.03.1983. 13.07.2017. URL: <https://www.washingtonpost.com/archive/lifestyle/1983/03/09/mothers-for-others/e6944450-f0ff-4174-a5c4-9e5ce916fbb4/?utm_term=.465c8636f484>.
Bumiller, Elisabeth; Saund, Jas. »The Mother &.« *The Washington Post.* 12.06.1984. 13.07.2017. URL: <https://www.washingtonpost.com/archive/lifestyle/1984/06/12/the-mother-38/13b24fdf-7294-4623-ad2d-0665435ceed4/?utm_term=.b7bc39821513>.

Bumiller, Elisabeth. »Surrogate Mother Convicted of Murder.« *The Washington Post.* 18. 06. 1984. 13. 07. 2017. URL: <https://www.washingtonpost.com/archive/lifestyle/1984/06/18/surrogate-mother-convicted-of-murder/34bec846-d8a5-4857-85e8-1330cfeca3a9/?utm_term=.f2ca33ed6c5d>.

Vargas, Elizabeth; Deutsch, Gail; Goldberg, Alan B.; Hornig, Jessica (14. 05. 10). *ABC News.* URL: <http://abcnews.go.com/2020/becky-babcock-mother-murderer/story?id=10635586>.

Filme

Small Sacrifices. Dir. David Greene, 1989.

Musik

Duran Duran, »My Own Way«, »Lonely in Your Nightmare«, »Hungry Like the Wolf«, »New Religion«. In: *Rio*, EMI 1982.

Eminem, »The Monster«. In: *The Marshall Matters LP 2*, Shady Records 2013.

Internet

»Diane Downs. Murdered or Victom«. Homepage Diane Downs. URL: <http://www.dianedowns.com>.

Dokument Dr. Ira Hyman. Homepage Diane Downs. URL: <http://www.dianedowns.com/Dr.%20Hyman.pdf>.

»Diane Downs«. Murderpedia. URL: <http://murderpedia.org/female.D/d/downs-diane.htm.>

»Diane Downs' 1988 Prison Interview«. Homepage Oprah. URL: <http://www.oprah.com/oprahshow/diane-downs-speaks-from-prison/all>.

»Fetal Awareness. Review of Research and Recommendations for Practice«. Homepage Royal College of Obstetricians and Gynaecologists. URL: <https://www.rcog.org.uk/globalassets/documents/guidelines/rcogfetalawarenesswpr0610.pdf>.

Deutsche Bibelgesellschaft. URL: <https://www.die-bibel.de>.

Videoclips

»50 Years of KEZI 9 News: The Diane Downs Case« (Teil I und II). YouTube. URL: <https://www.youtube.com/watch?v=FdtTDUJyhwY&t=110s> sowie <https://www.youtube.com/watch?v=SxeYoKCVwFs>.

»When Your Own Mother Is a Notorious Killer«. 22. 10. 2010. YouTube. URL: <https://www.youtube.com/watch?v=NNydAeEWSQ0>.

»RAW VIDEO: Diane Downs Testifies at Parole Hearing«. YouTube. URL: <https://www.youtube.com/watch?v=fsV1u25eXR4>.

Weiterführend
Persönlichkeitsstörungen
Fiedler, Peter (2007). *Persönlichkeitsstörungen*. Beltz, Weinheim.
Sachse, Rainer (2004). *Persönlichkeitsstörungen – Leitfaden für die Psychologische Psychotherapie*. Hogrefe, Göttingen.

Psychopathie
Hare, Robert (2005). *Gewissenlos: Die Psychopathen unter uns*. Springer, Berlin, Heidelberg.
Hare, Robert (1991). *The Hare Psychopathy Checklist*. Multi-Health Systems, New York.

Trauma
Fiedler, Peter (2008). *Dissoziative Störungen und Konversion: Trauma und Traumabehandlung*. Beltz, Weinheim.
Fischer, Gottfried; Riedesser, Peter (2009). *Lehrbuch der Psychotraumatologie*. Reinhardt, München, Basel.
Wöller, Wolfgang (2006). *Trauma und Persönlichkeitsstörungen*. Schattauer, Stuttgart, New York.

Intelligenz
Zimbardo, P.; Gerrig, R. (1999). *Psychologie*. Springer, Berlin, Heidelberg.

Aussagepsychologie:
Greuel, Luise; Offe, Susanne; Fabian, Agnes; Wetzels, Peter; Fabian, Thomas; Offe, Heinz; Stadler, Michael (1998). *Glaubhaftigkeit der Zeugenaussage: Theorie und Praxis der forensisch-psychologischen Begutachtung*. Beltz, Weinheim.
Steller, Max, (2015). *Nichts als die Wahrheit: Warum jeder unschuldig verurteilt werden kann*. Heyne, München.
Steller, Max; Volbert, Renate (Hrsg.) (1997). »Glaubwürdigkeitsbegutachtung«. In: Steller, M.; Volbert, R.: *Psychologie im Strafverfahren*. Huber, Bern.

Verschwörungstheorien zu rituellem Missbrauch
Abschlussbericht der Enquete-Kommission »Sogenannte Sekten und Psychogruppen« (1998). *Neue religiöse und ideologische Gemeinschaften und Psychogruppen in der Bundesrepublik Deutschland*. Hrsg.: Dt. Bundestag, Referat Öffentlichkeitsarbeit. Bonn.
Fügmann, Dagmar (2009). *Zeitgenössischer Satanismus in Deutschland. Weltbilder und Wertvorstellungen im Satanismus*. Tectum Verlag, Marburg.
Smith, Michelle (1989). *Michelle Remembers*. New York: Pocket.

Wenegrat, Brant (2001). *Theater of Disorder: Patients, Doctors, and the Construction of Illness*. OUP, Oxford.

Weitere Internetquellen
Allen, Denna; Midwinter, Janet (30.09.1990). »Michelle Remembers: The Debunking of a Myth«. *The Mail on Sunday*. Archiviert am 11.05.2004. URL: <https://web.archive.org/web/20040511131253/http://xeper.org/pub/lib/xp_lib_wh_DebunkingOfAMyth.htm>.
Sekteninfo NRW: Beratungs- und Informationsstelle. URL: <http://sekten-info-nrw.de/index.php?option=com_content&task=view&id=84>.
»Satanic Ritual Abuse«. The Sceptic's Dictionary. URL: <http://skepdic.com/satanrit.html>.

Kapitel 2: Drei Fälle weiblicher Psychopathie im Abstand eines Jahrhunderts
Literatur
Cleckley, Hervey (1982). *The Mask of Sanity*. Mosby Medical Library.

Artikel
»Bigamist Emily Horne's Fraud Sentence Delayed for Reports«. *BBC Online*. 20.01.12. URL: <http://www.bbc.com/news/uk-england-somerset-16661316>.
»Serial Bigamist Emily Horne Snares Her Sixth Victim«. *The Mirror*. 08.05.11. URL: http://www.mirror.co.uk/news/top-stories/2011/05/08/serial-bigamist-emily-horne-snares-her-sixth-victim-115875-23114208/.
Arnold, Sarah (28.06.09). »Bigamist Bride Emily Horne Speaks About Five Husbands. Video«. *The Sunday Mirror*. URL: <http://www.mirror.co.uk/news/top-stories/2009/06/28/bigamist-bride-emily-horne-speaks-about-her-five-husbands-115875-21476447>.
Bingham, John (23.06.09). »›Predatory‹ Bigamist with Five Husbands Facing Jail«. *The Telegraph*. URL: <http://www.telegraph.co.uk/news/uknews/5604251/Predatory-bigamist-with-five-husbands-facing-jail.html>.
Ellicott, Claire (22.06.09). »Former Glamour Model Emily Horne Confesses to Bigamy on Honeymoon. After Marrying Husband Number Five«. *The Daily Mail*. URL: <http://www.dailymail.co.uk/femail/article-1194749/Former-glamour-model-confesses-bigamy--marrying-husband-numberfive.html>.
Hartley-Parkinson, Richard (21.03.12). »Bigamist Dressed ›Husband Number Seven‹ to Dope Doctors into Giving her Drugs«. *Mail Online*. URL: <http://www.dailymail.co.uk/news/article-2079310/Bigamist-Emily-Horne-dressed-husband-number-seven-dupe-doctors-giving-drugs.html>.

Morris, Steven (21.03.12). »Bigamist Emily Horne is Spared Jail After Dressing as Seventh ›Husband‹ to Obtain Prescription«. *The Guardian*. URL: <https://www.theguardian.com/uk/2012/mar/21/bigamist-emily-horne-pills-jail>.

Trump, Simon (14.05.11). »The Many Husbands of Emily Horne«. *The Express*. URL: <http://www.express.co.uk/posts/view/246633/The-many-husbands-of-Emily-Horne>.

Weathers, Helen (23.06.09). »As Emily Horne Faces Jail for Tricking Yet Another Gullible Man, What Did Five Husbands See in the Brazen Bigamist?« *Mail Online*. URL: <http://www.dailymail.co.uk/femail/article-1195069/Asfaces-jail-tricking-gullible-man--DID-husbands-Brazen-Bigamist.html>.

https://www.thetimes.co.uk/article/cutting-edge-the-bigamist-bride-curb-your-enthusiasm-zxgcw2ltstq

https://www.thetimes.co.uk/article/serial-bigamist-emily-horne-allowed-to-walk-free-j5c09sx5686

http://www.dailymail.co.uk/news/article-1202504/Glamour-model-Emily-Horne-walks-free-court-admitting-bigamy-fourth-time.html

Videoclips
»Cutting Edge: The Bigamist Bride: My Five Husbands«, 22.10.2009. <https://www.youtube.com/watch?v=clsrL6FowKM>

Kapitel 3: Weibliche Psychopathie im Spiegel der Wissenschaft
Filme
Girl, Interrupted. Dir. James Mangold, 1999.

Diagnoseklassifikationssysteme
American Psychiatric Association (2013). *Diagnostic and Statistical Manual of Mental Disorders, Fifth Edition (DSM-5)*. American Psychiatric Publishing, Arlington.

Dilling, Horst; Freyberger, Harald (2013). *World Health Organization. Taschenführer zur ICD-10-Klassifikation psychischer Störungen. Nach dem Pocket Guide von J. E. Cooper*. Huber, Bern.

Falkai, Peter; Wittchen, Hans-Ulrich (Hrsg.) (2015). *Diagnostisches und statistisches Manual psychischer Störungen DSM-5*. Hogrefe, Göttingen.

Literatur
Kreis, M. (2009). *Psychopathy in Women: A Multi-Method Exploration of the Construct Using the Comprehensive Assessment of Psychopathic Personality (CAPP)*

Vogel, V. de; Vries Robbé, M. de (2014). *Female Additional Manual: Additional Guidelines to the HCR-20V3 for Assessing Risk for Violence in Women*.

Studien

Delk, L. A.; Bobadilla, L.; & Lima, E. N. (2016). »Psychopathic Traits Associate Differentially to Anger, Disgust and Fear Recognition among Men and Women«. *Journal of Psychopathology and Behavioral Assessment*, 1–10.

Gobin, R.; Reddy, M.; Zlotnick, C.; Johnson, J. (2015). »Lifetime Trauma Victimization and PTSD in Relation to Psychopathy and Antisocial Personality Disorder in a Sample of Incarcerated Women and Men«. *International Journal of Prisoner Health*, Vol. 11 Issue 2, 64 – 74.

Harenski, C.; Edwards, B.; Harenski, K.; Kiehl, K. (2014). »Neural Correlates of Moral and Non-Moral Emotion in Female Psychopathy«. *Frontiers in Human Neuroscience*, Vol. 8, 1 – 10.

Hicks, B. M.; Vaidyanathan, U.; Patrick, C. J. (2010). »Validating Female Psychopathy Subtypes: Differences in Personality, Antisocial and Violent Behavior, Substance Abuse, Trauma, and Mental Health«. Personality Disorders: Theory, Research, and Treatment 1(1), 38-57.

Klein Tuente, S.; Vogel, V. de; Stam, J. (2014). »Exploring the Criminal Behavior of Women with Psychopathy: Results from a Multicenter Study into Psychopathy and Violent Offending in Female Forensic Psychiatric Patients«. International Journal of Forensic Mental Health 13(4), 311-322.

Kreis, M. K. F.; Cooke, D. J. (2012). »The Manifestation of Psychopathic Traits in Women: An Exploration Using Case Examples«. International Journal of Forensic Mental Health 11(4), 267-279.

Ljubin-Golub, T.; Sokić, K. (2016). »The Relationships Between Triarchic Psychopathic Traits and Value Orientations in Men and Women«. Psihološka istraživanja, Vol. XIX (2) 2016, 185-203.

Mager, K. L.; Bresin, K. & Verona, E. (2014). »Gender, Psychopathy Factors, and Intimate Partner Violence«. Personality Disorders: Theory, Research, and Treatment 5(3), 257-267.

Maurer, J. M.; Steele, V. R.; Edwards, B. G.; Bernat, E. M.; Calhoun, V. D.; Kiehl, K. A. (2015). »Dysfunctional Error-Related Processing in Female Psychopathy«. Social Cognitive and Affective Neuroscience 11(7), 1–10.

Ritchie, M.; Forth, A.; Syrett, I. (2015). »The Virtual Mask of Sanity: An Exploration of the Association Between Psychopathy, Empathy, Gender, & Electronic Aggression«. Conference: Society for the Scientific Study of Psychopathy At: Chicago, IL.

Semenyna, S. W.; Belu, C. F.; Vasey, P. L.; Lynne Honey, P. (2017). »Not Straight and Not Straightforward: The Relationships Between Sexual Orientation, Sociosexuality, and Dark Triad Traits in Women«. Evolutionary Psychological Science, 1-14.

Sevecke, K.; Franke, S.; Kosson, D.; Krischer, M. (2016). »Emotional Dysregulation and Trauma Predicting Psychopathy Dimensions in Female and Male

Juvenile Offenders«. Child and Adolescent Psychiatry and Mental Health 10(1), 1-13.

Thomson, N. D.; Towl, G. J.; Centifanti, L. C. M. (2016). »The Habitual Female Offender Inside: How Psychopathic Traits Predict Chronic Prison Violence«. Law and Human Behavior 40(3), 1-13.

Thomson, N. (2017). »An Exploratory Study of Female Psychopathy and Drug-Related Violent Crime«. Journal of Interpersonal Violence, 1-15.

Verona, E.; Vitale, J. (2006). »Psychopathy in Women: »Assessment, Manifestations, and Etiology«. In: Patrick, C. J., (Hrsg.): 2007 Handbook of Psychopathy: Guilford Press, 415-436.

Verona, E.; Bresin, K.; Patrick, C. J. (2013). »Revisiting Psychopathy in Women: Cleckley/Hare Conceptions and Affective Response«. Journal of Abnormal Psychology 122(4):1088-1093.

Vogel, V. de; Klein Tuente, S.; Stam, J. (2013). »Psychopathy in Dutch Female Forensic Psychiatric Patients«. Poster: http://www.violencebywomen.com/_files/De%20Vogel%20Ghent%202013%20Poster%20Psychopathy%20in%20female%20forensic%20psychiatric%20patients%20%20(1).pdf

Vogel, V. de; Stam, J.; de Spa, E.; de Vries Robbé, M. (2014). »Gender Issues in the Assessment of Psychopathy: Results from a Multicenter Study«. International Journal of Forensic Mental Health 15(1):97-110.

Wynn, R.; Høiseth, M.; Pettersen, G. (2012). »Psychopathy in Women: Theoretical and Clinical Perspectives«. International Journal of Women's Health 4(1):257-63.

Kapitel 4: Liebe um jeden Preis
Literatur

Eady, Cornelius (2001). *Brutal Imagination*. Penguin Putnam, New York.

Eftimiades, Maria (1995). *Sins of the Mother*. St. Martin's Paperbacks, New York.

Rekers, George (1996). Susan Smith: *Victim of Murderer*. Glenbridge Publishing, Lakewood.

Russell, Linda; Stephens, Shirley (2000). *My Daughter Susan Smith*. Authors Book Nook, Brentwood.

Smith, David; Carol Calef (1995). *Beyond All Reason: My Life with Susan Smith*. Kensington Books, New York.

Internet

»Susan Smith«. Murderpedia. URL: <http://murderpedia.org/female.S/s/smith-susan.htm>

»Analysis of Susan Smith's Confession.« LSI Laboratory for Scientific Investigation. URL: <http://www.lsiscan.com/susan_smith_s_confession.htm>.

Videoclips
»Susan Smith. Two Days After Her Sons' Disappearance 1994«. YouTube. URL: <https://www.youtube.com/watch?v=IowgsYwFM0g>.
»Susan Smith Cries for the Kids She Would Later Confess to Killing«. YouTube. URL: <http://www.dailymail.co.uk/video/news/video-1130976/Susan-Smith-cries-kids-later-confess-killing.html>.
»Susan Smith kontra Katarzyna Waśniewska«. YouTube. URL: <https://www.youtube.com/watch?v=vwPttQ9zOOM>.

Kapitel 5: Süchtig nach Zuwendung
Literatur
Marybeth Tinning
Eggington, Joyce (1990). *From Cradle to Grave: The Short Lives and Strange Deaths of Marybeth Tinning's Nine Children.* Berkley, New York.
Gado, Mark. 2011. *Mom: The Killer.* RosettaBooks, New York.

Lacey Spears
Glatt, John (2016). *My Sweet Angel: The True Story of Lacey Spears, the Seemingly Perfect Mother Who Murdered Her Son in Cold Blood.* St. Martin's Press, New York.

Lacey Spears
»Mom Sentenced in Salt Poisoning Death of her 5-Year-Old Son.« Crimesider. URL: <http://www.cbsnews.com/news/mom-sentenced-in-salt-poisoning-death-of-her-son/>.
»Mother Who Killed Son with Salt for Web Attention Jailed.« BBC Online. URL: <http://www.bbc.com/news/world-us-canada-32226616>.
Brand, Anna (08.04.15). »Salt Mom Lacey Spears Sentenced to 20 Years to Life in Prison.« MSNBC. URL: <http://www.msnbc.com/msnbc/salt-mom-lacey-spears-sentenced-20-years-life-prison>.
Fowler, Tara (08.04.15). »Lacey Spears Gets 20 Years to Life for Poisoning 5-Year-Old Son to Death with Salt.« *People Crime.* URL: <http://www.people.com/article/lacey-spears-sentencedsalt-poisoning>.
Higgins, Lee (02.03.15). »Mom Convicted of Killing Son by Poisining him with Salt.« *USA Today.* URL: <https://www.usatoday.com/story/news/nation/2015/03/02/lacey-spears-verdict/24262509/>.
Higgins, Lee (08.04.15). »Mom Gets 20 Years to Life for Poisoning Son with Salt.« USA Today. URL: <https://www.usatoday.com/story/news/nation/2015/04/08/lacey-spears-to-be-sentenced-today-in-sons-death/25446521/>.

Roberts, Troy (17.09.16). »A Mother Accused«. CBS News. URL: <https://www.cbsnews.com/news/48-hours-lacey-spears-amother-accused/>.

Internet
Marybeth Tinning
»Marybeth Tinning«. Homepage Radford University. URL: <http://maamodt.asp.radford.edu/Psyc%20405/serial%20killers/Tinning,%20Marybeth%20_2012_.pdf>.
»Marybeth Tinning«. Murderpedia. URL: <http://murderpedia.org/female.T/t/tinning-marybeth.htm>.

Waneta Ethel Hoyt
Firstman, Richard; Jamie Talan (14.09.1997). »A Mother on Trial«. The New York Times. URL: <http://www.nytimes.com/1997/09/14/books/a-mother-on-trial.html?pagewanted=1> sowie <http://www.nytimes.com/books/97/09/14/reviews/970914.14buscht.html>.
Judson, George (22.04.1995). »Mother Guilty in the Killings of 5 Babies«. The New York Times. URL: <http://www.nytimes.com/1995/04/22/nyregion/mother-guilty-in-the-killings-of-5-babies.html>.
»Waneta Ethel Hoyt«. Homepage Radford University. URL: <http://maamodt.asp.radford.edu/Psyc%20405/serial%20killers/Hoyt,%20Waneta.pdf>.
»Wanet Ethel Hoyt«. Murderpedia. URL: <http://murderpedia.org/female.H/h/hoyt-waneta.htm>.

Videoclips
»48 hours: A Mother Accused«. 09.04.2016. CBS News. URL: <https://www.cbsnews.com/video/a-mother-accused-3/>.
»Web of Lies: The Sick Boy«. 03.02.2016. YouTube. URL: <https://www.youtube.com/watch?v=DN14W5fPILk>.

Artifizielle Störungen
Feldman, M.D. (Juli 2000). »Munchausen by Internet: Detecting Factitious Illness and Crisis on the Internet«. *South. Med. J.* 93 (7): 669–72.
Gordon, D.; Sansone, R. (November-Dezember 2013). »A Relationship Between Factitious Disorder and Borderline Personality Disorder«. *Innov Clin Neurosci.* 10(11–12): 10–14.
Kapfhammer, H.P. et al. (1998): »Artifizielle Störungen: Zwischen Täuschung und Selbstschädigung«. *Nervenarzt*; 69(5): 401–9.
Nowara, S. (2005). »Das Münchhausen-by-proxy-Syndrom«. In: Deegener G, Körner W (Hrsg.): *Kindesmisshandlung und Vernachlässigung.* Hogrefe, Göttingen. 128–40.

Sheridan, Mary S. (April 2003). »The Deceit Continues: An Updated Literature Review of Munchausen Syndrome by Proxy«. *Child Abuse Negl.* 27 (4): 431–451.
Sonnenmoser, M. (2010): »Artifizielle Störungen: Rätselhaft und gefährlich. Deutsches Ärzteblatt. (9): 417–420.
Steinschneider, Alfred (1972). »Prolonged Apnea and the Sudden Infant Death Syndrome: Clinical and Laboratory Observations.«, Pediatrics, 50 (4): 646–654.
Vennemann B.; Bajanowski T.; Karger B.; Pfeiffer H.; Köhler H.; Brinkmann B. (März 2005). »Suffocation and poisoning: The Hard-Hitting Side of Munchausen Syndrome by Proxy«. *Int. J. Legal Med.* 119 (2): 98–102.

Kapitel 6: Extremfälle weiblicher Psychopathie
Literatur
Dean, John (2008). *House of Evil: The Indiana Torture Slaying.* St. Martin's True Crime Library.
Farin, Michael (1999): *Heroine des Grauens: Elisabeth Báthory.* Kirchheim, München.
Gottlieb, Daphne; Kestner, Lisa (2012). *Dear Dawn: Aileen Wuornos in Her Own Words.* Soft Skull Press.
Heinan, Timothy (2012). *L'immortalité: Madame Lalaurie and the Voodoo Queen.* Bellevue, WA, On Demand Publishing, LLC-Create Space.
McDougal, Dennis (2015). *Mother's Day.* Open Road Media.
Sheridan Le Fanu, Joseph (2011). Carmilla. Zaglossus, URL: <http://gutenberg.spiegel.de/buch/-6248/150>.

Filme
Aileen Wuornos: The Selling of a Serial Killer. Dir. Nick Broomfield, 1993.
Aileen: Life and Death of a Serial Killer. Dir. Nick Broomfield, Joan Churchill, 2003.
Monster. Dir. Patty Jenkins, 2003.
An American Crime. Dir. Tommy O'Haver, 2007.
The Afflicted. Dir. Jason Stoddard, 2011.
American Horror Story: Coven, 3. Staffel, 2013 – 2014.

Internet
Aileen Wuornos
»Aileen ›Lee‹ Wuornos.« Homepage Radford University. URL: <http://maamodt.asp.radford.edu/Psyc%20405/serial%20killers/Wuornos,%20Aileen%20_2008,%20spring_.pdf>.
»Aileen Carol Wuornos«. Murderpedia. URL: <http://murderpedia.org/female.W/w/wuornos-aileen.htm>.

Juana Barraza
»Juana Barraza.« Murderpedia. URL: <http://murderpedia.org/female.B/b/barraza-juana.htm>.
Tuckman, Jo (02.04.08). »Little Old Lady Killer Handed 759 Years in Mexican Prison.« *The Guardian.* URL: <https://www.theguardian.com/world/2008/apr/02/mexico>.

Gertrude Baniszewski
»Sylvia Likens«. Website. URL: <http://www.sylvialikens.com/>.
»Where Are They Now? Updates on the Perpetrators.« For the Love of Sylvia. URL: <http://fortheloveofsylvia.blogspot.de/2013/11/where-are-they-now-updates-on.html>.
»Getrude Nadine Baniszewski«. Murderpedia. URL: <http://murderpedia.org/female.B/b/baniszewski.htm>.

Theresa Knorr
»Theresa Cross Knorr«. Homepage Radford University. URL: <http://maamodt.asp.radford.edu/Psyc%20405/serial%20killers/Knorr,%20Theresa%20Cross%20_fall,%202007_.pdf>.
»Theresa Jimmie Knorr«. Murderpedia. URL: <http://www.murderpedia.org/female.K/k/knorr-theresa.htm>.

Elisabeth Báthory
»Elizabeth Bathory. The Blood Countess«. Homepage Radford University. URL: <http://maamodt.asp.radford.edu/Psyc%20405/serial%20killers/Bathory,%20Elizabeth%20-%20spring,%202006.pdf>.

Delphine LaLaurie
»Marie Delphine LaLaurie.« Murderpedia. URL: <http://murderpedia.org/female.L/l/lalaurie-delphine.htm>.

Videoclips
Gertrude Baniszewski
»1965 Radio Interview: Murder of Sylvia Likens«. YouTube. URL: <https://www.youtube.com/watch?v=cU3Bonz-HNc>.
»WIBC News Report 1985 Gertrude Baniszewski Sylvia Likens«. YouTube. URL: <https://www.youtube.com/watch?v=mg9nIadyMHM>.
»Evils Wife. Gertrude Baniszewski @ Parol Board 1985 God Thanks She is Dead Now«. YouTube. URL: <https://www.youtube.com/watch?v=imeyaMy1J5s>.

Sex and Crime, die »Basic Insticts«

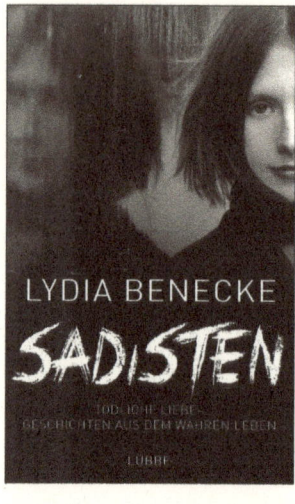

Lydia Benecke
SADISTEN
Tödliche Liebe -
Geschichten aus dem
wahren Leben

528 Seiten
mit Abbildungen
ISBN 978-3-431-03899-6

Menschen, die sich daran erfreuen, andere zu quälen, ihnen Schmerz oder Leid zuzufügen, nennen wir Sadisten. Aber sie sind nicht alle gleich: Die Sadisten, die ihre Neigung als erotische Spielart oder Präferenz ausleben, lassen sich klar unterscheiden von jenen, die ihre Gewalt- und Tötungsfantasien nicht kontrollieren können, bis hin zu grausamsten Straftaten an unschuldigen Opfern. Als Straftäterpsychologin und Beraterin bei Kriminalfällen, als Szene-Insider und Therapeutin ist Lydia Benecke an Tätern wie Opfern nah dran. Sie beschreibt und analysiert wahre Kriminalfälle auf der Basis aktuellster wissenschaftlicher Theorien und zeigt, wie sich die Lust an der Gewalt erklären lässt.

Bastei Lübbe